高等医药院校网络教育护理学"十三五"规划教材

供护理学类专业用

U0642294

社 区 护 理 学

丛书总主编　唐四元

主　　编　冯　辉　唐四元

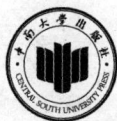

中南大学出版社

www.csupress.com.cn

·长沙·

图书在版编目（CIP）数据

社区护理学／冯辉，唐四元主编. --长沙：中南
大学出版社，2017.12
ISBN 978 - 7 - 5487 - 3123 - 8

Ⅰ.①社… Ⅱ.①冯… ②唐… Ⅲ.①社区—护理学
—教材 Ⅳ.①R473.2

中国版本图书馆 CIP 数据核字（2017）第 318757 号

社区护理学

主编 冯 辉 唐四元

□责任编辑　李　娴
□责任印制　易红卫
□出版发行　中南大学出版社
　　　　　　社址：长沙市麓山南路　　　　邮编：410083
　　　　　　发行科电话：0731 - 88876770　　传真：0731 - 88710482
□印　　装　长沙雅鑫印务有限公司

□开　　本　787×1092　1/16　□印张 19.5　□字数 529 千字
□版　　次　2017 年 12 月第 1 版　□2017 年 12 月第 1 次印刷
□书　　号　ISBN 978 - 7 - 5487 - 3123 - 8
□定　　价　53.00 元

高等医药院校网络教育护理学"十三五"规划教材
编审委员会

《社区护理学》编写委员会

丛书总主编　唐四元

主　　　编　冯　辉　唐四元

副　主　编　刘喜文　陈　燕　孙　玫

编　　　者　（按姓氏笔画排序）

王卫红（湖南师范大学医学院护理学系）

王花玲（杭州师范大学钱江学院护理分院）

冯　辉（中南大学湘雅护理学院）

刘喜文（第四军医大学护理学院）

齐玉梅（荆楚理工学院医学院）

孙　玫（中南大学湘雅护理学院）

陈　燕（湖南省中医药研究院附属医院）

张亚英（中南大学湘雅二医院）

张　洁（湖南中医药大学）

唐四元（中南大学湘雅护理学院）

熊雪红（中南大学湘雅二医院）

丛书前言......

　　20世纪早期熊彼特提出著名的"创造性毁灭"理论：一旦现有的技术受到竞争对手更新、效率更高的技术产品的猛烈冲击，创新就会毁灭现有的生产技术，改变传统的工作、生活和学习方式。今天，网络技术的影响波及全球，各种教育资源通过网络可以跨越时间、空间距离的限制，使学校教育成为超出校园向更广泛的地区辐射的开放式教育。作为我国高等教育组成部分的远程网络教育，是传播信息、学习知识、构筑知识经济时代人们终生学习体系的重要教育手段。

　　随着社会的进步，人民大众对享有高质量的卫生保健需求日益增加，特别是目前国内外对高层次护理人才的需求增加，要求学校护理教育和继续护理教育更快、更多地培育出高质量的护理人才。中南大学是国家首批"211工程""985工程""双一流"建设高校，湘雅护理学院师资力量雄厚，教学资源丰富，拥有悠久的教学历史和先进的教学方法、设施，在历次国内外护理学科专业排名中均名列前茅。为履行培养高等级护理人才的职责，针对远程教育的教学特点，中南大学湘雅护理学院组织有丰富教学经验的教授和专家编写了这套"高等医药院校网络教育护理学'十三五'规划教材"，包括《护理学导论》《护理学基础》《内科护理学》《外科护理学》《健康评估》《社区护理学》《护理研究》《护理教育学》《护理心理学》《护理管理学》等。

　　本套教材在编写中根据《国家中长期教育改革和发展规划纲要（2010—2020年）》和《中国护理事业发展规划纲要（2016—2020年）》提出的"坚持以岗位需求为导向""大力培养临床实用型人才""注重护理实践能力的提高""增强人文关怀意识"的要求，注重理论与实践相结合、人文社科及护理与医学相结合，培养学生的实践能力、独立分析问题和解决问题的评判性思维能力。各章前后分别列有"学习目标"和"思考题"，便于学生掌握重点，巩固所学知识。作为远程网络教育护理学专业本科层次专用教材，教材内容与丰富的多媒体资源进行了全方位的有机结合，能切实满足培养从事临床护理、社区护理、护理教育、护理科研及护理管理等应用型人才的需求。

　　由于书中涉及内容广泛，加之编者水平有限，不当之处在所难免，恳请专家、学者和广大师生批评指正，以便再版时进一步修订完善。

唐四元
2017年10月

前　言 ......

　　社区护理学是初级卫生保健的重要组成部分，随着我国人民健康水平的提高，各种慢性疾病及老年人口比例上升，社区护理服务需求不断增加。社区护理学是综合应用护理学和公共卫生学的理论与技术，以社区为基础、以人群为对象、以服务为中心，将医疗、预防、保健、康复、健康教育、计划生育等融于护理学中，并以促进和维护社区人群健康为最终目的，提供连续性的、动态的和综合的护理专业服务。

　　本教材在吸取国内外社区护理理论与实践方法的基础上，结合我国社区护理现状及发展趋势进行了内容的组织和编排，旨在帮助护理专业自学者更全面、更深入地掌握社区护理学的理论知识、方法和技能，能够根据社区护理服务的特点，提供高质量的护理服务，并推动社区护理实践的发展。

　　全书共分十一个章节，主要内容包括社区护理的基本理论和方法，社区健康护理，家庭健康护理，社区重点人群的保健与护理，社区健康教育与健康促进，社区康复护理，社区突发公共卫生事件的预防与护理等。本书适合于护理专业本科生、专科生学习使用，也适合从事社区护理专业人员在实际工作中参考使用。

　　在本书的编写过程中，我们得到了各位编委及中南大学出版社编辑的大力支持，在此一并表示衷心的感谢。

　　由于水平和时间有限，疏漏和错误在所难免，恳请读者赐教指正。

冯　辉

2017 年 10 月

目 录

第一章　社区护理概论

第一节　社区与社区卫生服务

随着我国社会经济的不断发展，人们对生活质量的追求也越来越高。同时，工业化、城市化及人口老化速度的加快，与生态环境及人类生活方式相关的健康问题日益严重。为适应公众的健康需求，我国的医疗卫生服务体系正在发生深刻的变革。其重点是提高服务的有效性，保障居民的基本医疗卫生服务需求，降低医疗费用，将服务的重心从医院扩展到以社区为基础的健康促进和健康管理服务。

一、社区

（一）社区的概念

"社区"（ommunity）一词是由拉丁文"Communitas"演化而来，原意是亲密的关系和共同的东西。所谓社区就是一定地域内具有某些共同特征的人群在社会生活中所形成的共同体。社会学家、人类学家、政治学家等各专业领域学者，均曾就其专业角度为"社区"下过定义，目前已知者不下百种。我国社会学家费孝通给社区下的定义为：社区是若干社会群众（家庭、氏族）或社会组织（机关、团体）聚集在某一地域里所形成的一个生活上相互关联的大集体。

作为一种地域性社会实体的社区，与一般的行政区有联系，也有区别。有的行政区与社区在地域上可能是重合的，如某个城市，某个街道或某个镇，它既是行政区，又由于它的主要社会生活是同类型的，故又是社区。二者的区别在于：行政区是为了实施社会管理，依据政治、经济、历史文化等因素，人为划定的，一般它的边界是清楚的。而社区则是人们在长期共同的社会生产和生活中自然形成的，其边界则较模糊。同一社区可能被划入不同的行政区，而同一行政区内却可能包含着不同的社区。在我国城市，社区主要指街道、居民委员会；在农村指乡、镇、村。社区领导对本地区或本单位的人群健康负责，是开展社区卫生服务的基本组织保障体系，也是开展社区卫生服务的领导者与组织者。

（二）社区的要素

从社会学角度看，社区兼有人群与地域两大要素。社区构成了一个小社会，它是由一群生活在同一地域的人组成的社会单元，他们具有共同的文化特征、共同的信念及价值体系、共同的资源结构、共同的行为及道德规范、共同的问题、共同的需要、共同的利益及社会意识。尽管不同学者对社区的看法不同，但对社区的构成要素已经基本达成了共识，一般认为，社区的构成要素包括以下几个方面：

1.**人群要素（people）** 社区的存在必须以一定数量的人群为基础。人群涉及三个方面的因素：人群的数量、构成及分布。人群的数量指社区人口的多少，一般没有具体要求；构成指社区内不同人口的特点及素质；分布指社区人口的集散程度。从社会学的角度来看，社区作为社会的一个层次，始终表现为一种由一定数量的个体之间，以一定的社会关系为纽带的互动及联系所组成的社会结构状态。

2.**地域要素（territory）** 社区有一定的区域，其形态存在于一定的地理空间中，如居民区、村、镇等。但从广义的角度看，这种区域性并不完全局限于地理空间，这种区域性也包含一种人文空间，即社会空间与地理空间的有机组合。在同一地理空间中可以同时存在许多社区，如一个城市中可能同时并存着工业区、文化区等。

3.**认同要素（identification）** 是社区的主要文化及心理要素，包括文化背景、生活方式及认同意识等。社区居民具有某些共同的利益，面临着共同的问题，具有某些共同的需要，这些共同性将社区的居民组织起来，使他们产生共同的社会意识、行为规范、生活方式、文化传统、民俗、社区归属感等，以形成社区文化及传统的维系动力。

4.**互动要素（social interaction）** 包括社区设施、生活制度及管理机构等。社区必须具有一定的生活服务设施，才能满足居民基本生活需要。社区的核心内容是社区居民的各种社会活动及其互动关系，这些活动及互动需要一定的生活制度及管理机构，在一定的公共管理制度下，社区居民在政治、经济、文化、精神及日常生活中相互联系、相互影响，形成了各种关系，并由此而聚居在一起，形成了不同形态的社区。

人群及地域是构成社区的最基本要素，生活服务设施、文化背景、生活方式、生活制度及管理机构是社区人群相互联系的纽带。

（三）社区的分类

1.**按照社区功能划分** ①经济社区，指主要从事经济活动的社区，包括工业社区、商业中心社区及服务性社区；②政治社区：指国家及地方政权及管理机构的所在地；③文化社区，指教育、科学研究、文化艺术组织较为集中的社区；④军事社区，指军事机构所在的社区，如军营、军事基地等。

2.**按照经济结构、人口特征等综合特征不同划分** ①农村社区，社区居民主要从事农业经济活动、人口密度低、聚集规模小而同质性高的社区，一般一个自然村庄就是一个农村社区；血缘关系、自然资源与环境、权威与规范以及市场是农村社区的主要结构要素；②城市社区，指居民基本上或完全从事非农业经济活动、人口密度高、聚集规模大而异质性高的社区。社会分工、地位、文化、权利、技术、法律及制度是城市社区的主要结构因素。

3.按照社区的地理空间划分 ①现实社区，存在于一定的地理空间，是传统意义上的社区。②虚拟社区：存在于与日常物理空间不同的电子网络空间，社区的居民为网民，他们在一定的网络空间为共同的需要及兴趣进行交流，并形成了共同的文化、归属感及认同感。虽然没有现实社区中的地理空间，但虚拟社区也有现实社区的基本要素，如一定数量的网民，一定的活动区域，频繁的互动及一定的社会心理基础等。

4.按照社区的社会总体发展水平划分 ①传统社区，指尚未或很少受到现代生产及生活方式影响的社区；②发展中社区，指正由传统向现代转型的社区，一般兼有传统社区和现代社区的特点；③现代社区，指在生产及生活方式上基本或完全达到现代化的社区。

(四)社区的功能

1.空间功能 社区为人们的生存和发展提供了空间。没有这个空间，人们就无法生存、繁衍，更无法发展。因此，空间功能是社区最基本、最主要的功能之一。

2.社会化功能 社区居民在其共同生活的过程中，根据自己所生活的地域及文化背景，形成了社区所特有的风俗习惯、文化特征、价值观念及意识形态等社会特征，这些特征又会影响每个社区居民。成为他们成长发展过程中社会化的一个重要组成部分。

3.联接功能 社区在为人们提供空间的基础上，设立一定的公共场所，如老人活动站、青少年活动中心、读书站等。居民参与这些活动，会将具有不同文化背景、生活方式、人生观和价值观的个人、家庭、团体聚集在一起，提供彼此沟通交流的机会，既增加了社区居民的凝聚力，又使他们产生了相应的归属感，从而将居民密切联接起来，构成一个小社会。

4.社会控制功能 为保证社区居民的利益，完成社区的各种功能，社区会制定一系列的社会条例、规范及制度，以保证社区居民遵守社区的道德规范，控制及制止不道德及违法行为，保证社区居民的利益。

5.相互支持及福利功能 社区可根据其具体情况及社区居民的要求设立一定的福利机构，以满足居民医疗、娱乐及相互支持与照顾的功能。社区同时也对妇女、儿童、老年人等特殊人群及处于疾病或经济困难中的弱势群体提供帮助和支援。

6.传播功能 社区因拥有密集的人口，从而成为文化源、知识源、技术源、信息源，为传播提供了条件。各种信息在社区内外，以各种方式迅速传播、辐射，为人们及社区本身的发展创造了基础。

7.生产、分配及消费功能 有些社区可能从事一定的生产，生产的物资供居民消费；同时社区也需对某些物资及资源进行调配，以满足其居民的需要。

二、社区卫生服务

(一)社区卫生服务的定义

中国的卫生服务体系主要包括医疗保健服务、预防保健服务及社区卫生服务三个部分。社区卫生服务(community health service)是以基层卫生机构为主体，全科医生为骨干，合理使用社区资源和适宜技术，以人的健康为中心、家庭为单位、社区为范围、需求为导向，以妇女、儿童、老年人、慢性病患者、残疾人为重点，以解决社区主要卫生问题、满足基本卫生服务需求为目的，融预防、保健、医疗、康复、健康教育和计划生育技术指导等服务为一体，为居民提供有效、经济、方便、综合、连续的基层卫生服务。社区卫生服务是政府保障基本公共卫生服务与基本医疗服务而提出的一项重要举措，是为了不断提高国民健康素质、促进社会公平、维持稳定、构建和谐社会的重要手段，是坚持与落实社区卫生服务公益性，落实国家保障基本医疗服务，维护健康权利的体现。发展社区卫生服务遵循卫生服务低成本和高效益的卫生发展要求。

我国社区卫生服务，城市设置了社区卫生中心及社区卫生服务站，农村则为乡（镇）卫生院和村卫生室。社区卫生服务中心以政府举办为主，原则上按每3万～10万人口或每个街道（镇）所辖范围规范设置一个社区卫生服务中心。每个中心下设数量不等的站，其设置标准是按照中心的地理位置，辖区内距中心较远而服务覆盖不到的地方根据需要下设社区卫生服务站。农村则以乡（镇）为单位，由政府举办一所乡（镇）卫生院，村卫生室根据需要设置。社区卫生服务由多种专业人员合作提供，包括全科医生、营养师、康复治疗师、公共卫生医师、心理咨询师等，其中全科医生及社区护士是社区卫生服务的主要专业人员。社区卫生服务需要与当地医院、卫生防疫部门及各级政府部门相互联系、密切合作，形成社区卫生服务网络体系。

（二）我国社区卫生服务的特点

1. **公益性** 社区卫生服务机构提供公共卫生服务和基本医疗服务，具有公益性质，不以营利为目的。并以"人人享有初级卫生保健"为目标来构建卫生服务体系。

2. **主动性** 社区卫生服务以社区、家庭和居民为服务对象，以妇女、儿童、老年人、慢性病患者、残疾人、贫困居民等为服务重点，以主动服务、上门服务为主。

3. **综合性** 社区卫生服务的目标是提高社区人群的健康水平。服务内容涉及面广，除基本医疗服务外，还包括预防、保健、康复、健康教育与健康促进等服务，并涉及生物、心理及社会各个层面。

4. **连续性** 社区卫生服务始于生命的准备阶段直至生命结束，覆盖生命的各个周期以及疾病发生、发展的全过程。社区卫生服务不因某一健康问题的解决而终止，而是根据生命各周期及疾病各阶段的特点及需求，提供具有针对性的服务。

5. **可及性** 社区卫生服务将从服务内容、时间、价格及地点等方面更加贴近社区居民的需求。社区卫生服务机构所提供的服务、开展的适宜技术，基本医疗服务、基本药品，居民不仅能承担得起，而且还使用方便。

6. **协调性** 社区卫生服务是社区服务系统的一部分，它与社区建设的各方面互相促进和支持，需要整合、协调和利用社区内外的资源来实现。同时，社区卫生服务涉及多学科团队，如社区全科医生、护士、康复治疗师、营养师、社区工作者等，应做好团队成员之间的沟通与协调。

（三）我国社区卫生服务的工作内容

2006年6月，国家卫计委、中医药局制订《城市社区卫生服务机构管理办法（试行）》，规定社区卫生服务机构提供公共卫生服务和基本医疗服务，具有公益性质，不以营利为目的。

1. **公共卫生服务（public health service）** 2017年国家卫计委在国家基本公卫服务规范（2011年版）基础上，进一步规范了服务内容、工作流程和考核标准，颁发了国家基本公共卫生服务规范（第三版）。公共卫生服务内容包括有：卫生信息管理，即根据国家规定收集、报告辖区有关卫生信息，开展社区卫生诊断，建立和管理居民健康档案，向辖区街道办事处及有关单位和部门提出改进社区公共卫生状况的建议；健康教育，即普及卫生保健常识，实施重点人群及重点场所健康教育，帮助居民逐步形成利于维护和增进健康的行为方式；传染病、地方病、寄生虫病预防控制，主要负责疫情报告和监测，协助开展结核病、性病、艾滋病、其他常见传染病以及地方病、寄生虫病的预防控制，实施预防接种，配合开展爱国卫生工作；慢性病预防控制，包括开展高危人群和重点慢性病筛查，以及实施高危人群和重点慢性病病例管理，如高血压患者健康管理、Ⅱ型糖尿病患者健康管理、结核病患者健康管理；精神卫生服务，实施精神病社区管理，为社区居民提供心理健康指导；妇女保健，包括提供婚前保健、孕前保健、孕产期保健、围绝经期保健，开展妇女常见病预防和筛查；儿童保健，开展新生儿保健、婴幼儿及学龄前儿童保健，协助对辖区内托幼机构进行卫生保健指导；老年保健，如指导老年人进行疾病预防和自我保健，进行家庭访视，提供针对性的健康指导；另外，还包括残疾人康复指导和康复训练，中医药健康管理，计划生育技术咨询、指导，协助处置辖区内的突发公共卫生事件，以及政府卫生行政部门规定的其他公共卫生服务等。

2. 基本医疗服务(basic medical care) 主要包括一般常见病、多发病诊疗；诊断明确的慢性病治疗；社区现场应急救护；家庭出诊、家庭护理、家庭病床等家庭医疗服务；康复医疗服务；转诊服务；政府卫生行政部门批准的其他适宜医疗服务等。针对我国社区卫生服务的特点，社区卫生服务机构还应结合中医药的特色和优势，提供与上述公共卫生和基本医疗服务内容相关的中医药服务。

(四)我国社区卫生服务的机构设置

1. 设置原则 ①坚持社区卫生服务的公益性质，注重卫生服务的公平性、效率性和可及性；②坚持政府主导，鼓励社会参与，多渠道发展社区卫生服务；③坚持实行区域卫生规划，立足于调整现有卫生资源，辅以改扩建和新建，健全社区卫生服务网络；④坚持公共卫生和基本医疗并重，中西医并重，防治结合；⑤坚持以地方为主，因地制宜，探索创新，积极推进。

2. 设置标准 国家卫计委等 2006 年 6 月印发《城市社区卫生服务中心、站基本标准》。

(1)人员：每个社区卫生服务中心至少配备 6 名从事全科医学专业工作的执业医师、9 名注册护士。在医师中，至少有 1 名副高级以上任职资格的临床类别执业医师、1 名中级以上任职资格的中医类别执业医师、1 名公共卫生类别执业医师。在护士方面，至少有 1 名中级以上任职资格的注册护士，每名执业医师至少配备 1 名注册护士。每个社区卫生服务站至少配备 2 名从事全科医学专业工作的执业医师。

(2)床位：根据服务范围和人口合理配置。至少设日间观察床 5 张；根据当地医疗机构设置规划，可设一定数量的以护理康复为主要功能的病床，但不得超过 50 张。社区卫生服务站不设病床。

(3)科室：至少设有临床科室(全科诊室、中医诊室、康复治疗室、抢救室、预检分诊室)、预防保健科室、预防接种室、儿童保健室、妇女保健与计划生育指导室、健康教育室、医技及其他科室。

(4)房屋：社区卫生服务中心建筑面积不低于 $1000m^2$，布局合理，充分体现保护患者隐私、无障碍设计要求，并符合国家卫生学标准。设病床的，每设一床位至少增加 30 平方米建筑面积。社区卫生服务站建筑面积不低于 $150m^2$。

(5)设备：设备配置需与社区卫生服务功能相适应，如诊疗设备、辅助检查设备、预防保健设备、健康教育设备等。突出了满足居民基本需要、装备轻型化的特点。

(五)我国社区卫生服务相关政策

自 1997 年我国出台关于发展城市社区卫生服务的政策文件以来，近 20 年，共出台了 30 余个社区卫生服务与护理的相关决定、意见等文件，对我国社区卫生服务及护理的发展起到了巨大的推动作用。我国社区卫生服务发展经历了酝酿试点、框架建设和完善建设三个阶段，在各个阶段国家相继出台了许多相关政策，以此保证社区卫生服务的发展和完善。

1. 社区卫生服务酝酿试点阶段(1990—1999 年) 1997 年 1 月，中共中央、国务院《关于卫生改革与发展的决定》中提出，在全国实施社区卫生服务，并指出要"改革城市卫生服务体系，积极发展社区卫生服务，逐步形成功能合理、方便群众的卫生服务网络。"1998 年 12 月，国务院《关于建立城镇职工基本医疗保险制度的决定》指出，"要合理调整医疗机构布局，优化医疗卫生资源配置，积极发展社区卫生服务，将社区卫生服务中的基本医疗服务项目纳入基本医疗保险范围"。1998年，全国城镇职工医疗保险制度改革工作会议召开，会议明确指出，"今后我国的医疗服务模式的改革方向是小病进社区、大病去医院，建立和发展具有中国特色的社区卫生服务体系"。国家卫计委在会议上就社区卫生服务工作进行了重点部署，对12个城市进行了社区卫生服务的试点工作研究。

2. 社区卫生服务框架建设阶段（1999—2005年） 1999年7月，国家卫计委、国家发展计划委员会等10个部委联合颁布了《关于发展城市社区卫生服务的若干意见》，为社区卫生服务规范了概念，提出了融预防、医疗、保健、康复、健康教育、计划生育技术服务等为一体（简称"六位一体"）的理念，明确了社区卫生服务是社区建设的重要组成部分，还规定了社区卫生服务的总体发展目标、发展原则和措施，为开展城市社区卫生服务提供了具体的政策指导。2000年12月，国家卫计委颁布了《城市社区卫生服务机构设置原则》《城市社区卫生服务中心设置指导标准》《城市社区卫生服务站设置指导标准》3个文件，明确了设置、审批社区卫生服务机构须遵循的一些基本原则以及社区卫生服务中心（站）应具备的基本功能、基本设施、科室设置、人员配备、管理制度等，从制度上明确了社区卫生服务机构的准入标准。

2002年1月，国家卫计委颁布了《社区护理管理的指导意见（试行）》，《意见》指出了社区护理工作任务应以维护人的健康为中心，家庭为单位，社区为范围，社区护理需求为导向，以妇女、儿童、老年患者、慢性病患者、残疾人为重点，在开展社区"预防、保健、健康教育、计划生育和常见病、多发病、诊断明确的慢性病的治疗和康复"工作中，提供相关的护理服务。社区卫生服务中心应根据规模、服务范围和工作量设总护士长或护士长（超过3个护理单元的设总护士长），负责中心内部及社区的护理管理工作。护士数量根据开展业务的工作量合理配备。同时，《意见》对社区护士的基本条件、社区护理管理的基本要求以及社区护理工作的考核与监督等提供了具体的政策指导。

3. 社区卫生服务完善建设阶段（2006年至今） 2006年2月，国务院颁布了《关于发展城市社区卫生服务的指导意见》，明确了社区卫生服务发展的指导思想、基本原则、工作目标，提出了社区卫生服务的六项功能，即健康教育、预防、保健、康复、计划生育技术服务和一般常见病、慢性病的诊疗服务。要求坚持公共卫生和基本医疗并重，中西医并重，防治结合，为居民提供安全、有效、便捷、经济的公共卫生服务和基本医疗服务。

2009年3月，中共中央、国务院《关于深化医药卫生体制改革意见》提出，应加快建设以社区卫生服务中心为主的城市社区卫生服务网络，完善服务功能，转变社区卫生服务模式，不断提高服务水平，坚持主动服务、上门服务，逐步承担起居民健康"守门人"的职责。强调了10项国家基本公共卫生服务项目的内容（2009版），如建立居民健康档案、健康教育、预防接种、传染病防治、高血压和糖尿病防治、0～36个月儿童保健、孕产妇保健、老年人保健和重性精神疾病病例管理（2011版的《国家基本公共卫生服务规范》中增加了卫生监督协管服务规范）。2013年，国家卫计委颁布了《关于开展乡村医生签约服务试点的指导意见》，拟在农村地区探索开展乡村医生签约服务试点工作。2015年，国务院又印发了《关于推进分级诊疗制度建设的指导意见》，意见明确：应以加强基层为重点完善分级诊疗服务体系。全部社区卫生服务中心、乡镇卫生院与二、三级医院建立稳定的技术帮扶和分工协作关系等。2016年，国务院再次印发了《关于推进家庭医生签约服务的指导意见》，意见提出：在200个公立医院综合改革试点城市开展家庭医生签约服务，优先覆盖老年人、孕产妇、儿童、残疾人等人群，以及高血压、糖尿病、结核病等慢性疾病和严重精神障碍患者。到2020年，力争将家庭医生签约服务扩大到全人群，形成与社区居民长期稳定的契约服务关系，基本实现家庭医生签约服务制度的全覆盖。

国家基本公共卫生服务规范(第三版)

实施国家基本公共卫生服务项目是促进基本公共卫生服务逐步均等化的重要内容,是我国公共卫生制度建设的重要组成部分。国家基本公共卫生服务项目自2009年启动以来,在基层医疗卫生机构得到了普遍开展,取得了一定成效。2011—2016年,人均基本公共卫生服务经费补助标准从25元提高至45元,先后增加了中医药健康管理服务和结核病患者健康管理服务。为进一步规范国家基本公共卫生服务项目管理,国家卫生计生委在《国家基本公共卫生服务规范(2011年版)》基础上,组织专家对规范内容进行了修订和完善,形成了《国家基本公共卫生服务规范(第三版)》(以下简称《规范》)。

《规范》包括12项内容,即:居民健康档案管理、健康教育、预防接种、0~6岁儿童健康管理、孕产妇健康管理、老年人健康管理、慢性病患者健康管理(包括高血压患者健康管理和Ⅱ型糖尿病患者健康管理)、严重精神障碍患者管理、肺结核患者健康管理、中医药健康管理、传染病及突发公共卫生事件报告和处理、卫生计生监督协管。在各服务规范中,分别对国家基本公共卫生服务项目的服务对象、内容、流程、要求、工作指标及服务记录表等作出了规定。

来源:国家基本公共卫生服务规范(第三版)

第二节　社区护理

社区护理是社区卫生服务工作的一个重要组成部分,是一种全科、整体、多方位、贯穿人生命过程的全程护理保健服务,为处于各年龄段的人提供完整、周到、体贴、关怀、快捷、经济的护理服务,其重点是社区人群,其目的是提高全民族的健康水平及生活质量。

一、社区护理的定义

社区护理(community nursing)是由护理学和公共卫生学理论综合而成,应用公共卫生中的相关概念及技术,通过各种护理活动,用以促进及维护社区人群健康的一门综合性应用学科。它的实践范畴不局限于某些特别的年龄群或各种疾病,而是提供连续性的、动态的全科性质的服务。它的主要职责是将人群和其生存的环境视作一个整体,使用健康促进、健康维护、健康教育、管理、协调和连续性照顾,直接对社区内个体、家庭、群体和环境进行护理,使全民达到健康。美国公共卫生学会(American Public Health Association,APHA)将社区护理定义为"护理工作的一部分,它是护士应用护理及相关的知识及技巧,以解决社区、家庭及个人的健康问题或满足他们的健康需要"。

社区护理的基本概念包含三个方面的内容,即促进健康、保护健康、预防疾病及残障,以最大限度地保证及促进人们的健康。促进健康的活动包括指导社区的居民养成良好的生活习惯,注意营养、饮食、锻炼等;保护健康即保护社区居民免受有害物质及有害因素的侵袭,如饮食、饮水卫生,防止社区环境中的有害因素,如空气污染、噪音污染、居家装修的污染,并禁止在公共场合吸烟等;预防疾病及残障,主要是为了防止疾病及伤害的发生及减少并发症的发生,如对传染病的管制,对社区糖尿病患者的知识教育,对人们进行交通等方面的安全教育,对各种多发病、地方病的普查等。

综合以上概念,结合我国的现实情况,对社区护理的定义为:社区护理是综合应用护理学和公共卫生学的理论与技术，以社区为基础、以人群为对象、以服务为中心，将医疗、预防、保健、康复、健康教育、计划生育等融于护理学中，并以促进和维护人群健康为最终目的，提供连续、动态和综合的护理专业服务。

二、社区护理的发展历程

（一）国外社区护理的发展历程

1. **公共卫生护理的先驱**　公共卫生护理史上第一位访视护士为圣菲比，记载于新约罗马书中。中世纪时，许多修道院照顾患者，有些人出于宗教信仰而照顾患者，在 12—13 世纪十字军东征时，瘟疫流行，许多人参加疾病及自然灾害的救治工作，这些是公共卫生护理的雏型，它满足了当时社会的需求。文艺复兴时期，圣文森·保罗（1576—1660）和葛瑞侨出于宗教信仰，组织信徒为贫苦患者服务，他们挨门挨户对患者探视照顾，减轻其痛苦。

2. **正式地段访视护士的起源**　训练护士从事家庭访视起源于英国利物浦的企业家威廉·勒斯朋，他的妻子患慢性疾病卧床在家，罗宾森夫人到其家中进行护理，减轻了患者的痛苦，他深感家庭护理的必要性，于是他求助于罗宾森夫人在利物浦成立第一个地段访视护理机构（1859）。此机构将护理人员分到若干地段，访问与护理贫困患者家庭。此项工作虽遭遇社会非议，但仍坚持数年，并向南丁格尔请教并得到她的支持，在利物浦设立护校，专门培训地段护士，课程中涉及个人卫生、环境卫生与家庭访视和护理。

19 世纪，医院护理工作由于南丁格尔的改革而取得了社会的重视，对贫困病者的照顾亦加强。1874 年，伦敦成立了全国访问贫病护士协会，各地有分会，英国开展此项工作后，对美国亦有影响。美国先在纽约附近开始家庭访问护理，此后逐渐扩展，1890 年美国访问护士机构已有 21 家。

3. **公共卫生护理的起源**　正式提出公共卫生护理的名称是美国护士丽连沃德（1867—1940），她将南丁格尔以往使用的卫生护理前加上"公共"二字，使大家了解这是为人民大众服务的卫生事业。她本人早年致力于贫民社会的卫生工作，她和同事们调查贫民家庭，发现住房阴暗、拥挤不堪，居民缺医少药，肺结核、伤寒、脑膜炎等传染病给人民带来极大灾难。1895 年她在街道成立了办事处，组织护士走访贫病家庭，对传染病患者进行消毒隔离，护理慢性病患者。此后她又推动妇幼卫生与学校卫生工作。她的主要贡献有：

（1）深信公共卫生护士有独特的职能，他们可以独立工作，并主张公共卫生护士最好住在执行工作的地区附近，以充分了解本区的情况和变化。

（2）学校卫生是她的创举，她致力于学校环境卫生的改善和防治学生的传染病，使校方看到重视学校卫生的成果，而且使患传染病的学生不再流落在外，防止扩散疫源，这是学校卫生护理的开始。

（3）1900 年以前，很少人注意妇幼健康。当时美国孕产妇和婴幼儿死亡率很高，经过丽连沃德的努力及有关人士与团体的支持，成立了儿童局，并从事妇幼卫生研究，开始关注妇幼人群的卫生问题。

（4）护理服务对象不再仅限于贫病者，而扩展到一般群众，同时采取收费和聘用公共卫生护士制度。无论公立、私立的卫生或社会机构均可聘请受过公卫护理训练的护士来负责社区内的家庭护理、妇幼卫生、学校卫生、预防保健、宣传示范等工作。1912 年丽连沃德及其他公共卫生护士成立了公共卫生护理学会，制定公共卫生护理服务的原则和标准，并根据工作需要提出公共卫生护理教育的课程标准，并将其逐步纳入大学教育中。

以后美国经历第一、二次世界大战，直到 1935—1965 年间，为了促进人民的健康、教育、住房环境等，美国政府制定了一些法令，并在大学中设奖学金，为更多的人提供公共卫生护理学习机会，使其掌握更高的知识与技能，工作范围也得到扩展。1950 年后公共卫生护理的工作范围从个人家庭走向社区，并开始关注环境卫生问题。

1970 年露丝·依瑞曼开始引用社区护理一词，将公共卫生护理与社区护理作了一些区分。她认为社区护理是护理人员在各种不同形式的机构内进行多项的卫生工作；社区护士的服务重点是社区，她们的工作特点是：①不仅限于对刚出院的患者或长期慢性患者进行护理，而是整个社区群众；②为了促进人民健康，护士的角色不仅是照顾患者，而是健康教育者、咨询者、策划者、开业护士以及患者的代言人；③凡从事健康服务的人员均应合作，各项卫生组织均是促进卫生的一个环节。

综上所述，从家庭访视到公共卫生护理，再到社区护理的发展过程可归纳为表 1 - 1。

表 1 - 1 社区护理的发展历程

名　称	年代	对　象	护理类型	服务项目	机　构
地段访视护理	1860—1900	贫病患者	个体	治疗、预防	自愿团体、少数政府资助
公共卫生护理	1900—1970	有需要的群众	家庭	治疗、预防	政府机构、自愿团体
社区护理	1970 至今	整个社区	人群	促进健康，预防疾病	独立开业团体、个人

（二）我国社区护理的发展史

我国公共卫生护理起始于 1925 年，当时北京协和医院教授格兰特先生（Mr. Grant）在北京创办"第一所公共卫生事务所"，培养公共卫生护理专业人员。1932 年，政府设立"中央卫生实验处"训练公共卫生护士。1936 年，创办包括公共卫生护士在内的"公共卫生人员训练班"。1945 年，北京协和医学院成立了公共卫生护理系，王秀瑛任公共卫生护理系主任。课程包括公共卫生概论、健康教育、心理卫生、地区及家庭访视及护理技术指导（包括孕期护理、家庭接生、婴幼儿喂养和护理、学龄前儿童保健、传染病隔离）、学校卫生护理、工厂卫生护理等，使学员掌握在不同环境下家庭、学校、工厂和机关团体、城市和农村应如何开展预防保健及护理服务。

20 世纪 50 年代，我国主要是通过城市和农村三级预防保健网来开展社区卫生工作。城市的保健工作通过市医院 - 区医院 - 地段或街道医院及门诊部、卫生所来完成；农村的保健工作通过县（医院）- 乡（卫生院）- 村（卫生室）三级网络来完成。其最大特点是防治结合、医护结合。

1996 年 5 月，中华护理学会在北京举办了"全国首届社区护理学术会议"，会议倡导要发展及完善我国的社区护理，重点是社区中的老年人护理、母婴护理、常见慢性病护理等。1997 年卫生部《关于进一步加强护理管理工作的通知》强调大力发展社区护理，满足社会需要。一些大城市，如北京、天津、上海、广州、深圳等先后成立了社区卫生服务机构，主要从事老年人的疾病及康复护理，护理工作已从医院扩展到家庭和社区，社区护理工作在全国普遍展开。2006 年以后，国家陆续出台了一系列社区卫生服务政策，一些大城市已初步建立了以社区为基础、以人群为对象、以服务为中心，融预防、医疗、保健、护理和健康教育为一体的连续、综合的社区卫生服务模式。

从教育角度来看，新中国成立初期，护士学校的课程设置中没有公共卫生或社区护理课。1983 年起，我国恢复了高等护理教育，此后高等护理教育迅速发展，在其课程中注意到了增强护士预防保健意识的训练，但大多数学校没有设立社区护理专科。1990 年以后，各高等院校护理教育相继开设了社区护理理论课和实践课。1994 年，由美国中华医学基金会资助，卫生部所属的 8 所高等医科院校与泰国清迈大学联合开办护理硕士班，课程中设置了社区护理和家庭护理课。1997 年，首都医科大学设立了社区护理专业，并于同年开始招生。目前国内许多院校已经开始尝试开设社区护理专业。

三、社区护理常用模式

社区护理模式的基本作用就是作为社区护理实践的指南，提供评估方向，指导对社区健康问题的分析和诊断，帮助制定和实施社区护理计划，指导评价，为社区护理研究提供理论框架等。目前，护理模式已达 20 多种，每种护理模式通常代表着某种护理理论，如一般系统论、人的基本需要层次论、应激与适应理论以及沟通理论等等。而且每种护理模式应用的重点也有所不同，有的用于概述整个护理程序的结构框架，有的用于收集资料，有的用于分析问题，有的则用于处理一些护理中的实际问题等。

虽然目前还没有哪一个社区护理模式能够回答或解决社区护理程序中每一个环节的所有问题，但任何一个模式都应该包括特定的社区护理内容。目前人们普遍认为人、环境、健康和护理等四个基本概念既是构成护理模式的基本要素，同样也是社区护理模式的基本组成要素。

（一）人际关系模式

该模式重点强调的是护士与护理服务对象的关系，并认为这种关系是护理过程的关键。作为社区护士，应在整个护理过程中不断加强和巩固这一关系。对于构成护理模式的四个基本要素，该模式认为：人是个开放性的社会的人，与人发生相互作用的各种主要社会成员是环境的重要组成，由于这些成员的影响，使人的生理、心理和社会作用都处在流动状态。人的健康要求人的各种生理和人格的需要应得到满足，而社区护理的目标正在于指导和帮助人们怎样更好地去满足这些需要，因此社区护理是一种重要的、具有治疗意义的人际间过程。随着社区护士与护理对象之间这种良好人际关系的建立和不断发展，便为护理对象所遇到的冲突、困难和焦虑等问题的解决提供了必要条件。根据上述基本观点，该模式将建立这一关系的护理过程分为四个阶段。

1. **熟悉期** 即社区护士对护理对象了解和熟悉的过程。在这一阶段，主要是人们产生了寻求专业性帮助的需求，但又不知如何得到满足，如妇女孕期的卫生保健，而社区护士的主要工作就是去发现这些需求，即收集资料和明确问题。

2. **确定期** 即社区护士对护理对象的主要问题进行明确和诊断的过程。在这一阶段护士应通过与护理对象的进一步接触与合作，观察他们对问题的表述和认识，了解他们对护士的期望，以判断自己对服务对象存在问题以及他们所具有的解决问题的能力的估计是否确切。

3. **开拓期** 即护士与护理对象所建立的人际关系充分发挥作用的时期。在此期护理对象很容易出现依赖和独立的冲突，而且他们的需要也可能会很快发生改变，因此，护士应能适应护理对象的这种变化，并树立帮助护理对象达到逐渐脱离帮助的新目标。

4. **解决期** 即帮助护理对象不断增强独立能力和自主解决问题能力的过程。该模式认为，即使护理对象具备这样的能力，也并不意味他与护士之间这种关系的结束，其在心理上仍然对护士有所依赖而需要继续维持护士和护理对象之间的这种人际关系。同时，这种关系也为以后继续开展其他的社区护理工作奠定了基础。

(二)适应模式

适应模式是围绕人的适应性行为,即人对环境的应激原进行适应的过程来说明护理程序的。对于构成护理模式的四个基本要素,适应模式认为:人是一个适应性系统,因为人生存在一个对机体内部与外部不断产生刺激的开放性环境中,处在对其所在环境不断发生互动的状态,因此能够良好地适应环境应激原的各种刺激,是人健康的基本体现。而环境是指围绕和作用于个人或群体的发展或行为的所有情况、事物和影响因素的总和。人的行为是一种输出性行为,可以分为适应性反应和无效性反应两类,前者可以促进人这一适应性系统的完整性,而后者则不能达到该目的。护理就是对作用于人的各种刺激加以控制,以促进人的适应性反应,减少人的无效性反应,扩展人的适应范围。根据这一观念,适应模式将执行护理的过程分为以下六个步骤。

1.一级估计 是指收集与护理对象的生理功能(如营养、疾病、活动与休息以及其他生理指标等)、自我概念(如躯体自我、人格自我等)、角色功能(如角色充当、角色差距、角色冲突、角色失败等)、互相依赖(如与其他社会成员的相互关系)等四个方面有关的输出性行为资料,确定护理对象已有的适应性行为和无效性行为。

2.二级估计 收集环境中对人这一适应性系统产生各种刺激作用的资料。

3.诊断 即根据所收集的资料进行分析并列出问题和作出护理诊断。

4.制定目标 即确定护理对象最后应该达到的适应性行为和所能解决的问题。

5.措施 是指制定和执行护理计划的具体措施。措施应着重于改变和控制作用于人的各种刺激,也可着重于扩大人的应对能力和适应范围。

6.评价 即将护理对象的输出性行为与所制定的行为目标进行比较,并衡量其中的差距,然后根据评价的资料对护理措施作出进一步的调整。

(三)保健系统模式

保健系统模式是纽曼(Neuman)在1972年首先提出的,因此也称为Neuman系统模式。它主要是说明应激对人的作用以及人在应激条件下所表现出的发展和维持健康的反应。对于构成护理模式的四个基本要素,系统模式认为人是由生理、心理、社会文化和发展等方面组成的一个整体,同时也是与环境相互作用的开放系统。环境是对该系统发生作用的所有内部与外部的应激原和因素。健康是各种需要得到满足,系统的各个组成部分相互和谐的状态,是个动态过程,如果某些需要被切断而使系统处在等待需要满足的时候即为疾病状态。护理则是运用有目的的护理措施和方式,协助个体、家庭、团体或社区获得和维持最佳的健康状态。

该模式的一个主要特点是提出要保持人的健康状态,需要通过三道防御线的共同作用,即正常防御线、应变防御线和抵抗防御线。正常防御线反映护理对象系统的变化发展状况,是各系统变量与环境压力之间高速反应的结果,其功能是对机体所受的各种压力作出适当调节,以维持机体健康的稳定状态,正常防御线的位置可以判断健康的程度;应变防御线位于正常防御线外,其功能是为正常防御线起缓冲和滤过作用,也叫弹性防御线;抵抗防御线位于正常防御线之内,当压力侵入正常防御线时,抵抗机制主动起作用,调动内外因素抵抗外来压力的刺激,努力维持基本结构的完整。纽曼认为人在环境中总在不断地受到应激原的影响,应激原是产生刺激的压力,它干扰正常防御线,应激原可以是体内、体外和人与人之间等三个方面的。对应激原的抵抗主要由应变防御线所担当,应变防御线由所有影响个体的变量(包括生理特点、社会文化背景、发展状态、认知技能、年龄、性别等等),这些变量的关系决定个体对应激原的抵抗能力,如果应变防御线不能保护机体抵抗应激原,并且正常防御线也遭到破坏,机体将不能再保持健康状态。而抵抗防御线的功能又会影响到健康恢复的程度和疾病的预后。根据这三道防御线，纽曼提出了护理干预措施应通过三级预防来完成：①一级预防，也叫初级预防，主要目的是减少应激原的侵入，降低应激原的强度，加强应变防御线的抗病能力等。主要方法可通过对护理对象的评估，以及时发现和减少各种应激原等。②二级预防，适用于应激原已经穿透正常防御线后，主要方法是早期诊断和对疾病的及时处理等。③三级预防，即恢复平衡，使机体组织和结构返回到初级预防的状态。主要方法是临床上采取合理和适当的康复治疗措施，在社区中开展家庭护理和社会伤残服务。

（四）社区为护理对象模式

社区为护理对象模式是以适应护理模式和系统护理模式为基础，进一步突出社区为护理对象的护理模式。该模式给构成护理模式的四个基本要素的概念赋予了公众健康和护理的涵义，它的基本内容包括了两个部分。

1. 社区评估轮 该模式认为社区组成的核心是人，但人的健康在很大程度上又取决于一个社区的功能，这些功能包括了社区居住环境质量、教育、安全和交通、政府、保健和社会服务系统、通讯、经济和娱乐等等。因此，人、环境、健康三者构成一个轮状结构，轮的中心是人（包括个人、家庭和人群），社区护理评估的主要内容就是对这三者的基本情况和相互影响进行评估，故称为"社区评估轮"。除了评估之外，在整个社区护理程序中，每个环节都是围绕"社区评估轮"开展工作的（图1-1）。

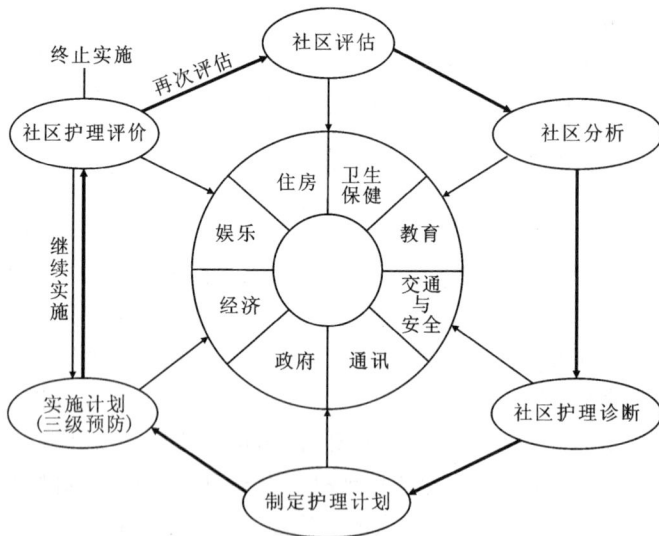

图1-1 社区为护理对象模式

2. 社区护理程序 该模式认为，社区护理程序是社区护理活动的行动指南，社区护理目标是创建一个平衡健康的社区，社区护理对象是社区人群，包括家庭、组织和个人，社区护士的主要作用是协调和控制不利因素（应激原）对社区健康的影响，社区护理实施的重点是调整实际和潜在的社区系统的不平衡。通过三级预防，提高社区对不良因素的防御和抵抗能力，从而实现社区的健康。

四、社区护理的工作范畴

随着社区护理的发展，其工作范畴也在不断发生着变化。现阶段，我国社区护理的工作范畴主要包括以下几个方面：

1.社区预防保健服务 指向社区各类人群提供不同年龄阶段的预防保健服务,其重点人群为妇女、儿童、老年人。具体的服务内容主要有:①成人健康评估、健康筛查;②不同发育期的青少年的健康评估(生理、心理);③免疫接种;④孕妇产前指导项目:如产前课程、松弛训练、角色适应等;⑤产妇产后指导项目:如产后锻炼、母乳喂养、育儿培训等;⑥计划生育技术指导和咨询等。根据领域及对象的不同,又可将此范畴的护理分为:社区妇幼护理、社区儿童护理、社区老年人护理、学校卫生护理等。

2.社区慢性身心疾病患者的管理 指社区护士对社区所有慢性病患者、传染病患者及精神疾病患者提供他们所需要的护理及管理服务。

3.社区中感染性疾病的预防和控制 社区护士的工作任务是落实预防措施,监测传染病的发生及控制传染病的流行,教育社区人群预防的方法和措施。同时,还应做好社区其他突发公共卫生事件的预防和救助。

4.社区环境、职业健康与安全管理 社区护士应进行环境的监测和维护,以保护社区人群的安全。对自然环境的维护,主要是保护社区自然环境资源,限制环境的污染。而社会环境的维护,则是促进社区人与人之间的良好关系,认识并尊重服务对象的宗教、文化和政治信仰方面的差异,维护他们的尊严。对于社区的职业人群,社区护士需提供职业防护的信息与措施,如开展职业人群的健康检查及身心评估,针对有关职业或个人压力、恐惧与焦虑、人际关系的困扰等方面的问题提供咨询,实施职业安全教育、工作环境评估等。

5.社区急、重症患者的双向转诊服务 双向转诊服务是指帮助在社区无法进行适当的护理或管理的急、重症患者转入适当的医疗机构,以使其得到及时、必要的救治。同时,接受从医院返回社区卫生服务中心或在家疗养的患者。为提高社区现场的急救能力及救护质量,社区护士需掌握急救的知识和技能。同时,要开展社区急救知识教育,提高社区居民的自救、互救能力及水平。

6.社区家庭护理服务 家庭护理服务不仅能满足服务对象及亲属的需求,而且能维持家庭的完整性,是最容易被社区居民接受的一种服务方式。居家护理的服务对象为慢性病患者、手术后早期出院的患者、母子保健对象、康复期患者等,护理的内容主要包括各种基本护理操作,如静脉输液、手术伤口护理以及特殊的护理操作等。除此之外,还应引导、教育家庭的生活方式、卫生习惯、饮食营养等方面的具体健康行为。家庭健康护理主要注重家庭整体功能的健康,如家庭成员间是否有协调不当、家庭发展阶段是否存在危机等。

7.社区健康教育 指以促进和维护居民健康为目标,向社区各类人群提供有计划、有组织、有评价的健康教育活动,从而提高居民对维护健康的意识,养成健康的生活方式及行为习惯,最终提高其健康水平。社区护士针对个体和群体的健康问题,拟定健康教育计划,明确目的与要求、内容与方法,并争取得到社区领导的协助、支持及有关部门的配合,根据不同的对象,采取适合有效的教育方式,同时要注意评价教育效果,以提高社区健康教育的质量。

8.社区康复护理 指向社区残疾者提供的康复护理服务,以帮助他们改善健康状况,恢复功能。主要服务形式包括长期护理、短期护理、日间护理、老年福利中心的活动等。

9.社区临终关怀 对失去治愈希望的晚期癌症及其他疾病临终患者,应从生理、心理、精神、感情及社会方面尽量满足患者的需要,减少患者的痛苦,提高他们临终阶段的生活质量。同时,也应给临终患者亲属提供心理、社会支持,指导亲属照顾患者,对亲属进行死亡教育,鼓励亲属表达感情,从而获得接受死亡事实的力量,坦然地面对死亡。

10.卫生行政 各项资料搜集、统计、分析,并配合研究、流行病调查,开展各项活动,推行政府卫生政策。

五、社区护理的特点

1. 以预防保健为主　社区护理服务侧重于积极主动的预防，强调全生命周期的健康促进。通过运用公共卫生学及护理学的专业理论、技术和方法，开展保健服务、健康教育等，以维护和促进社区中个体、家庭和人群的健康。

2. 强调群体健康　社区护理以社区整体人群为服务对象，以促进和维护人群健康为主要目标。

3. 工作范围的分散性和服务的长期性　社区护理的服务对象居住相对比较分散，使得社区护士的工作范围更广，具有分散性；另外，社区中长期居住的慢性病患者、残疾人、老年人等特定服务对象对护理的需求具有长期性、连续性、动态性。

4. 服务的综合性　由于影响健康的因素是多方面的，社区护士要开展"六位一体"的综合服务，满足社区人群、家庭、个人的生理、心理、社会整体的健康需求。

5. 服务的可及性　社区护理属于初级卫生保健范畴，护理服务具有就近、方便、主动等特点，以随时满足社区人群的健康服务需求。

6. 具有较高的自主性和独立性　社区护士的工作范围广，服务对象涉及社区中的个体、家庭以及整个社区，即包括健康人群，也包括慢性患者群，因此，较医院护士相比具有较高的自主性与独立性，需具备独立认识问题、分析问题能力和解决问题的能力。

7. 多学科协作　社区护理广泛且复杂的工作内容要求社区护士应具备团队协作的能力，除了与社区卫生服务机构内部多学科医疗保健人员密切配合外，还需要做好社会动员，利用社区的各种组织力量，与社区的行政、福利、教育、厂矿、政府机关等相关机构及人员合作，为社区提供完整而系统的综合性健康服务。

六、社区护理工作方法

1. 社区中的护理程序　社区护理程序是以系统论、人的基本需要理论、解决问题理论、信心交流理论为理论基础，科学地、系统地指导社区护士评估社区健康状况、确定社区人群的健康问题，制定社区护理计划。进行社区护理干预，评价干预效果，使护理对象达到最佳的健康状态，是社区护士从事社区护理工作所必需的工作手段。社区护理程序主要由社区护理评估、诊断、计划、实施、评价5个步骤组成。Omaha系统是专门用于社区卫生服务的社区护理实践分类系统，为社区护理业务及其资料管理提供的一种结构性和综合性处理方法，主要由护理诊断（问题）分类、护理干预分类及结果评定三部分组成。

2. 社区健康教育　社区健康教育是社区护理的重要组成部分。社区护理的目标是促进和维护健康，而这一目标的实现必须以居民认识到健康的重要性，并有促进和维护健康的愿望为前提，建立健康的行为和生活方式，能积极改善其生活环境和充分利用卫生保健资源，而社区健康教育则是实现这一目标的最基本、最首要的手段和方式。因此，社区健康教育是提高全民健康水平，并且投入少、产出高、效益大的一项最重要、最具体的卫生保健战略措施。社区护士在工作中应随时随地为辖区居民提供健康教育，可采用健康咨询、讲课、宣传栏、小册子、图片、模型、网络、展览、文艺演出等形式，吸取辖区居民愿意接受和参与健康教育的实施。

3. 家庭访视　社区护士到有健康问题或潜在健康问题的家庭，收集个人、家庭成员及家庭环境等方面的资料，建立家庭健康档案，开展有针对性的护理服务，以维持和促进个人及家庭健康。通过家庭访视社区护士可以实地了解不同家庭存在的健康问题和影响家庭成员健康的潜在问题，做到早发现、早预防、早解决问题，达到促进健康的目的。其次，通过家庭访视可以掌握和了解社区的特殊家庭，如有新生儿、传染病患者、残疾人、精神病患者、慢性病患者和老年人，为他们建立支持系统，进行特别指导，定期开展护理干预，使家庭成员主动参与到照护自己和家人的健康活动中，提高自我保护意识和自我管理能力，从而降低发病的危险因素。

4.居家护理　居家护理是社区护士以家庭为单位，以居住的家庭环境为场所，以相关家庭理论为指导，以健康教育和家庭访视为工作手段，以护理程序为工作方法，对有需要连续照顾的患者及其家庭，提供连续性、综合性、专业性的护理照顾，达到维持和促进健康的目的。居家护理的服务包括治疗性服务、支持性服务和预防性服务。居家护理对社区护理人员的要求较高，除具备一般的临床护理能力外，还需要具备较强的沟通及实施安全护理的能力。

5.建立健康档案　健康档案是记录与个人、家庭及社区健康相关的系统化文件资料，它以社区居民健康为中心，涵盖各种健康相关因素，包括个人基本信息、健康体检记录、重点人群健康管理记录和其他医疗卫生服务记录等。健康档案的服务对象是辖区内常住居民，包括居住半年以上的户籍及非户籍居民。健康档案通过信息化手段，可实现不同医疗卫生机构之间健康信息资源共享，从而能有效推动社区分级诊疗、双向转诊的实施。同时，通过上、下级医院的信息交流，可提高社区卫生服务机构的服务能力。

6.健康普查和保健指导　社区护士的服务对象不仅是患者，还包括健康人群，服务内容不仅是疾病的护理，还包括健康普查和保健指导。健康普查简称体检，是针对社区内特定的人群，如小儿、成年人、妇女、老年人等进行的健康检查，目的是对健康问题做到早发现、早诊断、早治疗。因此，社区护士对健康普查中出现健康问题或处于亚健康状态的居民，应给予针对性的健康咨询和保健指导，促使社区居民采取健康的行为和生活方式，控制健康风险因素，促进健康。

7.社区组织活动　社区组织活动是社区护士针对本社区居民的特点，促使居民自发地开展社区健康相关的活动，如晨练晚练活动站、健康讲座、老年大学等。WHO认为，解决健康问题不是专家占主导地位，也不是让居民单纯而被动地去做，主要应以居民为主体，使其积极参与。因此，社区组织活动中社区护士的作用是积极促进社区居民间建立良好的互助关系，并为此创造条件。在开展社区组织活动时，社区护士必须全面地了解社区居民的健康问题，调动社区居民的主动性和能动性。

七、社区护士的角色及能力要求

(一)社区护士的角色

1.照顾的角色　这是社区护士比较熟悉的角色，如到家庭中访问，对患者提供直接的护理，但现在社区护理工作范围正在扩大，从个人扩展到家庭和社区，因此，护士在访视一位慢性病老年患者时，也要注意到这个家庭中还有儿童需要营养指导，或者发现这个社区在供应清洁饮食中还存在问题，社区护士有向有关部门反映并协助解决问题的责任。

2.教育和咨询的角色　健康教育是优质护理的一部分，更是社区护士的主要工作之一。健康教育在社区的重要性在于：①社区的居民不是在疾病的急性期，他们更愿意接受教育并执行。例如一些孕妇，没有显著的健康问题，但很关心营养与胎儿生长的关系，同时也希望了解如何运动才有利于生产过程，在她们知道后即主动锻炼。②社区居民比较关心自己的健康，因而愿意接受健康教育，如一位中年人因心脏病住院一阶段后出院，他十分关心如何防止复发，渴望学习有关知识，以便减轻压力，改变饮食以适应今后生活与工作。

3.组织与管理者　社区卫生的组织机构各不相同，有的是门诊形式，有的是保健预防形式，不论是哪类，社区护士均可起到组织管理者的角色。有时她要负责人员、物资和各种活动的安排，有时她要组织本社区有同类兴趣或问题的机构人员学习，如老人院中服务员的培训或餐馆人员消毒餐具的指导，这些都需要一定的组织管理技巧。

4. 协调与合作者　社区由许多家庭、卫生机构（如医院、门诊）、社会机构（如幼儿园、学校）及行政机构组成。社区护士要活动于这些集体与人员之中，她必须有较好的人际交流和协调工作的技巧。同时，社区卫生需要与很多部门相互配合，社区护士要从整体观念出发，在工作中采取主动，并虚心听取别人意见，才能团结一致，达到工作目标。

5. 观察者及研究者　在社区卫生组织中，社区护士做一名敏感的观察者是很必要的，医生也往往希望护士观察到由疾病所引起的早期症状，儿童的生长发育问题，患者对药物的反应等。由于社区护士与居民接触密切，她还可以发现许多家庭和社区中的问题，如家庭或社会中的压力、环境的危险因素等，其中有一些需从社会方面或邻里的帮助解决。社区护士还是研究者的角色，她可以自己领导一项专题研究，也可以同别人合作，或者参加流行病的调查工作，研究的内容可以是行为与健康的关系，疾病的致病因素或条件（环境）以及其他与健康有关的课题。

社区护士的角色有照顾、教育、咨询、组织、管理、协调、合作、观察、研究等多种，在不同的情况、不同的场合、不同的时间她可以选择能做到什么程度，起到什么效果则要靠社区护士的知识、技巧和灵活运用。

（二）社区护士的能力要求

在快速变化的社会和医疗环境中，社区护士应具备什么样的基本条件和能力才能承担相应的工作内容，充分发挥其角色功能，各国家都进行了相应的探讨。结合我国社区护理的工作范畴和角色要求，社区护士应具备基本条件和核心能力如下：

1. 社区护士基本条件　根据2002年我国卫计委关于《社区护理管理的指导意见》精神，社区护士的基本条件如下：

（1）具有国家护士执业资格并经注册。

（2）通过地（市）以上卫生行政部门规定的社区护士岗位培训。

（3）独立从事家庭访视护理工作的社区护士，应具有在医疗机构从事临床护理工作5年以上的工作经历。

2. 社区护士核心能力

（1）分析评估能力：通过收集、评价和分析资料、案例和数据，提出有价值的信息并加以利用的能力。包括8个方面：①掌握使用量性和质性数据的条件和方法；②分析评价资料和数据，鉴别其科学性；③从数据中找到与健康相关的因素；④明确并评价信息的来源；⑤将总结出来的有用信息应用于工作中；⑥从量性资料和质性资料中找到相关性；⑦向社区居民传达相关的风险和利益信息；⑧分析伦理、政治、科学、经济因素与公众健康的关系。

（2）人际沟通和协作能力：指社区护士与居民，医疗卫生各领域工作人员、媒体及政府机构交流时应具备的能力。包括7个方面：①具体良好的书面和口头表达能力；②向个人和机构、组织征求意见；③宣传卫生政策，倡导有利于居民健康的公共卫生计划和项目；④参与并帮助居民解决具体的健康问题；⑤利用各种媒体、先进技术和社会网络发布有用的信息；⑥向专业人员和社区居民解释各种统计资料；⑦谦虚地听取别人的见解和观点。

（3）决策和规划能力：指社区护士参与公共卫生计划的制订、实施和评价的能力。包括6个方面：①收集、汇总并分析具体健康问题的相关信息；②在具体问题上可以界定、解释和贯彻与公共健康相关的法律和政策；③可以陈述各种因素，例如卫生、行政、财政、法律对相关规章制度制定的影响；④根据相关的法律、法规，提出可行的卫生政策建议；⑤拟定可实施的健康项目，包括目标、结果、程序、步骤和评价体系；⑥参与编制和实施应急预案。

（4）社区实践能力：是社区工作内容之一。包括6个方面：①与社区居民建立并保持联系；②在社区团体中发挥领导能力，能应用各种技巧，例如：团队建设、谈判和解决冲突的技巧；③与社区中其他工作人员协作，促进人们的健康；④了解社区现有资产和可用资源；⑤评估社区人口健康状况，制订、实施和评估社区公众健康计划；⑥公平合理地分配卫生资源。

（5）管理和财务规划能力：是社区护士管理人、财、物以及信息的能力。包括7个方面：①能使用各种管理技能，例如人际关系的组织管理、调动积极性和解决冲突的技能；②管理信息系统，利用收集和检索到的数据，指导决策；③协商和开发对社区居民有益的服务项目；④成本效率、成本效益和成本效应分析；⑤管理社区居民的健康；⑥分析影响社区服务的内部和外部因素；⑦预算分析，开发健康项目，引进外部资金。

（6）应对多元文化能力：社区护士面对不同文化背景人群时，能够良好交流和沟通的能力。包括5个方面：①与社会经济地位、教育背景、种族、民族、专业或生活方式各异的人群交流时，要灵活、恰当和专业；②在提供社区护理时，了解文化、社会和行为因素所起到的作用；③解决问题时，首先考虑文化差异；④理解文化是一种强大的力量；⑤认识多民族社区工作人员合作的重要性。

（7）领导能力：指自我能力建设，不断改善行为，创造良好的工作氛围。包括5个方面：①在组织和社区内创建以道德标准为规范的文化氛围；②确定可能会影响社区卫生服务的内部和外部问题，即战略规划；③促进社区内部和外部群体合作，确保利益相关者参与；④促进组织和团队学习；⑤发展和完善组织内的各项标准规范，应用组织建设的理论知识，促进专业的发展。

八、社区护理的发展趋势

（一）世界社区护理的发展趋势

1. 社区护理管理的标准化、科学化、网络化　目前，一些发达国家及地区已经形成了完善的社区护理组织及管理体系，社区护理已成为整个国家或地区卫生保健的重要组成部分。社区护理基本覆盖所有社会人群，并制定了相应的护理法规、质量控制标准及管理要求，对社区护理服务费用制定了统一的收费标准及保险费用报销标准。这种完善的组织管理标准无疑对社区护理的组织、管理及协调起到了非常重要的作用，同时有利于控制及提高社区护理质量，使社区护士在有效的管理及组织下，能够团结一致，密切协作，互相交流以不断推广及完善社区护理工作。

2. 完善的社区护士培养及教育体系　社区护士的教育具有一定的要求。一般各大学护理系或护理学院都设有社区护理专业，社区护士的培养形成了本科、硕士及博士教育等系列完善的教育体系。从事社区护理的人员要具有社区护理专业毕业或其他护理专业毕业后再经过社区护理的培训，且经过相关的考试才能从事社区护理工作。

3. 社区护士的专业化及角色分工越来越细　随着人们生活水平的不断提高，对健康的要求越来越高。因此，社区护士不仅需要在各种社区保健服务机构中从事护理服务，而且需要对社区居民进行各种类型的护理保健服务。社区护士的角色功能范围不断扩大，专业化分工越来越细。现在西方不仅有普通的社区护士，而且有单独开业的社区临床护理专家、家庭开业护士、社区开业护士、社区保健护士、高级妇幼保健护士、社区治疗护士等。这些高级社区护士主要从事社区护理管理、临床护理实践、社区护理咨询、社区健康教育及护理研究等工作。

（二）我国社区护理发展与现状

1. 我国社区护理的现状　　近年来，我国的社区护理正在蓬勃发展，但与发达国家相比尚处于初级阶段。2002 年 1 月，卫生部《社区护理管理的指导意见》规定：社区护士必须具有国家护士执业资格并经注册，还要通过地(市)以上卫生行政部门规定的社区护士岗位培训。独立从事家庭访视护理的护士，应具有在医疗机构从事临床护理 5 年以上的工作经历。有调查数据(2005)显示：我国社区护士人数占社区卫生技术人员总数的 31.2%，医护比例为 1.6∶1。在岗的社区护士，以中专学历为主，占 76.9%。这表明，我国社区护理人力资源还严重不足，不能满足社区护理工作发展的需求。

我国社区护理的服务对象既包括患患者群，也包括健康人群。护理服务内容主要有：建立居民健康档案，健康教育与咨询，免疫接种，对老年人、慢性病患者或伤残者的保健与护理，家庭访视，妇幼保健与护理，计划生育指导和咨询，临终护理等。同时，社区护士为所有不需要住院或出院后仍需继续治疗的患者，提供各种治疗及护理服务。我国社区护理服务虽然取得了较大的发展，但目前仍存在以下问题：社区护理服务普及率较低；社区居民对社区护理认识不足；社区护理服务范围局限；社区护理管理体制不健全，缺乏相应的质量控制标准和评价系统，社区护士素质较低等问题。

2. 我国社区护理的发展趋势

(1)社区护理不断推广、完善及发展：加强初级卫生保健及社区卫生服务已成为我国新时期卫生工作的重要内容之一。快捷、有效、方便、经济的社区卫生服务必然会受到社区居民的欢迎，而社区护理则成为社区卫生的一个重要组成部分。社区护理强调促进健康、预防疾病、自我保健及全社会的共同参与，并在此过程中不断地完善与发展。

(2)政府的宏观管理不断加强：2006 年以来，国家已经将社区卫生服务逐步纳入整个卫生服务统筹计划中，政府将对社区卫生进行统一的规划、组织及管理，并制定相应的政策、法规及制度，同时给予一定的政策及财政支持。

(3)社区护理服务网络逐步发展：应用微机建立健康档案，存储和编辑医学资料，利用医学信息网络进行文献检索、信息交流、专题讨论等为社区护理工作提供了极大的方便，社区护理网络实现家庭 - 社区 - 医院 - 社区 - 家庭的无缝式管理，护士能够及时得到或提供服务对象准确信息，使护理工作更加迅速而有效。同时，家庭远程医疗的实现提供了个人与医疗机构的信息通道，社区护士能够通过设备监测并评估患者，不需要到达现场就能实现与患者的面对面接触，并提供频繁、迅速的支持、护理指导。虽然远程护理不能代替家庭访视，但它能减少对需要长期护理患者的入户访视次数，而不中断对他们的护理，使全程护理成为可能。

(4)社区护理管理的科学化、规范化、标准化：社区护理管理将逐步走上正轨，相应的政策、法规及管理标准将逐步形成及完善。社区护理质量监督及控制将会采取统一的标准，并逐步建立健全社区护理质量管理及绩效考评制度。根据社区护理工作的特点，应充分考虑护理工作中的各种影响因素，加强社区护理工作量和工作效率的研究，综合确定适宜的质量评价标准，合理配置护理人力资源，建立切实可行的社区护士绩效考核评价制度。

(5)精神心理因素更加得到重视：知识经济时代生活节奏快，每个人都面临着巨大的生存竞争压力，心理负担加重。消除和减轻这些压力，密切关注人群的心理问题，大力开展诸如戒烟、戒酒、心理咨询等一系列健康服务活动，使人们不断壮大自己的防御系统以抵抗不良情绪的产生，将成为社区护理工作中的重要内容。

(6)家庭及老年人的护理不断发展、完善及提高：随着医疗保障制度改革的不断深化及完善，卫生资源的重新配置及调整，许多慢性病患者、经医院紧急救治后需要康复护理的患者将回到家中进行康复，同时，许多老年人的家庭护理也成为护理重点，使家庭护理得到不断的发展与完善。

（7）完善的社区护理教育体制：社区护士的培训及教育将采取多渠道、多形式、多层次的方式。一方面，对社区护士进行相应的系统培训，以适应目前社区护理发展的需要；另一方面，各护理院校将增设社区护理专业以系统地培养社区护士，专业设置中将注意硕士、本科及专科社区护士的比例问题，以培养社区所需要的不同层次的护士。

（冯　辉）

【思考题】

1. 构成一个社区必须具备的要素有哪些？
2. 我国常用的社区护理工作方法包括有哪些？
3. 作为提供社区卫生服务的主要成员之一，社区护士应具备哪些"核心能力"？
4. 2017 年颁布的国家基本公共卫生服务规范（第三版），增加了哪些服务内容？

第二章 流行病学在社区护理中的应用

学习目标

识记：

1. 了解流行病学的发展史。

2. 熟悉流行病学的概念。

3. 熟悉流行病学的作用及主要研究目的。

理解：

1. 流行病学基本研究方法的概念及特点。

2. 社区护理中常用生命统计指标的概念及意义。

3. 流行病学方法在社区护理工作中的指导意义。

运用：

能利用流行病学研究方法及常用生命统计指标对社区健康资料收集并整理分类，进行社区健康评估。

第一节 流行病学概述

一、定义

流行病学（epidemiology）：是研究人群中疾病与健康状况的分布及其影响因素，并研究防治疾病及促进健康的策略和措施的科学。

二、发展史

流行病学来源于人类与疾病特别是传染病的长期斗争经验，随着自然科学和医学科学的进步以及流行病学研究方法的创新，流行病学也在不断发展。流行病学和临床医学、基础医学、预防医学、护理学等多学科交叉，促使流行病学研究内容和方法更加丰富，应用更加广泛。

（一）学科形成前期

古希腊著名的医师希波克拉底（Hippocrates）的著作《空气、水及地点》是全世界最早的关于自然环境与健康和疾病关系的系统表述，而"epidemic"一词也是这时期在他的著作中出现的。

15 世纪中叶，意大利威尼斯开始出现原始的海港检疫法规，要求外来船只必须先在港外停留检疫 40 天，是最早的检疫（guarantine）。而我国在隋朝就开设了"疬人坊"以隔离麻风患者。这些均是传染病隔离、检疫的早期实践。

1662 年，英国 John Graunt 首次利用英国伦敦一个教区的死亡数据进行了死亡分布及规律性研究，并创制了第一张寿命表，用生存概率和死亡概率来概括死亡经历。在研究死亡规律和死亡资料质量的同时提出了设立比较组的思想。其贡献在于将统计学引入流行病学领域。

(二)学科形成期

学科形成期是指 18 世纪末至 20 世纪初大约 200 年的时间，西方资本主义社会迅速发展，人们开始聚居于城市，为传染病的大面积流行提供了可能，而传染病的肆虐使流行病学学科的诞生成为必然。

1747 年，英国海军外科医生 James Lind 在 Salisburg 号海船上建立了维生素 C 缺乏引起坏血病的病因假说，并将 12 名患病海员分为 6 组进行对比治疗试验，开创了流行病学临床试验的先河。

1796 年，英国医生 Jenne 通过接种牛痘以预防天花，从而使天花的烈性传染得到了有效的控制，为传染病的控制开创了主动免疫的先河。

1848 - 1854 年，英国著名内科医生 John Snow 针对伦敦霍乱的流行，创造性地使用了病例分布的标点地图法，对伦敦宽街霍乱流行及不同供水区居民霍乱死亡率进行了调查分析，首次提出了"霍乱是经水传播"的著名科学论断，并通过干预成功地控制了进一步流行，成为流行病学现场调查、分析与控制的经典实例。

(三)学科发展期

从二十世纪四、五十年代起至今也可以称之为现代流行病学(modern epidemiology)时期。这一时期的主要特点是：

(1)流行病学从研究传染病扩大为研究所有疾病和健康问题；

(2)研究方法由传统的调查分析扩展为定量与定性结合，宏观与微观结合，分析方法不断完善，分析手段更加先进；

(3)研究从"流行"发展为"分布"，动静态结合，由三环节、两因素发展为社会行为因素；

(4)流行病学的分枝学科不断涌现，使流行病学的应用范围越来越广。

三、流行病学基本研究方法

流行病学基本研究方法包括描述性研究、分析性研究、实验性研究和理论性研究

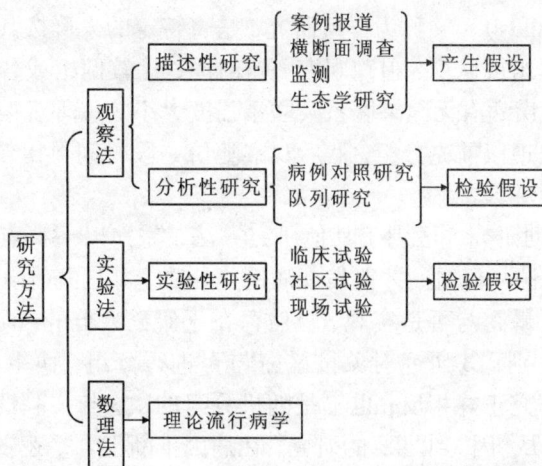

图 2 - 1　流行病学的研究方法

(一)描述性研究

描述性研究(descriptive study)又称描述性流行病学(descriptive epidemiology),是流行病学研究中最基本、最常用的一类研究方法。描述性研究是流行病学研究工作起点,通过对疾病和健康状态在不同人群、时间和地区分布特征的描述,发现病因线索,为进一步研究打下基础。描述性研究可以分为:历史常规资料分析、个案调查/病例报告、现况研究、生态学研究几个方面。

1. 现况研究 现况研究(prevalence study)是在特定时间内对特定范围内人群中的某病或健康状况的分布进行调查,并研究有关变量与疾病或健康的关系的一种观察性研究方法。从观察时间上来看,其所收集的资料是现在发生的情况,故又称横断面研究(cross - sectional study)。从观察分析指标来说,由于现况研究所得到的疾病频率一般为群体患病率,故也称患病率调查或现患率调查。现况研究可描述特定时间疾病或健康状况在某地区人群中的分布;提供病因研究的线索;确定高危人群;评价疾病检测、预防接种等防治措施效果并用于社区卫生诊断。为卫生行政管理部门的科学决策提供依据。现况研究具有以下特征:①一般无事先设立的对照组;②有明确特定的时点或时期;③在确定因果联系时受到限制;④定期重复测量可获得发病率资料。

2. 现况研究可以分为普查和抽样调查

(1)普查:普查(census)是指为了了解某病患病率或健康状况,于一定时间内对一定范围人群中每一位成员进行调查或检查。优点:确定调查对象简单,可以准确了解疾病的三间分布。缺点:漏查难免,调查质量不易控制,对于患病率低,诊断技术复杂的疾病不宜进行普查。

(2)抽样调查:抽样调查(sampling survey)指从研究对象的总体中随机抽取有代表性的部分样本进行调查,从样本获得的信息来推断总体情况。它是以小测大,以样本统计量估计总体参数的调查研究方法。优点:节省财力、物力和时间,能够增加准确度,提高应答率。缺点:调查对象的选择比较麻烦,存在抽样误差和系统误差。

(二)分析性研究

描述性研究提出病因假设后,需要应用分析性研究进一步验证假设。分析性研究(amlyric epidemiology)是探索导致疾病或健康问题在人群中分布存在差异的原因或影响因素的方法。最常用的分析性研究方法有队列研究和病例对照研究。

1. 队列研究(cohort study) 又称为群组研究,是将特定的人群按其是否暴露于某因素或按不同暴露水平分为 n 个群组或队列,追踪观察一定时间,比较两组或各组的发病率或死亡率的差异,以检验该因素与某疾病有无因果联系及联系强度大小的一种观察性研究方法。队列研究由于被观察对象在疾病出现以前先分组,然后观察随访一段时间再比较其结局,故有人称之为随访研究(follow - up study)。

(1)特点:要理解队列研究并区别于其他研究方法,需知以下特点:①队列研究在疾病发生前开始进行,要往后随访一段时间才能发现病例,在时序上是由前向后的,属于前瞻性研究;②属于观察性对比研究;暴露与否是客观、自然存在于研究人群的,而不是人为确定的,这一点可以与实验性研究相区别;③研究对象按暴露与否进行分组,而不是按是否发病进行分组的,这一点与病例对照研究正好相反;也不是随机分组的,这与实验性研究不同;④从病因链的角度来看,队列研究是从"因"到"果"的研究,在病因推断上合乎逻辑推理的顺序,其结果的可靠性强。

(2)研究类型:根据研究对象进入队列的时间及资料获取的方式不同,可以将队列研究分为 3 种类型:①前瞻性队列研究:前瞻性队列研究(prospective cohort study)研究对象的确定与分组是根据研究开始时的实际情况，如是否暴露来确定，研究的结局需随访观察一段时间才能得到，这种设计叫前瞻性队列研究。优点：可信度高、偏倚少。缺点：费时、费人力、费物力、费财力；②历史性队列研究：历史性队列研究（historical cohort study）研究对象的分组是根据研究开始时研究者已掌握的有关研究对象在过去某个时点的暴露状况的历史材料作出来的。其特点是追溯到过去某时期，决定人群对某因素的暴露史，然后追查至现在的发病或死亡情况。由于研究结局在研究开始时已经发生，然后追溯到过去某时期，其性质是回顾性的，故这种设计又叫回顾性队列研究（retrospective cohort study）。优点：省时、省人力、省物力。缺点：历史档案不一定符合设计要求，故适用范围较窄；③双向性队列研究：双向性队列研究（ambispective cohort study）。根据历史档案确定暴露与否，根据将来的情况确定结局，故这种设计又叫混合性队列研究。该方法不但具有历史性队列研究的优点，还弥补了其不足。

2. 病例对照研究 病例对照研究是选定患有某病和未患某病的人群，分别调查其暴露（如环境因素、遗传因素、内分泌作用以及保护因子的缺乏等）于某个危险因子的情况及程度，以判断暴露危险因子与某病有无关联及关联程度大小的一种观察研究方法。基本设计型的病例对照研究是从研究的疾病（或某特征事件）病例出发，收集过去的暴露因素，从时间顺序上看是回顾性的，因此又称回顾性研究（retrospective study）。病例对照研究具有以下特点：①在研究方法上，研究者只是客观地收集研究对象既往对研究因素的暴露情况，并不施加人为干预措施，属于观察性研究方法；②设计上要求设立对照组，与病例组作比较。研究进行的方向是"果"至"因"，属回顾性研究；③在病因研究的价值上，可以探索疾病的病因，建立或初步检验病因假设，而一般不能确实证明暴露与疾病的因果关系，只能推断暴露与疾病是否有关联。

根据研究目的，研究开始时选择一定数量患某种疾病的人作为病例组，同时选择一定数量未患该种疾病的人作为对照组，调查两组过去或最近研究因素暴露情况，包括有无暴露、暴露的质和量，然后比较两组研究因素暴露的程度有无差异。假如病例组某研究因素的暴露比例或暴露程度显著高于对照组，则可认为该研究因素与某种疾病之间存在着联系。研究因素（interest factors）又称为暴露因素（exposure factors），凡接触过某种研究因素或具备某种特征，都可以称为暴露，如接触过某种物理因素或化学物质，吃过某食品，如服过某药物，具备性别、年龄、身高、肤色、职业、文化、宗教信仰等某种特征，或处于何种疾病状态或行为等。病例对照研究中涉及的暴露因素不一定都是危险因素（risk factors），也可能是属于保护因素（protective factors）。

（三）实验性研究

1. 实验性研究 实验性研究（experimental study）又称为实验流行病学（experimental epidemiology）、流行病学实验（epidemiological experiment）或干预研究（intervention study），是流行病学重要研究方法。指将来自统一总体的研究人群随机分为实验组和对照组，研究者向实验组人群施加某种干预措施，对照组人群不给干预或给予标准化干预措施，然后随访比较人群的结局（疾病发生、发展、结局）有无差别及差别大小，以判断干预措施效果的一种前瞻性实验研究方法。流行病学实验的应用主要表现在4个方面：①验证病因假设；②评价疾病的预防效果；③评价保健措施和保健效果；④评价某种新的药物治疗、疗法或制剂的效果。与前瞻性队列研究相比，实验性研究的暴露（干预因素）是人为给予的，而队列研究中的暴露是自然的；实验性研究的人群分组是随机的，而队列研究的人群是依据其暴露状况分组的；实验性研究属于实验法，队列研究属于观察法。

2. 特点 流行病学实验必须具备以下4个特点：①前瞻，即必须随访观察研究对象，必须有明确的观察起止点；②干预，必须对至少一组研究对象施加由研究者所控制的干预措施；③

随机，研究对象是来自同一个总体的随机抽样获得的人群，并在分组时采用严格的随机分配原则；④对照，必须有与实验组平行的对照组，且要求在实验开始时，两组在相关各方面必须相当近似或可比。

3. 主要类型　根据研究对象及设计特点可将其分为3大类：

(1)临床试验：临床试验(clinical trial)是以患者为研究对象，以个体单位进行随机分组的试验方法。其目的是评价某种药物或新疗法对某种疾病的疗效，包括是否能防止复发和延长寿命。评价的指标有治愈率、病死率、复发率和存活率等。

(2)现场试验：现场试验(field trial)是在社区的现场条件下以尚未患所研究疾病的人群作为研究对象，以个体为单位进行随机分组的试验方法。接受干预措施的基本单位是个体，其目的是评价在健康人群中进行预防接种、药物预防等效果的措施。

(3)社区干预实验：社区干预实验(community intervention trail)或称以社区为基础的公共卫生试验(community – based public health trail)，它是以未患所研究疾病的人群为整体进行实验研究，以社区为单位进行分组，接受干预措施的基本单位是整个社区。社区也可以是某一人群的某个亚群。

(四)理论性研究

理论性研究又称理论流行病学(theoretical epidemiology)或数学流行病学(mathematical epidemiology)，是在流行病学调查、分析所得资料的基础上，用数学表达式定量地阐述流行过程的特征，模拟流行过程，并按实际的流行过程进行检验和修正，从而建立流行过程的理论。同时，以正确反映实际流行过程的数学模型在计算机上预测各种可能发生的流行趋势，提出各种防治措施并加以筛选，从而推进防治理论研究。

第二节　社区护理中常用的生命统计指标

一、生命统计

(一)概念

生命统计是指应用卫生统计学的原理和方法，从卫生服务的角度研究人口的数量、结构和构成、变动及其相互关系，最终为医疗卫生工作计划和预防保健工作效果评价提供基础数据。

(二)意义

1. 生命统计以人为本，人是一切社会生活的基础和根本，人口的数量、质量、结构、分布及变动与社会、政治、经济、教育、卫生等方面有密切的关系。

2. 生命统计是卫生状况评价的基础，其目的是改善人民的劳动环境，增进健康，防止疾病，减少死亡，延长寿命。

3. 生命统计是计划生育工作重要评价工具，可为卫生工作和相关卫生政策的制定提供基本的数据。

二、生命统计常用指标

生命统计常用指标主要包括人口统计指标、生育统计指标、死亡统计指标、疾病统计指标等。

(一)人口统计常用指标

一个国家或地区的人口，随时受出生、死亡、迁出、迁入的影响而变动，因此，要确定某地的人口数量及各种构成，只能采用时点资料，即统计该地域内某一特定标准时点上的瞬时人口总数，包括在标准时刻之前出生的人，但不包括在标准时刻前死亡的人；同理，在标准时刻以后出生者不应计入，在标准时刻后死亡者也不应扣除。

1.人口数(population size)　又称人口总量(total number of population)，指一定时点、一定地域范围内的所有存活人口的总和。

$$年平均人口数 = \frac{1}{2}(年初人口数 + 年末人口数)$$

常采用时点资料，即统计该地域内某一特定标准时点上的瞬时人口总数。

2.人口构成　是指人口中不同年龄、性别、文化、职业等基本特征的构成情况，常通过计算其构成比来表示。最基本的是人口的性别构成和年龄构成。人口构成常用指标包括性别比、老龄人口比重、抚养比等。人口金字塔(population pyramid)是将人口的性别、年龄分组数据，以年龄(或出生年份)为纵轴，以人口数或年龄构成比为横轴，按男左女右绘制直方图，该图在外形上似金字塔，它提示了不同时期人口年龄、性别构成情况(图2-2)。

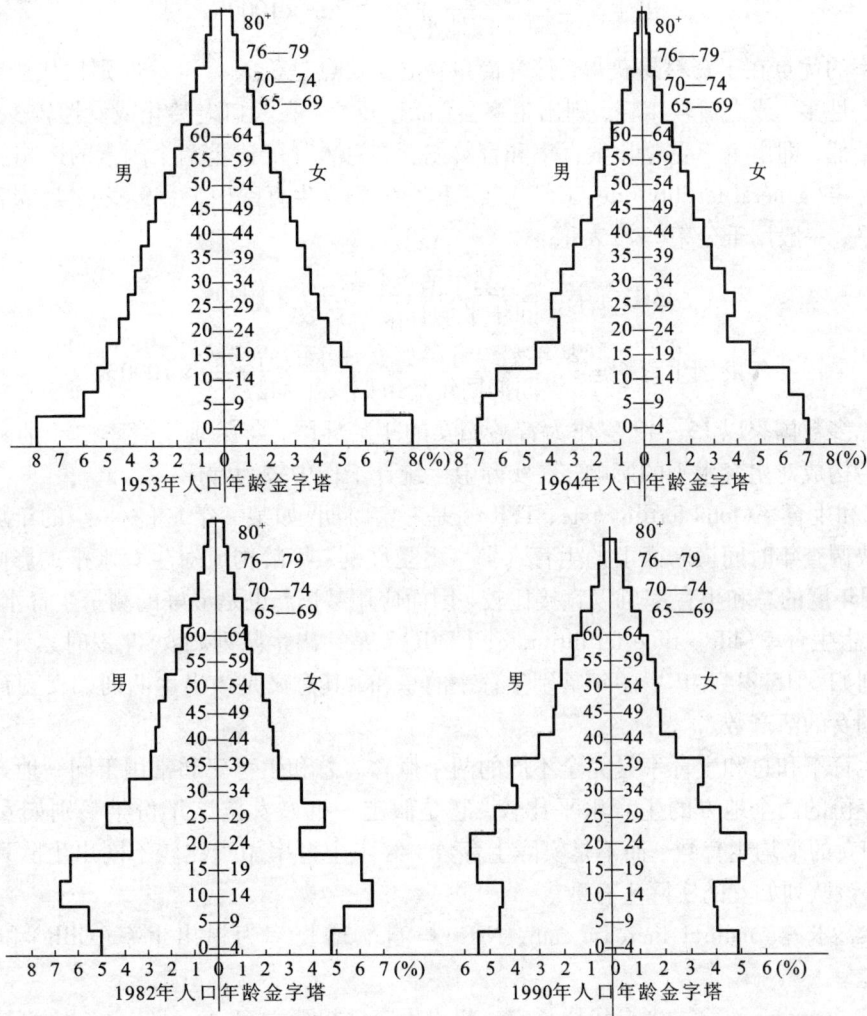

图2-2　人口金字塔

(1)性别比(sex ratio)

$$性别比 = \frac{男性人口数}{女性人口数} \times 100\%$$

(2)老龄人口比重(proportion of old population)

$$老龄人口比重 = \frac{65\ 岁以上的人口数}{人口总数} \times 100\%$$

(3)抚养比(dependency ratio):抚养又称人口负担系数,是反映劳动人口负担程度的指标,此数值取决于人口年龄结构类型。

$$抚养比 = \frac{0 \sim 14\ 岁人数 + 65\ 岁及以上人数}{15 \sim 64\ 岁人数} \times 100\%$$

(二)生育统计常用指标

1. 出生率(crude birth rate,CBR)　也称普通出生率或粗出生率,表示某地某年平均每千人口的活产数,是反映一个国家和地区的人口自然变动的基本指标。

$$出生率 = \frac{某地某年活产总数}{同期该地平均人口数} \times 1000‰$$

出生率的优点在于资料易获得,计算简单;主要缺点是受人口年龄性别构成影响大,若人口中育龄女性多,或人口较年轻,则出生率会偏高,反之,在人口老龄化或女性较少的地区,出生率必然偏低,即出生率受总和生育率和育龄妇女在总人口的比重两个因素的影响。

2. 生育率(general fertility rate,GFR)　也称育龄妇女生育率(15 ~ 49 岁),反映育龄妇女总的生育水平,一般用千分率(‰)表示。

$$总生育率 = \frac{某年活产总数}{同年平均育龄妇女数} \times 1000‰$$

$$年龄别生育率 = \frac{某年龄组育龄妇女一年的活产数}{同期同年龄组妇女平均数} \times 1000‰$$

国际上多数国家以 15 ~ 49 岁作为育龄妇女的年龄界限,年龄别生育率由于消除了育龄妇女内部年龄构成对生育水平的影响,在实际卫生统计工作中较为常用。

(1)总和生育率(total fertility rate,TFR):是一定时期(如某一年)每岁一组的年龄别生育的总和。反映调查年时间横断面上的生育水平。不受性别、年龄构成对生育水平的影响,故不同地区、不同年度的总和生育率可以直接比较,因而应用甚广,也是最好的测量生育水平的指标。

(2)终生生育率(life – time fertility rate,LTFR):某一出生队列妇女 49 岁时累计生育率,即该出生队列妇女 15 岁到 49 岁的年龄别生育率的总和,其意义是该出生队列妇女到育龄结束时平均每个妇女的活产数。

终生生育率和总和生育率是完全不同的两个概念。总和生育率通常用于同一地方的两个年份或同一年份的两个地方的生育水平比较,它是假定一批妇女按该年份年龄别妇女生育率生育,每个妇女的平均生育数,而不是实际生育数。终生生育率用于比较不同出生队列妇女的生育水平,是该队列妇女的实际生育数。

3. 自然增长率(natural increase rate,NIR)　自然增长率为粗出生率(CBR)和粗死亡率(CDR)之差。

$$自然增长率 = 粗出生率 - 粗死亡率$$

4. 粗再生育率(gross reproduction rate,GRR)

$$粗再生育率 = 总和生育率 \times 女婴占出生婴儿的比例。$$

5. 净再生育率(net reproduction rate)　从出生女婴中扣除 0 ~ 49 岁间的死亡数,得到实际可能生育的女孩数，以此计算的再生育率即为净再生育率，计算时要利用当地女性寿命表中的年龄别生存率指标。

6. 平均世代年数(mean length of generation，LG)　指母亲一代所生的女孩取代母亲执行生育职能所需要的年数，即两代人的间隔年数。

$$平均世代年数 = \frac{育龄妇女生存总人年数}{净再生育率}$$

(三)死亡频率测量指标

死亡是主要的生命事件之一，是人口变动的重要因素。死亡统计指标包括反映死亡水平的指标及反映死因构成和死因顺位的指标。死亡统计指标不仅可以直接反映一个国家或地区居民健康水平，而且间接反映社会、经济、文化及其他生物、物理因素对居民健康的影响。

1. 反映死亡水平的指标

(1)死亡率(mortality rate)：死亡率是指某人群在一定期间内死于所有原因的人数在该人群中所占的比例。是测量人群死亡危险最常用的指标。

$$死亡率 = \frac{一定时间内某地区死亡人口总数}{调查时期平均人口数} \times K \quad (K = 100\%, 1000\%, \cdots\cdots)$$

死亡率是测量人群死亡的常用指标。全死因死亡率可用来测量人群因病伤死亡危险性的大小，同时也反映一个国家与地区的社会经济发展和医疗卫生水平。粗死亡率没有考虑人口构成不同对总率的影响，比较不同国家、不同地区、不同时期的死亡水平时，有必要对死亡率进行标化，以消除人口构成的影响。

对死亡率的分析可以从水平、垂直和队列三个角度来进行。

1)水平分析：即分析同一时期、不同地区的死亡状况，从而了解某些地区的死亡状况差异。

2)垂直分析：即分析同一地区、不同时期的死亡水平变化，从而了解某地区的死亡水平动态变化趋势。

3)队列分析：即分析同时出生的一批人在不同年份、不同年龄的死亡情况。

(2)年龄别死亡率 (age - specific death rate，ASDR)

$$某年龄别死亡率 = \frac{同年该年龄组的死亡人数}{某年某年龄组平均人口数} \times 1000\%$$

消除了人口的年龄构成不同对死亡水平的影响，不同地区同一年龄组的死亡率可以进行比较。对年龄别死亡率进行分析可以明确卫生工作的重点人群。

(3)死因别死亡率(cause - specific death rate)：指因某种原因(疾病)所致的死亡率。

$$某死因死亡率 = \frac{同年内某种原因死亡人数}{某年平均人口数} \times 100000/10\ 万$$

是死因分析的重要指标，它反映各类病伤死亡对居民生命的危害程度。

(4)婴儿死亡率(infant mortality rate，IMR)：指某年 1 岁以内婴儿死亡数与当年活产数之比。婴儿死亡率准确与否依赖于活产数和婴儿死亡数的准确性。

$$婴儿死亡率 = \frac{同年不满 1 岁婴儿死亡数}{某年活产总数} \times 1000\%$$

不同地区、不同时期的婴儿死亡率可以比较。婴儿对外界的抵抗能力差，极易患传染病而导致死亡，故婴儿死亡率是衡量一个国家卫生文化水平的敏感指标。在人民生活水平高，环境卫生条件和医疗保健服务好的地区，婴儿死亡率较低。反之，婴儿死亡率较高。

(5)孕产妇死亡率(maternal mortality rate)：指一年内孕产妇死亡数与当年出生人数之比。

$$孕产妇死亡率 = \frac{同年孕产妇死亡数}{某年活产总数} \times 100000/10\,万$$

孕产妇死亡的定义是：妇女在妊娠期至产后42天内，由于任何与妊娠有关的原因所致的死亡称为孕产妇死亡。其中"与妊娠有关的原因"可以分为两类：

1）直接产科原因，包括妊娠合并症（妊娠期、分娩期及产褥期）的疏忽、治疗不正确等；

2）间接产科原因，妊娠之前已存在的疾病，由于妊娠使疾病恶化引起的死亡。

2. 死因构成和死因顺位指标

（1）死因构成或相对死亡比（proprotion dying of a specific cause）：死因构成是指某类死因的死亡数占总死亡数的比例。

$$某类死因占总死亡数的构成比 = \frac{因某类死因死亡人数}{总死亡人数} \times 100\%$$

（2）死因顺位：指各种死因死亡数按其占总死亡数的比重由高到低排出的位次。它与死因构成的意义相同，反映某人群中的主要死亡原因，从而明确医疗卫生保健工作的重点方向。

（四）疾病频率的测量指标

疾病频率的测量指标是研究疾病在人群中的发生、发展和流行分布的特点与规律，阐明社会、自然及生物等诸因素对疾病发生、发展的影响，以及疾病与社会发展的相互关系。不仅可以反映人群健康状况和健康水平，更重要的是为疾病防治、卫生保健计划和决策提供科学依据，同时也是评价卫生工作及卫生措施执行情况的重要依据。

1. 发病频率测量指标

（1）发病率（incidence rate）：是指一定地区、一定时期内，一定人群中某病新病例出现的频率。

$$发病率 = \frac{一定时期内某人群中发生某病的新病例数}{同期暴露人口数} \times K \quad (K=100\%,\ 1000‰\cdots\cdots)$$

发病率的分子是一定时期内发生某新病例的例数，如果一个人在观察期间多次发病，则应被多次计算为新病例。发病率的分母应为确定时间内可能发生该病的暴露人口。

（2）罹患率（attack rate）：是发病率的特殊形式，通常用于短期波动期间的发病频率的测量。观察的时间是以月、周、日或一个流行期为时间单位。

$$罹患率 = \frac{观察期间新发生的某病新病例数}{同期暴露人口数} \times K \quad (K=100\%,\ 1000‰,\cdots\cdots)$$

2. 患病频率测量指标

（1）患病率（prevalence rate）：亦称现患率或流行率，是指在特定时间内，一定人群中某病新旧病例所占的比例。

$$患病率 = \frac{特定时间内某人群中某病新病例数}{该人群同期平均人口数} \times K \quad (K=100\%,\ 1000‰,\cdots\cdots)$$

患病率与发病率的关系：①患病率的分子为特定时间内所调查人群中某病新旧病例的总和，而发病率的分子则为一定时期内暴露人群中某病的新发病例数；②患病率是由横断面调查获得的疾病频率，是衡量疾病的存在或流行情况的静态指标，而发病率是由发病报告或队列研究获得的疾病频率，是衡量疾病发生情况的动态指标。当发病率与患病率相对稳定时，有：患病率 = 发病率 × 病程。

（2）感染率（infection rate）：感染率是某时间范围受检人群中，现有感染人数所占比例。

$$感染率 = \frac{调查时查出感染者人数}{调查时总人数} \times K \quad (K=100\%,\ 1000‰,\cdots\cdots)$$

（3）病死率（fatality rate）：病死率是指表示一定期间内，患某病的全部患者中因该病而死亡的比例。

$$病死率 = \frac{某时期内因某病死亡人口总数}{同期患病的患者数} \times K \quad (K = 100\%, 1000‰, \cdots\cdots)$$

病死率并不是真正的率，而是一个百分比，多用于病程短的急性病，而较少用于慢性病。

（4）生存率（survival rate）：又称为存活率，是指患某病患者或接受某种治疗措施的患者经过若干年随访后仍存活的病例数占所有随访 n 年患者的比例。

$$生存率 = \frac{随访 n 年仍存活的病例数}{随访满 n 年的病例数} \times K \quad (K = 100\%, 1000‰, \cdots\cdots)$$

生存率主要用来评价慢性病危害的严重程度和考核疗效效果的指标，特别是对于那些具有远期疗效的疾病，生存率能比较客观地反映患者的健康状况。

三、疾病的分布形式

疾病的分布是指疾病在不同人群、时间和地区的存在方式及其发生发展规律，了解疾病分布形式对于探讨病因、确定疾病高危人群和重点防控地区具有十分重要的意义。

（一）疾病的人群分布

人群具有自然属性和社会属性，这两种特征互相渗透、互相影响。这些特征包括：年龄、性别、民族、职业、婚姻与家庭、宗教等。其中重点讲述疾病年龄分布的分析方法。

1. 横断面分析（cross sectional analysis）　能分析同一时期不同年龄组的发病率、患病率和死亡率的变化。这种分析方法能说明同一时期不同年龄死亡率的变化和不同时期各年龄组死亡率的变化，而不能说明不同时期出生的各年龄组的死亡趋势。主要适用于一些潜伏期短和病程短的传染病的研究。对慢性病和非传染病来说这种分析方法不能正确显示致病因素与年龄的关系，是其最大的缺点。

2. 出生队列分析（birth cohort analysis）　将同一时期出生的人划归一组称为出生队列（birth cohort），可对其随访若干年，以观察发病或死亡情况。利用出生队列资料将疾病年龄分布和时间分布结合起来描述的一种方法称出生队列分析方法。该方法在评价疾病的年龄分布长期变化趋势及提供病因线索等方面具有很大意义。它可以明确地呈现致病因子与年龄的关系，有助于探明年龄、所处时代特点和暴露经历在疾病的频率变化中的作用。特别适用于潜伏期长，致病因子的强度随时间而变化的慢性病的研究。

（二）疾病的地区分布

致病因子在地理位置和地区间的分布及致病条件具有差异性，因而导致疾病在地区间的分布具有差异性，这里重点讲述地方性疾病。

地方性疾病（endemic disease）　也称地方病，是指局限于某些特定地区内相对稳定并经常发生的疾病。判断一种疾病是否属于地方性疾病的依据是：

（1）该地区的各类居民，任何民族其发病率均高，且随年龄增长而上升。

（2）在其他地区居住的相似的人群中该病的发病频率均低，甚至不发病。

（3）迁入该地区居住一段时间后，发病率与当地居民类似。

（4）迁出该地区居住的居民，发病率下降甚至自愈。

（5）当地易感动物也出现类似疾病。

上述条件符合越多，则判定依据越充分。

（三）疾病的时间分布

疾病的时间分布是指人群疾病发生随着时间而变化的趋势，疾病的时间分布是疾病发生和流行的重要表现形式，背后隐藏着许多疾病发生发展变化有关的规律。

1. 短期波动(rapid fluctuation)　是由于人群中许多人在短时间内接触或暴露于同一致病因素所致。其病例多数发生于该病的最长潜伏期与最短潜伏期之间。传染性和非传染性疾病都有可能出现短期波动，如出血热、食物中毒、桑毛虫皮炎。

2. 季节性(seasonal variation)　是疾病的发生率随季节而变化的现象。疾病季节性特征复杂，与多种因素综合作用有关：①病原体的生长繁殖受气候条件影响，因季节而异；②媒介昆虫的吸血活动、寿命、活动力及数量的季节消长均受到温度、湿度、雨量的影响；③与野生动物的生活习性及家畜的生长繁殖等因素有关；④受人们的生活方式、生产、劳动条件、营养、风俗习惯及医疗卫生水平变化的影响；⑤与人们暴露接触病原因子的机会及其人群易感性的变化有关。

3. 周期性(periodicity)　是指疾病发生频率经过一个相当规律的时间间隔，呈现规律性变动的状况。通常每隔一两年或几年后发生一次流行。

4. 长期变异(secular change)　有些疾病经过一段相当长的时间后，在病原体种类、临床表现、发生率等方面发生了很大变化，此现象称为长期变异。长期变异出现的原因有：①病因或致病因素发生了变化：抗原型别的变异，病原体毒力、致病力的变异，机体免疫状况的改变；②诊断能力的改变：医生诊断经验和诊断技术的提高、新的诊断技术方法的引进及普及应用；③诊治条件，药物疗效及新的治疗方法、手段的进步和防疫措施的采取等因素对长期变异也起到重要作用；④登记报告及登记制度是否完善，疾病的诊断标准、分类是否发生改变；⑤由于人口学资料的变化。

四、疾病的流行强度

1. 散发(sporadic)　是指某病在某地区人群中呈历年的一般发病率水平，病例在人群中散在发生或零星出现，病例之间无明显联系。适用于较大范围地区。

2. 流行(epidemic)　指某地区、某病在某时间的发病率显著超过历年该病的散在发病率水平。

3. 暴发(outbreak)　在一个局部地区或集体单位的人群中，短时间内突然发生许多临床症状相似的患者称暴发。这些患者多有相同的传染源或传播途径，大多数患者常同时出现在该病的最长潜伏期内。

第三节　流行病学在社区护理工作中的应用

社区护理作为护理领域的一个分支，人群是其主要服务对象之一，防治疾病和促进健康是其服务内容的重要组成部分。在研究影响人群健康的复杂因素系统时，需要同时从宏观和微观的角度，用流行病学方法来描述人群健康及疾病的分布，分析疾病的影响因素，探讨有效的防治措施。

一、流行病学在社区护理程序中的应用

(一)获取评估资料

对社区人群的健康状况、与健康相关的危险因素以及可利用资源的评估，都可以通过流行病学方法达到要求。如通过现况调查可以明确社区人群疾病与健康状况的"三间"分布：①从人间的分布特点可以发现与疾病有关的高危人群，明确社区的主要健康问题；②从时间的分布可

以发现影响疾病与健康的主要因素，找出健康问题产生的原因；③从空间的分布可以初步判断可利用的资源，为预防和护理措施的制定提供依据。如要进一步探索导致疾病产生的原因，可以用病例对照研究的方法找出疾病的危险因素，如要求证某些因素与疾病之间的关系，可借助队列研究的方法。另外，流行病学的筛查方法对社区护理工作中早期发现和诊断疾病发挥着重要的作用。在实际社区护理工作中，社区护士对评估资料的收集不但可以通过各种流行病学方法主动获取一手资料，也可直接利用现有资料。

1. 利用现有资料　通过查找现有资料获取符合社区评估目的的信息，是一种省时、省力、省钱的方法。因此，社区护士应充分利用这些资源。常用的现有资料来源有：①统计报表：统计报表是依照国家规定，将有关数据资料按照统一的表格形式填写，并定期逐级上报。我国的统计报表种类较多，常规报表是其中的一种，这类报表在全国各地都普遍使用，且在收集时不需要过多的人力、物力和财力，上报的数据又具有统一标准。因此，这类资料的来源广泛，数据相对可靠。②常规工作记录：在社区基本医疗卫生和医院的临床工作中，医务人员可通过问诊、查体、辅助检查等手段获得被检查者的一系列疾病与健康方面的信息，并将这些信息记录下来，形成门诊病历、住院病历、化验单等各种非常有价值的资料。在社区卫生保健中建立的社区人群健康档案，不仅记录了居民的基本健康状况，且周期性的记录还可反映社区居民健康状况的动态变化，可作为很好的社区诊断素材。有些地方建立的疾病和死亡监测点所提供的数据，可为社区护理提供可靠的信息。③已做过的调查结果：可将以前曾经在当地做过的一些流行病学调查，如疾病的普查和筛查、卫生服务调查、开展卫生保健前的基线调查等资料有效地利用起来，为社区护理诊断提供参考。但要注意以前的调查距现在时间不宜过长，且对其合理性、标准的一致性、过去与现在数据的可比性应仔细分析。

2. 主动获取一手资料　在社区护理工作中，获取评估资料采用更多的方法是调查研究，此方法虽然要求较高，过程复杂，但可以使研究者获得准确可靠的第一手资料。根据调查目的的不同可分别选用定性调查或定量调查。

收集社区护理评估资料的要求在收集有关社区健康与疾病方面的评估资料时，为了获得准确可信、能全面反映被评估者实际情况的资料，应注意遵循一定的原则：①准确性：所收集资料应真实地反映个人或群体的健康水平，切忌任意取舍，先入为主；②及时性：所收集资料应能及时迅速地反映个人或群体的动态变化；③全面性：应通过各种方法全面细致地收集某一时点社区卫生状况的水平及变化情况；④科学性：贯穿于资料收集的整个过程，如指标的选择和计算方法要有科学依据；使用的仪器设备、实验方法、测量标准应科学规范；数据资料的应用应科学合理。

（二）有利于护理计划的制定

要制定切实可行的护理计划，采取有针对性的护理措施，社区护士必须了解疾病流行的原因或环节。流行病学的病因论认为，疾病的发生取决于病原、环境和人体抵抗力（宿主）三个方面。病原能否侵袭宿主取决于多种环境因素，因此，导致疾病流行的原因和环节可因环境的影响而不同。明确了原因，就可采取针对性的预防策略防止疾病的再流行。

（三）提供疾病预防和健康促进的方法

流行病学作为预防医学的一门分支学科，提出的一些预防控制疾病和促进健康的方法可作为社区护理的工作内容。如针对传染病所采取的疫情报告、改善环境、消毒杀虫、预防接种、个人防护等措施；对慢性病所提出的危险因素监控、初级卫生保健网络、健康教育、社区卫生规划等措施。

(四)有助于社区健康教育的实施

社区健康教育与流行病的关系密不可分。社区健康教育需要借助流行病学的方法调查社区人群的健康状况、影响健康状况的个人及环境因素，并根据流行病学的调查资料规划健康教育的内容、方法及手段，通过有针对性地健康教育，提高社区居民的保健意识和自护能力。如社区护士发现所工作的社区中因不明原因腹痛、贫血的人比例较高，通过病例对照研究发现，这些患病的人应用铅茶壶泡茶的比例明显高于对照组，因此认为茶水含铅量高是导致患病的主要原因。因此，社区护士通过健康教育使社区居民改变了这种生活习惯，可预防铅中毒的发生。

(五)评价干预措施的效果

目前用于社区护理的各种干预措施层出不穷，但是否具有推广的价值，关键在于其使用的效果。要验证干预措施的使用效果，可以借助流行病学方法中的社区干预试验。如要评价上述事例中"健康教育对某社区铅中毒预防效果的影响"，就可选择该社区中一定样本量的居民，将其随机分为实验组和对照组，对实验组居民实施一系列有关铅茶壶泡茶可导致铅中毒的教育，对照组不实施特殊干预，干预后对比分析两组居民铅中毒的发生率有无差别。

综上所述，流行病学方法不但可用于社区护理程序的各个阶段，且可以在社区护理的应用中充分体现其优点，具体表现为：①因社区的范围较小，使流行病学的调查更深入细致，获取的数据相对准确；②社区居民一般与社区卫生服务站的关系良好，使得调查容易开展，可行性较好；③社区人群一般相对固定，流行病学调查容易获得连续性资料，可准确及时反映居民疾病、健康及行为的动态变化；④容易解决失访的问题，容易控制偏倚。因此，在社区护理的过程中，如果能将流行病学的方法与护理程序恰当结合，就可以更全面、更科学地了解和解决社区人群的健康问题，进一步提高社区护理的质量。

二、流行病学在社区护理研究中的应用

社区护士不仅是社区居民健康的照顾者，同时又是观察者和研究者。社区护士可以自己主持或与他人合作开展社区疾病及健康问题的研究，运用流行病学的调查方法了解社区各种疾病及健康问题的基本状况，分析影响疾病及健康问题的因素，以便有的放矢地制定防治措施和护理对策，并可应用流行病学的研究方法对社区护理干预的效果进行验证，探讨积极有效的社区护理方法。结合流行病学研究的步骤，社区护士需要做好研究前的准备、具体实施和总结三个阶段的工作。

(一)准备阶段

充分的准备是社区护理研究成功的保证。社区护理研究是一项涉及面广、时间和技术要求严格的工作，因此，在操作前社区护士必须作好周密的计划和前期的准备。

1. 确定研究目的　研究目的是指研究要解决的主要问题或为什么要进行本次研究。任何一项研究必须有明确的研究目的，目的下可设定具体要达到的目标。如现况研究的主要目的是描述疾病或健康状况的"三间"分布；病例对照研究的主要目的是探索疾病的危险因素；队列研究的目的是确定暴露与结局之间的关系等。社区护士在研究前要认真查阅和分析各类相关资料，必要时听取专家的意见，召集有关人员进行充分讨论，以明确研究目的，并确保研究的科学性、准确性、可行性和必要性。

2. 确定研究方法　根据研究的目的、研究对象的特点、时间、人力及物力等客观情况，合理选用相应的研究方法。如需了解某地区人群吸烟的现状，可采用现况研究的方法；要了解肺癌与吸烟之间的关系，可采用分析性研究方法；要明确健康教育对吸烟人群知识、态度及行为的影响，可采用实验性研究方法。

3. **确定研究对象及抽样方法**　研究对象的选择取决于欲了解的健康问题的性质、研究目的、研究方法及可投入的人力、物力。如需调查社区儿童的近视情况，可通过普查，将社区中所有年龄≤14岁者作为调查对象；也可通过抽样，抽取能代表总体情况的一定样本量的儿童作为研究对象。要了解高血压与食盐量之间的关系，选用病例对照研究，病例组应是按照国际诊断标准确诊的高血压患者，对照组应从病例的源人群中随机抽取；若需评价某种医疗器材对预防近视眼的效果，选用实验性研究，实验组及对照组均应是视力正常，且两组在年龄、性别、生活背景及日常用眼习惯等方面无显著性差异的小学生。在社区护理的研究工作中，考虑到人力、物力、财力的限制，常常需要从研究总体中抽取一定的样本量作为研究对象，常用的抽样方法有随机抽样和非随机抽样。随机抽样时总体中的每个对象被抽取的几率是同等且已知的，而非随机抽样是不等且未知的。因此，随机抽样具有更好的代表性。

(1) 随机抽样：在社区工作中，凡是涉及到从样本推论总体的研究，都要用到随机抽样。具体包括：①了解社区的健康问题概况：社区中的健康及其有关问题绝大多数都是随机现象，要了解这些问题，没有必要进行普查，通过随机抽样就可达到预期的目的。如调查社区中居民对健康知识的知晓率、某种慢性病的患病率等。②制定某项指标的正常范围：临床医学中确定某指标的正常范围需通过社区调查来完成，由于不同地区的人群构成差别较大，人群总体很难确定，因此，只能用随机抽样的方法获取样本。③验证普查结果的准确性：通常在普查结束后，需要对普查数据的质量再次审核，所使用的方法就是利用随机抽样选取一定的样本再次调查，通过对两次所得结果的比较来加以验证。社区常用的随机抽样方法有单纯随机抽样、系统抽样、分层抽样、整群抽样和多级抽样，社区护士可根据研究目的及以上随机抽样方法的优缺点灵活选用。

(2) 非随机抽样：非随机抽样在社区护理中的应用多于随机抽样，这是因为社区护理中的大部分调查是为了了解社区居民的健康问题及其相关因素，而不是做正式研究。且社区护理的工作往往是针对某一社区的所有家庭及居民的，不需要随机抽样。如做家庭卫生需求的调查，可以先方便地选取一些有特殊患者或经济条件较好的家庭进行调查，然后逐步推广到社区的其他家庭。如将非随机抽样用于正式研究，在社区中主要可用于三个方面：①辅助调查表的设计：在设计某些研究变量，尤其是有关心理、能力、态度等方面的调查表时，常需要明确有关变量的存在形式、变化过程及其影响因素，这时就可以使用非随机化抽样法选取研究对象，用定性研究调查有关的详细资料；②用作预实验：预实验的结果不作正式分析用，可用非随机化的抽样法选取调查对象，这样可迅速及时地获取与问卷和调查方法有关的信息；③用作收尾调查：正式调查中常因各种原因会导致某些调查对象漏查，使样本产生偏性。故在正式调查后，可用非随机化的方法有目的地选取补充样本，以纠正样本的偏性。社区常用的非随机化抽样方法有方便抽样、立意抽样和滚雪球抽样。

4. **确定研究变量**　研究变量包括研究的因素、可疑的因素及其他可能的混杂因素。要确定研究变量的数目和每一个变量的具体项目，这完全取决于研究的目的或具体的目标，与目的有关的变量不但绝对不可少，而且应当尽量细致和深入，而与目的无关的变量一个也不能要。对于研究中的变量应有统一定义，尽可能采用国际或国内的统一标准。研究变量的测量最好采用定量或半定量的方法。研究变量的测量指标包括客观指标和主观指标，客观指标(如血压、血糖、视力等)的收集需采用统一的仪器和设备，主观指标(如症状、情绪、态度等)的收集除给每一个调查项目明确的概念或定义外，还需对调查员进行统一培训，使他们按照统一标准作判断。

5. **设计调查表**　社区护士应根据研究变量选择合适的调查表。如果已有现成的调查表，可以直接使用或修订后使用；如果没有相关的调查表，再由研究人员自行设计。调查表应内容全面、层次分明、语言简单明了，调查项目的答案应力求简单，可用肯定或否定的闭合性回答，也可应用选择式、数字式的回答。一般调查表可分为四个部分：①有关调查表的介绍和填写说明；②有关被调查者一般资料的项目；③根据调查目的所拟定的具体项目；④调查者的记事项目。

6. 确定研究手段　研究手段的选取应根据研究对象的特点及所收集信息的性质来确定。对于背景资料的收集可通过查找服务机构的日常记录及存储资料获取，研究对象的具体指标可通过调查或客观的测量得到。其中调查手段可根据调查内容的不同分为定性调查和定量调查。

（1）定性调查：在社区护理研究中，如果需了解居民的生活习惯、行为方式、对事物的看法等，需要用定性调查的方法。可在社区自然环境中，通过访谈员与参与者之间的交流，得到描述性的语言文字资料。这种调查的样本可通过非随机化抽样选取，样本含量较小，调查所得资料的深度较好但广度不足。常用的定性调查方法有观察法、深入访谈法及专题小组讨论。这几种方法各有利弊，可根据调查对象的特点及调查内容的性质灵活选用。

（2）定量调查：如果需要调查人群发生某种事件的数量指标，如患病率、就诊率、心理状况、生活质量等，或者需要探讨各种因素与疾病、健康问题之间的数量依存关系时，可用定量调查方法。通过向调查对象发放问卷以收集有关疾病、健康和卫生服务方面的信息。常用的定量调查方法有结构式访谈和自填法。在调查中可通过分析两者的优缺点适当选用。

7. 培训研究人员　实施研究前需对研究人员统一培训，以统一认识、操作及评价方法等。培训内容包括：讲解研究的目的、方法、要求；传授研究的技巧及测量技术。通过对研究过程的模拟，保证每个研究人员掌握干预策略和调查问题的记录方法，从而确保研究的信度。

（二）实施阶段

在正式实施研究计划之前，社区护士应在小范围内作一次少量人群的预调查或预实验，其目的是检验研究设计的科学性和可行性，发现存在的问题，以便及时调整或修正研究方案，从而可以避免因盲目开展研究造成人力、物力和财力的浪费。正式实施研究包括研究资料的收集、干预效应的识别及研究质量的控制。

1. 研究资料的收集　资料收集必须按设计要求进行。为了保证所收集资料的准确和完整，需要注意：①在描述性研究中，要尽量避免选择偏倚和信息偏倚；②在病例对照研究中，要注意多种调查方法的灵活运用；③在队列研究中，成功的随访很重要；④在实验性研究实施前，要对研究对象进行筛查，以排除不符合标准的研究对象，在研究实施过程中要防止研究对象的退出或失访。

2. 干预效应的识别　实验性研究最终要解决的问题是干预措施有无效果及效果好坏的问题，其解决方法关键要通过合理的对比和鉴别。事实上，研究者直接观察到的往往是多种因素的效应交织在一起的综合反应，要将干预的真实效应客观、充分地暴露和识别出来，需要采取一定的科学方法。

（1）随机化分组：将研究对象随机分配到实验组和对照组，以平衡实验组、对照组已知和未知的混杂因素，提高两组的可比性，避免造成偏倚。

（2）设立对照：为了增加两组的可比性，可设立不同的对照方式。对已知有肯定护理方法的健康问题可选用标准护理方法对照；如所研究的健康问题尚无有效的护理方法时，可选用空白对照；如要评价某预防规划的实施效果，则可选择自身对照。

（3）应用盲法：实验性研究中的偏倚可以来自研究对象和研究者本人，也可产生于设计、资料收集或分析阶段，所以可采用盲法（blinding）以避免偏倚的产生。根据盲法的程度可分为单盲(研究对象不知道分组情况)、双盲(研究对象和研究者都不了解分组情况)、三盲(研究对象、研究者和资料分析人员均不了解分组情况)。

3.研究质量的控制　研究质量的控制可通过多个环节来保证:①研究者的自我检查;②研究者交叉检查;③设置质量控制小组;④建立分级质量控制体系。以上机构和人员通过全面、具体的任务分配,不但可以在研究过程中随时发现和解决各种质量问题,且可在研究结束时,抽取一定比例的样本复查,通过一致性检验,以保证研究的质量。

(三)总结阶段

研究结束后,首先应对研究资料的准确性和完整性进行核查,注意填补漏缺、纠正错误。接着根据分析要求的不同,将研究资料进行合理的整理和归类,包括资料的编码、制表、编索引、填写统计表格等。然后再根据资料类型及研究目的的不同,选用合理的统计学方法,对资料进行描述和分析、计算相应指标、分析各指标间的内在联系、作必要的统计推断。最后将研究的内容和结果撰写成相应的调查报告或科研论文,内容包括研究的目的、方法、主要结果、讨论、建议等部分,应尽量采用数字、表格或统计图说明结果。报告或论文可以上报有关部门、参加学术会议交流或发表在有关的杂志上,为社区护理决策及行为提供依据。社区护士一般在基层社区卫生服务机构工作,与社区居民的接触机会最多,在疾病的预防、控制和治疗中扮演着重要的角色。社区护士如果能利用流行病学方法对社区的疾病与健康问题进行全面评估和分析,通过对各种生命统计指标的比较探索社区各种与健康相关问题的主次顺序及解决方法,即可更科学、更系统、更有效地开展社区护理工作。

(孙　玫)

【思考题】

1.试述描述性研究和分析性研究的异同点。

2.试描述患病率和发病率的不同之处。

第三章　社区健康教育与健康促进

学习目标

　　识记：

　　1.能准确说出健康教育和健康促进的概念。

　　2.能简述健康教育和社区健康促进的内涵。

　　3.能概括出护士在健康教育中的作用。

　　4.能说出健康教育的原则、程序和方法。

　　理解：

　　1.能理解健康促进计划设计模式和联合国儿童基金会模式。

　　2.能理解知信行模式、健康信念模式、保健教育过程模式、合理行为理论和计划行为理论。

　　运用：

　　能够根据社区实际情况，设计社区健康教育与健康促进计划。

第一节　健康促进

　　健康促进（health promotion）一词，早在19世纪20年代提出，发展于70年代。健康促进的定义较多，目前较为公认的有：1986年11月世界卫生组织（WHO）第一届国际健康促进大会发表的《渥太华宪章》中指出："健康促进是促使人们提高、维护和改善他们自身健康的过程。"1995年WHO西太区办事处发表的《健康新地平线》中指出："健康促进是指个人与其家庭、社区和国家一起采取措施，鼓励人们采取有利于健康的行为，增强人们改进和处理自身健康问题的能力。"WHO前总干事布伦特兰在2000年的第五届全球健康促进大会上对健康促进的概念做了更为清晰的解释："健康促进就是要使人们尽一切可能让他们的精神和身体保持最佳状态，宗旨是使人们知道如何保持健康，在健康的生活方式下生活，并有能力做出健康的选择。"

一、健康促进活动领域

　　1986年首届国际健康促进大会上通过的《渥太华宣言》将健康促进5个方面的活动列为优先领域：

　　1.建立促进健康的公共政策　促进健康的公共政策多样而互补，应将健康问题提到各级各部门的议事日程上。

　　2.创造健康支持环境　通过健康促进使政府各部门达成共识和合作，共同创造有利于健康的环境。

3. 加强社区行动　社区动员和社区行动是健康促进的基础策略，充分调动社区的力量，提高社区在促进健康方面的各项基本能力。

4. 发展个体技能　通过健康教育活动帮助人们提高保健知识和技能，以提升促进和维持健康的能力。

5. 调整卫生服务方向　通过多部门协助和社区参与，对卫生服务项目进行优化选择，把卫生服务的重点调整到最需要的地区和最急需的人群。

二、健康促进的基本策略

《渥太华宣言》提出了健康促进的 3 项基本策略：

1. 倡导　倡导政策支持、社会各界对健康措施的认同和卫生部门调整服务方向，激发社会关注和群众参与，从而创造有利于健康的社会、经济、文化和环境条件。

2. 赋权　帮助人们树立正确的健康观念，掌握相关的知识和技能，使其能付诸行动。

3. 协调　协调不同部门、不同组织和个人在健康促进中的利益和行动，组成强大的联盟和社会支持体系，共同努力实现健康目标。

三、健康促进相关理论

科学地制定健康促进计划，是保证健康促进活动有目标、系统地进行的基础与必要前提，掌握健康促进模式的基本理论是每一个社区卫生工作者应具备的基本能力。

（一）格林模式

格林模式（PRECEDE – PROCEED 模式），又称健康诊断与评价模式。格林模式将健康促进计划设计为两个阶段，9 个步骤。第一阶段：PRECEDE，即评估阶段，是指在环境的评价中应用倾向因素、促成因素和强化因素英文首字母排列而成，包括社会诊断、流行病学诊断、行为与环境诊断、教育与组织诊断、管理与政策诊断 5 个步骤。第二阶段：PROCEED，其含义是继续进行，即执行与评价阶段。是指在环境干预中应用的政策、法规和组织手段的英文首字母组成，是计划实施和评价的阶段。其中第 6 个步骤为健康促进计划的实施，第 7~9 个步骤分别为过程评价、效果评价和结果评价。格林模式不仅解释了个体的行为改变，还考虑纳入周围环境，由个体健康扩展到群体健康。它强调健康促进的社区参与，并将社会环境与人群健康紧密联系在一起。

格林模式注重第 4 步的教育与组织诊断，强调倾向因素、促成因素和强化因素这 3 个影响健康行为的因素，并强调促进的最终目标是提高整体人群的生活质量。

格林模式 9 个步骤的具体内容为：

1. 社会诊断（social diagnosis）　包括生活质量和社会环境评价两方面。生活质量受社会政策、社会服务、卫生政策和社会经济水平的影响。社会环境评价包括对社会政策环境、社会经济环境、社会文化环境、卫生服务系统健康教育工作完善性、社会资源利用状况和对健康投入情况的评价。

2. 流行病学诊断（epidemiological diagnosis）　包括威胁社区人群生命与健康的主要问题及其危险因素；健康问题的易感人群及其分布特征；疾病或健康问题在地域、季节、持续时间上的分布规律；哪些干预措施最为敏感；可能获得的预期效果等。为确定干预重点和目标人群提供依据。

3. 行为与环境诊断（behavioral and environmental diagnosis）　找出导致健康问题的行为和环境因素，通过分析各因素的重要性和可变性，确定与健康问题相关的、能够确定为干预目标的行为。

4. 教育与组织诊断(educational and organizational diagnosis) 明确特定的健康行为后，分析其影响因素，并根据各因素的重要程度以及资源情况确定优先目标，明确健康促进干预的重点，依据影响健康行为的倾向因素、促成因素和强化因素，进行教育与组织诊断。这3个因素常共同作用影响人们的健康行为，其中倾向因素是内在动力，促成因素和强化因素是外在条件。

5. 管理与政策诊断 包括制定和执行计划的组织与管理能力，支持健康促进计划的资源以及条件(如人力、时间等)，有无进行健康促进的机构及其对健康促进的重视程度，政策和规章制度对健康促进项目开展的支持性或抵触性等。

6. 健康促进计划的实施 实施计划，即按照已制定的计划执行、实施健康促进。

7. 过程评价 在实施健康促进的过程中，不断进行评价，找出存在的难题并及时对计划进行调整，使计划可行性更大。

8. 效果评价 对健康促进所产生的影响及短期效应进行及时的评价，主要评价指标有干预对象的知识、态度、信念等的转变。

9. 结果评价 当健康促进活动结束时，按照计划检查是否达到长、短期目标，重点是长期目标。评价健康促进是否促进了身心健康、提高了生活质量。常用评价指标有发病率、伤残率和死亡率等。

(二)联合国儿童基金会模式

联合国儿童基金会在其编撰的培训资料中，也将健康促进计划分为两个阶段9个步骤。第一阶段为计划前研究阶段，中心任务是评估需求。包括了问题与政策分析、形势分析和目标人群分析3个步骤。第二阶段为计划活动研究阶段，核心任务是制定对策。包含了制定目标、确定干预策略、制作材料与进行预实验、制订人员培训计划、活动与日程管理和监测与评价6个步骤。

上述两大模式中的第一阶段均为进行需求评估，是确定健康促进策略计划制订的依据。综合国外成功模式，结合我国健康促进工作实际情况，健康促进计划设计的程序可以总结归纳为7个步骤：①评估社区需求；②确定优先项目；③制订目标和具体评价指标；④确定干预策略；⑤安排活动日程；⑥制订监测与评价方案；⑦项目经费预算。

四、影响健康促进活动的主要因素

1. 组织与动员社区参与，开发领导是首要策略 社区组织动员的层次包括领导层、社区人群、宗教团体、专业技术群体、家庭及个人参与的动员。要发动全社会共同参与，开发各级政府和有关部门，协调社区各部门及社会组织支持和参与，并形成支持性网络，共同对社区的健康承担责任，创造有益的健康促进环境。

2. 干预与支持是中心环节 健康促进从整体上对群众的健康相关行为和生活方式进行干预。其内容涉及疾病防治、生态和社会环境的改善等；范围广泛，涉及个体、家庭、社区的身心健康，贯彻于医疗保健服务的各个方面。既可促进群众对医疗保健资源的利用，又可督促医疗保健服务质量的提高，为群众创造健康的社区环境。

3. 加强信息传播是重要手段 充分利用社区的传播渠道，采用多种传播手段相结合的方式，扩大健康信息的传播。

4. 开发利用社区资源，加大资金投入是保证。

5. 加强人员培训是基础 人才队伍建设是健康促进的重要环节之一。健康促进人员的专业水平高低直接影响着健康促进工作的开展质量。

6.注重计划设计和评价是关键　为避免健康促进工作的盲目性与减少社区资源浪费,使工作有条不紊地进行,健康促进应以健康需求评估为基础,应具有明确的目标、任务、方法、所需资源、实施步骤和进度等,形成计划并加以实施。

五、社区健康促进

社区健康促进(community health promotion)是指通过健康教育和环境支持改变个体和群体行为、生活方式与社会影响,降低本地区发病率和死亡率,为提高社区居民生活质量和文明素质而进行的活动。社区健康促进的构成要素包括健康教育以及一切能够促使行为和生活条件向有益于健康改变的政策 、组织、经济等支持系统。健康促进是健康教育发展的高级阶段,也是一项复杂的社会系统工程。1986 年第一届国际健康促进大会发表的《渥太华宣言》中,将"加强社区行动"列为健康促进五项领域之一。1997 年国际健康促进大会进一步明确了社区参与的重要性,并将社区列为健康促进的优先领域,阐明健康促进的核心是把社会的健康目标转为社会的行动。由此可见,健康促进最有效、最恰当的重点在社区。

社区健康促进是推进初级卫生保健实现"人人享有卫生保健"全球战略的关键要素。社区健康促进的内涵应体现在以下几个方面。

1.社区健康促进的工作主体不仅仅是社区卫生服务机构及其他卫生部门,还是政府各部门的义务和职责。WHO 指出:"未来的健康工作更多的是依靠非政府部门,应由社会的所有领域和部门共同承担。"

2.社区健康促进涉及整体人群健康和生活的各个方面,而非仅限于疾病的预防。

3.社区健康促进直接作用于影响社区居民健康的因素,包括生物遗传因素、环境、行为与生活方式以及卫生服务政策和资源等。

4.社区健康促进是跨学科、跨部门,综合运用多种手段来增进社区群众的健康。这些方法包括传播、教育、立法、财政、组织改变、社区开发,以及社区群众自发地维护自己健康的活动。

5.社区健康促进强调社区群众积极地参与健康促进活动的全过程。

6.社区健康促进是建立在大众健康生态学基础上,强调健康 – 环境 – 发展三者合一的活动。

健康促进作为当代卫生政策的核心功能,已成为新时期卫生体质改革的重点之一,并作为干预社区群众相关行为和生活方式、改善社区生态环境和社会环境的主要手段,在社区卫生工作中发挥着越来越重要的作用。

我国的社区健康促进活动主要是在各级政府的领导下进行,具有自身的特色。当前,国家正在积极推动医疗卫生体质改革,大力发展社区卫生服务,城市初级卫生保健规划也在实施。同时,为增进社区特殊人群的健康,国家先后推出了系列计划。如针对学生的营养问题,实施了"国家大豆行动""中小学生豆奶计划""国家学生饮用奶计划"和"学生营养餐计划"等,并提出"政府主导、企业参与、学校组织、家长自愿"的原则。为降低婴幼儿死亡率先后推行了"爱婴行动""新生儿窒息干预工程"和"破伤风干预工程"等。这些计划和工程的实质就是社区健康促进活动。

抓好社区卫生服务,结合文明社区建设,创建健康促进示范社区是一条行之有效的工作思路。其主要内容是:①建立社区健康促进委员会,将考评纳入目标管理;②建立健全社区健康教育和健康促进网络,培训业务骨干;③建设文明卫生的社区环境,动员和充分利用社区资源,营造良好的参与氛围;④完善管理制度,以行政、组织、社区规范、评比奖惩等措施督促工作进展;⑤提供相应社区基本卫生服务,如建立家庭健康档案、重点人群监测、常见病普查和筛查、社区咨询等;⑥评估社区需求,开展社区内干预,评价干预效果。

第二节　健康教育

健康教育是一项以提高全民健康水平为目的,通过健康知识传播,干预个体、群体和社区健康相关行为,改变不健康的行为或方式,消除或减少健康危险因素,维护和促进人群健康的有计划的教育活动。

一、健康教育的概念

随着健康概念的演变,不同的学者对健康教育(health education)有不同的理解和定义。1954 年,WHO 在《健康教育专家委员会报告》中指出:"健康教育和一般教育一样,关系到人们知识、态度和行为的改变。一般来说,健康教育致力于引导人们养成有益于健康的习惯,使之达到最佳状态。健康教育是一种连接健康知识和行为之间的教育过程。"1988 年第十三届世界健康教育大会提出:"健康教育是研究传播保健知识和技能,影响个体和群体行为,预防疾病,消除危险因素,促进健康的一门学科。"健康教育既是卫生工作的一个领域,也是一种工作方法。健康教育是指在调查研究的基础上采用健康信息传播等干预措施促使个体或人群自觉采取有利于健康的行为和生活方式,从而避免或减少暴露于危险因素,帮助实现疾病预防、治疗康复及提高健康水平的目的。

二、健康教育的内涵

健康教育是借教育的方法,把健康知识转变为个人与社会所需的行为模式,健康教育也就是沟通健康知识和健康行为的教育过程。自然科学(如生物学、化学、生态学)、健康科学(解剖学、生物学、微生物学、流行病学等)及行为科学(社会学、心理学、社会心理学、人类学、文化人类学、精神医学等)是构成健康教育的基础。虽然不同学者对健康教育的定义不同,但健康教育的基本内涵是一致的。

1. 健康教育需应用多学科的理论、知识和技能　如预防医学、传播学、社会学、教育学、行为学、心理学等。

2. 健康教育是有计划、有组织、有评价的系统的社会和教育活动　在预先计划下,按照健康教育的原理和方法对人们不健康的行为进行干预、帮助目标对象实现认知、信念和行为改变。健康教育的开展不仅涉及整个卫生服务体系,还涉及非卫生部门如农业、教育、大众媒介、交通和住房等。因此健康教育不仅是教育活动也是社会活动。

3. 健康教育的核心问题是促使个体或群体改变不健康的行为和生活方式　健康教育的一切内容都是围绕人的行为问题,改变人们不健康行为和帮助人们建立健康行为是健康教育的工作目标。

4. 健康教育以传播、教育、干预为手段,具有很强的理论性及实践性　健康教育是联系健康知识与健康实践的桥梁,借助多学科的理论和方法,通过信息传播和行为干预,帮助个人和群体掌握卫生保健知识,树立健康观念,自愿采纳有利于健康的行为和生活方式,促进个人和群体健康。

三、健康教育发展史

健康教育的发展与医学模式的演变、疾病谱和死亡谱的变化是分不开的。世界健康教育的发展大致可以分为三个阶段：

1. 医学阶段(20世纪70年代以前) 此阶段健康教育活动从人的生物学特性出发，对疾病重治轻防。健康教育的主要内容是一般的卫生知识宣传，未重视心理、社会与环境因素，忽视公众自我维护健康的能力，社区的作用受到限制。

2. 行为阶段(20世纪70—80年代) 此阶段健康教育活动是在生物-心理-社会医学模式指导下开展针对不良生活方式的健康教育。新的医学模式提出不良生活方式即行为危险因素的观点，使医学理论增加了教育、行为、社会市场和政策等内容，拓展了健康教育的领域，为健康教育的发展奠定了基础。

3. 社会、环境阶段(20世纪80年代后) 此阶段健康促进的理念进一步扩展，强调以群体为基础，以健康和人类发展为中心，即以"生态-群体-健康"为纲。健康教育从单纯改变个体的生活方式逐渐扩大到重视生态环境及社会文化因素对健康的影响。在认识上，从将健康教育视为一种宣传手段，过渡到将其视为健康促进的方法；在对象上，从仅针对患者，而逐渐扩大到针对各种健康或亚健康人群；在功能上，从解除人体结构和功能的病变，扩展到预防、保健、治疗、康复为一体的全程服务；在内容上，由单纯的知识传播，向心理健康和行为干预方面转变。

我国健康教育的发展大体上与世界健康教育的发展相同，先后经历了三个时期，即卫生宣传与爱国卫生运动时期(20世纪50—60年代)、健康教育网络初步形成时期(20世纪80—90年代)、健康教育与健康促进共同发展时期(20世纪90年代以后)。

四、护士在健康教育中的作用

护士的重要职责是"预防疾病、促进健康、维护健康和恢复健康"，在健康教育中护士有着举足轻重的作用：

1. 为服务对象提供有关健康的信息 护士根据服务对象的不同特点和需要，为其提供有关预防疾病、促进健康的信息。将健康知识传播给公众，唤起人们对自己及社会的健康责任感，使其投入到卫生保健活动中，以提高公众的健康水平。

2. 帮助服务对象识别影响健康的危险因素 护士可以通过健康教育帮助服务对象认识危害个体健康的可控的危险因素，如吸烟、喝酒、不良生活方式和行为等，同时还需要考虑年龄、遗传等不可控的危险因素。

3. 帮助服务对象确定存在的健康问题 护士通过对服务对象及其家庭和社区进行全面评估，帮助其认识现存的和潜在的健康问题。

4. 帮助服务对象制定促进健康的计划 护士根据服务对象的不同特点、健康问题及需求，确定优先解决的问题，制定目标以及促进健康和效果评价计划。

5. 指导服务对象采纳健康行为 护士应为服务对象提供有关卫生保健的知识和技能，帮助其合理地利用资源，建立健康的生活方式。如鼓励肥胖者采取均衡饮食、适当活动，逐步减肥至标准体重等，提高人群自我保健能力。

6. 开展健康教育的研究 健康教育是涉及多学科领域的交叉学科，在我国健康教育还是一门非常年轻的学科，需要不断地完善及提高。在进行健康教育实践过程中，必须注意健康教育的科学研究，如不同人群、不同地域健康教育需求的研究、教育方法与手段的研究、教育形式研究、教育效果研究、教育体制研究等。并将研究成果推广应用，提高教育质量，更好地为广大群众服务。

五、健康相关行为改变理论

健康相关行为是指个体和群体与健康和疾病有关的行为，受到遗传、心理、自然与社会环境等众多因素的影响，是一种复杂的活动。因此，健康相关行为的改变也是一个相当复杂的过程。因此需要了解和研究人们的健康相关行为的形成、发展和改变的规律，为采取有针对性的健康教育干预措施提供证据和理论指导。本节主要介绍几种比较成熟且应用较多的行为改变理论模式，包括知信行模式、健康信念模式、保健教育过程模式、合理行为理论和计划行为理论。

(一) 知信行模式

知信行模式（knowledge attitude belief practice，KABP or KAP）是知识、态度、信念和行为的简称，是行为改变比较成熟的模式，其实质是认知理论在健康教育中的应用。

1. 模式的组成　知信行模式将人们行为的改变分为获取知识、产生信念、形成行为三个连续的过程：

(1) 知：知识和学习；主要指人们对卫生保健知识和卫生服务信息的知晓和理解。

(2) 信：信念和态度；主要指对健康信息的相信，对健康价值的态度。

(3) 行：行为；主要指产生促进健康行为、消除危害健康行为等行为改变的过程。

其中知是基础，信是动力，行是目标。卫生保健知识和信息是建立积极、正确的信念与态度的基础，而信念和态度则是行为改变的动力，最终主动地改变危害健康的行为，形成促进健康的行为。

2. 知信行模式在健康教育中的应用　知信行模式是较为成熟的模式，以预防艾滋病的健康行为模式建立为例（图 3 - 1）。教育者通过各种途径和方法将艾滋病的严重性、传播途径和预防措施等知识传授给健康教育对象，教育对象接受知识后经过思考，加强了保护自己和他人健康的责任感，确立了杜绝艾滋病传播途径的行为就能预防艾滋病的信念，在强烈的信念支配下，能够摒弃与艾滋病相关的危险行为。

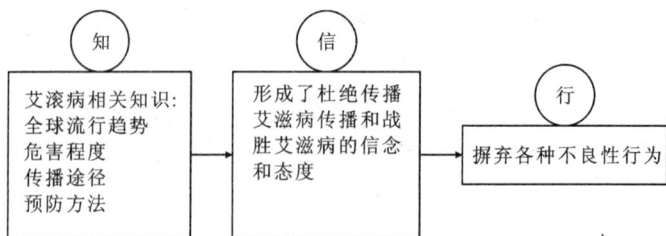

图 3 - 1　艾滋病健康教育——知信行模式

知、信、行三者间虽然存在因果关系，但没有必然性。人们从接受知识转化到行为改变是一个非常复杂的过程，在这一过程中，有许多因素会影响知识向行为的顺利转化与维持。知识是行为转变的必要条件，但不是充分条件，即知识是行为转化所必不可少的，但有了知识却并不一定会引起行为转变。在信念确立以后，如果没有坚决转变态度的前提，实现行为转变的目标必定会失败。因此，在进行健康教育时，信念的确立和态度的改变是两大关键步骤。

(二) 健康信念模式

健康信念模式（health belief model，HBM）于 1958 年首先由霍克巴姆（Hochbaum）提出，

1984 年经贝克(Becker)等学者修改完善，是用社会心理学方法解释健康相关行为的重要理论模式。

1. 模式的组成　健康信念模式主要由 3 部分组成：个体的健康信念、影响及制约因素、提示因素。

(1)健康信念：健康信念(health belief)即个体对健康的认识和观点。人们要接受医学建议而采取某种有益健康的行为或放弃某种危害健康的行为，需要具有以下几个方面的认知。

①知觉到易感性(perceived susceptibility)：指行为者对自己罹患某种疾病或出现某种健康问题的可能性的判断。

②知觉到严重性(perceived severity)：疾病的严重性包括疾病对身体健康的不良影响，如死亡、伤残、疼痛等，也包括疾病引起的心理、社会后果，如经济负担、工作问题、家庭和社会关系受影响等。

③感知到益处(perceived benefits)：指个体对采纳行为后能带来的益处的主观判断。

④感知到障碍(perceived barriers)：个体对采纳健康行为会面临的障碍的主观判断，包括有形成本和心理成本。如有些预防行为可能花费较大、可能带来不良反应、不愉快感、与日常生活的时间安排有冲突、不方便等。

⑤自我效能(self‐efficacy)：是个体对自己能力的评价和判断，即是否相信自己有能力控制内外因素而成功采纳健康行为，并取得期望结果。决定自我效能的因素不仅来自行为者的内心和能力，有时也来自客观条件，如经济条件和社会支持等。

(2)影响及制约因素：影响及制约因素(modifying factors)包括人口学因素、社会心理学因素和结构性因素等。人口学因素如年龄、性别、人种等；社会心理学因素如人格特点、社会阶层、文化程度、职业等；结构性因素如个体所具有的疾病与健康知识、以前患此病的经历等。不同特征的人采纳健康行为的可能性不同，教育程度及社会地位高、老年人、曾经患过该病的人会比较愿意采取所建议的预防性行为。

(3)提示因素：提示因素(cues to action)即行动的线索或意向，指促使或诱发健康行为发生的因素。包括外部线索如他人的提醒、报刊杂志的宣传、同事或朋友的患病等；内部线索如自觉身体不适。提示因素越多，人们采纳健康行为的可能性越大。

2. 健康信念模式在健康教育中的应用　健康信念模式是基于信念可以改变行为的逻辑推理，最常用于各种健康相关行为改变的一种模式，以预防糖尿病的健康行为模式建立为例(图 3-2)。

健康信念模式基于对一次性行为的研究而建立，但目前与慢性非传染性疾病和慢性传染性疾病相联系的多数行为危险因素的作用时间长，且多数能给行为者带来某种"收益"，对这样的情况健康信念模式常常不能给予很好的解释和预测。近年来发展起来的保护动机理论(protection motivation theory)在健康信念模式的基础上增加了内部回报和外部回报两个因素。

(1)内部回报(intrinsic rewards)：实施有害健康行为所带来的主观的愉快感受，如吸烟所致快感。

(2)外部回报(extrinsic rewards)：实施有害健康行为所带来的某种客观"好处"，如吸烟所带来的社交便利。

这两个因素与健康"收益"有关，与健康相关行为的改善相悖。在健康教育实践中必须充分评估这两个因素，以便更好地解释和预测健康相关行为。

(三)保健教育过程模式

保健教育过程模式(PRECEDE‐PROCEED Model)是美国学者劳伦斯·格林(Lawrence W

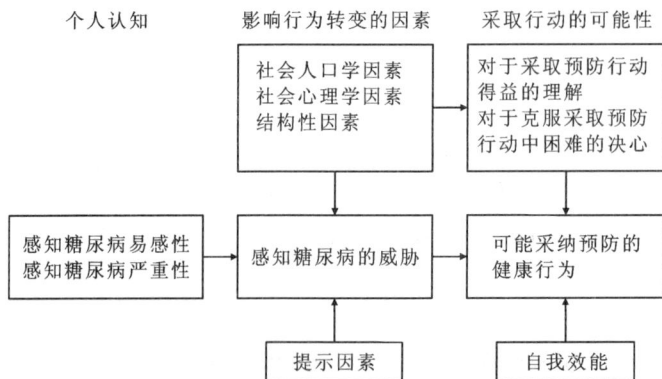

个人认知　　　影响行为转变的因素　　采取行动的可能性

社会人口学因素
社会心理学因素
结构性因素

对于采取预防行动
得益的理解
对于克服采取预防
行动中困难的决心

感知糖尿病易感性
感知糖尿病严重性

感知糖尿病的威胁

可能采纳预防的
健康行为

提示因素

自我效能

图 3-2　糖尿病健康教育——健康信念模式

Green)于 1980 年首先提出的,并于 20 世纪 90 年代完善为指导保健计划及评价模式。该模式特点:一是从"结果"入手的程序,用演绎的方法进行推理思考,从最终的结果追溯至最初的原因;二是考虑影响健康的多重因素。PRECEDE 是 predisposing, reinforcing and enabling constructs in educational/environmental diagnosis and evaluation 的英文缩写,指在教育、环境诊断和评价中应用倾向、促成及强化因素。PROCEED 是 policy regulatory and organizational constructs in educational and environmental development 的英文缩写,指执行教育、环境干预中应用政策、法规和组织的手段。

1. 模式的组成　保健教育过程模式主要由 3 个阶段、7 个基本步骤组成。

(1)评估阶段(PRECEDE 阶段):又称诊断阶段,包括社会诊断、流行病学诊断、行为及环境诊断、教育及组织诊断、管理及政策诊断。

①社会学诊断:通过估测目标人群生活质量入手,评估其健康需求、健康问题及影响因素,如社区的经济水平、医疗卫生保健服务、居民生活状况、个体水平如个人卫生行为、生物、遗传等。

②流行病学诊断:确定社会学问题后,通过对流行病学资料如发病率、死亡率、致残率等进行调查、研究,确定人群特定的健康问题和目标。

③行为及环境诊断:确认导致疾病和健康问题发生和发展的危险行为及环境因素,确定哪些因素可变性大,哪些因素应该优先干预。

④教育及组织诊断:制定教育与组织策略以促进行为和环境的改变。影响行为与环境的因素很多,归纳起来可分为 3 类,即倾向因素(predisposing)、促成因素(enabling)及强化因素(reinforcing)。倾向因素:指有助于或阻碍个体或群体动机改变的因素,包括知识、态度、信念、价值观等。促成因素:指支持或阻碍个体或群体行为改变的相关因素,包括技能、资源等。强化因素:指对于个体或群体健康行为改变后,各方面正性和负性的反馈,如奖励或惩罚、同伴影响、父母的态度等。

⑤管理及政策诊断:即判断、分析实施健康教育或保健计划过程中行政管理方面的能力、资源、政策方面的优势与缺陷,实施计划的范围、组织形式、方法等。

(2)执行阶段(PROCEED 阶段):指应用政策、法规和组织的手段对教育和环境进行干预。实施工作包括以下 5 个环节:制定实施工作时间表(schedule)、控制实施质量(control of quality)、建立实施的组织机构(organization)、组织和培训实施工作人员(person)、配备和购置所需的设备物品(equipment)。

(3)评价阶段：评价是健康教育的一个重要组成部分，目的是评价教育的效果，及时发现和纠正偏差，以保证教育效果。

①过程评价：在实施过程中对项目计划的各个环节进行评价，包括对计划项目的目的、实施方法、影响因素等的评价。

②效果评价：可分为近期效果、中期效果和远期效果评价。近期效果评价主要包括参与者认知(知识、态度、信念)、促成因素(资源、技术等)的评价。中期效果评价主要包括行为目标是否达到，如依从性行为、生活方式等。远期效果评价主要包括相应的指标是否达成，如成本－效益和成本－效果。

2.在健康教育中的应用　保健教育过程模式常用来指导健康教育和健康促进计划或规划的制定、实施及评估。如高血压健康促进规划(图3-3)、城市社区健康教育与健康促进计划等。

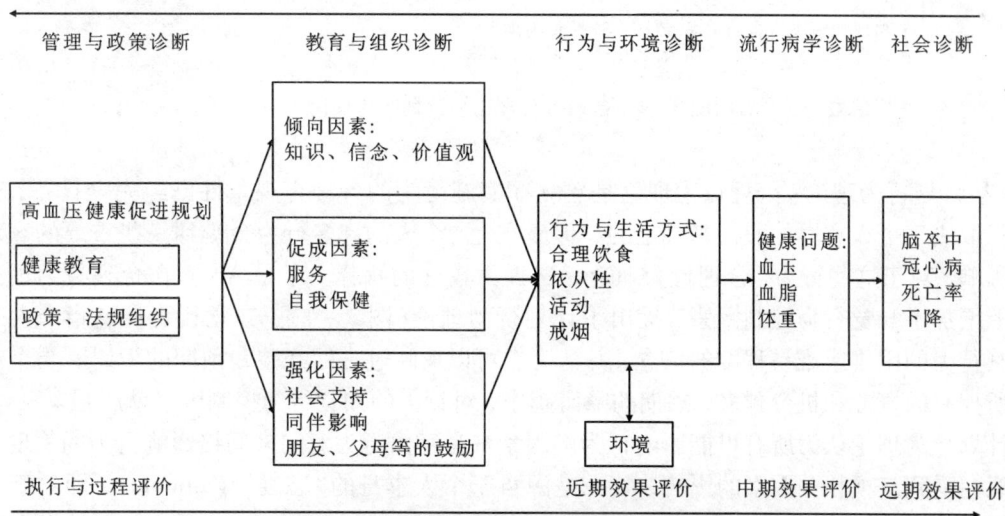

图3-3　高血压健康促进规划

制定科学计划和规划是有效地实施健康教育活动的首要任务，是实现目标的行动纲领，也是评价效果的依据。因此护理人员在参与制定计划或规划前，要明确为什么要制定该计划，并对影响健康的因素做出判断，从而帮助确立干预手段和目标。

用于指导健康教育和健康促进的其他模式还有健康促进模式、行为转变阶段模式、保健系统模式、恐惧驱使模式、自我调节模式、压力与适应模式等。

(四)合理行为理论和计划行为理论

合理行为理论(theory of reasoned action, TRA)是由 Fishbein 首次提出，后经他本人与 Ajzen 的进一步修订完善形成了计划行为理论(theory of planed behavior, TPB)。此理论注重行为发生过程中的心理因素，是目前指导健康教育实践的重要理论。

1.理论的基本内容

(1)合理行为理论：合理行为理论认为，决定某行为是否发生的心理过程中，最直接的因素是人们是否对打算实施这个行为，即有无行为意向。而决定行为意向最重要的因素是个人对此行为的态度和主观行为规范。其中态度是由个人对预期行为结果的相信程度和对这种结果的价值判断来决定的。当个人对行为结果有正性评价时，对这种行为就会产生积极的态度。主观行为规范是由个人的信仰决定的,例如根据某些重要人物对这件事是赞成还是反对,再结合个人对这些重要人物的依从性来决定。当在一个人心目中占有非常重要位置的人希望他去做某件事,而他又愿意满足这个人的愿望时,他对做这件事就有了正向的看法。合理行为理论建立了动机、态度、信仰、主观行为规范、行为意向等各因素和行为之间的联系框架(图3-4)。

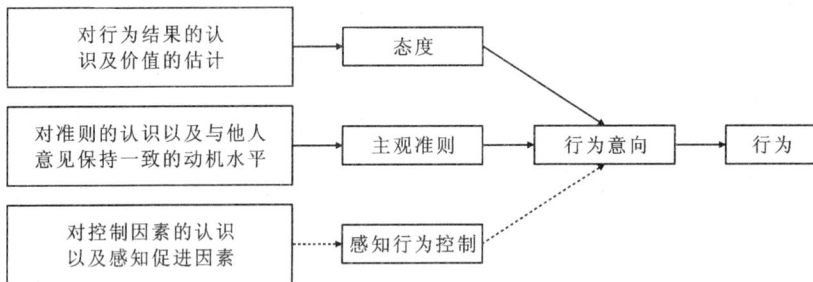

未加虚线箭头所指的关系,该图为理性行为理论,
加入虚线箭头所指的关系后,该图为计划行为理论

图3-4 合理行为理论和计划行为理论

(2)计划行为理论:合理行为理论是建立在实施行为的各种客观条件已经完全具备,行为实施只取决于个人意愿的假设基础上的。但事实上,个人的许多行为会受到一些重要的客观条件的影响,对于这些行为,合理行为理论无法提供较好的解释。于是 Ajzen 在合理行为理论的基础上增加了知觉行为控制因素,提出了计划行为理论(图3-4)。知觉行为控制指个人对于完成某行为的困难或难易程度的信念,并认为它可以反映过去的经验和预期的障碍。当个人认为他所拥有的资源和机会越多,预期的障碍越小,对行为的知觉行为控制因素就越强。

计划行为理论认为所有可能影响行为的因素都是经由行为意向来间接影响行为的表现。而行为意向受到三项相关因素的影响,其一是源自于个人本身的"态度"(attitude),即对于采取某项特定行为所抱持的"态度";其二是源自于外在的"主观规范"(subjective norm),即会影响个人采取某项特定行为的"主观规范";最后是源自于"知觉行为控制"(perceived behavioral control),即个人对于完成某行为的困难或容易程度的信念,并认为它可以反映过去的经验和预期的障碍。当个人认为他所拥有的资源和机会越多,预期的障碍越小,对行为的知觉行为控制因素就越强。

2. 理论在实践中的应用 合理行为理论和计划行为理论重视决定动机的认知因素即信念和价值,个人以及社会文化等因素(如人格、智力、经验、年龄、性别、文化背景等)通过影响行为信念间接影响行为态度、主观规范和知觉行为控制,并最终影响行为意向和行为。合理行为理论和计划行为理论已成功地应用于预测和解释一系列的健康相关行为和意向,包括吸烟、酗酒、卫生服务利用、体育锻炼、药物滥用、安全头盔和安全带的使用等。在1990—1994年美国西雅图进行的一项研究中,就证明了态度、主观行为规范等对预防艾滋病活动中人们使用安全套的倾向的重要意义。在此项研究中,研究以静脉吸毒者、男性同性恋者、女性性工作者和有多个异性性伴侣者为研究对象,调查他们对使用安全套所持有的观点、使用安全套的情况及影响他们更易或更难使用安全套的因素等,并设计了一系列有关研究对象的态度、主观行为规范和知觉行为控制方面的问题。结果显示:使用安全套的行为与行为意向高度相关;行为信念、社会规范信念、知觉行为控制对行为意向的影响最大,因此健康教育者从行为信念、社会规范信念、知觉行为控制相关因素中筛选出能够改变的重要因素,加以干预,从而达到促进研究对象使用安全套的目的。

六、健康教育的原则、程序与方法

健康教育是一项复杂的、系统的教育活动，健康教育工作成效大小与组织、管理、实施等各环节息息相关，要使健康教育达到最佳效果，必须遵循一定的规律和原则，按照科学的程序和方法开展。

(一)健康教育的原则

1.科学性　健康教育的内容必须有科学依据，引用数据必须真实、准确，并注意应用新的科学研究结果；健康教育实施者必须以严谨、科学的态度进行健康教育。

2.可行性　健康教育对象的不良行为和生活方式受社会习俗、文化背景、经济条件、卫生服务等影响。改变个人或群体的行为和生活方式不能依靠简单说教或个人良好愿望实现，必须考虑制约因素，建立符合当地经济、社会、文化及风俗习惯的健康教育项目，促进健康教育目标的实现。

3.启发性　健康教育不能靠强制的手段，而是通过启发教育。采取多种启发教育方式，如用生动的案例，组织同类患者或人群交流经验与教训，让人们理解不健康行为的危害性，形成自觉的健康意识和习惯。

4.针对性　教育对象的年龄、性别、健康状况、文化背景、学习需要及能力各不同；在制定健康教育计划之前，应对健康教育对象进行全面评估，制定有针对性的、有效的健康教育计划。在实施健康教育计划时，根据教育对象的特点，设计与其年龄、性别、爱好、文化背景相适宜的教育方法和教学活动。

5.规律性　健康教育要按照教育对象的认知、思维和记忆规律，由简到繁、由浅入深、从具体到抽象，循序渐进。一般来说，每次学习活动应该建立在上一次学习的基础之上，内容不宜过多，难度不宜过大，逐渐积累以达到良好的教育效果。

6.通俗性　开展健康教育工作时，尽量采用公众化、通俗易懂的语言，避免过多地使用医学术语，以保证教学效果。

7.合作性　健康教育活动不仅需要教育对象、教育者参与，也需要家庭、社会支持系统如父母、子女、同事、朋友的合作参与，以帮助教育对象采取健康的行为。

8.多样性　健康知识较为抽象，应注意教育方法、教具等的多样性。可以适当运用现代技术手段，如影像、动画、照片等生动、形象、直观地展示教育内容，提高教育效果。

9.行政性　健康行为并非完全属于个人的责任，更重要的是政府、卫生和其他社会经济部门、非政府与志愿者组织等的协调行动，推动全民健康促进活动。如果没有一个由政府和社会各部门组成的及具有凝聚力的领导机构，健康促进的使命是难以完成的。

(二)健康教育的程序

实施健康教育是一个连续不断的过程，包括健康教育诊断、健康教育计划、健康教育实施与评价四个步骤。

1.健康教育诊断　健康教育诊断是指在面对人群健康问题时，通过系统地调查、测量来收集各种有关资料，并对这些资料进行分析、归纳、推理、判断，确定或推测与此健康问题有关的行为和行为影响因素，以及获取健康资源的过程，为确立教育干预目标、策略和措施提供基本依据。当代健康教育领域最有代表性、也被最广泛应用的健康教育诊断模式是 PRECEDE - PROCEED (predisposing, reinforcing , and enabling constructs in educational diagnosis and evaluation)模式，也称格林模式。

（1）健康教育诊断的基本步骤：根据格林模式，健康教育诊断包括社会诊断、流行病学诊断、行为及环境诊断、教育及组织诊断、管理及政策诊断5个步骤。

1）社会诊断：社会诊断的主要内容是目标社区或对象人群的社会环境和生存质量，包括影响生存质量的健康问题。

2）流行病学诊断：流行病学诊断的主要任务是客观地确定目标人群的主要健康问题以及引起健康问题的行为因素和环境因素，与社会学诊断有互补性。

3）行为及环境诊断：行为与环境诊断的目的是确定导致目标人群疾病/健康问题发生的行为与生活方式危险因素。

4）教育及组织诊断：教育与组织诊断的目的在于分析和调查导致行为/行为群的危险因素，为制定健康教育干预策略提供基本依据。

5）管理及政策诊断：是分析组织机构内可能促进或干扰健康促进项目发展的政策、资源和情境。

（2）健康教育诊断资料的收集和分析

1）健康教育诊断资料的收集方法包括问卷的调查法、观察法、访谈法、参与式快速评估、专题小组讨论法、选题小组工作法等。

2）健康教育诊断资料分析方法可以分为定量资料分析和定性资料分析两类。

2. 健康教育计划　健康教育计划是指健康教育组织机构通过科学的预测，提出在未来一段时间内所要达到的健康教育目标及实现这一目标的方法、途径等活动的过程。科学、设计周密的计划是健康教育活动进行的前提条件。计划设计的由以下六个步骤构成。

（1）选择和确定优化项目和优先干预的行为因素：确定优先项目和优先干预的健康问题和行为问题，是为了用最少的投入获取最佳效益。需求往往相互关联，一项优先的需求满足后往往可以解决多个问题。确定有效项目一般遵循重要性、可变性和有效性的三原则。

（2）制定计划目标：一旦确立了预先项目，就需要确定该项目的目标。目标是指在执行某项健康教育计划后预期达到的最终结果，分为教育目标、行为目标和健康目标。

（3）确定干预策略：制定干预策略是根据项目目标、对象人群特征、环境条件和资源情况等选择最佳的干预途径、方法以及时间、空间和人群组合。策略一般分为教育策略、社会策略、环境策略和资源策略。

（4）设计干预内容、方法和日程：教育内容包括知识、态度、信念和价值观的教育；健康教育的干预方法一般为综合方法；科学的时间进度表有利于项目实施过程的把控，有利于按时完成各阶段的实施工作。

（5）干预活动组织网络与人员队伍建设：组织网络与工作人员队伍是项目成果与否的关键，必须根据工作需要形成多层次、有多部门参与的网络组织，参与人员应以专业人员为主体，吸收网络组织中其他部门人员。网络中应包括政府部门、大众传播部门、教育部门、社区基层单位、医疗卫生部门等。

（6）健康教育计划制定：确定干预活动预算、确定监测与评价计划以及对项目计划的评价是健康教育计划制定的重要内容。

3. 健康教育实施　健康教育实施是将健康教育计划转化为健康教育工作团队在对象人群中的健康传播、教育和干预活动。对象人群因此会发生"知、信、行"改变，对象人群所在的环境会因此向有利于健康的方向转变。因此，健康教育实施是健康教育项目实现其目标的关键步骤。

健康教育实施的SCOPE模式对健康教育实施工作进行有效的理论指导，将实施工作分为5

个环节。

（1）制定实施的工作时间表：实施时间表不是一个简单的时间计划，而是一个以时间为引线排列出各项实施工作的内容、具体负责人员、监测指标、经费预算、特殊需求等内容的一个综合执行计划表。

（2）实施活动的质量控制：质量控制是与健康教育干预实施相伴行的技术保障与监督，包括工作进度监测、活动内容监测、活动开展状况的监测、对象人群知信行及有关危险因素的监测和经费使用监测。

（3）组建实施项目的组织机构：健康教育实施的首要任务是建立实施工作的领导机构和实施的执行机构，确立协作单位并与之建立协作关系。

（4）组织和培训相关人员：在健康教育项目实施阶段，首先要确定适宜的人员队伍，再确定项目人员必备的知识与能力。培训内容通常包括管理知识、专业知识和专业技能。

（5）配备必要的健康教育设备和材料：常用的健康教育设备包括音像设备、交通工具、印刷设备、办公设备、医疗器材和教学设备等；健康教育材料包括实物模型（人体结构模型、实物模型、模拟情境）、印刷材料（折页、加快健康信息宣传单、健康手册）以及承载健康教育信息的日常用品（水杯、扑克、衣物、纸巾、日历）等。

4. 健康教育评价　健康教育评价是一个系统地收集、分析、表达资料的过程，贯穿于健康教育的始终。根据内容、指标和研究方法不同，健康教育评价可分为以下 5 类：

（1）形成评价：形成评价是对项目计划进行的评价活动，是一个完善项目计划、避免工作失误的过程，包括评价计划设计阶段进行目标人群选择、策略确定、方法设计等，目的在于使计划符合实际情况。

（2）过程评价：过程评价起始于健康教育计划实施开始之时，贯穿于计划执行的全过程，包括针对个体的评价内容（哪些个体参与了健康教育项目？运用了哪些干预策略和活动？对象人群对各项干预活动的参与情况如何？）、针对组织的评价内容（项目涉及哪些组织？各组织间如何沟通？是否需要对参与的组织进行调整？）、针对政策和环境的评价内容（涉及哪一层政府？具体涉及的部门？在项目执行过程中政策环境方面是否有变化？）。

（3）效应评价：效应评价是对目标人群因健康教育所导致的相关行为及其影响因素的变化进行评价，主要包括倾向因素、促成因素、强化因素和健康相关行为 4 个方面。

（4）结局评价：结局评价是远期效果评价，主要包括生存质量指数、日常活动量表、生活满意度指数等。

（5）总结评价：总结评价是指形成评价、过程评价、效应评价和结局评价的综合以及对各方面资料做出总结性的概括，能全面反映健康教育项目的成功之处与不足，为今后的计划制定和项目决策提供依据。

（三）健康教育的方法

健康教育的方法有多种，教育者可依据教育目的、教育对象的特点，选择相应的方法。具体方法有以下几种：

1. 专题讲座法　专题讲座法是教育者根据学习者的某种需要，针对某一专题有组织、有准备地以口头语言系统向学习者传授知识的健康教育活动。这种方法教育者直接面对学习者，使比较多的目标人群同时接受信息，是最常用的健康教育方法。

专题讲座法的优点是活动容易组织和控制、信息量大、传递便利，缺点为不利于学习者主动学习。

具体方法及注意事项：

（1）根据学习者的需求，选择合适的讲座主题：分析学习者的特点和健康需求，选择有实用性的主题。

（2）做好有针对性和充分的备课：在专题讲座前，应预先了解学习者的人数、教育程度、职业等基本资料，进行有针对性的备课。

（3）做好讲授环境的布置：提供适宜的视听教具如电视机、录像机、幻灯机等，尽量提供安静、光线充足、温度适宜的学习环境。

（4）讲授内容科学、语言生动、方法多样：讲授的内容应科学、严谨，概念、原理、观点必须正确；讲授的语言应生动、艺术，条理清晰、重点分明、通俗易懂，鼓励听众提问，形成双向沟通，注意调动学习者的学习兴趣和热情；讲授的方法应灵活、多样，最好配有文字资料、幻灯、图片以帮助理解。

（5）控制时间，给予答疑和小结：时间不宜过长，一般以 30～60 min 为宜。鼓励学习者提问，并进行答疑。讲座最后，教育者应对讲座内容进行小结以强化重点，加深学习者的印象。

2. 讨论法　讨论法是指针对学习者的共同需要或某一健康问题，以小组或团体的方式进行信息沟通、经验交流，以获取健康知识的学习方法。

讨论法的优点是学习者是互动主体，将被动学习化为主动学习；通过提问、探讨和争辩，相互启发、取长补短，加深对问题的认识及了解，有利于态度或行为的改变。缺点是讨论法比较难于组织和控制，如果引导及控制不好，可能会出现有人过于主导，而有人较为被动或出现小组讨论离题的现象；获得的知识是零碎的，缺乏系统性，不利于学习者系统地掌握知识和提高技能。

具体方法及注意事项：

（1）确立讨论主题，拟定讨论提纲：确定讨论目的和主题。讨论提纲可起到备忘录的作用，使讨论不脱离既定的目标和内容。

（2）确定参加人数，做好分组：尽量选择年龄、健康状况、教育程度等背景相似的人组成同一小组，以 8～15 人为宜；

（3）选择合适的场地，安排座位：讨论的环境应舒适、不受外界干扰，最好安置易于移动的桌椅。座位应围成圆形或马蹄形，以利于学习者面对面的交流。

（4）协调组织讨论过程：教育者在开始时先介绍参加人员及讨论主题，宣布讨论规则，如把握讨论主题和发言时间、互相尊重、讲究礼仪，不要随意打断别人的发言等；注意调节讨论气氛，适时给予引导、提示、鼓励和肯定，保证讨论顺利进行。

（5）讨论结束时归纳总结结果：在结束时对讨论结果进行简短的归纳总结。

3. 示范演示法　示范演示法是教育者通过具体动作范例，使学习者直接感知所要学习的技能的结构、顺序和要领的教学方法。

示范演示法的优点是形象、具体、直接和真实，能够使受教育者获得感性认识，加深对知识的理解，形成正确、深刻的印象。缺点是示范演示法有时受教学条件的限制，如场地受限或示教用具不足。

具体方法及注意事项：

（1）示范演示前要精心准备：示范演示之前，准备好教具，检查设备是否处于完好状态。技能演示要尽量先做预演以确保效果。

（2）示范演示过程要严密组织，提高示范效果：示范演示时位置要合适；示范动作不宜太快，复杂的动作应分解，配合口头说明，必要时利用视听教具如视频资料等，以提高示范效果。

（3）示范演示结束要及时总结：在结束时安排一定的时间让学习者有练习的机会，示范者给予耐心指导；让学习者表演或充当教师进行示范，便于了解和评价掌握的情况。

4. 同伴教育 同伴教育（peer education）亦称同辈教学、朋辈辅导或同辈辅导，是指具有相同背景、相似经历或由于某些原因而具有共同语言的人在一起分享信息、观念或行为技能，以实现教育目标的一种教育形式。同伴教育通常采用小组讨论、角色扮演等参与性和互动性较强的形式进行教育，实质上是一种特殊的合作学习方式。同伴教育已被广泛应用于青少年、老人、妇女及其他特定人群的生理保健、疾病康复、传染性疾病的预防，及酗酒、吸毒、自杀等行为或问题的干预。

同伴教育的优点是遵循了人们习以为常的分享知识和技能的方法，非常自然；能用来教育那些运用传统教育方法难以接近或奏效的人群；同伴在传授信息方面比专业人员更有优势，同时能充当正确行为的典范，影响受教育者，也会使同伴教育者自身获得进步。缺点是合格的同伴教育者难以招募。

具体方法及注意事项：

（1）征募同伴教育者：同伴教育者要求具有与教育者相似的语言、近似的生活环境、相似的价值观，同时能作为被教育者的健康行为表率。同伴教育者还应思路清晰、善于表达、充满自信、具有感召力，有一定的精力和时间投入健康教育工作。

（2）培训同伴教育者：通过培训，应使同伴教育者了解本次健康教育活动的目标、干预策略和措施，掌握与健康内容有关的保健知识和技能等。

（3）实施同伴教育：同伴教育者应根据培训计划，在活动开始前，注意场地、桌椅、仪器设备等的准备和调试。活动中，应注意营造一个积极、平等、开放的活动氛围，以利于分享和交流信息。

（4）评价同伴教育：可采用研究者评价、同伴教育对象评价、同伴教育自我评价等形式，评价内容侧重于同伴教育的实施过程质量、同伴教育者的工作能力、同伴教育的效果。

5. 自我导向学习 自我导向学习是指个体在他人或没有他人的帮助下，均能以个人责任为出发点，诊断健康需求，形成学习目标，寻找学习资源，选择、安排、执行恰当的学习计划，评估学习成果，以达到自我实现健康目标的学习方式。

（1）自我导向学习的类型：根据学习内容的弹性和学习者之间的互动性，将自我导向式学习分为独立式学习、个人式学习、集体式学习和小团体式学习。

1）独立式学习：指学习者自己独立进行学习，在学习内容的选择上有很大的自主性，如查找资料、请教他人。

2）个人式学习：同样是自学，但学习内容弹性较小，如跟着广播、电视中的电化教育一起学习。

3）集体式学习：指与他人一起学习，课程内容是既定的，如参加培训班。

4）小团体式学习：指自愿参加学习组织，大家共同学习、资源共享，互通有无，学习内容的弹性很大，学习效果较好。

（2）具体方法及注意事项：以小团体式自我导向学习为例。

1）建立开放、和谐的团体氛围：在学习活动之初，在老师或个别成员的帮助和引导下，相互介绍、彼此认识，消除陌生感，建立良好的团体氛围。

2）诊断学习需求，设立学习目标：在老师的引导下，每个成员诊断自己的学习需求，拟定学习目标。

3）成立学习小组，收集学习资料：团体成员自愿结成若干学习小组，以6~8人为宜，小组成员共同形成学习契约，各自寻找资源，收集资料，共同分享，组内学习。

4）组织小团体学习活动，学习成果展示：通过一段时间的学习，各小组间将学习成果进行集中展示，组间互相交流，互通有无。

5）学习成果评估：在小团体学习活动结束之前，进行成果评估，帮助学习者确认自己的学习收获和成果，为进一步学习树立信心和提供参考。

6. 新媒体技术在健康教育中的应用　不同形式的新媒体在健康教育领域中的应用特点如下：

（1）手机短信：学习者向电信运营商自主定制健康知识信息，定期接收健康内容的短信。例如中国移动提供了每月可选的健康养生包，并有短信版本和彩信版本供选择。此种方式方便、简单、实用，适用于对健康知识有需求的人群使用。

（2）手机报：是以手机为媒介载体，由电信运营商和报纸内容提供者所搭建的一个信息沟通平台，借以更为快速、方便地将健康信息传递给学习者。例如移动运营商提供"健康报"，内容以医疗卫生行业、政策法规动态及日常医疗卫生信息为主；还有些则提供育儿天地、家庭医生等内容。

（3）手机电视：手机电视作为电视中健康传播节目的延伸，使得学习者不再局限于家中或电视机前，而是可以随时随地、在任何自身方便的时间场合进行观看，使得获取健康信息的机会大大提升；同时手机电视也可以提供高密度、大容量的信息节目例如健康专题等，受众不再需要定期收看电视节目以积累零散的健康知识。

（4）基于手机终端的 APP 应用：APP 为移动互联网时代的健康知识传播提供了很好的平台。可通过超链接、收藏、分享功能与大众互动，通过阅读延展、分享感兴趣内容、在线调查、收藏精彩文章达到互动阅读效果。手机用户在使用健康 APP 的同时也传播了资讯，调动了周边人际对应用的关注度，超越了单纯的口口传播，并能使好的健康资讯快速传播开来。

七、健康教育在社区卫生服务中的作用和地位

国发〔2006〕10 号《国务院关于发展城市社区卫生服务的指导意见》（简称《指导意见》）把健康教育放在社区卫生服务机构六大功能的首位，是开展其他五大功能的先导工作。社区开展健康教育的作用体现在：

1. 改变居民不良生活行为习惯　按照《指导意见》要求，社区重点服务人群为妇女、儿童、老年人、慢性病患者、残疾人、贫困居民，危害这些重点人群健康的因素，主要是不良生活行为，如育龄妇女的生殖系统感染、儿童的生长发育、心脑血管等慢性疾病，只要养成良好的生活习惯，发病率就会明显降低，并且提高治疗效果，延缓控制致残、致死率的进程。

2. 提高居民对基本医疗的依从性　像高血压、糖尿病、结核等疾病治疗效果差，主要是患者不按要求服药，断断续续或服药时间、剂量不对或误信广告乱用药，通过健康教育，让患者严格按要求治疗，结核病是可以治愈的，许多慢性病是可以控制的。

3. 帮助遏制医疗费用的急剧上涨　物价的上涨，先进诊疗设备及治疗手段的应用，人均寿命延长，老年人医疗费用上升，慢性病发病率上升，人们的医疗保健要求不断提高等诸多因素的综合作用，使医疗费用逐年上涨，给国家、家庭带来沉重的负担。要遏制医疗费用的急剧上涨，最好的办法就是有效减少慢性非传染性疾病的发生，健康教育就是减少慢性病发生的有效手段。因此，从战略上看，健康教育又能有效地降低医疗费用的支出。

4. 可减轻开展其他公共卫生服务的能力　当社区护理人员上门开展健康信息采集、慢性病访视、流行病学调查等公共卫生服务时，往往受到居民的阻难、拒绝，假如能预先通过健康教育等形式，让他们了解其目的、意义，就能取得较好的配合。

5. 有利于提升社区卫生服务机构的知名度和美誉度　社区卫生服务在我国开展时间不长，其知名度不高，美誉度普遍较差，深入社区开展健康教育可加快居民了解社区卫生服务机构，如一场较好的健康讲座不但让居民掌握了健康知识，而且让居民对医生产生依赖，一旦居民有健康需求就会找这个医生，居民在社区获得方便、价廉的服务同时，也给机构增加人气，带来了效益。

第三节　社区健康促进和健康教育

一、社区健康教育与健康促进计划的设计与书写

社区健康教育与健康促进计划设计的步骤为：
第一步：社区诊断(社区健康需求评估或社区健康需求分析)；
第二步：确定优先项目；
第三步：制定项目目标；
第四步：确定干预方案；
第五步：确定检测与评估方案；
第六步：经费预算。

(一)社区诊断应考虑的主要问题及方法

1. 主要问题

(1)社区存在的健康问题有哪些？主要健康问题是什么？

(2)主要健康问题主要存在于哪些人群中？他们需要改变哪些行为，才能使这些健康问题得以改善。

(3)这些人群应了解什么样的信息，掌握哪些技能才可以实现健康行为？

(4)实现新的行为除信息和技能之外还需要哪些资源(人、财、物等)，这些资源是否能够获得？

(5)实现新的行为还需要哪些必要的健康服务或其他条件？这些服务和条件是否可以得到？

(6)行为改变的效果是否可以测量？用什么方法测量？

2. 社区诊断的工作方法

(1)召开座谈会：邀请当地卫生行政领导、社区卫生人员、社区管理机构的卫生领导、有关专家以及社区群众代表等，参加座谈，集中大多数人的意见和基层群众的要求，分析、研究、确定社区的主要健康问题。

(2)分析文献资料：即从当地卫生部门、统计部门公布的信息资料、编印的卫生年鉴、统计年鉴以及预防保健机构提供的总结材料、专题报告，或发表的调查研究文献中获取有关社区人群健康状况、健康危险因素等方面的资料，通过分析研究，找出社区存在的主要健康问题。

(3)流行病学调查：通过流行病学调查不仅能发现社区的主要健康问题和需要优先解决的健康问题，而且还能分析与健康问题有关的危险因素，特别是行为危险因素在社区人群中的分布情况，为制定干预策略提供科学依据。

(4)专题小组访谈：又称焦点组访谈，这是根据预先拟定的访谈提纲，组织目标人群的典型代表进行座谈讨论，深入了解群众关心的问题，对社区健康问题的看法和建议。

(二)确定优先项目

优先项目应该是那些对健康影响大,与行为关系密切,该行为具有高度可变性,并相对具有支持改变行为的外部条件(资源)项目,如心脑血管疾病对国内大多数老城区来说发病率高,致残、致死率高,为此医疗花费高,对健康影响大,他们的发生发展与高盐、高脂饮食、缺乏运动等行为密切相关,而这些不良行为只要通过自我注意调整,又容易发生改变,健康教育干预效果好,因此可列为优先项目,且《国务院关于发展城市社区卫生服务的指导意见》中也明确社区卫生服务以妇女、儿童、慢性病患者、残疾人、贫困居民为服务重点,所以社区健康教育的优先项目也应该以上述人群的相关内容为主,再结合本社区的疾病流行特征考虑。

(三)确定计划目标

1. 制定总目标　计划的总目标是指计划理想的最终结果,它是宏观的、笼统的、长远的、不需要量化。它只是给计划提供一个总体上的努力方向,即改善人群的健康状况,提高生活质量,如通过健康教育与健康促进干预,使社区内高血压病患者数减少,患病率降低,脑卒中发病率得到控制,提高社区中老年健康水平和生活质量。

2. 制定具体目标　健康教育与健康促进项目计划的具体是为实现总目标而设计的具体、明确又必须达到的量化要求。

一项社区健康教育与健康促进计划一般有一个总目标,围绕总目标可有多个具体目标,分别针对目标人群的知、信、行和技能改变而制定。制定具体目标的基本要求是:

(1)制定指标所要求的 6 个要素,即回答 4W 和 2H。

如社区控烟干预计划实施一年后,本社区 50 岁以上中老年人吸烟人数下降 35%。

	who(对谁)	50 岁以上中老年人
4W	where(在哪里)	本社区
	what(实现什么变化)	减少吸烟人数
	when(何时实现)	一年后
2H	how much(变化程度)	下降 35%
	how to measure it(如何测量,即指标或标准)	吸烟率

(2)具体目标应该本着具体、准确、可达到和可测量的原则,分类制定。一项社区健康教育计划通常包括三方面的指标,即教育指标、行为指标和健康指标。

1)教育目标是指为实现行为改变所具备的知识、技能、态度和信念等,是反映健康教育计划近期干预效果的目标。如执行本计划一年后,社区内 18 周岁以上居民知晓高血压防治知识的人数由目前的 35% 提高到 70%。

2)行为目标是指健康教育实施后,计划干预对象特定行为变化的指标,同时也是反映中期效果的目标。如执行本计划两年后,社区内 18 周岁以上男性居民吸烟率下降 50%。

3)健康目标是指通过健康教育计划的实施,反映干预对象健康状况改善情况的指标。如社区高血压控制率的提高、发病率的降低、健康水平和生活质量的提高等。从执行健康教育计划到教育对象健康状况发生改变,往往是一个较长的时期。因此,健康目标指标反映的往往是干预计划的远期效果。如社区健康活动实施两年后,社区 50 岁以上男性居民与吸烟相关呼吸道疾病的患病率下降 50%;执行本计划 3 年后,社区内 35 岁以上居民高血压控制率由目前的 6.5% 提高到 30%。

一般来讲，一项健康教育计划制定指标应当根据计划具体干预的内容、对象、计划实施持续时间，以及期望产生的效果来决定。一项执行时间较长(3年以上)的综合性干预计划或预计干预效果(结局)比较明显的计划，可以同时设计环境、教育、行为和健康方面的指标。面对于一般的短期计划，通常只需要设计反映近期效果(知识、信念、态度)和中期效果(行为)的指标。

(四)确定干预方案

1.干预的策略　在确定目标后，下一步骤就要确定达到目标的方式、方法和途径，即控制干预策略。制定干预策略的过程，是在影响行为和环境的各种因素进行全方位分析的基础上，确定行为和环境改变的措施。理想的干预策略是立体的、全方位的，其内容广泛，涉及健康促进众多领域，大致可分为健康教育策略、社会策略和环境策略三大类。在当前的基层社区健康教育工作中，运用最多的是健康教育策略。

(1)健康教育策略：包括针对特定教育对象，对教育内容、方法、场所、资料、时间和人员的组织和选择。

1)确定教育方法：健康教育干预是通过卫生知识的传播、保健方法和技术的应用指导等过程实现的。社区中不同群体和个人的行为受到知识结构、社会背景、个人经历、文化习俗等多种因素的影响，因此，需要运用多种不同形式的教育方法，以适应不同教育对象的特点和需求。

2)确定教育内容：行为改变是通过获得知识、态度、信念、价值观的改变和社会、环境的支持来实现的。因此，健康教育项目计划必然要通过知识的普及来增强人们的健康意识，影响人们的健康观念和态度，使其向采纳有益健康的行为方向转变。不同的目标人群有不同的信息需求。计划中的教育内容，应针对目标人群的知识水平、接受能力、项目的目的和要求来确定，要讲究教育内容的科学性、针对性、通俗性和实用性。

3)确定教育材料：健康教育活动中使用的教育材料是指健康信息的载体，主要分为视听材料和印刷材料两大类。应对材料的内容、数量、品种、发放渠道，必要的器材、设备都有所计划、有所准备。

4)确定教育时间：教育活动的时间安排对教育活动能否取得成功也是重要的决定因素。对每项活动的开始和结束时间都要进行预先估计，需要根据教育对象的特点和情况，分析在什么时候、什么地点进行什么活动。

5)人员组织与培训：科学的组织计划实施的人力资源是保证干预计划顺利进行的重要措施。社区医护人员是开展社区健康教育与健康促进的重要人力资源。另外，根据计划干预的目的、要求，还可以组织有关的社会力量参与。如促进母乳喂养的项目，可以组织基层妇女干部、孕产妇的亲属(配偶、婆婆、母亲)协助完成有关的家庭母婴保健、母乳喂养相关行为的指导、观察、记录任务。

(2)社会策略。利用包括现有政策、法规在内的社会动力来影响社区人群的行为，改变不利社区健康的环境。如制定和执行公共场所不准吸烟、不准高楼居民向下乱倒脏物的社区卫生公约。

(3)环境策略。通过改变社会环境、人文环境、自然环境来影响社区重点人群的行为和生活方式。如树立讲究卫生的公益广告；组织老年护理、慢性病康复支持组织；创办社区儿童青少年健康心理指导中心等。

2.制定干预方案和具体干预活动日程　在确定教育策略的基础上将教育活动的各个要素具体化，综合归纳成一个可操作的活动方案，并科学、合理地安排项目的活动日程，是保证计划顺利实施的重要条件。

健康教育项目计划与实施大体可分为四个阶段：

(1)调研与计划设计阶段。包括基线调查(如社区人群卫生知识、行为习惯现状调查)、确定教育对象、制定教育目标、设计检验和评价方案等。

(2)准备阶段。包括确定教育内容，选定教育方法，制定教育材料，建立教育网络，培训教育执行人员，准备物资、材料等。

(3)执行阶段。包括争取领导和社会支持，各种传播、教育手段的运作，对教育过程进行监测、评价等。

(4)总结阶段。包括收集、整理、分析资料、数据，撰写教育计划执行情况和项目总结报告，找出存在的问题和不足，提出今后的改进意见。

教育活动的日程安排要详细、具体(如起止时间、活动内容及要求、任务执行人、采用的教育方法、监测评价方法等)，最好用图和表格的形式表现出来，这样不仅一目了然，便于部署、检查阶段性工作，而且便于掌握工作进度。

(五)设计监测与评价方案

监测与评价工作不是在计划执行结束以后才进行，而是起于计划执行开始之时，并贯穿整个项目实施的全过程。因此，在项目计划的设计阶段，就应考虑到评价问题，对监测与评价的方案设计、内容、方法、工具、时间、执行人员等做出明确规定。

(六)项目经费预算

根据项目的活动，分别测算出每项活动的开支类别及所需费用，然后汇总，即可得出整个项目的经费预算。预算应真实、可靠，有一定依据，并应本着低成本、高效益的原则，根据当地实际情况和可能条件尽可能节省开支。

完成了上述计划设计的六个步骤，即可系统归纳，整理成文，撰写社区健康教育与健康促进项目计划书。

【示例一】　ⅹⅹ市ⅹⅹ社区卫生服务中心
高血压社区健康教育与健康促进计划

一、背景(略)

二、目标

1.总目标　以社区为基础，充分发挥社区政府、医疗机构和社区组织的作用，针对高血压主要危险因素和重点人群，开展健康教育与健康促进活动，提高人群自我保健意识和能力，降低高血压的患病率、并发症发生及死亡率，提高社区整体健康水平。

2.具体目标　计划执行一年后，社区内达到以下目标：

(1)居民家庭高血压健康教育覆盖率达80%；

(2)80%以上高血压高危人群和高血压患者建立健康档案；

(3)高血压高危人群和高血压患者的高血压相关知识知晓率达到70%；

(4)50%以上高血压患者接受规范治疗；

(5)50%高血压患者及其亲属掌握血压测量方法；

(6)60%35岁以上居民参加体育锻炼；

(7)高血压控制率达到30%。

三、干预策略

采取社区干预和社区重点人群干预相结合的综合策略。

1.政策开发

（1）社区政府把倡导健康生活方式，控制慢性非传染性疾病列入社区发展规划。

（2）社区卫生服务中心和服务站把执行社区高血压控制计划列入绩效考核项目。

（3）把社区卫生服务机构纳入高血压门诊的医保定点单位。

2.建立支持环境

（1）通过新闻媒体宣传高血压社区健康教育与健康促进的意义，引发社会关注；

（2）在社区食品店设置低盐、低脂肪食品专柜；

（3）在社区居民休息活动区增设体育锻炼设施；

（4）在公共场所设立禁烟标志。

3.提高个人技能

（1）举办高血压健康教育系列讲座；

（2）举办家庭健康膳食技能培训；

（3）向高血压患者免费提供健康教育处方；

（4）对高血压患者和家属进行血压自测方法指导。

4.加强社区行动

（1）利于社区现有的社区卫生服务中心开办社区健康教育学校；

（2）动员社区机关，企/事业单位参与举办高血压知识有奖竞赛；

5.改善卫生服务

（1）建立完善居民健康档案、高血压高危人群健康档案、高血压患者健康档案；

（2）对高血压患者根据病情定期随访；

（3）每半年对高危人群进行一次高血压筛选；

（4）社区卫生服务机构对35岁以上的门诊患者首诊量血压。

四、活动进展与日常安排

1.2009年2月—3月，完成计划设定、组织网络建设。

2.2009年4月—5月，进行社会动员、人员培训和基线调查。

3.2009年6月—2010年5月，实施各项干预活动。

4.2010年6月，进行终期评估和总结。

五、评价

1.过程评价　档案资料自查和专家现场考察相结合，评价指标包括：①目标人群健康档案建档率；②卫生服务满意率；③目标人群健康教育活动参与率等。

2.效果评价　采用单组干预前后对照设计，分别在本计划实施前后以同样方法进行抽样调查，比较基线调查和结果调查各项指标的变化，评价指标包括：①目标人群高血压知识知晓率；②目标人群高血压相关行为改变率；③社区高血压控制率等。

六、领导机构、执行机构、协作单位与参与人员(略)

七、经费预算(略)

二、社区健康教育与促进项目计划的执行与评价

(一)计划的执行

健康教育与促进项目计划的执行，就是按照计划设计的要求有序和有效地组织实施，执行过程包括五个重点内容：制定日程表、建立执行组织、培训工作人员、配备材料设备、控制实施质量。

1.制定实施日程表　日程表包括工作内容、要求、实施起止时间、地点、负责人、参与对

象、经费预算等。

2. 建立计划执行组织　为了确保计划的顺利实施，达到预期目标，应成立领导机构和执行机构，一些重大项目，还可以聘请顾问和咨询机构。因社区健康教育与健康促进是一项政府行为，所以领导机构应由该社区的行政一把手或主管负责领导担任机构负责人。社区有关单位的负责人或知名人士或经费赞助方领导为领导机构成员。执行机构应注意明确责任到人，且保持人员的相对稳定，另应注意定期协调与及时沟通。

3. 培训工作人员　培训的目的是为了使参与执行的人员全面了解计划执行的目的、意义。掌握计划活动的内容、方法和要求，学习相关的专业知识和技术，提高对健教工作的重要性的认识，激发工作热情，具体应制订培训计划，培训完后再考核、评价、总结。

4. 健教用材料及设备的配备　材料主要指与项目相关的印刷品，如宣传手册、传单、海报及展板、纪念品等；健教设备主要有办公设备、音响设备、教学设备、医疗仪器及其他设备等，如果是中心常用设备则购买，如不常用且经费有限则可租借，注意材料和设备应有专人管理、领用、发放、使用记录。

5. 质量控制　质量控制的内容包括进度监测、活动内容监测，对目标人群知、信、行的监测及使用经费的监测。

质量控制的方法包括查阅各种记录、音像资料、现场考察、财务审计、问卷调查等。

（二）评价与资料整理

项目评价包括执行过程评价及效果评价，效果评价又分近、中、远期评价。近期效果重点表现在目标人群对健康知识的知晓率及态度、信念的变化上；中期效果主要表现在目标人群行为的改变上；远期效果主要表现在目标人群的健康状况，如发病率、患病率、死亡率、平均寿命等指标。一般项目完成后，社区卫生服务机构应作远期效果评价。

健康教育是政府对社区卫生服务机构考核的重要内容之一，项目实施后一个月内应将计划、执行过程、评价与总结材料，包括文字、图片、声像等资料归纳整理归档。

【示例二】　××社区高血压健康教育干预计划活动时间表（表3-1）

三、健康科普讲座的组织与实施

（一）讲座流程

1. 讲座前准备工作　选题、目标人群的确定与组织、地点选择与场地布置、讲座时间安排、讲师确定、讲稿准备、材料与设备的准备、讲师形象准备、首次内部试讲。

2. 讲座　签到、演讲、摄影、录音、资料或纪念品发放、现场评价。

3. 讲座之后　资料整理、总结、评价。

（二）选题及命名

1. 选题依据

（1）本年度本社区健康教育与健康促进计划。

（2）配合突发公卫事件如H1N1流感、手足口病流行时，向居民讲授相应的预防知识。

（3）结合当季疾病流行特点：如春季讲过敏及传染病的预防，夏季讲防暑、食物安全，冬季讲心脑管疾病的防治等。

表 3－1　××社区高血压健康教育干预计划活动时间表

工作项目	对象	要求	负责人	地点	材料设备	经费/元	备注	实施时间（xx年x月—xx年x月）
社会对象	社区居民	项目知晓率95%	xxx	社区卫生服务中心		100	居委会干部与楼栋长参加	7月 ▲
人员培训	专、兼职健教人员	培训率95%	xxx	社区卫生服务中心		1000	聘专家讲学	8月 ▲
发放宣传资料	社区居民	每户1份，入户率100%	xxx	社区内	科普读物（高血压防治知识问答）	2500		9月 ▲
预防高血压专题讲座	35岁以上家庭成员	参与率85%以上	xxx	大礼堂	扩音设备，幻灯机等	1000	每半月1次，共4次	8、9月 ▲
预防高血压流动展	社区居民	参与率80%以上	xxx	各街道居委会	展板	2000	连续展出60天分批组织参观	9月 ▲
大众传播	社区居民	按时收听广播，收看电视，阅读报纸	xxx	居民家庭		1000	向广播电台、电视台、报社提供宣传内容	8—3月 ▲
活动监测	社区居民	活动参与率，收听率、收视率等	xxx	社区内	调查表，照相机	2000		8—5月 ▲
效果评价	社区居民	知、信、行改变	xxx	社区内	调查表，计时器	2000		6月 ▲

2. 命名技巧 常言道：题好一半文，古人曾把拟题比作"点睛"，命题要求突出主题，寓意深刻，新颖出奇，要能调动人们想来一听的欲望，切忌平庸、老生常谈，所谓语不惊人死不休，以下一些命名可供参考：

不活九十九就是你的错

听天由命是最可怕的无知

久病未必能成良医

裤带越长病越多

怎样吃比吃什么更重要

中国人需要一场膳食革命

少花钱，也能看好病

一次"重感冒"很可能是生命的休止符

高血压是无知病

伏案工作者，请注意你的颈部问题

糖尿病患者也可有"甜蜜"生活

乙肝疫苗是支"防癌针"

游泳抚触——送给宝宝人生起点的礼物

正确避孕，女人一生幸福的保证

善待自己，请从妇科检查开始为有源头活水来——关注自我泌尿系统健康

憋尿憋出大"事故"

建立通畅的"废水处理体系"

最健康的尿是略带芳香的

（三）讲师的筛选与培训

缺少优秀的健康教育讲师（以下简称健教讲师）是社区卫生服务机构开展健教的瓶颈之一。一个称职的健教讲师应具备坚实的专业知识且知识面要广，达到所讲内容的专家级水平，还要掌握科普讲座的基本方法，语言表达能力强，富有激情，有较强的组织协调能力及控制场面的能力。一个优秀的健教讲师不仅是科普知识的传播者和健康促进工作者，也是本单位的形象代言人，单纯为了完成健教任务，临时从外聘请讲师的做法只是权宜之计，从长远发展来讲，各个社区卫生服务机构应培养自己的讲师。

【示例三】 某社区卫生服务中心培养健教讲师的方法

1. 先在中心内部进行健教讲师培训。

2. 自愿报名 围绕中心的健教计划，每一位准备 1～2 个讲座题目。

3. 内部试讲 试讲时，现场录像，试讲完后，听众点评，回放录像，连续三次试讲合格者，授予健教讲师称号，获得称号者给予加工资及讲座补贴，并送去进修、深造。常言道：教学相长。一个健教讲师的成长过程不仅给单位、社区居民带来了益处，本人同时也受益匪浅，得到了升华，自我价值也得到提升。该中心经过 5 年的坚持，已授予两批从事健康教育教学的讲师，开发了 16 个健教讲座课程，可随时派出讲师讲课。

（四）讲座场地的选择与布置

1. 场地的选择

（1）交通方便；

（2）场地大小与预计参加人数一致；

（3）如果无电梯，最好楼层不要太高，以便老、弱、病、残上下楼；

（4）音响、电源、照明等设施是否齐全；

（5）场地周围环境特别是噪音能否控制。

2. 桌椅的摆放

参加人数多少不一样，桌椅的摆放形式不一样，讲座的效果也不一样，下面是常用的桌椅摆放方式：

（1）传统摆放法

说明：这种方法空间利用最好，方便观察、讲授，但不利于展开讨论，适用于听众较多的大型健康讲座，见图 3 - 5。

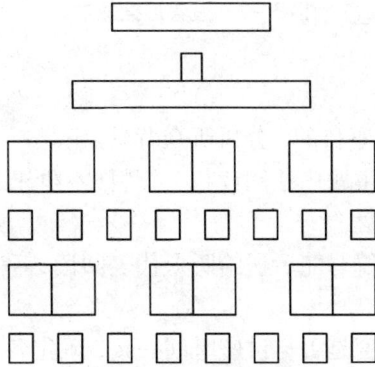

图 3 - 5　传统摆放法

（2）U 字形摆放法

说明：听众互相面对面，讲师走动方便，容易拉近讲师与听众的距离，便于互相交流，见图 3 - 6。

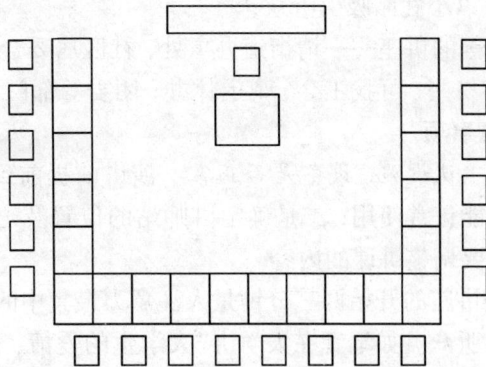

图 3 - 6　U 字形摆放法

（3）鱼骨形摆放法

说明：听众围桌面而坐成一组，这样便于讲课，更便于分组讨论、分组比赛、技能培训，适合人员较少的健康教育，见图 3 - 7。

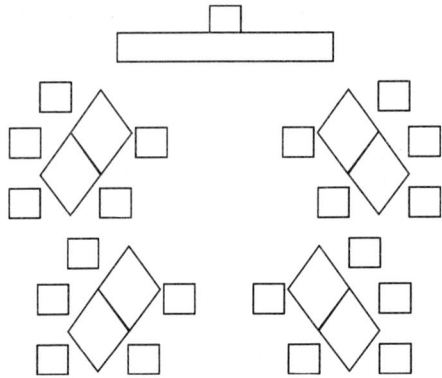

图 3-7　鱼骨形摆放法

(五)演讲稿的准备

第一步：明确讲座主题及讲座目的，分析听众背景。

第二步：主题明确后，围绕主题广泛阅读相关资料(不少于 10 min)。

第三步：先写提纲，后写讲稿。

第四步：检查其通俗性，讲稿写完后送给听众代表阅读，看他能否读懂。

第五步：制作多媒体幻灯片。

第六步：自我试讲，讲稿长度是否与讲座时间一致，确定各章节的时间分配。

第七步：修改完善。

(六)听众的组织

如何按目标人群组织听众来听讲座，这是相当部分机构健教遇到的难题，新成立的机构或还未获得居民信任的机构有几种方法可尝试：

有关妇女保健的讲座——请街道计生办协助；

有关儿童保健的讲座——请幼儿园及小学协助；

有关慢性病的讲座——以小礼品吸引听众；

有关卫生政策、传染病等的讲座——请街道办事处，社区居委会协助，动员楼栋长的力量。如果是单位组织相对容易些，可找工会、离退休办、团委等部门协助。

(七)演讲的技巧及注意事项

1.演讲前应熟悉场地，确认设施、设备是否正常　演讲前提前到现场：一是了解音响、投影、黑板等需要的设施是否能正常使用；二是确定讲师站的位置及走动的路线；三是了解听众的需求情况，以便决定是否要调整讲课的内容。

2.要讲好开场白　一场讲座的开始两三分钟是人注意力最集中的时间，设计一个好的开场白便可以以最快的速度吸引听众。如笔者在大学讲"大学生的爱情、健康、学业"时，一开始就提问："在座的同学，谈过爱或正在谈爱的请举手"，如果举手不积极则反过来问："没有谈过爱的请举手"，因为爱情对成年人来讲是一个经久不衰的话题，一下子就把气氛推向高潮，稍后又要大家讨论"谈恋爱的功能主要有哪些""谈恋爱的副作用有哪些"，这时大家更活跃了，大家你一言我一语，最后总结出20多条功能，10多条副作用，其中副作用自然延伸到"生殖、健康问题"。

3.不宜使用的开场方式

(1)不要一开场就反复述说讲话题目和内容的重要性；

（2）不要一开场就拿腔作调，假装抱歉，要知道站在台上你就是专家，健康这个行业信息高度不对称，你必须负起责任，负责任的人不必用语言作虚假的谦虚；

（3）不要对听众的"重要"人物区别对待，他们都是你的听众；

（4）不要解释你为何讲话；

（5）不要说你选择这个主题有多么艰难。

4. 多举例，而且举名人、明星、本社区大家都熟悉的例子 如妇女保健讲宫颈糜烂如不治疗可变成癌，可举香港明星作为例子；如讲心脑血管疾病的预防，可讲某知名企业家被激烈的竞争和巨大的压力所累，最终导致急性心肌梗死，终年只有40岁。

5. 巧用数字 演讲中巧用数字，对演讲的效果可以起到画龙点睛的作用，化繁杂为简易，便于记忆，直观亲切，利于推广，下面是著名健教讲师洪昭光教授巧用数字的举例：

三个半分钟，三个半小时。

（1）科学家就提出三个半分钟：醒过来不要马上起床，在床上躺半分钟，坐起来又坐半分钟，两条腿下垂在床沿又等半分钟。经过这三个半分钟，不花一分钱，脑缺血没有了，心脏不仅很安全，减少了很多不必要的猝死，不必要的心肌梗死，不必要的脑中风。

（2）三个半小时：就是早上起来运动半小时，打打太极拳，跑跑步，但不能少于三公里，或者进行其他运动，但要因人而异，运动适量。其次，中午睡半小时，下午上班，精力特别充沛，老年人更需要补充睡眠，因为晚上老年人睡得早，起得早，中午非常需要休息。三是晚上6至7时慢步行走半小时，老年人晚上睡的香，可减少心肌梗死高血压发病率。

6. 少用学术词汇，多用通俗语言 曾经有一个笑话，医学院的一位老师"文革"期间下放到湘西，在农民家里吃饭，一天中餐，菜很咸，这位老师就开玩笑："洪大姐，你今天的菜里怎么放了那么多氯化钠。"洪大姐以为氯化钠是毒药，她觉得很冤枉，赶忙解释："我怎么会往菜里放毒药呢？我和你无冤无仇，我要害死你干什么呢？"健康科普讲座和学术讲座的最大的差别就是通俗易懂，如我们讲高血压的防控时，食盐每天的量为6克，但家里不可能用天平去称，改用6克相当于一个啤酒瓶盖子的量，就便于操作了。

7. 巧用名人名言、顺口溜、格言、谚语 如：①酒为百药之长，饮必适量，一杯酒是健康，两杯酒是快乐，三杯酒是放纵。②祸从口出，病由心生。③房宽地宽，不如心宽。④怒伤肝，苦伤心，悲忧惊恐伤命根。⑤恶习是病根，病根去，健康来。

8. 结尾与答疑 结尾一定小结，但小结要简明、精炼，并指明今后的行动方向，千万不要使用"讲的不好，请大家原谅""水平有限，浪费大家宝贵的时间"等语句。

演讲之后，答疑是必不可少的一部分，答疑的原则为：倾听、建立与听众的联系、预见和分析问题、澄清问题、耐心解答。

（张银华）

【思考题】

1. 患者，男，35岁，脂肪肝，右上腹胀闷，纳差，口苦，乏力，睡眠欠佳，平时饮食不规律，饥饱无时，吸烟约12支/日。请根据患者情况，运用所学知识为患者制定一份健康教育计划。

2. 请使用健康信念模式理论，从感知疾病威胁的角度分析"普通感冒""艾滋病"的易感性和严重性。

第四章　以社区为中心的护理

第一节　概　述

一、以社区为中心护理的基本概述

（一）社区护理的概念

社区护理是由护理学和公共卫生学理论综合而成，用以促进和维护人群的健康。它的实践范畴不局限于某些特别的年龄群或各种疾病，而是提供连续性的、动态的全科性质服务。它的主要职责是将人群和其生存的环境视作一个整体，使用健康促进、健康维护、健康教育、管理、协调和连续性照顾，直接对社区内个体、家庭、群体和环境进行护理，使全民达到健康。

社区护理基本概念包括了 3 个方面：预防、保护和促进。预防指如何防止疾病和伤害发生，保护指保护群众免受环境中有害物质的侵袭；促进指安排一些活动增进社区人民健康。

（二）社区为中心护理的特点

1. **以健康为中心**　社区护士应动员所有居民主动地改变社会环境，建立健康的生活方式和预防疾病，帮助居民学会提高慢性病患者和临终患者生活质量的方法。

2. **以人群为主体**　社区护理的基本单位是家庭和社区。利用护理程序对社区进行健康护理，了解社区整体的健康水平，明确社区健康诊断，制定社区健康规划。

3. **综合性护理**　就服务对象而言，不分年龄、性别，不论疾病类型；就服务内容而言，含有疾病治疗、预防和保健；就服务层面而言，包括生理、心理和社会3个方面；就服务范围而言，包括个人、家庭和社会。

4. **连续性服务**　社区护士为个人、家庭提供连续性护理，不因单一疾病的治愈或转诊而中止，也不受时间、空间的限制。

5. **协调性服务**　社区护士必须与各种各样的人、团体、组织等有效合作，必须利用医疗、家庭、社会资源来提供医疗、预防、精神、护理、康复、经济等多方面的资源。

6. **可及性护理服务**　包括方便利用医疗设施、固定的护患关系、有效的预约系统以及上班外的服务、护患关系心理上的亲密程度、经济上的可接受性及地理位置上的接近。

7. **个体化护理**　以尊重人的个性和权利为特征的人性化护理。

8. **有较高的自主权和独立性**　社区护理工作范围广，护理对象繁杂，需要社区护士独立判断现存的和潜在的健康问题，因此社区护士有较高的自主权，应具备较强的独立判断和解决问题的能力。

二、以社区为中心护理的工作内容和服务方式

（一）以社区为中心的护理工作内容

社区保健服务中心是直接提供群众公共卫生护理的服务单位，而其护理人员亦是公共卫生团体中与群众接触最频繁的人员，以社区为中心护理的工作内容主要有以下方面

1. **社区健康护理**　对社区卫生环境和社区人群的健康进行管理，收集整理及统计分析管辖区内群体健康资料，了解社区群体健康状况及分布情况，注意发现社区群体的健康问题和影响因素，参与监测影响群体健康的不良因素，参与处理和预防紧急意外事件。

2. **家庭健康护理**　通过家庭访视和居家护理的形式深入到家庭，不仅对家庭中的患者或有健康问题的个人进行护理和保健指导，还应注重家庭整体功能的健康、家庭成员间是否有协调不当的问题、家庭发展阶段是否存在危机等，对家庭整体健康进行护理。

3. **重点人群健康的保健指导**　侧重于社区中重点人群的日常生活与健康，利用定期健康检查、家庭访视、居家护理等机会，对社区的儿童、妇女、老年人进行保健指导。

4. **健康教育**　运用护理程序，通过举办学习班、发放宣传资料和小组讨论等多种方式对社区居民进行教育。健康教育对象以群体为主，也包括个人。

5. **计划免疫与预防接种**　参与完成社区儿童的计划免疫任务，进行免疫接种的管理与实施。

6. **定期健康检查**　对社区居民进行健康普查（体检）、管理和辅助医师诊查，并对相应问题给予生活指导与保健指导。

7. **居家慢性病患者、残疾人和精神障碍者的护理**　为已诊断明确的居家患者提供基础或专科护理服务，进行精神卫生护理、慢性病防治与管理、营养和饮食指导，为患者及家属提供护理服务及健康教育。

8. **传染病的防治**　护理人员参与社区传染病的预防与控制工作，对社区居民进行预防传染

病的知识培训,提供一般消毒、隔离技术等护理指导与咨询。

(二)以社区为中心的护理服务方式

1. 综合性方式 综合性的公共卫生护理方式采取"社区管理"的不分科护理方式。此种护理方式即由社区护理人员负责该区域与健康有关的一切问题,包括社区的护理评估、护理诊断、护理计划、护理实施及护理评价;而其服务对象则包括各年龄层、各社会阶层的人口群体,以及各种潜在或已存在的健康问题。

(1)优点

1)护理人员容易与家庭建立专业性人际关系,并取得家庭的信任。

2)由于对该社区有较深入的了解,因此社区护理人员更容易发现群众的真正问题,而所提供的服务也能更满足群众的健康需求。

3)可减少对社区和家庭的干扰。

4)可减少护理人力资源的浪费。

5)社区护理人员较能以"家庭"整体为中心来考虑健康需要。

(2)缺点:护理人员不可能样样专精,因此当其遇到无法解决的问题时,容易受到资源、知识和技能等方面的限制。

2. 分科的方式 分科的社区护理方式根据护理业务的特性来分配工作,每一个护理人员均负责某一特定业务,例如家庭计划、结核病防治等。

(1)优点:护理人员容易对其所负责的业务专精而成为该方面的专家。

(2)缺点:每个护理人员提供的护理服务内容较为单一,因此不能最大限度地利用护理人力资源。

三、以社区为中心的护理管理

社区护理管理是护理管理者行使职权,促进社区护理工作者在社区护理服务中遵循科学发展规律,做到有章可循,制度与流程健全,为居民提供优质服务的管理过程。

(一)组织机构

社区卫生服务中心和社区卫生服务站的护理组织机构按2002年《社区护理管理的指导意见(试行)》的规定设置。社区卫生服务中心根据中心的规模、服务范围和工作量设护士长和总护士长,负责中心的护理管理工作。一般超过3个单元(包括管辖的卫生服务站)的中心应设总护士长。护士的数量根据开展业务的工作量合理配备。

社区卫生服务站设护士长(或组长),负责站的护理管理工作。站的护士长接受所属中心护理组织机构的管理,由医疗机构派出或设置的社区卫生服务站受所属医疗机构护理部门的管理。

(二)社区护士的任职条件

社区护士是指在社区卫生服务机构及其他有关机构从事社区护理工作的护理专业技术人员。《社区护理管理的指导意见》中明确规定社区护士的任职条件为以下3点:

1. 具有国家护士资格并经注册。

2. 通过地(市)以上卫生行政部门规定的社区护士岗位培训。

3. 独立从事家庭访视或居家护理工作的护士,应具有在医疗机构从事临床护理工作5年以上的工作经历。

(三)社区护理管理工作的考核与监督

建立健全社区护理考核与监督的相关制度,考核与监督的评价指标包括:

1.居民对护理服务的满意率。

2.居民对护理服务的投诉率。

3.社区护理差错、事故的发生率。

4.社区护理服务的覆盖率。

5.空巢老年慢性病患者访视率、居家护理率。

6.家庭护理病历建档率、护理计划与患者实际符合率。计划包括评估、诊断/问题、措施和效果评价。

（四）社区护理伦理准则

社区护理伦理准则表明社区护理专业的基本价值以及社会所赋予的、专业所承担的职责。社区护士在进行社区护理工作中应遵循以下准则：

1.忠诚护理事业，全心全意为维护社区人群的健康服务。

2.树立高尚的精神境界和信念，以救死扶伤和维护人群健康为天职，时刻把社区居民的利益放在首位；对待工作认真负责，一丝不苟。

3.全面履行社区护理工作者的责任和义务，有强烈的社会责任感，踏实努力工作。

4.不受宗族、国籍、信仰、年龄、性别、教育程度、经济收入、政治或社会地位的影响，对服务对象一视同仁。

5.尊重社区人群的生命、权利和尊严；尊重社区人群的信仰、价值观和风俗习惯；尊重社区人群的基本需要和愿望。

6.保护服务对象的隐私，谨慎地使用护理对象的资料；执行护理工作时应确保护理对象的安全。

7.与医疗、预防保健以及社区各级各类人员密切合作，有良好的团队合作精神，群策群力，共建健康社区。

8.以科学为依据，实事求是，为居民提供优质服务。

9.积极参加科研工作，拓展及提高护理知识和技能，勤奋学习，不断进取，努力创新。

第二节 社区健康与护理程序

一、社区健康

（一）健康的概念

人类社会生产力的发展带来了科学技术的发展和物质生活水平的提高，健康话题日益受到人们的普遍关注，现代医学从单纯的想要消灭全部疾病转变为以研究如何促进健康为主的科学。健康，最有影响的健康的定义是 WHO 于 1948 年颁布的 WHO 宪章中给出的"健康不仅是没有疾病和病症，而且是一种个体在身体上、精神上、社会上完全安宁的状态"。积极的健康观应包括躯体健康、心理健康、社会适应能力良好和道德健康四方面的内容。健康包括个体、家庭和社区的健康。社区的健康是由社区中的个人和群体共同努力实现的，可以通过评估社区居民的生理、心理、文化以及社会环境等因素，制定健康目标而达成。

（二）健康与疾病的关系

1.相对的健康和疾病观 人体生命的健康与疾病问题是一个涉及面广、影响因素多的复杂问题，即使我们将研究范围从生命科学领域中划定为人体生命科学，又从人体生命科学研究内容里集中于健康与疾病问题的研究，但这一问题仍然还是无法脱离复杂的范畴。健康与疾病是

2 个相对而言的概念，两者之间不存在截然的分界线，健康和疾病是一个连续体，最佳的健康状态在一端，死亡在另一端，中间呈现过渡状态。因此，从整体观点来衡量健康与否显得尤为重要。卫生服务不仅是对疾病的治疗，还应该向连续体健康的一端靠近，促进个人、家庭和社区的健康程度。

2."亚健康"状态　亚健康状态是指人体处于健康和疾病之间的一种状态。处于亚健康状态者，不能达到健康的标准，表现为一定时间内的活力降低、功能和适应能力减退的症状，但不符合现代医学有关疾病的临床或亚临床诊断标准。亚健康状态下的人会感到身体上或身体上的不适，可能会出现失眠、精神不安、记忆力下降、注意力不集中等表现。长期处于亚健康状态的人们会对生活、工作带来负面影响，并有可能发展成多种疾病，是医学研究的新课题。

(三)社区人群主要不良健康行为与护理干预

1. 吸烟

(1)吸烟对吸烟者的危害主要包括以下几点：①癌症：吸烟是肺癌的最主要原因，吸烟者患肺癌的危险性是不吸烟者的 15～25 倍。吸烟也可以引起身体其他部位的癌症，如口腔、喉、食管、肾、膀胱肿瘤等。②冠心病：吸烟者易发生冠心病，常见于 35～64 岁。③慢性阻塞性肺疾病：据报道，80%～90% 的慢性阻塞性肺疾病是由于吸烟引起的，其死亡率与每天的吸烟量呈明显剂量关系，并与开始吸烟年龄、吸入深度有关。④其他疾病：吸烟与其他心血管疾病如中风、外周血管病、动脉硬化等有关。

(2)对被动吸烟者的危害：①母亲吸烟对胎儿的影响：妊娠妇女吸烟易导致胎儿缺氧，使流产率增加 10 倍，增加早产儿、新生儿的死亡，胎盘早剥等。②被动吸烟对儿童的影响：父母吸烟影响婴儿生长发育，增加患病率，增加婴儿猝死率，而且是中耳炎的危险因素。

(3)控烟方法

1)公共政策：中国政府在禁烟方面已颁布了一系列法律、法规，包括：制定提高烟税和价格的政策、禁止向未成年人销售烟草及制品、全面禁止烟草广告和促销活动等。

2)不吸烟者：控烟工作对于不吸烟者来说，是使他们充分认识吸烟的危害，增强抵制吸烟诱惑的能力。控制青少年吸烟，是控烟工作最有效的措施，这能起到切断烟民队伍，釜底抽薪的作用。还可以通过赞同不吸烟的青少年干预其吸烟的父母、亲友的吸烟行为，以创建无烟家庭和无烟社区。

3)吸烟者：对于吸烟者来说，应通过分析利弊，逐步增强其对戒烟的决心。要使戒烟工作富有成效，必须根据吸烟者所处的心理状态阶段采取相应措施。①没有戒烟愿望阶段：不要给予过多的吸烟危害劝告，以免造成逆反心理反而达不到预期效果；因此，在这一阶段，不仅是简要地让吸烟者去思考吸烟的利弊，还应在他们有需要的时候再进一步提供帮助。②犹豫不决阶段：这时候需要帮助其认清吸烟的利弊并解决一些困惑及问题，如戒烟后造成体内失衡，反而导致癌症发生；戒烟造成体重增加；戒烟产生戒断症状等。帮助的技巧在于开诚布公地与吸烟者讨论吸烟的利弊，启发"自我意识"和"自我评价"，认真听取吸烟者意见，允许吸烟者在戒烟前有充分时间考虑是否戒烟，让吸烟者自己作出抉择，用这种方法让吸烟者产生戒烟的动机从而主动戒烟。③准备戒烟阶段：这阶段需要为吸烟者提供更积极的干预方法，帮助克服戒断症状和给予更多的支持，目的是为吸烟者提供戒烟方法及巩固戒烟的成果。常见的戒烟方法有行为技巧、认知策略、替代疗法等。

① 行为技巧：包括推迟、回避和分心。

推迟：尽力推迟吸烟一直到一阵烟瘾过去。推迟是一种策略，是用以降低由戒烟引起的焦虑和恐慌的最有效办法。如当吸烟的朋友聚会或其他特定环境可以诱发烟瘾时，可暂时离开引起烟瘾的场所。

回避：戒烟的最初两周往往是最易复发的危险期，你应避免接触主要的刺激物或场所，如避免会见吸烟朋友、参加宴会、俱乐部，避免生气或悲伤事件。烟瘾通常仅持续数分钟，这时你可以通过与朋友打电话、饮水、散步、淋浴等活动分散对烟瘾的注意力。

分心：在戒烟开始的1~2周内，往日与吸烟密切相关的情景会不断促使你继续吸烟，因此改变生活方式，如饭后散步、饮茶等将有助于戒烟，这需要得到家庭、朋友或同事的支持。其他帮助新戒烟者的策略还有：不饮咖啡，多饮果汁和茶、不饮或少饮酒、增加体育锻炼等。

② 认知策略：烟瘾大的吸烟者戒烟会产生程度不等的痛苦和焦虑感，戒烟者应提醒自己吸烟可能导致的严重后果，回忆同事或长辈由于吸烟过早地离开这个世界的遗憾以增强自己戒烟的决心。对一些曾经有一次或一次以上戒烟后又重新吸烟的戒烟者会感到复吸是不可避免的和无法控制的，重要的是要使戒烟者认识到这绝不是再次复吸的先兆，复吸仅仅作为学习的经验，要以此为教训，重建信心，相信自己完全有能力控制自己的行为。

③替代疗法：中度或重度尼古丁依赖者会在开始戒烟的最初2周内出现戒断症状，可采用尼古丁替代疗法，常用的有尼古丁口香糖和戒烟皮肤黏贴剂等。使用尼古丁口香糖的要点是：使用前应终止吸烟；医师建议吸烟者非睡眠时间每小时咀嚼1片尼古丁口香糖，或者每天至少8~12片。使用尼古丁皮肤膏药的特点是：成功率高于安慰剂两倍；可减弱烟瘾及戒断症状，尤其在情绪低落时候；主要不良反应是皮肤轻微的瘙痒及睡眠障碍；与尼古丁口香糖比，容易使用且有效；使用前应终止吸烟，并在戒烟当天开始使用；仅用于尼古丁依赖者。

4)戒烟后应注意的问题：①做好两方面的心理准备。第一，不要将戒烟看作只是一种个人行为，仅仅强调个人意志并不能彻底戒烟，借鉴人们已经确立了的一套行之有效的戒烟方法更能顺利戒烟。第二，即使戒烟失败也不要气馁，要把戒烟看作是一个"过程"，要成为一个终身戒烟者，需要不断练习和积累经验，只有经历了多次失败后仍不灰心者，才有可能最终取得成功。②避免引起复吸的高危情形。情绪不良(如生气、受挫折、压抑、厌烦)；与人争执时(如家人或同事)；社会压力，可以是直接来自某个人的压力，也可是间接来自某个有吸烟者存在的场合的压力，如聚会；饮酒或进食；晚餐后在家休息时。

2. 酗酒

(1)对健康的危害：①酒精依赖综合征：酒精依赖是一种特殊的心理、生物学状态，即存在非饮酒不可的心理。为得到酒可不择手段，甚至不考虑后果，不饮或少饮酒可出现躯体或(和)精神戒断症状。②神经功能障碍和损害：酒精引发的神经功能障碍和损害多呈亚临床状态，需要用心理、神经行为功能测试和神经传导测定方可检出。有害饮酒和酒精依赖者可出现急性戒酒综合征、戒酒癫痫发作、大脑萎缩性痴呆、小脑退化、末梢神经病等神经系统隐患。③阻塞性睡眠窒息：酒精可选择性抑制颏舌肌功能和呼吸刺激的兴奋性，即使睡前少量饮酒也足以引发或加重阻塞性睡眠窒息。此窒息可因其造成的缺氧和二氧化碳潴留激起自主呼吸运动停止。阻塞性睡眠窒息可成为急性酒精中毒致死原因。④酒精性肝病：过量饮酒可引起急、慢性酒精性肝炎、酒精性脂肪肝、酒精性肝纤维化症以及酒精性肝硬化等。上述酒精引起的肝脏损伤统称为酒精性肝病。⑤缺血性心脏病：酒精可直接损伤心肌、心肌动脉诱发心律失常，干扰体内矿物质代谢，与高血压关联等，重度饮酒和酒精依赖者患缺血性心脏病的危险性增加。⑥癌症：已有充足的流行病学研究资料证明，饮酒与口腔、咽、喉、食管、直肠等部位癌症存在明显相关。吸烟和饮酒对口腔和咽部癌症发生具有协同作用。⑦对子代影响：酒精有致畸性和胚胎毒性作用，妊娠妇女饮酒，虽饮酒量比酒精依赖妇女少得多，但仍能观察到妊娠结局方面的一些异常，如自发性流产、低出生体重、发育不良、先天性畸形及行为障碍等。⑧伤害：饮酒是机动车伤害、意外跌落、火灾、溺水等意外伤害常见危险因素，饮酒与自杀、自伤也存在某种关联。⑨社会问题：饮酒引起的社会问题以家庭不和、家庭破裂较为常见，其次是引发工作上的差错以及打架斗殴、抢劫等扰乱社会治安事件，饮酒还与虐待儿童等事件有关联。

（2）预防

1）加强健康教育：控制饮酒危害的健康教育工作应从培养健全的人格、提高人口素质、促进人口健康入手，立足社区，利用多种宣传媒介提高居民对饮酒危害性的认识，进行知 - 信 - 行教育，提倡文明、有节制地饮酒，建议孕妇完全禁酒。

2）进行酒精依赖性疾患识别测验：饮酒者常难以准确提供饮酒频率和数量信息，可以用酒精依赖性疾患识别测验问卷对其进行饮酒行为评分，以确定其是否存在"不良饮酒""酒精依赖"和"有害饮酒"。问卷得分大于或等于8分为阳性。1~3项评分高，示"不良饮酒"；4~6项评分高，示"酒精依赖"；7~10项评分高，示"有害饮酒"。

3）纠正不良饮酒行为：①控制饮酒：应在做好酒精依赖者戒酒治疗的同时，将防治重点放在尚未出现滥饮或依赖，而有"不良饮酒"和"有害饮酒"的人群。对此类人群的工作重点是限制饮酒，如指导他们不饮酒或适量饮用低度酒、不空腹饮酒、不饮闷酒或赌气酒、不边饮酒边吸烟，酒后不能驾车、骑车。患有高血压、心脏病、肝病、胃溃疡以及肾脏等疾病者应忌酒。服用阿司匹林、保泰松、降糖灵、格列本脲（优降糖）、苯巴比妥等药物者更不能饮酒。②通过简单干预和激励性咨询以及药物戒酒等措施，使其改变不良的行为。简单干预的基本内容是：告诉饮酒者使用酒精对健康的影响和潜在的危险，为饮酒者改变行为设立目标或提供选择和随访。在具体工作中应注意方法和策略，如将酒精危害和饮酒者健康状况评价结果告诉其配偶、家人，请他们给予配合。避免使用"酗酒""酒瘾"等可能使饮酒者觉得具有侮辱性的词语，用富有关爱和同情心的方式交谈，注意年轻人的逆反心理。免费赠送宣传手册，建立评价和咨询记录档案以及尊重个人隐私权，为戒酒者提供口感和成分与酒精饮品项接近的去醇饮料等。

4）戒酒的单方、验方：有多种，如"酒仙乐"（又名解酒灵）。其药方由人参、天麻、黄连、黄柏、葛根、枳椇子、延胡索、麝香等20多味中草药组成，经加工制成小瓶粉剂，每瓶含量1.5 g。用法为：每次1瓶，可在饮酒前、饮酒后或饮酒时，用白开水送服。也可用葛花15 g、枳椇子15 g、砂仁10 g、草寇10 g，水煎服，每天服2~4次。还可选用葛花15 g、砂仁10 g、草寇10 g、木香10 g、茯苓15 g、人参10 g、白术10 g、青皮10 g、陈皮10 g，水煎100~200 mL，每天服2~4次。

3. 睡眠不足

（1）对健康的危害："健康的体魄来自睡眠"，没有睡眠就没有健康。睡眠对于人体健康和学习、工作效率的关系是极其密切的。睡眠不足，不但身体能量消耗得不到补充，而且由于激素合成不足，会造成体内内环境失调。更重要的是，睡眠左右着人体的免疫功能。足够的睡眠有益于健康，但也有一定限度。过之则为害，睡眠太长整个中枢神经系统处于长时间抑制状态，人体各器官功能就会减退，祖国医学有"久卧伤气"之说。有资料证明，成年人每晚睡眠时间超过10h的死亡率比只睡7~8h的高80%，而睡眠不足4h的比睡眠7h的死亡率也高80%。因此，适度睡眠才有益于健康长寿。

（2）预防：预防睡眠障碍，提高睡眠质量方法如下

1）环境要求：局势要安静、温度、湿度要适宜。有条件者尽可能让孩子独居一室。如果同住一室，应与孩子一起上床就寝，不要看电视、放音乐，避免噪声吵闹。

2）床铺和枕头适宜：床铺选择以软硬适中为宜。未成年孩子，因骨骼尚未发育完全，可塑性极强，长期睡软床，容易导致胸腰部骨骼畸形。当然，硬板床对全身肌肉松弛也不理想。棕

棚床既柔软，又有一定的弹性，比睡钢丝床、硬板床都好。枕头选择，除了枕套美观外，还应有适宜厚度、弹性、透气性等。枕头的高低，随各人体型、习惯而异，一般离床面 5~9 cm 为宜，过高不好，过低也不好。

3）睡眠习惯：①睡觉前不宜吃过饱，因为睡眠时，消化功能减弱，吃多了会加重消化器官负担，影响睡眠。更不能在临睡前吃糖、喝浓茶、饮咖啡、吸烟、喝酒。②睡觉前刷牙，晚上刷牙比早上刷牙更重要。睡前刷牙不仅有利清洁口腔，保护牙齿，而且对安稳入睡也有好处。③睡前梳头，能刺激头皮，加速血液循环，保证头发营养供给，起到护发作用，更重要的是有助入睡。④睡前不宜看书，睡前不能躺着看书，否则不仅会引起或加深近视，而且易导致失眠。

4）睡眠姿势：正确的睡眠姿势，一般主张向右侧卧，微曲双腿，全身自然放松，一手屈肘放枕前，一手自然放在大腿上。这样，心脏位置较高，有利于心脏排血，有利于食物在肠道内运动，更重要的是有更多血流流过肝脏，对健康有利。

中老年人预防失眠，临睡前可热水坐浴、泡足，然后喝一杯热牛奶，有助于睡眠。必要时可以在医生指导下服药以助睡眠。

二、护理程序

护理程序作为一种系统的、科学的工作方法，同时又是一个综合的、动态的、具有决策与反馈功能的过程，是社区护理实践的工作指南。由于社区护理工作更加强调整个社区的综合健康，因此，为社区提供有效的护理服务应该是一个以社区健康评估和社区健康需要分析为依据，并在此基础上发现社区人群的健康问题，形成社区护理计划，进行社区护理干预，评价干预效果的系统维护过程。

(一)社区护理评估

评估是一个有计划和系统的收集资料的过程，是整个护理程序的基础。要实现护理程序的目标，提高社区护理的有效性，就必须对社区人群的健康状况、健康需求、健康服务以及影响健康的各种因素进行系统、准确、全面的分析和评估。

1. 评估的目的

(1)掌握社区人群的基本健康状况和主要的健康问题，确定社区护理服务对象，并为正确做出护理诊断提供依据。

(2)了解社区的功能状态，发现有利于或有害于社区人群健康的因素。

(3)了解社区居民卫生保健知识的水平以及健康信念和价值观变化的变化情况，以及他们关注的重点。

(4)明确社区内的文化差异、社区所具备的能力、社区的监控需求等，并排出优先顺序。

2. 确定社区护理对象　一个社区包括了社区的自然和社会环境、社区的组织机构、社区人群、社区的家庭等，这些都可以看做是社区的护理对象。通常是把社区内有共同亟待解决问题的群体作为主要护理对象，儿童与青少年、妇女、老年人是社区护理中的经常性护理人群。

3. 收集资料　正确的评估是建立在对资料进行完整收集的基础上的，而社区护理评估实际上也就是收集与社区实际存在和潜在健康问题有关的资料全过程。

(1)收集资料的内容：收集资料要客观和全面，表达应能准确定量或定性。对于个人来说，资料内容主要包括对个人主观感受的了解和对个人的客观调查与检查等。对于家庭来说，主要包括家庭基本状况、家庭结构、家庭功能、家庭发展阶段和家庭资源等。而对社区来说，则主要包括社区人群基本情况和健康状况，社区地理环境和居民居住状况，社区社会系统等，这里主要讨论社区评估资料的收集内容。

1）社区地理环境和居民居住状况：包括社区的地理特点、地理位置和周边环境，以及环境中的主要污染物和污染来源、自然气候条件、动植物分布特点（如传染病生物媒介或动物宿主的活动与生长繁殖周期等）、人为的环境设施、居民的居住条件和卫生状况等方面的资料。

2）社区人群基本情况：包括人口数量和人口密度、家庭数量、人口的基本组成（如年龄、性别、职业、文化程度、民族等），以及人口增长趋势与流动（如人口的出生和自然增长、老龄化趋势、流动人口数量和流动速度等），人群受教育情况（如社区人口中各种文化程度的分布、教育资源分布、适龄儿童入学与辍学情况、政府教育经费投入等），人们社会观念及行为生活方式发展变化等方面的资料。

3）社区人口健康状况：包括社区居民的死亡谱和疾病谱，疾病的地理、时间分布，社区人口的死亡、死因构成，发病、患病、意外伤害等情况，职业人群的健康与职业防护等方面的资料。

4）社区社会系统：如政治、法律、经济、基础生活设施、教育和文化、卫生保健、交通通讯、娱乐和体育、宗教等方面。作为社区护士，应重点收集社区健康服务和社会服务资源的资料，以及社区经济状况与就业状况的资料。

① 社区健康服务机构：是指医院、诊所、急救站、社区卫生服务中心等机构。评估的内容主要包括这些机构的数量和它们在社区内的位置和分布的评估。服务评估，如服务项目、费用、时间、服务治疗、服务对象满意度；资源评估，如人员、设备、经费和资源分配；就诊人员评估，如就诊人员的主要特征、地理分布、单位时间的就诊人数等方面。

② 社会服务机构：是指提供社会咨询服务，提供社会支持，提供人们衣、食、住、行服务，以及满足人们特殊需要的机构。评估的主要内容有：社会服务机构或组织的数量与分布，服务机构的功能运行情况，如人员结构、财力和物力支持、服务范围、服务费用和时间，政府官员和社会组织对大众健康的关心和对居民健康保健工作的支持程度等；社区的通讯和大众传播网络的覆盖与服务情况，安全保护性服务机构的情况，如消防、警察、执法效率、饮水安全、环境监测与保护等；社区交通服务设施和机构的情况，如交通的种类及使用方便程度，服务质量以及人们支出的费用等；社区的商业、文化、娱乐、休闲、体育、健身等服务设施和机构的情况等方面。

③ 社区经济状况：重点评估居民的收入和支出水平，掌握家庭平均收入和个人平均收入的数据，收入在当地处于贫困线以下的家庭和个人的数据，并掌握居民家庭的各项主要支出，如生活基本消费支出、教育支出、医疗支出、住房开支、通讯支出、娱乐休闲支出等比例。

④ 社区就业状况：评估内容主要有就业人员、无业人员、下岗人员、退休人员的分布数量、各种职业人员的分布数量、残疾人以及刑满释放和解除劳教人员的就业状况等。

（2）收集资料的方法

1）查阅社区现存资料：即利用社区有关部门或组织的现有资料寻找可能影响社区健康的因素，如人口普查、生命统计、疾病统计、统计报表、调查报告、会议记录等资料，还可在有关的期刊、杂志、报纸以及互联网络等媒体上查询。

2）观察：是指用一些非正式的方法，如周游、浏览、个别交谈等，通过评估者的自我感觉去了解社区的基本情况。

3）调查：是指用比较正式的科学方式，即根据周密的计划设计，运用普查、抽样、问卷、信访、检测等方法收集客观的第一手资料。通过调查，可以帮助社区护士确认影响社区健康的主要危险因素以及导致社区疾病发生和流行的因素。

4）社区讨论会：是指给社区成员提供一个发表意见和建议的机会，以帮助社区护士了解社区居民自我确认的最主要健康需求，社区居民对社区问题的看法与态度，人们参与社区活动的积极性以及人群中的某些特殊话题等。

（二）社区护理诊断

作出社区护理诊断是应用护理程序的第二步，进行护理诊断首先是全面分析评估收集的资料，进而确定社区护理问题并提出护理诊断，然后再将所作出的护理诊断进行排序。

1.分析资料

（1）分析整理资料：按照社区人口的基本情况和组成，人群健康状况、社区环境状况、社区健康资源状况等方面对收集来的资料分别加以归纳整理，并将整理后的资料和数据用统计表格的形式表现出来，以便于下一步进行统计分析。

（2）分析内容：将已经归类整理出来的资料和数据再进行相关的统计学处理，用一些特定的量化指标，如平均数指标、变异度指标、率、比等对社区存在的主要健康问题和各种影响健康的危险因素作进一步的确认和比较，比较时可参考当地过去的同类指标、正常人群的参考值或省（市）、国家的有关标准，得出初步的推断结论，并形成护理诊断。分析的内容一般主要包括：

1）描述社区的环境危险因素：常用的分析指标有不同区域环境污染物的主要种类、浓度及比较；空气、饮用水和食物的卫生质量；当地居民家庭和个人高、中、低收入的比例；一些主要的不良行为生活方式的表现以及在人群中的出现比例；人均住房面积等。

2）描述社区人群的基本情况：常用分析指标有人口的年龄、职业、受教育程度、民族等方面的构成比例；人口密度指标；人口自然增长率、平均寿命等。

3）人群生理与心理的危险问题以及健康需求方面：常用分析指标有不同行为模式（如 A 型行为）的人群所占比例；待业或下岗人员比例；青少年犯罪率；自然发生率；离婚率；疾病就诊率。

4）社区的社会支持系统功能：常用的分析指标有政府对卫生保健事业投入的人均费用；社会各组织和团体对卫生保健事业的支持（折合费用）等。

5）社区的健康资源和公共基础设施方面：常用的分析指标有本社区卫生服务从业人员与本社区人口数的比例；人均卫生资源占有率；每万人救护车台数；每百人电话和报刊订阅的数量等。

6）社区人群的各项疾病和生命统计指标：常用分析指标有患病率、死亡率、婴儿死亡率、孕产妇死亡率、出生率、传染病发生率、伤残发生率等。

在分析时既要横向比较，即与其他地区或国家的同类指标水平进行比较，同时还应纵向比较，即与本社区近些年来同类指标的水平进行动态分析比较。

2.作出社区护理诊断　作出社区护理诊断实际上是确定社区护理问题的过程，诊断的重点放在社区健康，诊断的基础是社区评估资料的分析结果而不是临床观察结果。

（1）社区护理诊断的陈述：对社区护理诊断的陈述可以按照北美护理诊断协会（NANDA）的诊断陈述模式进行，即 PES 模式。在社区护理诊断中，P（problem）代表社区健康问题；E（etiology）代表原因；S（symptoms or signs）代表表现。但目前的趋势是诊断表述越来越简单化，即采用 PE 公式或 SE 公式，在进行护理诊断时应掌握灵活性。

（2）社区护理诊断的排序：在制定护理计划时，需要根据所判断的健康问题的轻重缓急和护理工作者解决问题的难易程度对护理诊断进行排序，可以根据莫克、斯坦诺普以及兰凯斯特等人提出的优先顺序与量化准则排序，也可采用三级排序法。

1）莫克排序法：主要根据以下 8 条原则总和分析进行排序。

①社区对健康问题的认知程度：如果居民对某种健康问题的严重性认识越深刻，要求解决的愿望就越迫切。

②社区对解决问题的动机：即居民要解决的问题主要出自于何种目的。

③社区健康问题的严重性：即造成的影响范围、致死致残程度、经济的损失。

④社区的可利用资源：即能否为所要解决的问题提供便利条件和必要的支持。

⑤采取措施的预防效果：即出现的问题是否得到了早期的处理。

⑥护士解决问题的能力：即护士对于解决某一问题所具有的知识和技能水平，以及护士对问题的熟悉程度和解决的熟练程度。

⑦现有的健康政策和目标：即社区护理的目标是否与政府当前的健康相关政策和目标一致，它将直接影响到护士在社区中是否更容易获得相关的人力、物力和财力的支持。

⑧解决问题的快速性和持续的效果。

排序的步骤为：①列出所有需要诊断的问题。②决定在解决每个问题中上述8项内容所占的比重（可由社区护士自行调整），0代表不重要，不需要优先处理；1代表比较重要，可以处理；2代表非常重要，必须优先处理。③评估者自我评估每个诊断的重要性。④统计每个问题的得分总和，分数越高越需优先处理。

例如某社区护士通过对所在社区进行评估，对下列问题需要作出诊断排序：小学生和初中生迷恋网吧、青少年吸烟率上升、下岗工人健康状况明显下降、小型私营企业劳动防护条件差。用莫克排序法进行排序见表4-1。

表4-1　莫克排序法对某社区健康问题诊断排序

健康问题	社区对问题的认识	社区动机	问题严重性	可利用资源	预防效果	护士能力	政策	快速与持续	总和	诊断排序
小学生和初中生迷恋网吧	1	0	1	1	1	1	2	1	8	3
青少年吸烟率上升	0	0	1	0	1	1	1	0	4	4
下岗工人健康状况明显下降	2	1	2	1	1	2	2	1	12	1
小私营企业劳动防护条件差	1	0	2	1	1	2	2	1	10	2

2）斯坦诺普-兰凯斯特（Stanhope & Lancaster）排序法：斯坦诺普和兰凯斯特对社区诊断的排序步骤与默克发基本相同，但该方法将"资源"单独提出作为其他7个部分的组成成分和权重系数，以突出资源对实施社区护理计划的重要性。比如某部分的比重为 n 时，再用资源的分值 m 乘上该部分的比重，所得结果即为该部分的所得分数。注意：应根据实际评估来确定。该方法排序的基本形式见表4-2。

表 4 – 2　**Stanhope & Lancaster** 法对社区健康问题诊断排序表

健康问题	社区对问题的认识	社区动机	问题严重性	预防效果	护士能力	政策	快速与持续	总和	诊断排序
	①②	①②	①②	①②	①②	①②	①②		
1.									
2.									
3.									
…									

注：①为比重；②为资源。

3）三级排序法：主要根据对居民健康威胁程度的大小进行排序。这种方法的最大特点是比较简便，容易掌握，但缺乏定量描述。

①首优诊断：把对社区居民生命财产有直接威胁、危害大、影响严重的问题排在首要位置，作为需要马上解决的问题，如吸毒上升、治安状况进一步恶化等。

②中优诊断：把将引起社区居民身心健康状况下降，但不会直接威胁居民生命财产安全的问题排在次要位置，如吸烟人群的不断扩大。

③次优诊断：即涉及的问题当前对社区居民健康无直接或明显影响，但以后会造成健康问题，当前可以不用主要的时间和精力来对付，如小孩自动辍学。

（三）社区护理计划

制定护理计划关键是根据护理诊断制定护理目标，然后根据目标设计出相应的护理干预措施。制定社区护理计划的步骤和主要内容如下：

1. 确定社区健康目标　目标是制定社区护理干预措施的指南，是评价的依据。社区健康目标包括基本目标和具体目标，通常一个社区护理计划的基本目标只有一个，但在制定目标的时候可针对社区的不同需求和社区的不同目标人群将基本目标分解为若干个具体目标。

目标的书写应遵循下列原则：①以服务对象为中心；②规定完成目标的时间；③一个目标使用一个可测量和可观察到的行为动词来描述，如"在 1 个月内提高某社区小学生保护牙齿的健康知识"等。

根据目标完成的时间，还可将目标分为短期目标和长期目标。

2. 组成护理计划制定小组　社区护士必须要做好社区的组织和沟通，依靠社区的力量，制定出适合本社区的完整可行的护理计划实施方案。

社区护理计划制定小组的成员包括下列人员：社区护理服务对象；为完成护理计划能够提供帮助，并具有决策权的人；社区护理干预措施的具体实施者；关心社区健康问题并能为计划提供广泛支持的社区居民；能为计划的实施提供资源和保障的人；能帮助小组解决问题提供有关知识的当地专家等。

社区护士应将自己事先作出的评估结论，提出的护理诊断和考虑的护理方案提交给计划制定小组进行充分讨论和修改。

3. 制定社区护理干预措施　干预措施是社区护士为实现社区健康目标所采取的一系列活动，需要经过计划制定小组的讨论加以确定。任何干预措施都有干预的重点，在确定干预重点时应根据以下 3 条基本原则：①严重性，即所选择的干预因素是否对本社区人群产生较大的危害；②有效性，即通过采取护理干预措施能对改善不良健康状况或控制危险因素收到良好效果；③可行性，即采取的干预措施是在资源允许，能得到服务对象的配合以及政府和社区有关部门关注和支持的情况下进行的。

社区护理干预措施主要包括有：评估性措施、教育性措施和治疗性措施。

（1）评估性措施：主要意义在于保证护理计划能够安全有效地实施，它贯穿于护理计划实施的全部过程。例如，某项社区护理工作是对服务对象进行一项自我保健的技能培训，那么评估性措施就包括在培训前了解服务对象对该保健技能的知识和态度，在培训中了解服务对象是否理解了社区护士所讲的内容，完成培训后应了解服务对象能否正确运用该项技能。

（2）教育性措施：主要是开展健康教育，其意义主要是加深人们对某一问题的认识或转变人们对某一问题的错误观念。

（3）治疗性措施：这类措施的主要意义在于预防、解决和控制社区健康问题，如对社区内婴幼儿实行预防接种。

总之，一项社区护理计划是否内容明确，具体可行，可以通过回答以下问题进行检验，这些问题是：做什么？由谁来做？什么时候做？做多久？如何做？在什么地方做？做得如何？另外，在实施护理计划过程中，在不影响科学对比分析和不改变护理目标的前提下，可以对护理措施进行必要的调整或改动。

（四）社区护理干预

社区护理干预是实施社区护理计划，即将计划付诸行动。在实施计划过程中，社区护士的首要责任是引导、帮助和组织社区居民主动地参与到社区护理干预中来。

社区护理实践本身是针对特定人群、家庭和个体，按照指定的健康促进和疾病预防的具体措施开展的护理活动。所以，社区护理干预的重点应该是如何消除人群的不良行为和帮助人们建立起健康行为，提供给人们所需的社区保健服务。这样也就不难归纳出社区护理的主要干预内容和干预活动，如人群健康教育、传染病防治、免疫接种、特殊人群保健、家庭护理、人员健康培训、健康咨询等。

在护理计划实施过程中，护理人员应牢固树立安全意识和意外防范意识，保证护理服务对象和护理人员自身不受侵害。

另外还需注意，必须对每天的工作及时做好详细记录，记录必须要具体和客观真实，内容主要包括护理计划的实施情况、实施进程、出现的主要问题，护理对象对护理活动的反应等等。收取费用的内容记录，还应有服务对象的签名。

在实施过程中社区护士还应善于观察和思考，随机应变，充分运用自己的智慧、知识和技能解决所遇到的各种问题。对自己暂时无法处理的问题应向服务对象作好解释，但不能随意更改计划内容。

（五）社区护理评价

评价是一个有计划、有目的、有实施的完整过程。其过程主要包括：收集资料、选择评价标准、对比、总结报告等。其中标准的选择十分重要，必须具有公正、客观（最好能量化）、易测量观察和易描述的特点。

1.评价内容

（1）结果评价：也称为效果评价，是对护理计划项目的实施所实现的目标作总的评价。评价后可对原计划采用继续（工作朝预期的目标方向发展，但还未完全实现目标时）、终止（预期目标完全实现时）、排除和修订（预期目标只有部分实现，或情况向其他方向发生改变）。

（2）过程评价：是指对护理程序的每一个步骤都进行评价。①评估阶段的评价：收集的资料是否客观、准确可靠、全面；收集的方法是否正确并适用；②确定问题阶段的评价：是否找出了问题的实质；能否反映居民的健康需求；找出的原因或相关因素是否准确；确定的问题能否解决；③护理计划的评价：措施是否具体可行；是否以服务对象为中心；社区的可利用资源是否得到了充分利用；④实施阶段的评价：是否完全按照计划执行，组织协调和相互配合有无问题；记录是否如实、完整和及时；资源的消耗有无浪费；⑤评价阶段的评价：有无合理的评价标准；是否符合客观事实；是否由各方人员共同参与。

2.社区护理评价方法

(1)结果评价方法

1)前后对比：比较护理计划实施前后社区健康状况的差异，可通过比较前后的生命健康指标以及人们的健康相关知识、信念、态度、行为等方面的变化指标来说明。

2)预测和实际对比：将社区健康指标计划达到的预测值与实施计划后所达到的实际值进行对比。

3)成本效益分析：将计划实施所消耗的成本与计划实施后所获得的效益(折算为经济指标)进行对比。

4)社会效益分析：分析计划实施后所取得的社会效益。

5)实验对照分析：在计划设计中按照流行病学实验原则选定实验社区和对照社区，以保证它们的可比性，社区护理项目完成后将两个社区的各项指标进行对比分析。

(2)过程评价方法

1)直接观察：通过对社区人群态度与行为表现的观察和对环境的进一步观察，发现护理程序各个环节中的主要问题。该方法最简便，但所得结论往往局限于表面。

2)交谈和召开座谈会：社区护士通过与护理对象以及有关人员的双向交流，了解他们对整个护理活动的评价看法。该方法灵活性强，不受形式的局限，但交谈者的偏见可影响评价的结果。

3)问卷调查：根据评价目的，制定出有关项目的调查表，由护理对象和相关人员按要求逐项填写。该方法调查内容全面，可避免面谈偏见，但费时，有时会出现回答者理解错误的情况。

第三节 社区居民健康档案的建立与管理

一、概述

(一)健康档案

健康档案是记录与社区居民健康有关的文件资料，它包括以问题为导向的病史记录和健康检查学记录。以问题为中心，以计算机为主要载体的社区居民健康档案则记录着与个体及家庭健康有关的资料，包括生物、心理、社会因素对健康的影响以及预防、保健、治疗和康复等服务的全过程。科学、完整和系统的居民健康档案，是全科医师和社区护士掌握居民健康状况的基本工具，也是为居民提供连续性、综合性、协调性社区卫生服务的重要依据。建立健康档案、动态管理健康档案是社区护士主要工作之一。

(二)建立社区居民健康档案的目的

1.掌握居民的基本情况和健康现状 健康档案中记载着居民个人和家庭的基本情况和健康状况，尤其是注重记录健康问题的形成、发展和转归过程中健康危险因素和干预效果，从健康档案中可以获取居民的基本情况和健康现状。

2. 为解决居民主要健康问题提供依据　分析健康档案资料中个人、家庭和社区的健康状况，找出存在的健康问题，分析产生健康问题的原因，可为制定预防保健、诊断治疗、康复计划和社区护理提供可靠的依据。

3. 开展社区护理　相关机构可以定期对不同群体进行体检、发放健康服务卡、开通急救呼叫系统等服务，可以使居民享受 24 h 的居家照护。老年人还可以享受多重优惠和优质服务，获得健康教育处方；还有助于社区与医院合作，开展定向转诊、患者选择医护人员的服务，以方便服务对象。

4. 便于进行居民健康动态管理　根据健康档案可以将服务对象按照病种进行分类管理，提供优质、方便、快捷的医疗、保健和护理服务。每年一次或两次将健康检查的数据通过录入计算机，运用统计学指标，随时进行个人健康状况的前后对比，通过分析连续记录的资料，对居民健康进行动态监测和管理。

5. 为全科医学和社区护理的教学与科研提供信息资料　经过计算机管理的健康档案，不仅能动态管理和观察个人健康指标，也是医学及护理科研和教学的重要资料。

6. 是评价社区卫生服务质量和技术水平的依据　健全的健康档案能观察到居民连续动态的健康状况，在一定程度上反映社区卫生服务的质量和技术水平。

7. 为司法工作提供依据　健康档案是一个服务记录的完整资料库，健康档案的原始记录具有全面、客观和公正的特点，可以为解决医疗护理纠纷或某些司法问题提供客观依据。

(三) 社区健康档案的形式

目前，我国的社区居民健康档案主要有 3 种形式，即纸质健康档案、电子版病案以及电子健康档案。随着我国经济的发展以及计算机在医疗卫生机构的普及与应用，电子健康档案将取代纸质和电子版病案，成为今后健康档案的主要载体。

1. 纸质健康档案　纸质健康档案是社区居民健康档案的初级形式。存在填写速度慢、不利于保存、查找不便、不利于统计分析等缺点。由于一些地区的经济较为落后，政府对社区卫生服务的投入不足，以及社区全科医师和社区护士对计算机知识的缺乏，这些地区的社区居民健康档案还是采用纸质印刷的健康档案。

2. 电子版病案　"电子版病案"一词翻译成英文是 electronic medical record archives 或 electronic medical archives。目前国内出现的"电子版病案"并不是电子病历。所谓电子版病案是指将传统的通过纸介质保存的病案，通过扫描仪转换成图像信息，再通过光盘或磁带保存的病历。一套电子版病案管理系统包括制作、储存、应用和管理 4 个部分。制作部分通常使用各种类型的扫描仪；储存部分高级的有光盘库、磁盘阵列、磁带机，低级的由若干光驱或盘塔组成；管理部分主要是计算机；应用部分可以是简单的浏览，也可以包括含查询、检索、统计功能。电子版病案与电子健康档案的最大区别在于信息不与外界沟通，健康信息不能被充分利用与共享。

3. 电子健康档案　"电子健康档案"一词翻译成英文是 electronic health records (EHR) 或 computer - based patient records (CPR)，在中文文献中，则有电子病历、电子病案、电子健康档案、电子保健记录、计算机病例、计算机化病案等不同名称，主要包括健康服务、管理、科研、培训 4 个方面。电子健康档案将医护工作站、各种辅助检查科室、药方、挂号收费处、预防保健科、管理部门等连成网络，实现无纸化信息传递；电子健康档案还可以通过互联网，实现社区卫生服务中心与医院之间的双向转诊以及检查、预约；还可以在异地查阅健康资料，实现资源共享。

（1）电子健康档案的功能

1）储存与获取信息的功能：医师、护士、患者或其他获得授权的人，在任何情况下可以通过电子健康档案完整、准确、及时获取一个个体的任何健康资料或相关信息，并可得到准确的释义，在需要时可以最大限度地得到详细、准确、全面的相关知识。

2）提示与分析信息的功能：理想的电子健康档案可以根据自身掌握的信息与知识，主动进行判断，在个体健康状态需要调整时，作出及时、准确的提示，并给出最优方案和实施计划。这两方面功能看似简单，但其含义深刻，数十年内仍很难实现。

（2）电子健康档案的特点

1）健康档案是主动的、动态的、关联的，是知识的集合：它不再是块状信息，而是新补充信息会与已存在的所有信息建立必要的联系，根据现有的知识、规律、规则、先例，对患者的状态进行综合分析判断，主动提示相关医师、护士或患者，提出检查、治疗、护理计划等。医师或护士参考电子健康档案系统并根据其储存的知识进行判断，提供诊断和鉴别诊断、治疗或护理方案，如果发现有矛盾或不符合一般规律或违反特殊原则之处，电子健康档案则还可以提醒医师或护士，医师或护士可以询问有哪些矛盾，其原理及文献如何。如医师或护士坚持自己的方案并予以实施，并最终证明方案有效，则电子健康档案系统将学习这一方案，并作为先例保存。而传统病历的记录功能在电子健康档案中只是诸多功能的一个方面，纸质病历放在那里可以被阅读，也可以补充新内容，但其内容与内容之间无法建立有机联系，病历内容与患者的实际状态完全脱节，病历内容与其相关知识没有连接，病历只能完成顺序不变记载作用。

2）电子健康档案可保证准确、及时获得完整信息资料：传统病历无法保证数据完整，存在多方面的缺陷。电子健康档案可以全面管理各种信息资料，可以集中管理，也可以分散管理并在理论上收集完整的各种分散管理的资料。不同医院的电子病历可以通过网络和必要的协议、标准在医院间完成数据传输交换，医师和护士可得到全面的资料，不必关心病历的保存位置。传统病历存在许多缺点，首先，资料汇总与集中，以及查询与利用的艰难性。所有患者相关资料最后都集中到病案中进行统一保管。但病理切片、涂片等从来没有归入病案，CT、B超、磁共振等各种成像造影检查，围术期监护、透析治疗、康复治疗等各种检查治疗获得的大量信息均被保存在病案之外，进入病案的只是简短的报告或是部分简略的影像资料，有的除了医嘱和病程日志外具体的资料都没有留到病案中，而是被分散保管在各专业部门或被丢弃。其次，信息资料无法共享。交通的发达使人们的地域观念减弱，医疗体制改革使患者可以选择许多家医院就诊。采用纸质病历，任何一家医院想全面得到其他医院关于某个患者的病历资料都是十分困难的。这种困难不仅限于形式，不同医院的检查结果、习惯用语、质控标准等，其他医院的医师和护士基本无从获知。

（四）社区居民健康档案的特征

社区居民健康档案采用以计算机为主要载体，因此，除了具有以上特点外还有以下特征：

1.专人负责性　社区居民健康档案是由社区卫生服务中心负责建立，由全科医生和社区护士专责管理的健康信息系统。

2.全程性与连续性　由于社区居民健康档案是由全科医师和社区护士负责管理，居民出现健康问题的进展预处理、双向转诊的情况、健康危险因素、预防保健措施，以及每次就诊的诊断与治疗等都被记录在档案中，这样保证了健康资料的全程性、持续性与完整性，为健康的管理与维护提供了基础。

3.以问题为导向的预防式照顾　社区护理是为社区人群提供生理－心理－社会的全方位、连续性、以预防为主的服务，其服务对象包括患者、亚健康人群和健康人群。在疾病发生早期往往是以问题或症状出现的，问题的早期干预、处理不仅是进一步确定问题性质的最好方法，也是预防疾病的最佳时期。以问题为中心的社区居民健康档案是全科医疗和社区护理实施以预防为导向照顾的最好体现。

二、居民健康档案的种类和内容

居民健康档案包括居民个人健康档案、家庭健康档案和社区健康档案。个人健康档案及家庭健康档案采用以问题为导向的记录方式，社区健康档案则需要通过社区调查将社区卫生服务状况、卫生资源以及居民健康状况进行统计分析后才得以建立。

(一)个人健康档案

社区护理中的个人健康问题记录多采用以问题为导向的病例记录(POMR)方式。它所记录的不仅仅是疾病，而且是居民的健康问题，与传统的以疾病为导向的病历记录(DOMR)相比，POMR记录的内容更加全面。它记录与居民健康有关的资料，包括个体生物、心理、行为学基本特征，社会经济状况，以及问题形成、进展、处理和转归的记录，也包括健康检查记录。具体如下。

1. 基本资料

1)人口学资料：包括性别、年龄、民族、文化程度、职业、婚姻状况、社会经济状况、医疗费用支付形式、身份证号码等。

2)健康行为资料：包括吸烟、饮酒、习惯、运动、就医行为、健康信念模式、爱好、社会适应能力、精神状况评价等。

3)个性特征：包括个性心理特征如气质类型、能力(语言表达能力、记忆力、想象力、注意力、思维能力等)、性格、个性心理倾向性及心理评估等。

4)家庭生活史：包括家族史、家族遗传病史、家庭成员的主要疾病、目前的健康状况、家庭主要生活事件等。

5)既往健康状况：包括住院史、手术史、疾病诊治记录等。

6)生物学基础资料：包括身高、体重、血压及其他情况。

7)预防保健资料：包括周期性健康检查记录、自我保健观念、免疫接种、慢性病管理等。

2. 健康问题目录　健康问题目录是健康档案的主要内容，所记录的内容为过去曾经影响、现在正在影响或将来还会影响个体健康的问题，可以是明确的或不明确的诊断、无法及时解释的症状、体征等，可以是社会、经济、心理、行为问题(如失业、丧偶、偏离行为等)。设立问题目录是为了使全科医师和社区护士在短时间内对病例进行回顾。问题目录分为主要问题目录和暂时性问题目录。一般放在健康档案的开始部分，是健康问题的索引；健康问题按诊断日期的顺序编号排序。主要健康问题是指长期或尚未解决的、经常困扰自己健康的问题；暂时性问题是指急性、一次性或自限性、短期的问题。如果时间不允许，可只列出主要健康问题目录，而把暂时性问题记录放在SOAP日常医疗记录中。浏览问题目录即可让全科医师或社区护士能在较短时间内了解该个体在一段时间内的主要健康问题。医师或护士要定期对健康档案进行小结和随时填写(表4-3，表4-4)。

表 4 - 3 主要问题目录

编号	发生日期	记录日期	问题名称	处理及日期	问题转归	备注
1	2005 年 7 月 8 日	2005 年 7 月 8 日	Ⅱ型糖尿病	口服降糖药		
2	2006 年 8 月 2 日	2006 年 8 月 2 日	高血压	饮食疗法		
…	…	…	…	…		

表 4 - 4 暂时性问题目录

编号	问题名称	发生日期	就诊日期	处理与结果	转归	备注
1	急性扁桃体炎	2003 年 5 月 12 日	2003 年 5 月 12 日	口服阿莫西林	3d 后症状减轻	
2	急性肠胃炎	2003 年 6 月 22 日	2003 年 6 月 22 日	口服黄连素	1d 后症状减轻	
3	距小腿关节扭伤早期	2004 年 1 月 17 日	2004 年 1 月 17 日	冷湿敷	症状减轻	
…	…	…	…	…	…	

3. 病情流程表 病情流程表是某一主要问题在某一段时间内进展情况的摘要,它概括地反映与该问题有关的一些重要指标的动态观察过程及跟踪随访记录,包括症状、体征、实验室检查、用药方法、药物不良反应、转归、转会诊结果、饮食治疗、行为与生活方式改变,以及心理测验结果等。病情流程表主要应用于患有慢性病和某些特殊疾病的观察和处理记录,并非全部健康问题。此表在应用一段时间后加以小结,亦有利于教学和科研。对不同病种的流程表,所记录的项目也可不同(表 4 - 5)。

表 4 - 5 病情流程表

问题 1	高血压(合并Ⅱ型糖尿病)			
时间	血压(mmHg)	心率(次/分)	用药与建议	备注
2004 年 2 月 16 日	170/116	94	HCT 25mg 3 次/天	
2004 年 3 月 5 日	172/110	93	HCT 25mg 3 次/天	
2004 年 5 月 27 日	158/100	90	HCT 25mg 3 次/天	
…				
2004 年 6 月 12 日	140/88	80	HCT 25mg 3 次/天	

4. 问题描述及进展记录 问题描述及进展记录是 POMR 的核心部分,是患者每次就诊情况的详细记录。问题描述及进展记录采用 SOAP 形式。

S(subjective data)代表患者的主观资料:是由患者或其就医时的陪伴者提供的主诉、症状、患者的主观感觉、疾病史、家族史和社会生活史等。尽量按照他们的陈述来记录。

O(objective data)代表客观资料:是记录医务人员所观察到的数据。包括体检所见、实验室检查结果、患者心理和行为测量结果以及观察到的患者的态度、行为。

A(assessment)代表对健康问题的评估:是问题描述中的最重要的部分。完整的评估应包括诊断、鉴别诊断、问题的轻重程度及预后等。它不同于以往以疾病为中心的诊断模式。问题可以是生理问题、心理问题、社会问题或未明确原因的症状和(或)主诉。

P(plan)代表对问题的处理计划:是针对问题而提出的,体现以患者为中心、预防为导向以及生物 - 心理 - 社会医学模式的全方位考虑,而不仅限于治疗或开具药物,还应包括预防、保健、康复和健康教育等内容。计划内容一般包括诊断计划、治疗计划、对患者的各项健康指导等(表4 - 6)。

表4 - 6 POMR 健康问题记录方式(SOAP)

时间	问题 1	糖尿病
2004 年 4 月 10 日	S	患糖尿病 11 年,近 2 年感双小腿麻木,经常有针刺样跳痛。双手发麻,全身乏力
	O	身高 168 cm,体重 81 kg,血压 128/80 mmHg,P 78 次/min,双膝腱反射减弱,四肢对称性"手套或袜套"样感觉障碍,EKG 正常;无其他异常
	A	根据糖尿病病史,缓慢进展的周围神经病变,病变未对称性,下肢较上肢重,分布如袜套、手套样特点,诊断为:糖尿病末梢神经病变
	P	诊疗计划:血糖及肾功能检查,肌电图检查、眼底检查 治疗计划:控制糖尿病、缓解疼痛、补充维生素、饮食调整和运动计划 健康教育计划:健康教育信念、食谱的制定
	S	
	O	
	A	
	P	

5. 周期性健康检查记录 周期性健康检查记录是运用格式化的健康筛选表格,针对患者的年龄、性别、职业等危险因素为个体设计并进行的健康检查。周期性健康检查是以无症状的个体为对象,以早期发现病患及危险因素进而加以防治为目的。它与传统的定期体格检查的最大区别在于周期性健康检查是有针对的、个性化体检,检查的周期依据居民的健康状况不同而各异(表4 - 7)。

表4 - 7 周期性健康检查计划表

姓名＿＿＿＿＿ 年龄＿＿45＿＿ 性别＿＿＿＿女＿＿＿＿＿

项目 \ 年龄	45	46	47	48	49	50	51	52	53	54	55	56
血压	∞	∞	∞	∞	∞	∞	∞	∞	∞	∞	∞	∞
心率	∞	∞	∞	∞	∞	∞	∞	∞	∞	∞	∞	∞
血脂、胆固醇		●			●		●		●		●	
血糖		●			●		●		●			
乳房检查	●	●	●	●	●	●	●	●	●	●	●	●
宫颈涂片	●		●		●		●		●		●	
雌激素水平检测	●						●					

续表 4－7

项目＼年龄	45	46	47	48	49	50	51	52	53	54	55	56
大便隐血试验测定	●	●	●	●	●	●	●	●	●	●	●	●
乙状结肠镜检查		●						●				
乳腺 X 线检查		●			●		●			●	●	
直肠检查		●			●			●			●	
骨质疏松	●			●			●			●	●	

注：“∞”表示当年检查 2 次，“●”表示当年检查 1 次。

6. 化验及辅助检查　对居民在社区卫生服务中心就诊或体格检查，所有化验结果都应记录在健康档案中。对于通过双向转诊到其他医院就诊的患者，全科医师、社区护士应及时与相关的医师、护士联系，通过 E－mail 或网络传递与发送，由全科医师、社区护士填写在患者档案中，以保证健康档案的完整性。如果是网络版本的健康档案，医师也可直接把检查的结果填写在电子健康档案中。

7. 转会诊记录　双向转诊是全科医师的重要任务，也是对患者全面负责的体现。在双向转诊过程中，全科医师、社区护士不仅要帮助患者选择转诊的医院和医师、护士，还要与所转诊医院的医师、护士一道制定治疗计划和康复方案，以保证转诊过程中的诊疗质量和便于以后的继续治疗和健康管理与照顾(表 4－8)。

表 4－8　转会诊记录表

转诊日期	转诊原因	转至医院	健康问题	处理	备注
2005 年 9 月 2 日	骨折	某医学院附属医院	肱骨中段粉碎性骨折	手术	

8. 预防保健记录　预防医学服务项目包括健康筛查、预防接种、健康危险因素评价、健康咨询等。保健卡是国家卫生法规对某些特定人群实行的初级卫生保健记录，包括围生期保健、婴儿保健、少儿保健以及各个时期计划免疫和预防接种记录卡。在我国，目前只有儿童计划免疫接种项目及部分儿童保健、妇女保健项目是规范的，其他服务内容还未达到统一。保健记录属于个体健康档案的一部分，全科医师和社区护士应熟悉各种保健卡的格式和填写要求。全科医师和社区护士可以根据本社区患者的具体情况，设置适合于本社区居民需要的预防医学服务项目。

（二）家庭健康档案

家庭健康档案包括家庭的基本资料家系图、家庭功能评估资料、家庭主要问题目录、问题描述和家庭各成员的个人健康档案(其形式与内容同个人健康档案)。

1. 家庭基本情况　包括家庭住址、居住环境、家用设施、家庭经济、家庭生活周期、厨房及卫生设备等(表 4－9)。

表 4 - 9　家庭基本情况

家庭住址　离公路＿m　离医疗站＿m　离派出所＿m

居住环境	住房结构	楼房＿＿＿层 新房□　旧房□	采光	好□　一般□　差□
		平房间	通风	好□　一般□　差□
	总面积	m²	保暖	好□　一般□　差□
	人均面积	m²	空气温度	干燥□　一般□　潮湿□
厨房及 其卫生 设施	厨房	独用□　混用□	排烟	好□　一般□　差□
	生熟食品	分开□　不分□	卫生	好□　一般□　差□
	饮用水源	自来水□　井水□ 河水□　其他□	水质	安全□　一般□ 污染□　严重污染□
	燃料	管道气□　煤炭□ 瓶装液化气□ 火柴及其他□	厕所	户外公厕□　户内坑式□ 户内坐式□　其他
家庭设施		电脑□　电话□　移动电话□　电视□　电冰箱□　空调□　淋浴□		

家庭经济情况 （近5年）	时间(年)	总收入(元)	人均收入(元)	总支出(元)

家庭生活周期	阶段	新婚	有婴 幼儿	有学龄 前儿童	有青 少年	孩子离 家创业	空巢期	老龄期
	时间							
	问题							

2. 家系图　是以绘图方式用符号的形式来表示家庭结构、成员间关系属性、亲密程度、健康状况及社会属性信息。家系图是全科医师和社区护士快速把握家庭成员健康状况和家庭生活周期等资料的最好工具。家系图一般包括三代人。长辈在上，晚辈在下，同辈在中；长者在左、幼者在右。夫妻中，男在左，女在右。家系图的绘制可以从最年轻的一代开始，向上下延伸。在代表每个人的符号旁边，可再标上成员的出生年月日，重大生活事件发生的时间、遗传病、慢性病等，可使家庭成员的情况更加一目了然（表 4 - 10）。

表 4-10　家系图

第几代	父系	母系	备注
第一代			
第二代			
第三代			

3. 家庭功能评价　家庭功能与患者的家庭照顾关系密切，主要有两个方面作用，即对家庭成员的作用和对社会的作用。因此，家庭功能的好坏与家庭成员的身心健康及疾病的预后有很大的关系。家庭功能可以通过 APGAR 问卷测试，即适应度、合作度、成长度、情感度、亲密度评价，由患者对来自其家庭的支持和照顾情况作主观的判断，评价结果分为家庭功能良好、家庭功能中度障碍和家庭功能严重障碍。测试时让患者用铅笔在小方格上打钩，社区护士将计算出来的分数填进记录表中。

4. 家庭主要健康问题　包括与家庭结构和功能的任何生理、心理、社会、经济、行为等方面的重要正性与负性事件，问题可涉及家庭生活和家庭功能的各个方面。分为两大类：一类是健康问题，即家庭成员中发生的某些重大健康问题，如家庭成员生大病、死亡等；另一类是与健康紧密相关的社会与家庭问题，如失业、负债、购彩票中大奖、地位重大变化等。

5. 家庭成员健康资料　即个体健康档案。

（三）社区健康档案

社区健康档案是全科医师、社区护士提供以社区为基础的、协调性医疗保健服务的必备工具，是了解社区卫生状况、确定社区中主要健康问题及制定卫生保健计划的重要文件资料。社区健康档案主要内容包括社区基本资料、社区资源资料、卫生服务状况、社区健康状况等。

1. 基本资料　包括社区的自然环境状况，如社区的地理位置、范围、自然气候及环境状况、卫生设施和卫生条件等；社区的人口学特征，如社区的总人数、年龄及性别构成、出生率、死亡率、人口自然增长率、种族特征、剩余观念等；社区的人文和社会环境状况，如社区居民的教育水平、民族构成、宗教及传统习俗、消费水平及医师、社会团体的发展情况及作用、家庭结构、婚姻状况、家庭功能、公共秩序等；社区的经济和组织状况等。

2. 卫生资源　包括社区的卫生服务机构和卫生人力资源状况。社区卫生服务机构是指社区内现存、直接或间接服务于社区居民的专业卫生机构，如社区卫生服务中心，二、三级医院，敬老院、防疫站、妇幼保健所，健康教育机构，残疾人联合会，福利机构等。目前，社区卫生服务中心与这些部门的关系还没理顺，有些职能是重叠的。社区全科医师、社区护士应了解这些机构的功能以及与社区卫生服务中心的关系，充分利用这些资源共同为促进居民的健康服务。

3. 卫生服务状况　包括一定时期内的门诊统计量、门诊服务量、门诊服务内容、患者的就诊原因分类、常见健康问题的种类及构成、卫生服务利用情况、转会诊病种及转会诊率和适宜程度分析等。

4. 健康状况　包括社区健康问题的分析及分布和严重程度，如社区人群的发病率、患病率及疾病构成、病死率及残疾率；社区居民健康危险因素评估，如饮食习惯、缺乏锻炼、紧张的工作环境、生活压力事件、人际关系紧张、就医行为、获得卫生服务的障碍等；社区疾病谱、疾病年龄性别职业分布、死因谱等。

三、社区居民健康档案的管理

社区居民健康档案是全科医师、社区护士实施全程、持续化、个性化、负责式管理的基本工具。由于我国开展社区卫生服务工作较晚，经过全面规范培训的全科医师较少，社区卫生服务工作的层次还不高，服务的范围多数仅局限于医疗，居民健康档案的建档率不高。有的地区虽花费很大的精力建立了居民健康档案，但利用率低，健康档案在居民的预防和健康管理中没有发挥很好的作用。因此，加强社区居民健康档案的管理，提高利用率，是当前居民健康档案管理中亟待解决的问题。

（一）社区居民健康档案的建立

1. 建立的原则　由于我国社区卫生服务起步较晚，目前地区发展差异较大，有的社区卫生服务中心没有计算机，有的社区医师对计算机的使用还不太熟悉，因此在社区居民健康档案建设中应遵循以下原则：

（1）边建立边使用的原则：目前，在居民健康档案管理中存在的最大问题是耗费很多时间和精力建立起来的健康档案，因不利用而成为"死档"。如果健康档案没有发挥其作用，全科医师和社区护士就没有信心去更新和完善。所以，建立起来的健康档案，全科医师和社区护士要利用起来，充分发挥健康档案在居民健康管理中的重要作用。

（2）逐步完善的原则：对没有计算机的社区卫生服务中心，可以先建立重点人群健康档案，把重点人群的健康先管理起来。

（3）多渠道原则：社区居民健康档案的建立可以通过多种渠道，如在居民来中心就诊时，询问有关家庭及其成员的情况；也可在家庭病床随访的过程中，了解居民家庭的情况；还可以在义诊或咨询服务时，填补某些不全的家庭健康信息。

（4）资料收集前瞻性原则：健康档案记录的重点应是过去曾经影响、目前仍然影响、将来还会影响个体及家庭健康的问题及其影响因素，档案资料的重要性，有时并非目前都能认识到的，它随着患者及家庭所面临问题的变化而变化。因此，在描述某一问题时，应遵循前瞻性原则，注意收集与问题密切相关的信息资料，并及时更新和保存，增加健康档案的参考价值。

（5）客观性和准确性原则：健康档案的客观性和准确性是长期保存、反复使用的价值所在。在收集资料时，全科医师和社区护士要以严肃、认真、科学的态度规范操作。全科医师和社区护士在接受患者或家庭其他成员提供的主管资料的同时，应通过多次的临床接触深入了解患者及其家庭，并通过家访和社区调查获得更多客观准确的资料。

（6）保密性原则：居民健康档案中可能涉及个人的隐私问题，应充分保障当事人的权利和要求，不得以任何形式向无关人员泄露。在使用健康档案时，应实行分级管理，为不同人员建立不同级别的权限。

2. 建立的途径　建立社区居民健康档案是一项工作量很大的工作，不仅费时、费钱，更难的是目前全科医师的"首诊制"没有建立，居民的就诊是随意的，而且部分居民很少去社区卫生服务中心就诊，这样居民对社区医师上门入户调查就不感兴趣，甚至不配合。因此，在建立社区居民健康档案中要采取多渠道建立的方法，逐步完善。

（1）入户调查法：对于街道、居民委员会对社区卫生服务大力支持，社区医师、护士对居民关系很熟的地区，可以在政府部门协助下，采用逐个入户调查法。

(2)门诊调查法：在社区居民来中心就诊时，采集部分健康档案的资料。

(3)随访调查法：在社区医师进行家访、家庭病床等服务时，了解家庭及成员有关情况。

(4)其他途径：如心理测试。

(二)社区居民健康档案的管理

1.一般管理　居民健康档案记录居民一生中有关健康问题的全部信息，所以应集中存放、专人负责，有条件可发展微机化管理。

2.动态管理

(1)社区居民要每人建一份个人健康档案。家庭健康档案一般在首次建立档案时完成主要内容的记录，待家庭发生变动时结合社区实际情况再补充或增加有关内容，家庭主要问题目录要随时记录。

(2)社区健康档案一般一个社区建立一份，存放在社区服务站备用。多数情况下是在一次社区调查后记录或补充，增加有关内容。

(3)健康档案建立后，要定期或不定期地分析其有关问题，及时发现个人、家庭和社区的主要健康问题，有针对性地提出防治措施，充分发挥健康档案在提高居民健康水平中的作用。

3.保管和使用

(1)健康档案要统一标号，集中放在社区卫生服务中心(站)，由专人负责保管，档案以户为单位，家庭健康档案在前，个人健康档案在后。

(2)居民每次就诊时凭就诊卡向档案室领取个人健康档案，就诊完后将档案归还档案室，换回就诊卡。建立微机化管理的单位就诊卡改为 IC 卡，患者就诊时只需要在打卡机上刷卡，就能调出患者健康档案。

(3)家庭健康档案的调用，由经治医生决定并向档案室办理借用手续。

(4)社区健康档案由专人填写，档案的借用应有审批制度。

(三)社区居民健康档案的更新

1.更新的重要性　居民健康档案是居民健康状况的记录，如果居民健康档案不能随居民健康状况的变化及时记录相关的内容，健康档案资料就不完整。不完整的健康资料就不能保证对居民健康的全过程、持续性监测与管理的科学性和针对性，全科医师、社区护士提供的服务也难以保证其有效性。

2.更新的途径　对社区居民健康档案的及时更新，是保证健康档案完整性的前提，而健康档案的完整性又是居民健康管理与监测的基础。目前，我国经济发达地区的社区卫生服务发展较为迅速，并进行了社区卫生服务中心规范化建设和标准化评估，这些地区的居民健康档案的建档率比较高。社区居民健康档案的建立、管理、利用涉及多方面的因素，因此即使更新居民健康档案必须要从多方面入手。首先是建立与完善全科医师"首诊制"。目前，我国社区居民大多没有与全科医师建立"一对一"的服务关系。居民的看病选择二、三级医院比较多，选择社区卫生服务中心的较少。社区居民不到社区卫生服务中心就诊，就很难保证其居民健康信息完整性。其次，建立计算机网络信息管理系统。利用计算机网络系统进行居民健康档案采集、输入、存储、管理、分析，其优点是纸质居民健康档案无法比拟的。尤其是掌上电脑的使用使得全科医师、社区护士在家访、随访、咨询、门诊等多种场合，把收集到的信息都能及时输入计算机网络，随时为居民提供健康咨询服务。再次，提高全科医师、社区护士的业务水平和使用计算机的技能。最后，全科医师、社区护士要密切与社区居民的关系，树立社区卫生服务中心的形象，充分利用与社区居民交往与接触的机会，了解居民的情况，关心居民的健康。

（四）当前社区居民健康档案管理中存在的问题

由于我国全科医学的发展起步较晚，在社区居民健康档案的建立、管理中尚存在不少问题，主要有：

1. 部分社区卫生服务中心没有建立计算机工作站　一些地区虽为社区卫生服务中心配置了计算机和居民健康档案软件，也花费较大的人力、物力与财力建立了居民健康档案，但没有医师计算机工作站，即全科医师在看病时、社区护士在实施护理时无法使用计算机和居民健康档案，使健康档案不能及时利用和更新，健康资料的完整性也很难得到保障，居民健康档案逐渐成为"死档"。

2. 版本不统一　各地、各部门各自为政，开发的版本的内容、形式、项目不统一，这为今后互联网留下了隐患。国家卫生行政管理部门，应组织专业技术力量，尽快开发与研究一套全国的计算机网络版居民健康档案管理系统。

3. 大多数二、三级医疗机构未建立计算机网络健康档案系统　居民看病不仅仅是在社区卫生服务中心，还可能转诊到二、三级医院。如果二、三级医院不建立电子健康档案，也难以保证健康信息的完整性。

4. 保密与安全问题　居民健康档案不仅是对居民进行健康管理与监测的基础，也是法律的依据，如果安全性得不到保证，其真实性也就难以保证。从发达国家的发展经验来看，计算机网络健康档案是社区卫生服务中心和医院对居民实施健康管理与维护的基本手段，是医疗服务管理提高质量与发展的必然选择。

第四节　社区环境健康

一、社区环境卫生

（一）环境卫生概念

广义而言环境卫生是评估、控制和促进人与环境相互作用的学问，指人类身体活动周围的所有环境内，控制一切妨碍或影响健康的因素。环境卫生之范围非常复杂而广泛，其内容大致包括：饮水卫生、食品卫生、病媒管制、公害防治（包括空气污染防制、水污染防治、噪声管制等）、房屋卫生等。主要是研究生活居住环境、自然环境、社会环境与人群健康的关系及相关危害，研究利用有益的环境因素，减少或消除环境中对人体健康有害的因素，制定相应的策略和措施。

（二）人与环境

长期以来，人类对其赖以生存的地球环境以及人与环境相互关系的认知大致经历天命论的自然观和地理决定论、征服自然的自然观和协调论的自然观。是从"天定胜人"逐步发展为"人定胜天"，最后发展为顺应自然、"人天共存"和协调发展。人在活动中通过不断地适应与改造环境，与环境保持着相互对立、相互依存、相互制约、相互转化的动态平衡关系。人与环境的关系具有以下几个特点：

1. 人与环境的统一性　马克思认为人是具有自然属性的存在物，是自然界的一部分，在自然界面前是受动的，受自然规律的制约；自然界对人来说是不可分割的一部分，自然界不是人的肉体生命体，而是维持生命必不可少的无机体。人只要活着就持续与自然界发生关系，即使死亡也逃不开自然，自然界给人类提供了确证自己的本质及活动的外部环境。强调认为人与自然界始终是密不可分的，互为对方的一部分，自然界制约人，人也离不开自然界。

2. 人对环境的能动性 能动性亦称"自觉能动性"它指人的主观意识和实践活动对于客观世界的反作用或能动作用。主要有两方面的含义:一是人们能动地认识客观世界;二是在认识的指导下能动地改造客观世界,在实践的基础上使二者统一起来,顺应自然规律,合理开发利用资源,维持生态平衡。如生活在不同地区的人群,对于各种不同的外环境有着不同的反应性和适应性,北极的人群为减少散热,其个头均比较矮小,而四肢发达。

3. 环境对人体健康影响的双重性 环境与人的相互作用包括人对环境的作用和环境对人的作用。首先,环境为人类提供生命活动的物质基础,环境的组成成分及存在状态的任何改变都会对人体产生影响;其次,人的生活和生产活动也以各种形式不断地对环境施加影响,使环境的组成与性质发生变化。即环境因素对人体健康呈现"有益"与"有害"的双重作用。

二、环境污染对健康的影响

(一)环境污染的概念及影响

1. 环境污染的概念 由于人类的各种社会活动而引起的环境质量下降,污染物进入人类环境进而直接或间接给人类和其他生物的生存和发展带来威胁,或是使环境条件恶化,破坏生态平衡,称为环境污染。环境污染一般可以分为大气污染、水体污染和土壤污染;按污染源的性质可以分为生物污染、化学污染和物理污染;按污染源的形态则可以分为废气污染、废水污染和固体物污染及噪声污染、辐射污染等。

2. 环境污染对人群健康影响的特点

1)影响范围大,接触人群广:环境污染影响范围大,涉及地区、人口多,涉及的人群可以是一个居民区、一个城市,甚至是整个人类。

2)污染物浓度低,作用时间长久:环境污染中污染物经过大气、水体稀释,浓度均较低,而接触者持续生活于污染环境中而不仅仅是 8 h 工作时间,低浓度时间短不易造成对自身健康的危害,而长时间的接触对人体健康的损伤则不容忽视。

3)污染物种类多,作用多样性:污染物在环境中的种类很复杂,它们具有各种不同的生物学效应,因此污染物作用于人体所产生的危害有局部和全身、特异性和非特异性、远期危害和近期效应等各种影响。

4)有害因素互相联合:环境污染物往往不是单一存在,常常是多种有害因子同时作用于人体,它们可呈现相互叠加、协同的作用。

5)远期危害大,治理困难:环境一旦被污染,治理起来不但费用大、代价高,而且较难奏效,甚至发生再次污染。因此在治理环境污染上不能只是研究有毒或无毒、急性中毒或慢性中毒,也不能只研究眼前存在的环境污染,还要考虑它的远期危害。

(二)大气污染与健康

1. 我国的大气污染 目前,我国大气污染越来越严重,主要集中在城市,并有向中小城镇和农村蔓延的趋势。有关报道称,中国的 SO_2 和 ODS 排放量居世界第一;CO_2 排放位居世界第二;NO_x 和其他粉尘颗粒也位居世界前列。在全球大气污染最严重的 30 个城市中,中国占了 20 个。大气污染来源可主要分为工业污染源、生活污染源和交通运输污染源。

2. 社区护士在大气污染防治中的作用

(1)配合有关部门进行大气监测:社区护士应熟知《中华人民共和国大气污染防治法》,掌握社区居住空气质量的变化,了解大气污染物的主要来源,配合相关部门进行工作。

(2)参与社区的规划和建设工作:社区护士作为社区人群的健康管理者,应积极参与社区的规划与建设工作,以便更好地开展护理工作。参与社区环境治理工作,了解大气污染的污染物性质及来源，控制关键在于搞好城市规划、完善基础设施建设、减少或防止污染物的排放以及发展植物净化等方面，社区护士应积极参与其中。

（3）加强人群健康监测：社区护士应对社区居民的健康状况进行动态的观察与监测，尤其是易感人群如婴幼儿、老年人及过敏体质人群，在疾病高发季节需要对患者进行全面照护。

（4）知识教育：作为一名健康管理者，社区护士可以教育高危人群及患者进行自我保护，加强营养及体质锻炼，避免到人多、空气质量较差的环境中去，做好疾病以及防范措施的宣教。

（三）水与健康

1. 我国的水污染　人类活动使大量的工业、农业和生活废弃物排入水中，使水受到污染。近年来，我国的生活污水排放量已经超过工业废水排放量，大部分未经处理的生活污水直接排入水体中，同时，又由于农业方面的化肥、农药的低效利用，更加重了水体污染。

2. 水卫生管理

（1）废水的处理方法：废水处理一般可分为物理处理法、化学处理法和生物处理法。物理处理法采用格栅、筛网、沉沙池、沉淀池、隔油池等构筑物，去除废水中的固体悬浮物、浮油，初步调整 pH 值，减轻废水的腐化程度。化学处理法通过化学反应和传质作用来分离、去除废水中呈溶解、胶体状态的污染物或将其转化为无害物质的废水处理法。生物处理法通过微生物的代谢作用，使废水中呈溶液、胶体以及微细悬浮状态的有机污染物，转化为稳定、无害的物质。

（2）饮用水的卫生标准及评价

1）生物学指标：生活饮用水卫生标准中的微生物指标由原来只有总大肠菌群和菌落总数两项指标，新增加了大肠埃希菌、耐热大肠菌群、贾第鞭毛虫和隐孢子虫 4 项。总大肠菌群为 0 个/100 mL。

2）饮水消毒剂：目前，我国大部分自来水厂的消毒剂为 ClO_2，氯氨、臭氧、二氧化氯等作为消毒剂也有应用。

3）毒理学指标：《生活饮用水卫生标准》（GB5749— 2006）中，毒理学指标有 74 项，无机化合物指标包括溴酸盐、亚氯酸盐等；有机化合物指标包括甲醛、三氯甲烷、二氯甲烷等。

4）感官性状和一般理化指标：包括水的色度、浑浊度以及臭和味。饮用水中规定水色度不超过 15 度，水浑浊度≤1NTU，饮用水不得有异臭和异味。

5）放射性指标：总放射 α 放射性不超过 0.5Bq/L，β 放射性不超过 1 Bq/L。

（3）社区护士在水污染中的作用

1）水资源的保护：水资源与社区居民生活密切相关，因此，作为社区护士，要注重社区水卫生及与此相关的护理，积极开展社区节约用水、安全用水的健康护理。

2）水污染的治理：护士要了解当地水污染的类型及来源，了解相关法律法规，配合环境保护部门做好相关的检测工作。

3）做好与社区居民相关的水健康状况调查与护理：通过流行病学调查和社区诊断来掌握社区居民用水状态，同时，应努力做好安全用水、节约用水、健康用水的宣教。

（四）饮食与健康

1. 食品污染

（1）食品污染的含义：食品在种植或饲养、生长、加工、储存、运输、销售到食用前的各个环节中，由于环境或人为因素的作用，可能使食品受到有毒有害物质的侵袭而造成污染，造成食品安全性、营养性、感官性状发生变化，这个过程就是食品污染。

（2）食品污染的来源：食品污染分为生物性、化学性及放射性污染三类。生物性污染以细菌污染为主，包括沙门氏菌、大肠埃希菌、霍乱弧菌等；化学性污染由有害有毒的化学物质污染食品引起的，常见的有农药的污染和工业有害物质的污染；放射性污染，主要来自放射性物质的开采、冶炼、国防、生产和生活中的应用与排放。

2.社区护士在食物中毒中的作用

（1）明确诊断、进行抢救：发生食物中毒时社区护士应能及时作出正确的评估与护理诊断，提出紧急救护和妥善转送等医学服务，以便患者及时脱离危险环境。通过病史与体检，明确是否是食物中毒，由哪种食物引起，针对性地进行抢救处理，积极配合医生进行操作，并将情况向当地疾控中心报告。

（2）参与社区环境卫生的监督与管理：社区护士有责任监督管理社区居民遵守环境保护法律法规条例，加强食品卫生监督，指导居民养成良好的卫生习惯。

（陈　燕　张　洁）

【思考题】

1.如何运用护理程序开展社区护理？

2.社区健康档案的建立主要面临哪些方面的挑战？探讨适宜的解决方案。

第五章 以家庭为中心的护理

学习目标

识记：

1. 能正确概述家庭的概念和家庭的功能。

2. 能简述家庭内部结构和外部结构的内容。

3. 能知道家庭生活周期的分期。

理解：

1. 能理解家庭内部结构和外部结构的含义。

2. 能理解家庭周期中各期面临的问题和发展任务。

3. 能正确描述家庭健康护理包含的内容。

运用：

1. 能根据家庭生活周期中各期的特点实施健康护理。

2. 能运用护理程序实施家庭护理。

家庭（family）是一种特殊的初级群体，它是由婚姻、血缘或收养关系所组成的社会生活的基本单位。家庭具有特殊而复杂的社会关系。从家庭的发展历史来看，婚姻与家庭都是较早出现的社会体制和人类文明，婚姻是人类性本能和社会文明相结合的产物，家庭则是私有制产生的必然结果。个人的价值观、生活习惯、卫生习惯和性格的形成以及解决问题的方式等在很大程度上受家庭环境的影响。因此，个人健康与家庭健康密切相关。而家庭健康又直接影响到社区整体的健康，所以关注家庭健康是社区护理重要工作之一。

第一节 家庭概述

一、家庭

由于受不同历史环境和不同民族文化的影响，不同时代、不同国家、不同民族对家庭的认识也不同。总体归纳有两种倾向，即传统意义的家庭和现代意义的家庭。传统意义的家庭是指由法定血缘、领养、监护及婚姻关系的人组成的社会基本单位。现代意义的家庭除强调婚姻关系和法定的收养关系外，也承认多个朋友组成的具有家庭功能的家庭。在我国，多数的家庭是以婚姻为基础，以法律为保障，传统观念较强，家庭关系较好而稳定。

二、家庭的功能

家庭功能随着社会变迁和发展而不断地变化和不断地发展。不同的社会具有不同形式的家庭，不同形式的家庭各有其特殊的家庭功能，即家庭的功能受家庭的性质和结构的制约。家庭主要有以下六个方面的功能：

1.　**性爱功能**　家庭是在一定社会条件下的被法律和道德观念承认的两性结合。性行为在文明社会里被习俗、道德和法律控制在夫妻之间。当男女两性缔结婚姻关系之后，家庭就成为夫妇满足性需要的合法场所，即社会将人们的性行为限制在家庭范围内。在现代社会虽然人们对婚前与婚外性行为的容忍程度提高了，但世界各国的主流文化与道德规范对此行为都采取否定的态度。专一的性生活是巩固家庭关系的最重要因素，同时还是维系夫妻双方感情的主要纽带。

2.　**生育功能**　家庭是生育子女、繁衍后代的唯一社会单位。生育的合法性是婚内生育，其主要目的在于为子女将要获取的社会地位提供合法性依据，完成社会新陈代谢的继替过程。随着生物医学技术的发展，家庭的生育功能正在受到前所未有的冲击，出现了家庭功能向社会转移的现象。但是这种生物性辅助手段的生育方式目前只是极少数家庭采用。家庭作为人口再生产的基本社会单位不易被其他团体所取代。

3.　**经济功能**　在传统社会家庭是主要的生产单位和经济单位。产品的分配、交换与消费都是以家庭为单位进行的。现阶段，中国许多以农业为主的农村家庭仍然维持着经济功能。在城市家庭中虽然生产功能已基本消失，但消费功能已成为家庭中最重要的经济功能，人们通常以家庭为单位进行消费活动，并核算家庭的收入与支出，家庭成为社会的基本消费单位。

4.　**情感功能**　家庭是情感的共同体，可以调节人的心情，古人用"天伦之乐"来形容和概括家庭亲人间和谐、融洽相处而产生的乐趣。这种乐趣可以调节人的身心、减少孤独，宣泄感情，更可以激励人们发奋上进。这些情感在家庭中具有独特的功能和作用，赋予人们安全感、归属感和成就感。在儿童未成年之前，家庭是其最好的保护场所；当人进入老年阶段由于生理机能的衰退，生活起居需要得到晚辈的照顾，享受天伦之乐，居家养老是目前我国绝大多数老人向往并采取的养老方式。家庭能够使其成员间建立最紧密的联系，这种联系是不可能从家庭以外获得的。

5.　**教育功能**　现代教育是家庭、学校、社会共同承担的功能。家庭教育的功能在人的智力开发上起着非常重要的作用。家庭是人类第一所学校，父母是孩子的第一任老师，孩子的早期教育对孩子智力开发和形成健全的人格非常关键。同时家庭对于一个人的爱国心、公德心、思想品德、意志、信念、人生价值观和世界观的培养起着重要的作用。面对不断涌现的新知识、新技术，人们必须不断地充实自己，终生学习。随着计算机普及程度的提高，家庭已成为人们终生学习的场所，实现着成年人自我继续教育的职能。、

6.　**社会化功能**　家庭是人们社会化的第一个场所，个人的语言、文化模式、价值观念等初步的习得来自家庭，在成长过程中学会在社会中生存与发展，同时还要掌握科学文化知识、劳动生产技能，形成人生态度和世界观、职业行为等等，由此可见家庭在人的社会化过程中起着至关重要的作用。

7.　**健康照顾功能**　通过家庭成员间的相互照顾，可以抚养子女，赡养老人，维护家庭成员的健康，并且在家庭成员生病时，能提供多方面的照顾。家庭健康照顾的主要内容是提供适当饮食、居住条件和衣物，维持适合于健康的居家环境，有足够的维持个人卫生的资源，进行患者的照顾和康复锻炼以及家庭成员的健康保健，配合社区整体健康工作。

第二节　家庭结构

　　家庭是社会的细胞，是人类繁衍后代、生产劳动、消费、教育、情感交流等的基本单位。人自呱呱落地就在固定的家庭中生活、成长，到了一定的年龄进入求偶并和配偶结婚阶段，再组成新的家庭，如此连绵不断生生不息。家庭是人们生活的最基本的单位。在我们每个人的社会生活中居于重要的地位。

一、家庭结构的涵义

　　从家庭起源和历史演变中我们可以看出：家庭不是任意结成的群体，也不是以居住形态、生活起居、感情交往和单纯的性关系为主要标志的组织。家庭是由婚姻关系、血缘关系（包括收养关系）组合而成的社会生活的基本单位，家庭的结构与婚姻的居所相对应，体现了不同的世系关系。

　　婚姻的居所可分为从父居、从母居和新居制（单居制）三种形式。所谓从父居，即妇女结婚后迁居到丈夫家中的形式；父系制的财产随血缘关系在父与子的长链中传递。所谓从母居，即男子结婚后迁居到妻子家中的形式。母系制的财产从母系的亲属结构中继承，母亲的兄弟是权威人物。所谓新居制（单居制），即婚后夫妇单独立户的形式。新居制体现了双系继承的原则，无论男孩还是女孩都有继承权，大多数工业化国家都实行该婚姻体制。上述三种婚姻居所制度分别体现了父系制、母系制和双系继嗣等不同的世系关系。

　　家庭是一个由家庭成员、居所、经济三要素统一的独立的实体。在漫长的人类社会发展过程中，家庭的组合、结构的演变和发展受社会生产力发展水平和经济基础更迭的制约。家庭作为基本的经济单位，家庭成员在家庭中共同生产、共同消费。同时，家庭作为一种客观存在的社会关系，对社会生产力的发展起着能动的推动作用。

　　在我国现实社会中，根据《婚姻法》的规定，婚姻关系固定为一夫一妻关系，血缘关系则主要指父母和子女以及子女之间的关系，其中夫妻关系是核心。家庭关系主要体现在夫妻和子女三角型的关系。其次是上述关系的合理延伸，即不脱离婚姻关系与血缘关系的亲属关系。

　　家庭的规模指家庭成员的数量，以家庭规模来分可分为大家庭和小家庭两种。家庭成员超过四人的即为大家庭，家庭成员人数在四人或四人以下的家庭称为小家庭。

二、家庭结构

　　家庭结构（family structure）是指构成家庭单位的成员及家庭成员互动的特征。分为家庭外部结构和家庭内部结构。家庭外部结构主要指家庭人口结构，即家庭的类型。家庭内部结构指家庭成员间的互动行为，其表现是家庭关系。

（一）家庭内部结构

　　家庭内部结构包括四个方面，即家庭角色、家庭权利、沟通方式和价值系统。

　　1. 家庭角色　　是指家庭成员在家庭中所占有的特定地位。一般家庭成员依照社会规范和家务工作性质、责任，自行对家庭角色进行分配，成员各自履行其角色行为。

　　2. 家庭权利　　是指家庭成员对家庭的影响力、控制权和支配权。家庭权利分为①传统权威型。是由家庭所在的社会文化传统规定而来的权威。如男性主导社会，父亲是一家之主，家庭成员都认可他的权威，而不考虑他的社会地位和职业等。②情况权威型。负责供养家庭，主宰家庭经济大权的人是家庭的权威人物，可以是丈夫，也可以是妻子或子女。③分享权威型。是指家庭成员分担权利，共同协商作出决定，由家庭成员的能力和兴趣决定所承担的责任。

3. 沟通方式　是指家庭成员之间在情感、愿望、需求、价值观念、意见和信息等方面进行交换的过程。

4. 家庭价值系统　是家庭在价值观念方面所特有的思想、态度和信念。它的形成受家庭所处的文化背景、宗教信仰和社会价值观的影响。

（二）家庭外部结构

家庭外部结构主要指家庭人口结构，即家庭的类型。

1. 核心家庭　由一对夫妻及其未婚子女组成的家庭成为核心家庭。包括以下三种：①未育配偶家庭，即只有一对夫妻而没有子女的家庭；②空巢家庭，即子女均已成婚并单独生活，只剩下夫妻两人的家庭；③单亲家庭，指由于死亡或离婚而只剩下夫妻中一方与未婚子女组成的家庭。

2. 主干家庭　主干家庭是由两对或两对以上的异代夫妇与未婚的子女所组成家庭。包括一对夫妇与男方父母或女方父母及未婚子女组成的家庭，或一对夫妇与男方父母或女方父母未婚子女及未婚兄弟组成的家庭。还有一些不完整的结构形式，指有两对或两对以上异代夫妇没有未婚子女的家庭，一对夫妇和其中一方的鳏夫或寡母组成的家庭。

3. 联合家庭　指至少两代或两对以上的同代夫妇及其未婚子女组成的家庭。父母和多对已婚子女组成的家庭。

4. 其他形式家庭　只表示有血缘关系的人的一种松散结合。有血缘关系的兄弟姐妹或祖辈和孙辈生活在一起的家庭。

核心家庭又称为小家庭是最稳定的家庭类型。主干家庭和联合家庭又称为大家庭，是不稳定的家庭类型，在大家庭中，主干家庭比联合家庭更稳定一些。

第三节　家庭生活周期

一、家庭生活周期

人有其生命周期，家庭也和人一样，具有家庭生活周期。家庭也存在着由诞生到成熟乃至最终衰老死亡和新的家庭诞生的周期循环，称之为家庭生活周期（family life cycle）。一般来说，家庭生活周期从夫妻组成家庭开始，到孩子出生、成长、工作、结婚、独立组成家庭，而夫妻又回到了二人世界，最后夫妻相继去世。如此循环，新的家庭诞生，旧的家庭终结，形成家庭的周期循环（图5-1）。

二、家庭面临的发展任务

家庭发展任务（family developmental task）是指家庭在各发展阶段所面临的、普遍出现的、正常变化所致的与家庭健康有关的课题。如在家庭生活周期的形成期，家庭出现的常规变化是"婚姻与妻子怀孕"，家庭面临的发展任务是"如何计划与适应新婚生活、如何适应性生活和如何计划生育"等问题。家庭的每个发展阶段，家庭成员都有其特定的不同角色和责任，健康的家庭会妥善处理各阶段的发展任务，使家庭逐渐成熟。相反，问题家庭就会在各发展阶段出现矛盾，在家庭成员中产生相应的健康问题。社区护士的主要工作之一是帮助家庭和家庭成员预防和克服各发展阶段的健康问题，促进家庭完成发展任务，引导家庭向成熟健康的方向发展（表5-1）。

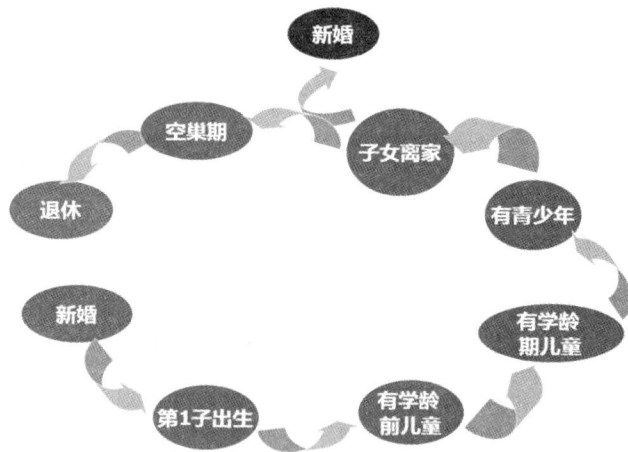

图 5-1　家庭生活周期

表 5-1　家庭生活周期面临的发展任务及重点保健服务

	家庭面临的发展任务	重点保健服务项目
新婚期	性生活协调和计划生育 稳定婚姻关系 双方互相适应及沟通 适应新的亲戚关系 准备承担父母角色	婚前健康检查 性生活指导 计划生育指导 新婚期和孕期保健指导 心理咨询
婴幼儿期家庭 （最大孩子介于 0~30 个月）	父母角色的适应 经济压力增加 生活节律变化 养育和照顾幼儿 母亲的产后恢复	母乳喂养 哺乳期性指导 新生儿喂养 预防接种 婴幼儿营养与发育
学龄前儿童家庭 （最大孩子介于 30 个月到 6 岁）	儿童的身心发展问题 安全保护问题 上幼儿园的问题	合理营养 监测和促进生长发育 疾病防治 形成良好习惯 防止意外事故
学龄期儿童家庭 （最大孩子介于 6~13 岁）	上学与学业问题 性教育问题 青春期卫生	学龄前期儿童保健 引导正确应对学习压力 合理"社会化" 防止意外事故
青少年期家庭 （最大孩子介于 13~30 岁）	青少年的教育与沟通 与父母的代沟问题、社会化问题 青少年的性教育及与异性的交往、恋爱	防止意外事故 健康生活指导 青春期教育与性教育 防止早恋早婚

续表 5 – 1

	家庭面临的发展任务	重点保健服务项目
有孩子离家创业 （最大孩子离家至最小孩子离家）	父母与子女的关系 父母开始有孤独感 疾病开始增多 重新适应婚姻关系 照顾高龄父母	心理咨询 消除孤独感 定期体检 更年期保健
空巢期家庭（父母独处至退休）	重新适应两人生活 计划退休后的生活 疾病问题	防止药物成瘾 防范意外事故 定期体检 改变不健康生活方式
老化期家庭（退休至死亡）	适应退休生活 经济收入下降 生活依赖性增强 面临老年病、衰老 丧偶、死亡	慢性病防治 孤独心理照顾 提高生活自理能力 提高社会生活能力 丧偶期照顾 临终关怀

第四节　家庭健康护理

　　家庭健康护理(family health nursing)是以家庭为服务对象，以家庭理论为指导思想，以护理程序为工作方法，护士与家庭共同参与，确保家庭健康的一系列护理活动。主要护理内容为帮助家庭成员预防和应对解决各发展阶段的健康问题、适应家庭发展任务、获得健康的生活周期等。家庭健康护理是通过家庭访视和居家护理得以实现，其目的是维持和提高家庭的健康水平及自我保健功能。健康的家庭应具备维持和发展家庭成员健康功能的能力和义务。

　　家庭健康护理与社区健康护理和个人健康护理不同，它的侧重点是家庭整体的健康。社区护士在进行家庭健康护理时应注重家庭成员的特异性、调动家庭的主观能动性、主张家庭自己针对健康问题做出决策、了解影响家庭健康的多种因素、帮助家庭做各种改变和适应、提供健康信息，并相信所有的家庭都有健康成长的潜能。

一、家庭对健康和疾病的影响

　　家庭对个体健康的影响主要可概括为以下 6 大方面：

　　1.遗传因素　每个人都有其特定基因型与环境之间相互作用的产物，一些疾病就是家庭遗传因素和母亲孕期各种因素的影响而产生的，现在，先进的医学知识和技术已使其中的很多疾病可以预防。

　　2.对儿童发育及社会化的影响　家庭是儿童生理，心理和社会性成熟的必要环境和条件，个人心身发展的最重要阶段(0~18 岁)大多数是在家庭内完成的。大量的研究和证据表明，家庭病理和儿童的躯体、行为方面的疾病有着密切的联系。例如：长期丧失父母照顾与自杀、抑郁和社会病态人格三种精神障碍有关。在孩子 3 个月至 4 岁这个儿童发展的关键时期，应尽量避免与孩子的分离；无法避免时，应采取必要的措施，如找替代母亲等，尽量减少对孩子心灵的伤害。这一时期，父母的行为对儿童的人格形成有着重大的影响。另外家庭功能与儿童的身体健康有着密切的关系。

3. 对疾病传播的影响　疾病在家庭中的传播多见于感染和神经官能症。有研究表明，链球菌感染和急、慢性家庭压力有关。病毒感染在家庭中有很强的传播倾向。也有研究证实，有神经疾患的人的配偶也有产生类似疾患的倾向，特别是在结婚 7 年以后，而且，患神经疾患的母亲的孩子更有可能染上神经性疾患。

4. 对成人发病率和死亡率的影响　研究表明，很多疾病发生前都伴有生活压力事件的增多，Norbeck 和 Tilden 发现，压力水平高而支持水平低的孕妇出现产科合并症的比例升高。Kraus 和 Lilienfeld 的研究表明。年轻鳏夫多种疾病的死亡率都比普通组高 10 倍左右(结核病高出 12 倍，神经系统疾病高出 8 倍，心血管病高出 5～10 倍，呼吸道疾病高出 8 倍)。Helsing 和 Szklo 的一项持续 10 年的、控制吸烟、社会经济状况等因素的研究，也得出了类似的结果，即鳏夫的残疾率比普通对照组高；而再婚后，他们的死亡率又低于普通对照组。这说明婚姻家庭对健康有保护作用，至少对男性如此。

家庭因素不仅影响了发病率和死亡率，还影响到患者及家庭对医疗服务的使用程度。研究表明，在家庭压力增加时，对医疗服务的使用程度也增加。

5. 对疾病恢复的影响　家庭的支持对各种疾病(尤其是慢性病和残疾)的治疗和康复有很大的影响。Anderson 等人发现，糖尿病控制不良与低家庭凝聚度和高冲突度有关，因为家庭的合作和监督是糖尿病患者控制饮食的关键。家长的漠不关心可导致最严重的糖尿病失控和病孩患抑郁症。脑卒中瘫痪等慢性病患者的康复，更与家人支持密切相关。

6. 家庭对求医行动、生活习惯与方式的影响　家庭成员的健康信念往往相互影响。一个成员的求医行为会受到另一成员或整个家庭的影响。家庭功能的良好程度也直接影响到卫生资源利用的频度。家庭成员的过频就医和对医生的过分依赖往往是家庭功能障碍的表现。另外，家庭成员具有相似的生活方式与习惯，一些不良习惯可能成为某一家庭成员的通病，明显影响家庭成员的健康。

二、家庭护理的内容

家庭护理是全科医生和护士通过对特定家庭的评估、咨询、干预等手段，使家庭正常发挥其应有功能，维持家庭的正常发展，为家庭成员的幸福和患者的治疗与康复创造良好条件。主要包括：

(一)一般家庭护理

全科医生和护士除了向照顾对象提供常规的医疗咨询和治疗外，还应把他的家庭作为一个患者，综合考虑家庭对它的成员疾病的影响，以及两者间的相互作用，在整个家庭的范围内，提供咨询、教育、治疗和预防。能意识到家庭最重要的压力来源，可能与患者生病有着直接的关系；同时家庭又是重要的资源，应该充分利用以克服致病的压力。另外，还应认识到家庭还是预防疾病的重要资源，是实施预防措施的良好场所。表 5-2 列举了在三级预防中需家庭参与的方面。

表5-2 需家庭参与的预防事项

一级预防	生活方式相关疾病：饮食，瘾癖，休息与锻炼，基本的生活习惯
	健康维护：免疫接种，健康筛查
	家庭生活教育：性生活，婚姻指导，产前保健，老年人问题
二级预防	医生同患者共同监测健康
	鼓励患者及时就医
	监督患者遵医嘱
三级预防	对患慢性病的家庭成员，既督促其遵医嘱，又使其保持适当的独立活动能力
	对患慢性病的家庭成员带给家中的变化，全体家人做出相应的调整
	对家人患重病或临终所带来的家庭危机做出调试

（二）家庭咨询

咨询是通过人际交往和人际关系而完成的一种帮助过程、教育过程和增长过程；它不是要代替人们做出明智的决定，而是帮助人们做出明智的决定。首先，咨询是一种面对面的交往过程，咨询者通过运用自己的交往技巧和相关知识来帮助人们认识问题，做出正确的决定，最终有效地解决问题。其次，咨询者需要建立一种相互信任、平等相处的人际关系，咨询者不是以权威、决定者、解决者的身份从事咨询活动，咨询者不可能代替被咨询者去解决问题，问题最终还是要靠被咨询者去解决。不能把被咨询者放在过于被动的位置上，而应充分发挥他们的主观能动性。另外，咨询包含一系列相关思维支持运动，要运用各种不同的交往手段，最终产生多种效应；咨询者可能用同情、关心和感情上的共鸣取得对方的信任；咨询者可能用自己的期望和无微不至的关怀去激励对方改变自己的行为。因此，咨询也是一种综合性的服务，而且它是一种更具艺术性的服务。

通常进行的家庭咨询往往针对以下内容：

1. 家庭遗传学咨询　包括遗传病在家庭中发病的规律、婚姻限制、生育限制、预测家庭成员的患病可能等。

2. 婚姻咨询　夫妻之间的相互适应问题、感情发展问题、性生活问题、角色扮演问题、生育问题等。

3. 其他家庭关系问题　婆媳关系、父子关系、母女关系、兄弟姐妹关系、继父、继母、领养子女的关系等。

4. 家庭生活的问题　第1个孩子出生、第2个孩子出生、最后1个孩子离家、退休、丧偶、独居等。

5. 子女教育和父母与子女的关系问题　儿童青春期的生长发育问题、与父母的关系适应问题、角色适应与交往方式问题、独立性与依赖性的平衡问题、人生发展与父母期望问题等。

6. 患病成员的家庭照顾问题　家庭成员患病过程和预后、家庭应作出什么反应、家庭照顾的作用和质量等。

7. 严重的家庭功能障碍　往往是家庭成员间交往方式问题或家庭遭遇重大的生活事件。

（三）家庭干预

包括家庭咨询的所有内容，但比家庭咨询更广泛、更全面。与家庭咨询一样，家庭干预也涉及到教育、预防、支持和激励，但家庭干预更着重于家庭成员间相互作用方式的重新形成过程，着重于帮助家庭应付在改变相互作用方式中遇到的抵触，实际上，当家庭咨询未能解决这种抵触时，就必须启动家庭干预。

从本质上看，家庭干预是一种综合性的、广泛的家庭关系干预，干预者了解家庭的动力学过程，评价家庭的功能状况，鉴定家庭问题的性质和原因，然后，帮助家庭制定干预计划，并与家庭合作，实施干预计划，最后评价干预的效果，及时调整干预计划和措施。家庭干预的过程可归结为以下 5 个基本的方面：会谈（interview）、观察（observation）、家庭评估（family assessment）、干预（intervention）和效果评价（evaluation）。家庭干预是以上过程交替进行、逐渐达到改善家庭功能之目的的一种系统支持程序，见图 5 - 2。

（四）家访

20 世纪 50 年代，家访曾是许多国家家庭医生日常工作的一大组成部分。后来随着私人汽车增多、电话普及、大医院发达等变化，家庭医生的家访率下降。近来，因为老年人口增多、慢性病流行、大医院费用日趋昂贵、科技发达使仪器方便携带等原因，医生和护士的家访率开始回升。在我国，基层医院家庭病床科的医生更是主要以家访的形式为照顾对象提供服务。

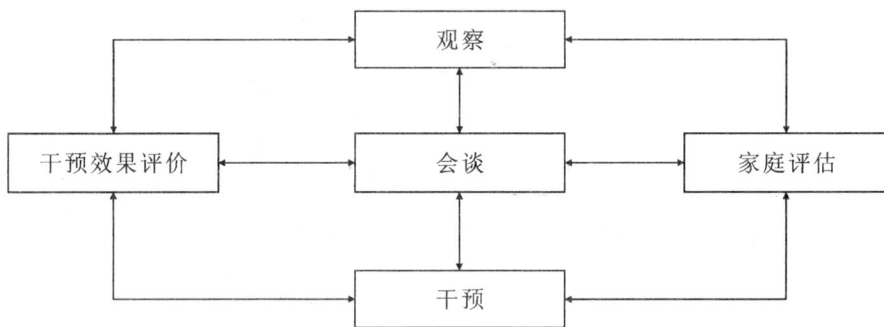

图 5 - 2　家庭干预的基本框架

1. 家访的种类　按照家访的目的，可将家访分为三类：

（1）评估性家访：目的是对照顾对象的家庭进行评估，通常是一次性的，常用于有家庭问题或心理问题的患者，以及年老体弱患者的家庭环境考察；

（2）连续照顾性家访：目的是为患者提供连续性的照顾，常定期进行，主要用于患有慢性病或行动受限的家庭病床患者，以及临终的患者；

（3）急诊性家访：目的是临时处理附近的紧急情况，多为随机性的。

2. 家访的适应证

（1）某些急症患者：尽管在大城市中通讯和急救网络发达，急症患者常被家属或急救车直接送入医院急诊室治疗，但是，在位于居民区内全科医疗站、所里工作的全科医生还是可能会被请到居民家中看患者。在远离医院地区，基层医生更是各种场合（包括患者家中）的急救者。有些患者，如急性腰背痛、年龄过大等，很适合在家中处理。

（2）行动不便、长期困于家中的患者：患严重中风、慢性心血管疾病及退行性病变如肌营养不良等的患者，因行动受限而无法出门看医生。患者家属非常希望医生上门服务。

（3）有心理社会问题的患者及不明原因地不遵医嘱的患者：遇到上述的棘手患者时，社区医生和护士应该了解患者的家庭状况，而家访常是收集这些材料的最好方法。

（4）新成为服务对象的、患多种慢性病的老人：对这类患者首次家访的目的通常是评估其家庭情况。检查患者的药箱或床头柜可以知道其服药情况；与照顾者或家属谈话可以发现一些潜在问题；此外，家访还是观察居所设施、去除易造成老年人跌倒的危险因素、预防老人受伤的唯一途径。

（5）临终的患者及家庭：虽然许多患者，特别是在城市中，都是在医院抢救室里渡过其临终阶段的，但越来越多的患者则是在家中走完他们一生的最后阶段。临终会给患者带来痛苦，死亡对死者的家庭更是一种巨大的压力。在整个临终照顾的过程中，与患者及其家属有着良好关系的全科医生和护士较其他医务人员更能发挥自己的支持作用。

（6）有新生儿的家庭：在我国目前的医疗保健体系中，新生儿的母婴访视通常由专门的工作人员完成。但在医改的形势下，由全科医生来完成此项工作显得更为合理。

（7）家庭结构和功能评价：在诊所中评价家庭的功能常常不如在家庭中准确和全面。患者在家庭中能更轻松地表达他们的感情，会揭示出一些深层的感情矛盾和家庭危机。只有通过家访，全科医生和护士才能发现一些患者及家属尚未注意到的问题。

（8）实施家庭咨询与干预：系统的家庭咨询与干预常涉及到家庭的每一个成员，只有在全体成员共同参与的情况下才能取得理想的效果。家庭咨询与干预在家庭原有的环境中进行最理想。因此，家访是实施家庭咨询与干预的最有效手段和条件。

（五）居家护理

居家护理是患者在熟悉的家庭环境中接受医疗和护理，是为充分地满足患者的医疗和护理需求而提供的服务。居家护理是适应大众需求的一种主要的社区护理工作方法，是住院服务的院外补充形式，在提高社会效益和经济效益方面发挥着重要作用。

1.居家护理的目的

（1）患者得到连续性的治疗和护理，使患者在出院后仍能获得完整的照顾，增进了患者及家属的安全感。

（2）患者的生活更为方便，增强其自我照顾的意识和能力，维护尊严，提高生活质量。

（3）增进家属照顾患者的意识，使他们学会相关的护理知识与技能，并维持家庭的完整性。

（4）减少家庭的经济负担，防止并发症的出现，延缓疾病的恶化，降低复发率及再住院率。

（5）扩展护理专业的工作领域，促进护理专业的发展。通过以护理为主导的工作方式，提高护理人员的成就感，肯定护理人员的专业形象，促进护理走向企业化经营。

（6）缩短患者住院日数，增加病床的利用率，降低患者的医疗费用。

2.居家护理的对象

（1）在家疗养的慢性病患者：如冠心病、高血压、肺心病、糖尿病、溃疡性结肠炎、先天性畸形、慢性肾衰竭、骨和关节病变需要牵引和卧床者等。

（2）出院后病情已稳定但还需继续治疗或康复的患者：如术后患者、脑血管意外和高位截瘫患者等。

（3）重症晚期在家中的患者：如癌症晚期不希望住院，而在家中进行化疗和缓解疼痛等支持疗法的患者。

（4）残疾人：需要康复护理的残疾人，如高位截瘫的人、先天畸形或后天伤病造成的功能障碍或残疾者。

3.居家护理的形式　居家护理主要有两种形式，即家庭病床和家庭护理服务中心。家庭病床是我国常用的居家护理形式，国外如美国和日本等国家常从家庭护理服务中心派遣社区护士进行居家护理。

（1）家庭病床：目前我国的居家护理多数是以家庭病床的形式存在。家庭病床出现于20世纪50年代，首先出现的是专科家庭病床，随后很快扩展到各类疾病的家庭病床。1958年卫生部在天津市召开了家庭病床现场会议，家庭病床得到一定的发展，但由于各种原因，未能很好坚持。80 年代第二次全国范围内家庭病床的建立是作为一项城市医院改革措施而蓬勃兴起的，同年卫生部制定了家庭病床暂行工作条例，并在天津市召开了家庭病床会议。目前家庭病床在全国各地展开，但我国没有统一的要求，各省市根据本地区的特点和需要，制定了相应的政策和制度，部分地区把家庭病床列入医疗保险的范围。

家庭病床的建立促进了医疗资源的有效利用和重新分配，医院可以加快病床的周转率，患者可以降低住院费用、减轻经济负担、保持治疗的连续性，避免住院造成的交叉感染。但由于分别到各家庭进行护理需要大量护士，又存在紧急情况抢救受限，经费支出开销较大等弊端，所以在开展上存在一定的困难。目前多数家庭病床侧重于治疗，而预防疾病、促进健康和增进健康的工作开展得不够。

1）家庭病床的机构设置：目前家庭病床的机构设置在综合医院的较多，一般在综合医院负责的地段内建立家庭病床。近年来出现了设置在社区卫生服务机构的家庭病床，并有逐渐增多的趋势。综合医院设立的家庭病床其患者诊疗费由基本医疗保险承担，但其经营费用并非独立核算，一般是纳入医院的整体规划。社区卫生服务机构的家庭病床经费来源多数由服务对象个人承担；最近有部分地区加入当地的医疗保险，诊疗费按医疗保险规定承担，巡诊手续费等由服务对象自理，每次 15～20 元不等，由中心独立经营。

2）家庭病床的工作人员：工作人员不固定，由医院派遣病房或门诊的医师和护士到服务对象的家中进行诊疗和护理。

3）家庭病床的服务方式：门诊就诊或病房住院的患者经医师的判断建立家庭病床。有的地区是本人到特定医院申请，医师到家中进行评估后，经医保部门审批，办理登记手续，就可以建立家庭病床。一般每周进行居家护理 2 次，3 个月为一疗程。

（2）家庭护理服务中心：家庭护理服务中心（family nursing care center）是对家庭中需要护理服务的人提供护理的机构。目前我国还没有，但在一些发达国家已有这种机构，美国称之为家庭服务中心，日本又把它称为访问护理中心。世界先进国家正积极推广和利用这种方式，它是居家护理的发展方向。

1）家庭护理服务中心的机构设置：机构是由社会财团、医院或者民间组织等设置。其经费独立核算，经费来源主要是护理保险机构，少部分由服务对象承担。

2）家庭护理服务中心的工作人员：其工作人员固定，由主任 1 名，副主任 1 名，医师 1～2 名，社区护士数十名，护理员和家政服务员数十名，康复医师数名，心理咨询医师 1 名，营养师 1 名组成。中心的主任和副主任多数是由社区护士担任，也有的地方由医师担任。

3）家庭护理服务中心的服务方式：利用该机构的服务，首先由利用者到服务中心申请，服务中心接到申请后，由社区护士到申请者家中访视，进行评估。评估内容包括需要进行哪些护理，是否需要医师的诊查，家庭环境情况如何，是否需要改建患者的生活环境，是否需要社区市政的帮助，是否需要康复医师的服务，是否需要心理咨询医师的介入，是否需要护理员进行生活护理，是否需要家庭服务员家务服务等。无论是哪种形式的居家护理，都需要满足以下条件，才能得到良好的发展：①患者的家中必须有能负担起照顾责任的人。因为护士只能定期到家中进行护理和指导，24 h 的照护主要依靠患者自己和家人。②护理费用纳入相关的保险。是居家护理的基本保证。③有明确的经营方向和资源管理方法。这样才能使居家护理得到发展。④建立健全转诊制度：要有明确的制度规定，如居家患者病情变化需要住院时如何住院，需要继续治疗和护理的患者出院后如何获得居家护理等相关制度。

4.居家护理程序

（1）居家患者的评估：居家患者护理评估一般在患者建立家庭病床或得到居家护理中心批准的服务时开始，并在实施护理的过程中不断地完善。社区护士依据患者的病情变化，拟订和修改护理计划，指导患者和家属进行护理。对于居家患者，只有在护士全面了解患者的情况后，才能够准确提出护理问题，有效地为患者提供全面的护理服务。

1）评估内容：包括病史、临床表现、体检及治疗情况。①病史：现病史、既往史、预防接种史、用药情况以及申请居家护理的主要原因；主要临床症状和体征；实验室检查结果；并发症；有无感觉、知觉障碍等。②日常生活情况及心理社会史：生活史；生活习惯，如饮食、睡眠、运动、嗜好、每日时间安排等；日常生活能力，如更衣、饮食、清洁、排泄、活动、各种用具的使用能力等；性格、兴趣爱好；个人信仰；认知及判断能力；工作性质及内容；疾病对工作的影响程度。③家庭环境情况：家庭成员的构成和数量、年龄、性别、健康状况、成员间的关系等；家庭成员的护理能力，承担患者护理的家庭主要成员的意愿、理解力、判断力、掌握护理知识的程度和护理能力；如为单身居住者，有无其他的支持系统；患者的居住条件及居住环境，如有无医疗护理设备的空间，卫生间及浴室，家庭环境中有无进一步危害患者身心健康的因素等。④社会经济情况：所在社区的卫生医疗组织情况，对患者的医疗护理服务是否完善；邻里关系；利用社会福利资源的情况；是否有经济困难，能否继续接受居家护理服务等。⑤资源使用情况：所在社区的资源，如卫生、福利、人力等；家庭资源，如人力、物力、支持系统等。⑥对疾病及居家护理的认识：患者和家属如何认识及看待患者所患的疾病；患者及家属对居家护理的看法及要求；患者及家属对医务人员的看法及要求等。

2）评估方法：包括与患者、家属、亲友、其他医务人员及居家服务人员交谈，查阅患者的医疗护理记录、体检及其他仪器或实验室检查的结果等。

3）居家患者护理需要评价：可以用以下量表评价居家患者是否需要进行居家护理。此时应注意家中有患者需要进行居家护理并不等于患者和家属有其需求，居家护理要在患者申请，患者和家属愿意配合的情况下进行（表5-3）。

表5-3 居家患者护理需要评估量表

日期_____ 姓名_____ 患者电话_____ 责任医生和护士_____

分值	评估情况	分值	评估情况
	年龄		**用药数量**
4	>85岁	4	>10种药物
3	75~85岁	3	6~10种
2	65~75岁	2	3~5种
1	65岁以下	1	<3种
	家庭照料（可多选）		**服药安排**
4	不可信赖的护理照料者	3	每日3次及以上
3	一人独自生活	2	每日2次及以上
3	依赖护理照料者提供一切资源及护理	0	没有
3	有很多护理照料者		**对用药的作用和不良反应不理解**

续表 5 - 3

分值	评估情况	分值	评估情况
1	与家人或其他人同住	3	有
	认知状态 (可多选)	0	无
3	不安定/焦虑		**用药的不良反应**
3	认识紊乱/遗忘	3	有
3	精神病	0	无
3	抑郁		
0	无异常		
	活动状态 (可多选)		已使用和/或有需要
4	经常跌倒		
4	不能动	家庭外资源的需求	
2	在护理照料者帮助下能移动躯体	1.个人护理(如洗澡、修饰、换床单等)	
2	在医疗辅助物帮助下能移动躯体	2.家务(如清洁房屋、买菜)	
1	平稳/姿势良好	3.用餐服务(一日多餐、一日三餐、一日二餐、一日一餐)	
	感觉状态 (可多选)	4.急诊服务(如救护电话、护理员)	
2	视觉丧失	5.交通工具	
2	听觉丧失	说明:	
2	瘫痪	3分 需要 4 个以上需求	
1	失语	2分 3~4 个需求	
1	视物困难	1分 1~2 个需求	
1	听觉障碍	0分 没有需求	
0	没有障碍		
	伴随症状 (可多选)		**其他指标**
3	疼痛	3	反复入院或急诊
2	体重减轻/增加	3	吸毒/被遗弃
2	恶心/呕吐	3	否认自己患病的事实
2	大小便失禁	2	多个疾病并明确医疗诊断
2	呼吸困难		
2	便秘/腹泻		
2	皮肤受损/水肿		
0	无症状		得分结果说明:
	遵医行为		总分在 50 分以上,有高度护理需求
3	不能遵从医疗护理措施		总分在 40 分以上,有中度护理需求
0	能遵从医疗护理措施		总分在 30 分以上,有低度护理需求

（2）居家患者的健康问题：健康问题是服务对象生命历程中所遇到的，能在护理范围内得到解决的生理、精神、心理、社会文化等方面的问题，健康问题可能是现存的、也可能是潜在的，但必须是通过护理手段即基础护理、康复护理、心理护理、生活照顾等能解决的问题。可从以下几个方面考虑解决健康问题的优先顺序。

1）患者本人感到最困难、最需要援助的问题。

2）家庭中感到最困难的问题。

3）患者和家属观点有差异的问题。

4）从护理专业角度考虑到的护理问题。

5）护士提供的护理与家属和本人需要相一致的问题。

（3）居家患者护理计划的制定：护理计划是对服务对象所存在的健康问题、护理目标及护士所要采取的护理措施的一种书面说明。通过制定护理计划，可以使护理活动有组织、有系统地满足居家患者的具体需要。护理计划包括决定护理活动的先后顺序、制定预期目标、选择适当的措施等几个部分。

1）决定居家护理活动的先后顺序：护士收集患者的相关资料后，经过认真的归纳、整理、分析后，会发现患者有许多不同的护理需要，但在具体实施护理的过程中往往不能在同一时间内满足患者的全部需要。因此，护士应根据患者具体情况及患者意愿等，按照人的基本需要理论，首先对患者最紧急、最重要的问题进行护理，以使护患双方达成共识。

2）制定预期目标：护理目标是对希望达到的护理效果的准确描述。目标的设定必须以服务对象的功能、行为改变、知识的增加、情感的稳定等为中心，并且必须是可测量的。居家护理目标通常分为近期目标和远期目标。近期目标是针对某一护理诊断，患者分阶段所能达成的目标，是一系列具体护理活动所引起的患者行为的具体改变。远期目标是对某一护理诊断患者所能达成的最佳护理效果的描述，是一系列分阶段的近期目标的最终结果。对于居家患者，在设定护理目标时要注意近期目标与远期目标的结合，这样不仅保证护理目标明确，而且增加了患者达到目标的信心，有利于患者的康复。

3）选择护理措施：护理措施是护士为帮助护理对象达到预定目标所采取的具体方法。护士应在科学的基础上有针对性地选择护理措施。护理措施要具体、有指导性，护士和居家患者均能准确、容易地执行。在制定护理计划阶段，应注意计划要建立在充分评估的基础上，符合患者及家属的意愿、需要、风俗习惯及兴趣；鼓励患者及家属充分参与计划，使护士与居家患者、家属及相关人员密切配合，以确保护理计划的实施。

（4）居家患者护理计划的实施：在实施护理计划的过程中，不仅要求护士具备丰富的专业知识，还要有熟练的操作技能和良好的人际沟通能力，并注意充分调动居家患者及家属的积极性，让患者充分参与护理过程，才能保证患者得到高质量的护理。

1）各类型患者居家护理的重点：①慢性病和出院后需要恢复的患者居家护理的重点：预防和减少身体残疾的发生，维持机体或器官的功能，促进患者保持正常生活及社会功能。②临终患者居家护理的重点：控制疼痛，对其他症状进行相应的护理，提高患者的舒适度和生命质量，做好各种基础护理，尊重患者的权利和维护其尊严。③残疾人居家护理的重点：以借助各种康复辅助用具进行功能训练，为达到生活自立的目的进行相应的护理及康复训练。

2）护理实施内容：①保持良好的体位及防止压疮：促进患者保持良好的体位及姿势，维持关节的功能位，避免易引起关节畸形或强直的姿势，通过主动及被动运动以维持肌肉的张力，防止肌肉萎缩。定时帮助患者翻身，对于受压的骨隆突部位，做局部按摩或使用气垫等预防压疮。②增进患者的心理健康：居家护理人员应以热情周到的服务，培养患者对生活的乐趣，尽可能帮助患者与外界保持联系，增加患者对未来生活的信心。鼓励患者根据自己的具体情况，选择恰当的衣着及服饰，引导患者采取积极的生活态度，努力适应病情带来的不适及变化，向患者介绍减轻心理压力的方法，应用灵活的沟通与交流技巧，让患者发泄及倾诉自己患病后的生活体验，以达到心理健康。③提高患者的营养水平：在食物烹调时，应注意患者的口味、习惯及牙齿状况，使食物的色、香、味俱全；安排适宜的进餐时间及环境，鼓励患者自行进餐。对于过度肥胖的患者，协助患者做好饮食计划，并根据患者的具体情况适当增加运动量，以控制患者的体重。促进患者摄取足够且均衡的营养，特别是长期卧床患者应注意钙的平衡，以预防骨质疏松的发生。④对生活自理有障碍者，鼓励和锻炼其自立：应鼓励他们从最简单的日常生活做起，并着力于对患者进行功能训练，使患者增强信心，恢复日常生活能力，尽可能地让患者保持自己的家庭、工作及社会角色，使患者感受到自己的能力并体验到生活的意义及乐趣。增强患者的自理能力，根据患者的具体生活情况帮助其在适当的范围内尽量自理或谋生。⑤对畸形和残障的患者应实施功能康复训练：尽量大努力恢复患者的功能，防止畸形或残障的进一步加重，预防并发症的发生。对长期缺乏运动及锻炼的患者，应指导患者从最细微的锻炼开始，采取各种被动及主动的运动方式，使患者保持活动状态。患者的运动应由被动到主动，从简单到复杂，由短时间到较长时间的活动，并逐渐增加活动的次数。康复也包括身体各主要系统及器官的功能康复，如心肺功能的康复训练、排泄功能的康复训练等。对其他的身体缺陷或功能障碍者，应请相应的康复医师等协助患者进行康复训练，以促进患者的康复。⑥健康教育：对患者进行健康教育是实施居家护理的主要内容。健康教育立足于引导和促使居家患者建立自我保健意识，掌握基本的保健知识和技能，养成有利于健康的行为和生活方式，对居家患者的康复具有重要意义。⑦进行家庭环境适应性改变的指导：指导居家患者及家属根据患者的病情及家庭居住现状，改变家庭的居住环境，如卧室、卫生间、厨房等以满足患者的需要。如患者需要借助轮椅活动，患者活动空间的门应加宽以保证患者在室内有足够的活动空间；有残疾的患者，护士要协助患者及家属处理好患者居家的环境安全，家庭应有安全防范设施，清除有危险的物品，调整日常生活设备，使患者虽有残疾，但仍然能在相对安全的环境中达到最大限度的自理。⑧指导医疗护理器械的使用：根据居家患者的病情及家庭经济能力，向患者介绍急需的居家医疗护理器械。当患者购入医疗器械后，向患者家属说明器械的使用方法，详细讲解应用过程中的观察要点，发生紧急情况时的应急措施，器械的消毒方法，定期检查使用效果，以及常见故障的排除方法等。⑨发生紧急情况时的处理方法：向患者及家属介绍居家护理的局限性，使患者和家属了解当患者的病情突然发生变化时，应与谁联系、如何联系、转诊体系是什么等。⑩建立完善的居家护理记录及档案：一般护理记录一式三份，社区卫生服务机构一份，患者保留一份，主要的病案负责人保留一份。

（5）居家患者护理评价

1）随时评价：随时评价是每次进行居家护理时的评价。重点是测量日常护理活动和功能，强调及时收集和分析资料，可随时发现问题，及时修改护理计划，不断完善护理活动。

2）定期随访性评价：每隔1～2个月对接受居家护理的患者进行一次全面的评价，以评价每个患者接受居家护理后有无改善。评价内容包括：①主观资料。如患者的主诉、自理能力及日常生活能力等。②客观资料。如患者的一般情况、生命体征、体重、机体的功能状态、行为、康复治疗的进展情况、实验室检查资料、医师会诊的报告、其他人员的汇报资料等。根据所收集的资料重新评估患者的情况，包括以前的护理措施是否有效，病情的稳定情况，对治疗的反应情况，药物治疗的效果，是否出现新问题等，根据评价的结果修订护理计划。

3）年度总结性评价：对长期接受居家护理的患者，至少每年要进行一次回顾性总结评价。

评价的内容包括：①患者病情的总结性评价：包括对一年内患者病程的描述、各种症状及体征的评价、各种化验结果的分析、各种治疗护理措施及效果的总结、药物治疗效果及不良反应的总结、健康教育效果的评价等。②患者身心的全面回顾与总结：包括对患者各种功能、生活能力、饮食与营养、自护能力等方面的总结，对患者康复能力的总结及评价，对社交情况、家庭情况、家庭支持方面的回顾及总结。③对其他情况的总结评价：包括评价患者是否需要持续性的居家护理，是否需要转诊服务，是否需要经济援助等。

（唐四元）

【思考题】

1. 家庭生活周期中你认为哪一期或哪几期面临的问题最多？应该如何健康护理？
2. 以实例描述如何进行家庭访视和居家护理？

第六章　社区儿童及青少年保健与护理

学习目标

识记：

1. 能准确复述社区儿童及青少年各阶段的分期。

2. 能简述社区儿童及青少年保健的意义。

3. 能正确概述预防接种程序及禁忌证。

4. 阐述新生儿访视、儿童生长发育监测及儿童定期健康检查的内容。

理解：

1. 能比较并用实例说明各年龄段儿童常见的意外伤害及预防措施。

2. 能比较社区儿童及青少年生长发育的特点。

运用：

1. 能够对儿童期各阶段进行健康促进指导。

2. 能够对儿童期常见健康问题进行指导。

第一节　概　述

儿童及青少年是社区的特殊保护群体之一。根据小儿的发育阶段，一般可分为新生儿期、婴幼儿期、学龄前期、学龄期和青少年期5个阶段。各期之间既有联系又有区别，不能截然分开，了解各期的特点及其影响因素，有助于社区护士对各发展阶段儿童及青少年的健康管理。

一、社区儿童及青少年保健的意义

(一)基本概念

1. **新生儿期（neonatal period）**　是指从母体娩出断脐到满28天之前的一段时期，此阶段是新生儿离开母体后开始独立生活的关键时期。此期的主要保健任务为新生儿健康检查、日常生活指导和育儿知识的传授等。

2. **婴幼儿期（infancy and toddlerhood）**　是指出生后28天到3岁期间，其中婴儿期指的是1~12个月之间。婴幼儿期的主要保健任务为喂养与婴幼儿营养，促进感知觉、语言和动作的发展，做好预防接种工作，养成良好生活习惯以及预防意外伤害的发生等。

3. **学龄前期（preschool period）**　指的是3~6岁的幼儿。此期的主要保健任务为平衡膳食、促进儿童思维的发展、指导入幼托机构的准备以及协助幼托机构进行儿童保健。

4. **学龄期（school age period）**　指的是6~12岁的小学生，也称儿童期，此期的主要保健任务为协助学校做好儿童的保健工作，包括形成良好生活习惯、预防疾病及意外伤害、防止家庭内及学校虐待和性早熟儿童的健康管理。

5.青少年期 青少年期又称青春期,青春期(adolescence)指12~18岁。是由儿童发育到成人的过渡时期,是生长发育的突增期,其生理、心理上发生巨大变化。此期的主要保健任务为协助学校进行体格检查、健康指导等。

(二)社区儿童及青少年保健的意义

1.有利于促进儿童的早期教育 早期教育是人生的启蒙教育,对人的一生起着重要的奠基作用。目前,0~6岁的早期教育主要依托幼儿园来完成,但幼儿园主要接收3~6岁的幼儿,0~3岁幼儿的保健教育工作是早期教育的薄弱环节,此年龄段的幼儿主要是以家庭内的保健教育为主。开展社区儿童保健,有助于对社区儿童实行集中的统一管理,便于宣传和普及儿童早期教育。

2.有利于促进儿童和青少年的生长发育 社区儿童和青少年保健促使父母有一定的机会及时与社区卫生保健人员接触和交流,社区卫生保健人员能够监督及指导父母对子女的养育。同时,社区卫生保健人员也能随时发现儿童和青少年的生长发育及社会心理问题,便于在第一时间采取预防及治疗措施。

3.有利于减少儿童和青少年的患病率及死亡率 社区儿童和青少年的保健是以家庭和学校为依托,将健康教育贯穿始终,便于对社区内的儿童、青少年及家长普及健康知识和有效干预,因此可减少社区内各种儿童、青少年疾病的发生率和死亡率,并且通过系统、全面的计划免疫,还可控制或消灭儿科领域的某些疾病,如天花、霍乱、脊髓灰质炎等。

4.有利于开展青春期健康教育 对青春期青少年的身心健康进行指导既是学校的责任,也是家庭的责任,社区护士在社区工作中,可帮助家庭父母更好地完成对子女青春期健康问题的教育和引导。

5.有利于维护儿童和青少年的合法权益 儿童和青少年由于尚未成年,缺乏主动维护自身权益的意识,其身心的侵害在社会中往往带有一定的隐蔽性,社区护士在从事社区调查、家庭访视的过程中,可及时教育和帮助未成年人运用法律手段,维护自己的合法权益。必要时可借助社会法律机构介入解决。

二、社区儿童及青少年保健工作的内容

社区儿童及青少年保健工作主要以防治社区内儿童及青少年的健康问题为主,满足社区儿童及青少年健康的基本需要。具体内容包括对儿童及青少年的健康教育、保健指导、心理咨询、体格检查、生长发育监测、计划免疫、常见病防治等。

1.促进儿童及青少年的生长发育

(1)评估社区儿童及青少年的生长发育和健康状况:利用我国生长发育的标准,定期评估儿童及青少年的生长发育状况,及时发现生长发育有问题的儿童及青少年,指导其家长积极诊治,找到影响儿童及青少年生长发育的真正原因。

(2)维持儿童及青少年良好的营养状态:主动了解儿童及青少年的营养状况,指导家长及育儿机构保证摄入必要的营养。

(3)促进建立和谐的亲子关系:向其家长介绍亲子关系对孩子成长的重要意义,指导家长建立良好亲子关系的方法和技巧。

2.预防保健及健康教育

(1)开展健康教育:运用黑板报、宣传册、讲座、游戏等各种媒介,宣传母乳喂养相关知识、常见病的防治知识、意外伤害预防知识、儿童心理健康等。

（2）预防接种：宣传预防接种的重要性，促进社区内儿童按时进行预防接种。

（3）幼托机构和学校的健康指导：社区护士要密切联系幼托机构和学校等相关机构及其人员进行儿童的体格检查，保健知识的指导和饮食卫生、环境卫生的指导。

3. 常见健康问题的管理 做好常见病、多发病和传染病的防治工作，依据季节的变化，做好传染病的宣传工作，必要时进行家庭访视，积极配合医师进行治疗。常见健康问题有新生儿黄疸、龋齿、急性呼吸道感染、小儿腹泻、营养性缺铁性贫血、肥胖、维生素 D 缺乏性佝偻病、营养不良、性健康和心理行为问题等。

4. 建立社区儿童健康档案 及时记录儿童的健康状况，为每一位社区内的儿童建立健康档案。档案内容包括儿童的姓名、性别、年龄、出生情况、生长发育状况、营养状况、社会心理状况、疾病及计划免疫情况、家庭状况等。

第二节 社区儿童及青少年生长发育的特点、检测与评价

一、社区儿童及青少年生长发育的特点

（一）新生儿期

新生儿平均身长为男婴 51.6 cm，女婴 49.9 cm，平均体重为男婴 3.15 kg，女婴 3.06 kg。呼吸方式为胸腹联合呼吸，安静时频率为 35～50 次/min，脉搏 130～140 次/min。出生 12～24 h 后体温可以保持在 36℃～37℃。每天睡眠时间维持在 20 h 左右。皮肤呈淡粉色，可在臀部、腰部、背部等部位出现青色斑。有反射性匍匐动作、踏步反射和立足反射。新生儿听觉灵敏，能够辨别父母的声音、音调的高低、语速的快慢，对光反射敏感，喜欢看人脸。新生儿出生时嗅觉中枢及神经末梢已发育成熟，因此哺乳时闻到乳香会积极地寻找乳头。对不同的味觉会产生不同的反应。出生后 2 h 就能对甜味表示愉快，尝柠檬汁会皱眉。新生儿的触觉有高度灵敏性，尤其是眼、前额、口周、手掌、足底等部位。另外，新生儿可有生理性黄疸、假月经、乳腺肿大甚至溢乳现象。

依据皮亚杰的认知发展理论，新生儿期最关键的是父母与新生儿间亲子关系的促进，而在亲子关系的建立中，父母与其新生儿的依恋关系最为重要。这种依恋关系影响到新生儿的生存与发展，甚至将来与其他人之间关系的建立。而喂奶是父母与新生儿之间最早也是最重要的沟通方式，尤其是母乳喂养，不仅令新生儿感到温暖、安全和满足，同时也促进依恋关系的发展。

（二）婴幼儿期生长发育特点

1. 体重 婴儿体重增长很快，1 岁内婴幼儿体重计算公式如下：

（1）6 个月以内婴儿体重（kg）= 出生时体重（kg）+ 月龄 ×0.7

（2）7～12 个月婴儿体重（kg）= 6（kg）+ 月龄 ×0.25

（3）2～12 岁体重稳步增长，平均每年增加 2 kg。2 岁后幼儿体重计算公式如下：体重 = 年龄（岁）×2 +7（或 8）。

2. 身长 代表头部、脊柱和下肢长度的总和，身长（高）主要反映身体骨骼的发育情况。3 岁以下用仰卧位测量身长。足月新生儿身长平均为 50 cm。生后第一年内增长最快，约增加 25 cm，第二年约增长 10 cm，两岁末身长约 85 cm。2～12 岁可按下列公式推算：

$$身高（cm）= 年龄（岁）×7 +70 cm$$

测量方法：3 岁以下测卧位身长。脱去其鞋、帽、袜，穿单衣仰卧于床底板中线上。扶正头，头顶轻触头板，小儿面朝上。测量者位于右侧，使小儿双膝伸直，移动足板触及足跟，读数

并记录，精确到0.1 cm。3岁以上测身高。取立正姿势，双眼平视正前方；胸部稍挺起，腹部微向后收，两臂自然下垂，手指并拢，脚跟靠拢，脚尖分开约60°，脚跟、臀尖和两肩胛间三点同时接触立柱。测量者将底板轻轻移下，与颅顶点接触，读数并记录，精确到0.1 cm。

3. 坐高　即顶－臀长，是指头顶至坐骨结节的长度，可受臀部软组织厚度的影响。出生时坐高为身高的67%，以后下肢增长比躯干快，6岁时为55%。此百分数显示了上、下部比例的改变，比坐高绝对值更有意义。有些遗传、内分泌疾病可使身体的某些部分比例失调。

测量方法：3岁以下取卧位，3岁以上取正坐位。取坐位时，两大腿伸直，与躯干成直角。注意坐凳高度，如腿悬空，可在脚下垫木板，使腿的伸直面与地面平行。小儿坐直，双眼平视前方，臀部紧靠立柱，双肩自然下垂。读数精确至0.1 cm。

4. 头围与囟门

(1) 头围：经眉弓上方、枕后结节绕头一周的长度为头围。2岁以内测量最有价值。新生儿的头围平均为34 cm，4～12个月约增加12 cm，1周岁约为46 cm，2岁时增加2 cm，达48 cm，5岁时50 cm，15岁时54～58 cm，与成人相近。新生儿头围大于胸围，随着月龄增长，胸围超过头围。头围与胸围交叉所在的月龄大小成为评价婴儿营养状况的方法之一。头围与颅内容物和颅骨发育有关。头围过小可见于大脑发育不良；头围过大，常见于脑积水。

测量方法：测量者立于前右方，用软尺从头右侧眉弓上缘，经枕骨粗隆从左侧眉弓上缘绕回零点，软尺应紧贴皮肤，左右对称。软尺刻度应精确到0.1 cm。

(2) 囟门：囟门分为前囟门和后囟门。前囟门是额骨和顶骨形成的菱形间隙，出生时对边的中点连线为1.5～2.0 cm，6个月后逐渐骨化而变小，多在1～1.5岁闭合，但有个体差异。后囟门是两块顶骨和枕骨形成的三角形间隙，出生时很小或闭合，最晚在出生后6～8周闭合。在临床大约上，前囟门的意义往往比较重要，前囟门迟闭、过大见于佝偻病、先天性甲状腺功能减低症等；前囟饱满常提示颅内压增高，见于脑积水、脑瘤、脑出血等疾病，而前囟凹陷则见于极度消瘦或脱水者。

5. 胸围　是指胸部乳头下缘和两肩胛下角水平绕体一周的长度。胸围显示小儿胸廓、胸背肌肉、皮下脂肪及肺的发育情况。正常情况下出生时比头围小1～2 cm，约为32 cm；1岁时与头围相等约46 cm，形成交叉；1岁以后胸围超过头围，至青春期前其差数(cm)约等于小儿年龄数减1。胸围较小，见于营养不良；畸形见于佝偻病、心脏病等。

6. 腹围　平脐(小婴儿以剑突与脐之间的中点)水平绕腹一周的长度为腹围。2岁前腹围与胸围大约相等，2岁后腹围较胸围小。患腹部疾病如有腹水时需测量腹围。

7. 上臂围　沿肩峰与尺骨鹰嘴连线中点的水平绕上臂一周的长度称上臂围，代表上臂骨骼、肌肉、皮下脂肪和皮肤的发育水平，用以评估小儿营养状况。出生后第1年内尤其前半年上臂围增长迅速。1～5岁间增长缓慢。可通过测量上臂围以普查小于5岁小儿的营养状况。评估标准为：上臂围>13.5 cm为营养良好；12.5～13.5 cm为营养中等；<12.5 cm为营养不良。

8. 牙齿　人的一生有乳牙和恒牙两幅牙齿，其中乳牙出齐为20颗，恒牙出齐为28～32颗。生后4～10个月乳牙开始萌生，12个月未萌出者为乳牙萌出延迟。约于2岁半乳牙出齐。2岁内乳牙数目为月龄减4～6。6岁左右萌出第1颗恒牙，12岁萌出第2颗恒磨牙，17～18岁萌出第3颗恒磨牙(此牙有人可终生不出)。

依据皮亚杰的认知发展理论，婴幼儿期为感觉运动期，分为5个阶段：1～4个月，为初期循环反应，此期婴儿会反复练习学会的动作，如挥手、移动肢体等，并开始形成对物体的概念，将自己与他人区别开；4～8个月，为二期循环反应，此期婴儿具有"物体恒存"的概念，会寻找被隐藏的物体，探索环境中的事物；8～12个月，为第二级基膜协调反应，此期婴儿具有有目的的行为，会伸手去抓想要的东西，了解物体的形状与大小的恒常性，能逐渐将象征性事物与事件联想起来；12～18个月，为三期循环反应，幼儿发现不同的动作会产生不同的结果，于是他开始变化动作来观察不同的结果；18～24个月，为心灵表象阶段，幼儿运用心智来探索环境。

(三)学龄前期生长发育特点

学龄前期幼儿的体格仍然持续快速生长，体重每年平均增加2 kg，身高平均增加5 cm。6岁时头围50 cm，已接近成年人。6～7岁时颈椎前凸、胸椎后凸和腰椎前凸被周围韧带固定，形成S形，也就是说正常的脊柱生理弯曲成型。乳牙开始脱落，恒牙依次萌出。

依据皮亚杰的认知发展理论，学龄前期儿童属于运思前期，即运用心智符号来思考过去事件、预知未来以及思考现在和某些地方正在发生的事情。此期的认知发展特征包括象征性思考、自我中心、直接推理、集中作用和万物有灵论等。依据弗洛伊德的性心理发展理论，学龄前期属性蕾期或性器期。此期儿童开始辨认并接受自己的性别，即性别认定，进而学会男女性别该有的行为。依据艾瑞克森的心理社会发展理论，此期儿童的主要发展任务为进取性对罪恶感。学龄期儿童努力尝试新事物和游戏，当努力与创作失败时，会表现为破坏玩具、弄哭伙伴或批评大人，而导致罪恶感，同时他们也学习扮演许多不同的角色以获得社会技巧，当儿童的社会技巧增加时，他们对自己的能力也更有信心。

(四)学龄期儿童生长发育特点

学龄期儿童骨骼比较柔软，软骨较多，骨短细，没有完成骨化，骨弹性大而硬度小，所以不易骨折而易变形；肌肉发育尚未完成，肌肉柔软、肌纤维较细，肌腱宽而短；呼吸器官娇嫩，呼吸道的黏膜容易损伤；食管短而窄，管壁薄，弹性差，容易受损；胃腺体分泌的消化液酸度低，消化酶含量少，肝细胞分化不全，组织柔软；肾小球滤过率、肾小管排泄及再吸收功能较差，膀胱肌肉层薄而弹力组织不发达，有时会不自觉排尿；造血器官骨髓及骨髓外造血器官淋巴结、脾、肝等新生能力很强，但心功能发育不全；大脑重量已接近成人的脑重，额叶迅速生长，使儿童抑制控制能力和综合分析能力逐步增强。

依据皮亚杰认知发展理论，学龄期儿童属具体运思期，即具有合乎逻辑的思考，具备学习许多概念的能力。依据弗洛伊德的性心理发展理论，学龄期阶段为潜伏期，即相对平静的阶段，此期儿童开始认定自己的性别角色，发展出超越自我以掩饰本我。依据艾瑞克森的社会心理发展理论，此期儿童面临的任务是勤奋对自卑。绝大多数此期的儿童已进入学校受正规教育，他们通过学习并完成学业以获得满足感。在学习社会要求的各项技能时，逐步形成较肯定的自我概念，同时儿童也会出现自信、耐力、勤劳、合作、妥协、竞争、组成团体等特征，相反，在学习这些技能时，如感到不能完成或过度竞争，儿童会自觉能力不足、有挫折感、无法参与竞争，也无意与他人合作、妥协，他们往往在做之前就放弃了，甚至影响到成年后对工作的态度，可能会出现经常换工作、缺乏耐性、过分敏感、易怒和易暴躁等。

(五)青少年期生长发育特点

青少年期发育特点有：①出现第二次生长加速；②各内脏器官体积增大，功能日趋成熟；③内分泌系统功能活跃，与生长发育有关的激素分泌明显增加；④生殖系统发育骤然增快并迅速成熟；⑤第二性征迅速发育，男女两性的形态差别变得更明显；⑥心理发展加快，也产生了相应的行为变化。青春期儿童身高一般增长5～7 cm，处在高峰期时一年可达10～12 cm。女孩体内脂肪明显增多，而男孩肌肉开始发达。女孩13岁左右出现月经初潮，子宫长大，阴道增长，阴道黏液腺发育，至17～20岁卵巢成熟，具备生育功能。第二性征发育包括乳房、阴毛、腋毛生长。男生10岁左右开始睾丸发育，12到16岁迅速增大，17岁左右达到成人水平。15岁左右出现首次遗精。第二性征主要表现有阴毛、腋毛和胡须及喉结突起，并伴有变音。

依据皮亚杰的认知发展理论，青少年认知发展处于形式运思期，即开始思考眼见事实之外的可能性。依据弗洛伊德的性心理理论，青少年期为两性期，青少年常注意异性的存在，建立异性间亲密的友谊和感情。依据艾瑞克森的社会心理发展理论，此期的发展任务为自我认同。青少年在此期形成脱离家人与家庭模式的明确的自我感觉，若此形成过程受阻，会导致认同感混淆而表现出鲁莽或逃避的行为。

二、儿童和青少年生长发育方面的检测与评价

（一）生长发育监测

生长发育监测是儿童保健的一项重要措施，监测的重点是对个体儿童的体重进行定期、连续的测量与评价。此项工作可以由社区护士、托幼机构的医务人员或儿童家长进行。

1. 工作步骤

（1）定期、连续为儿童测量体重：目前我国卫生计生委规定测量体重的时间为：出生后一年内测量 5 次，即出生后 1、3、5、8、12 个月；第二年 3 次，即出生后 15、20、24 个月；第三年 2 次，即出生后 30、36 个月。3 岁后每年检查 1 次。

（2）观察儿童体重曲线的增长趋势：将历次体重测量值标记在卫生计生委推荐的儿童生长发育监测图上，观察体重曲线的增长趋势。

（3）动态评价婴幼儿生长发育趋势：及早发现生长发育缓慢的儿童，找出影响因素，及时指导家长采取相应干预措施。

2. 社区护士在儿童生长发育监测中的护理措施

（1）对照我国卫生计生委对外发布的《中国 7 岁以下儿童生长发育参照标准》定期对儿童生长发育进行评价。

（2）正确使用并指导家长利用世界卫生组织颁布的《儿童生长曲线图》监测儿童生长发育趋势，对体重、身高增加未达标的儿童，应帮助家长寻找原因，制订针对性干预措施，指导干预措施的落实。

（3）熟悉"各年龄阶段生长发育特征"，观察婴幼儿和儿童在精细动作、语言、适应能力及社会性方面的发展，并进行评估及指导。

（4）利用"儿童气质分类表"评估儿童属于何种类型的孩子，并指导家长如何因材施教。

（二）体格生长检测与评价

1. 体格生长评价项目　体重、身长、坐高、头围、胸围、上臂围、皮下脂肪厚度形态指标，以及肺活量、50 米跑等身体素质指标。

2. 衡量体格生长的常用方法　指数法、离差法、相关回归法、生长速度与发育年龄评价法、标准差法等。

3. 体格检查和评价注意事项

（1）应用准确、统一的测量用具和方法。

（2）选用合适的标准参照值。

（3）根据评价目的选择适当的评价方法。

（4）评价体格发育时，应定期作体格测量、进行动态纵向连续性观察。

（5）形态指标评价内容包括发育水平，生长速度及匀称程度三个方面。

（三）心理发育检测与评价

1. 筛检试验　丹佛发育筛查测验（DDST），绘人实验等。

2. 诊断测试　采用 Gesell 发育量表、Bayley 婴儿发育量表。

第三节　各年龄阶段儿童及青少年健康促进

儿童是国家的未来,儿童的健康状况是衡量一个国家经济、文化、卫生水平、社会发展的重要指标之一,社区护士要了解儿童健康管理服务规范和考核指标。社区儿童健康保健的重点是通过新生儿访视、定期健康检查、预防接种、儿童生长发育监测、社区儿童常见健康问题的指导等措施,对儿童的健康进行系统的管理。

一、0~6岁儿童健康管理服务规范

(一)服务要求

1. 开展儿童健康管理的乡镇卫生院、村卫生室和社区卫生服务中心(站)应当具备所需的基本设备和条件。

2. 从事儿童健康管理工作的人员(含乡村医生)应取得相应的执业资格,并接受过儿童保健专业技术培训,按照国家儿童保健有关规范的要求进行儿童健康管理。

3. 乡镇卫生院、村卫生室和社区卫生服务中心(站)应通过妇幼卫生网络、预防接种系统以及日常医疗卫生服务等多种途径掌握辖区中的适龄儿童数,并加强与托幼机构的联系,取得配合,做好儿童的健康管理。

4. 加强宣传,向儿童监护人告知服务内容,使更多的儿童家长愿意接受服务。

5. 儿童健康管理服务在时间上应与预防接种时间相结合。鼓励在儿童每次接受免疫规划范围内的预防接种时,对其进行体重、身长(高)测量,并提供健康指导服务。

6. 每次服务后及时记录相关信息,纳入儿童健康档案。

7. 积极应用中医药方法,为儿童提供生长发育与疾病预防等健康指导。

(二)考核指标

1. 新生儿访视率 = 年度辖区内接受1次及以上访视的新生儿人数/年度辖区内活产数 × 100%。

2. 儿童健康管理率 = 年度辖区内接受1次及以上随访的0~6岁儿童数/年度辖区内应管理的0~6岁儿童数 × 100%。

3. 儿童系统管理率 = 年度辖区中按相应频次要求管理的0~6岁儿童数/年度辖区内应管理的0~6岁儿童数 × 100%。

二、各年龄阶段儿童及青少年健康促进

(一)新生儿期健康促进(health promotion of newborn infants)

1. 特点　自胎儿娩出、脐带结扎到生后满28天称为新生儿期。此期小儿脱离母体开始独立生存,环境发生巨大变化,由于其生理功能及适应能力尚不完善,病情变化快,易发生窒息、感染等疾病。特别是出生后第1周内,发病率和死亡率极高,占新生儿死亡总人数的70%左右,是该阶段保健的重点。

2. 健康促进内容

(1)合理喂养:婴儿出生后2 h可按需喂养,鼓励和支持母乳喂养,教会哺乳的方法和技巧,并指导母亲观察乳汁分泌是否充足,新生儿吸吮是否有力。吸吮力弱者应将母乳挤出,滴管哺喂,一次量不宜过大,以免吸入气管。进食后右侧卧位,床头略抬高,避免溢奶引起窒息。如确系无母乳或母乳不足者,则指导采取科学的人工喂养方法。日龄1周的新生儿,每日要60

kcal/kg(250kJ/kg)，2～3周的新生儿每日需100 kcal/kg(418kJ/kg)，人工喂养时，每日蛋白质3.5 g/kg。

（2）保暖：新生儿房间应阳光充足，通风良好，室内温度保持在22℃～24℃，湿度55%～65%。新生儿体温中枢不健全，体温随天气及室温变化，因此，要随时调节环境温度，增减衣被，防止体温过高或过低。

（3）日常护理：指导家长观察新生儿的精神状态、面色、呼吸、体温和大小便等情况，了解新生儿的生活方式。新生儿脐带未脱落前要注意保持清洁干燥。用柔软、浅色、吸水性强的棉布制作衣服、被褥和尿布，避免使用合成制品或羊毛织物，以防过敏。衣服式样应简单宽松，易于穿脱，不妨碍肢体活动。尿布以白色为宜，便于观察大小便的颜色，且应勤换勤洗，保持臀部皮肤清洁干燥，以防皮疹发生。

（4）清洁：保持皮肤清洁，每天沐浴。沐浴前用物准备：浴盆、大小毛巾、小儿衣服、尿布、小儿沐浴产品、小儿润肤露、棉签等。沐浴前环境准备；关紧门窗、室温维持在26℃～28℃。给新生儿沐浴者先洗净双手，预防交叉感染。浴盆内先加冷水再加热水，以手腕内侧试温，将水温维持在30℃～40℃左右。沐浴时间勿选择在喂奶后1 h内。沐浴顺序：面、头、颈、上肢、躯干、下肢、腹股沟、臀和外生殖器。沐浴时注意：①擦洗眼睛时应由内眦擦向外眦；②洗头时防止耳朵进水，且勿按前囟处；③应注意皮肤皱褶处的清洁，如耳后、腋窝、腹股沟等处；④脐部每天用75%乙醇擦净残端及脐窝部，沐浴时不要弄湿，不要捂盖。新生儿要每日换衣服，夏日更要勤换。新生儿衣着材质亦采用柔软、吸水性好的棉布，宽松且易穿易脱，尿布宜采用柔软、吸水性好的棉布做成，勤换勤洗，以防红臀。

（5）抚触：鼓励家长拥抱和抚摸婴儿，对婴儿说话或唱歌等，给予家长心理支持。抚触宜选择安静的环境，室温维持在25℃左右，可播放一些柔和的音乐以配合抚触的动作。抚触的时间宜选择在新生儿沐浴后进行，但新生儿不宜太饱或太饿。抚触的步骤与手法：①脸部抚触，有利于舒缓紧绷的脸部。用双手拇指从前额中间往外推压，同样用双手拇指从眉头、眼窝、人中和下巴往外推压，划出微笑状。②胸部抚触，使呼吸通畅，促进循环。用双手放在两侧肋缘，右手向上滑至新生儿右肩，然后复原，换左手同样动作进行抚触。③手部抚触，以增强新生儿的灵活反应。将新生儿双手下垂，用一只手捏住其胳膊，另一只手从上臂到手腕轻轻挤捏，然后用手指按摩新生儿手腕处。同样方式按摩另一只手。然后双手夹住新生儿手臂，上下滚搓，并轻捏其手腕和小手。确保手部不受伤的前提下，用拇指从掌心按摩至手指瑞。④腹部抚触，有助于肠胃活动。用指腹以顺时针方向按摩腹部，但在脐痂未脱落前不要按摩腹部。⑤腿部抚触，以增强运动协调功能。按摩新生儿大腿、膝、小腿，轻轻挤捏大腿部至踝部，按摩脚踝和足部。双手夹住新生儿小腿，上下滚搓，并轻捏脚踝和脚掌。确保脚踝不受伤的前提下，用拇指从脚跟处按摩至脚趾端。⑥背部抚触，旨在舒缓背部肌肉。双手平放在新生儿背部，从颈部向下按摩，并用指腹轻轻按摩脊柱两侧的肌肉，然后再从颈部沿脊柱向下做迂回运动。

抚触时应注意，当新生儿感到疲倦、饥饿或烦躁时，不宜抚触；抚触时注意保暖；每天抚触3次，每次15 min为宜；抚触前先温暖双手，将新生儿润肤露或润肤油倒入手心，轻轻按摩，避免润肤露或润肤油进入新生儿眼睛等。

（6）预防疾病：指导家长观察新生儿体重的减轻、生理性黄疸、脐部等状况。这个时期最容易出现的事故是窒息，因此要注意婴儿使用的被子不要盖住头，哺乳时要注意乳房不要堵塞新生儿口鼻，冬季外出时不要包裹得过紧、过严，避免堵住新生儿的口鼻。若发现新生儿发生意外窒息，应立即去除引起窒息的原因，保持呼吸道通畅，若新生儿心跳呼吸停止，立即做心肺复苏，同时快速送入医院。保持室内空气清新，新生儿的用具要专用，用后消毒。家长在哺乳和护理前先洗手。避免接触患有皮肤病、消化系统疾病、呼吸系统疾病或其他传染病的患者。

1)用药指导：牢记严格遵守医嘱服药，用药要适量。不盲目使用抗生素，不随意停药，不随意使用中药，注意不要捏鼻喂药。新生儿退热宜先采用温水擦浴等物理方法，慎用退热药。

2)脐带护理：新生儿脐带残端 24 h 左右保持干燥，7 天左右自行脱落，在脐窝部有一小创面，一般 2 周左右愈合。注意脐部有无局部发红、发硬、脓性分泌物等炎症表现，以便及时就诊。平时应注意尿布勿覆盖住脐部，以免尿、粪污染脐部。每天用棉签蘸取 75% 乙醇消毒脐带残端及周围 1~2 次，由内向外旋转式消毒，然后用无菌纱布包扎。

(7)重视早期教育：新生儿的视、听、触觉已初步发展，在此基础上，可通过反复的视觉和听觉训练，建立各种条件反射，培养新生儿对周围环境的定向力以及反应能力。家长在教养中起着重要作用，应鼓励家长拥抱和抚摸新生儿，对新生儿说话和唱歌等。孩子出生意味着父母责任感、亲子情感逐渐步入高潮，享受和睦欢娱的家庭气氛对孩子日后良好的社会适应能力是必不可少的。

(8)坚持家庭访视：一般需要四次，即出院回家后 1~2 天内的初访、生后 5~7 天的周访、半月访视和满月访视。访视中要注意了解新生儿的喂养、护理情况，测量体重和全面的体格检查。指导家长继续进行婴儿的生长发育监测和定期的体格检查。家庭访视能及时发现异常，从而降低新生儿疾病发生率或减轻疾病的严重程度。

1)访视的目的：定期对新生儿进行健康检查，早期发现问题，及时指导处理，降低新生儿发病率、死亡率或减轻发病程度，进行科学育儿指导。

2)访视时间：新生儿自医院出院后，在生后 28 天内家庭访视不少于 3~4 次，按访视时间分为初访(生后 3 天内)、周访(生后 5~7 天)、半月访(生后 10~14 天)和满月访(生后 27~28 天)，生后 42 天回分娩医院检查。

3)访视内容：可归纳为一观察、二询问、三检查、四宣教、五处置。每次访视的重点内容为：

初访重点(生后 3d 内)：①观察新生儿居室内的环境，如温湿度、通风状况、安全及卫生情况等。观察新生儿的一般情况，如面色、呼吸、吸吮能力等。②询问新生儿出生情况，出生方式，有无窒息史，出生时的体重，有无接种卡介苗、乙肝疫苗，以及哺乳、睡眠、大小便情况。③测量体重、身长、体温。注意检查有无黄疸、脐部有无感染、出血等。检查有无听觉障碍和其他先天性畸形。④指导母乳喂养，宣传新生儿期的家庭护理知识。⑤发现异常问题及时给予指导和处理，做好记录，预约下次访视时间。

周访重点(生后 5~7d)：①观察新生儿一般情况。②询问新生儿吮奶、哭声、大小便情况及喂养和护理中是否遇到新问题并给予指导。③检查脐带是否脱落，若已脱落，检查脐窝是否正常；检查臀部有无红臀，皮肤皱褶处有无糜烂等。④对存在的问题给予处理指导。

半月访重点(生后 10~14d)：①检查生理性黄疸是否消退。②测量身长体重，判断生理性体重下降的恢复情况，如未恢复应分析原因并给予指导。检查新生儿听力。③指导给新生儿补充维生素 D 的方法，预防佝偻病。

满月访重点(生后 27~28d)：①询问喂养、护理情况。②测量体重和做全面体格检查，如发现异常，应寻找原因并给予指导。

每次访视后，都应认真填写新生儿访视卡，满月结束时做出新生儿访视小结，指导家长继续进行婴幼儿生长发育监测和定期健康检查。每次访视时应根据新生儿、家长及家庭进行有针对性的指导。

（二）婴儿期健康促进（health promotion of infants）

1.特点　自出生到满 1 周岁之前称为婴儿期。此期为小儿出生后生长发育最迅速的时期，对热量、营养素、蛋白质的需求量相对较高，由于消化吸收功能尚不成熟，容易发生消化功能紊乱及营养不良。同时，婴儿体内来自母体的抗体逐渐减少，自身免疫功能尚未成熟，易患感染性疾病。

2.健康促进内容

（1）日常生活指导

1）合理喂养：婴儿膳食以高能量、高蛋白的乳类为主，并注意鱼肝油的补充。母乳是 0 ~ 6 个月婴儿最合理的营养餐，能提供 6 个月以内婴儿所需的全部营养。因此在生命的最初 6 个月提倡纯母乳喂养，以实现婴儿的最佳生长发育和营养需要。可继续母乳喂养至 2 岁或 2 岁以上。婴儿长到 4 ~ 6 个月后酌情添加辅助食品，辅食添加以由少到多、由稀到稠、由细到粗、由一种到多种为原则，同时提醒家长观察婴儿的粪便以了解婴儿对食品的适应情况。给婴儿添加辅食的顺序：4 ~ 6 个月：强化铁米粉、菜泥、果泥；6 ~ 7 个月：稀饭、烂面条、菜末、蛋黄、鱼泥、豆腐；8 ~ 9 个月：肉末、动物内脏、烤馒头片、磨牙棒（饼）、鸡蛋；10 ~ 12 个月：稠粥、软饭、碎肉、碎菜、馄饨。断奶宜选择秋冬季为宜。开始断奶时，先逐步减少每日哺乳的次数，以配方奶粉、粥等代替。断奶时不建议采用在乳头上涂苦、辣味的东西或骤然停止母乳的方式，应逐渐断奶，以免突然断奶造成婴儿心理压力而产生情绪变化。

2）卫生和睡眠：注意皮肤护理，每天给婴儿洗澡。婴儿睡眠方式个体差异较大，注意经常更换婴儿的位置，以免面部和头部变形。鼓励婴幼儿定时独立睡眠，睡眠时嘴里不含东西。

3）衣着和活动：婴幼儿衣着应简单、宽松、穿脱容易和方便四肢活动。尿布使用柔软、吸水性强的棉布。应经常带婴儿进行户外活动，呼吸新鲜空气，晒晒太阳等。

4）排便习惯：家长应及时对幼儿进行大小便训练，训练应考虑幼儿生理上的成熟、其作息时间以及气候等相关因素。通常大便训练宜在 1 岁以后，幼儿可以久坐或可以站立，大便有规律，每次大便都有特殊表情或声音时，即可开始训练。小便训练通常在 1.5 ~ 2 岁，幼儿小便次数减少而量增多时，开始训练。大小便训练应避免冬季。

（2）促进感知觉发展：感知觉是一种简单的基本认识过程，它是人类对客观事物认识的第一步，因此，应积极促进婴幼儿的感知觉发展。结合婴幼儿的特点和生活实践，训练婴幼儿由近及远认识生活环境，培养他们的观察能力，促进感知觉的发展。

（3）预防接种

1）预防接种管理：社区护士可采用预约、通知单、电话、手机短信、网络、广播通知等适宜方式，通知儿童监护人，告知接种疫苗的种类、时间、地点和相关要求。及时为辖区内所有居住满 3 个月的 0 ~ 6 岁儿童建立预防接种证和预防接种卡等儿童预防接种档案。在交通不便的地区，可采取入户巡回的方式进行预防接种。注意每半年应对责任区内儿童的预防接种卡进行 1 次核查和整理。

2）预防接种程序：根据国家免疫规划疫苗免疫程序（表 6 - 1），对适龄儿童进行常规接种。①接种前：社区护理人员在对儿童接种前应查验儿童预防接种证（卡、薄）或电子档案，核对受种者姓名、性别、出生日期及接种记录，确定本次受种对象、接种疫苗的品种。询问受种者的健康状况以及是否有接种禁忌等，告知受种者或者其监护人所接种疫苗的品种、作用、禁忌、不良反应以及注意事项，可采用书面和（或）口头告知的形式，并如实记录告知和询问的情况。检查疫苗外观质量，凡过期、变色、污染、发霉、有摇不散的凝块或异物、无标签或标签不清、液体疫苗受过冻结或安瓿有裂纹的疫苗一律不得使用。②社区护士在接种操作时再次查验核对受种者姓名、预防接种证、接种凭证和本次接种的疫苗品种,核对无误后严格按照《预防接种工作规范》规定的接种月(年)龄、接种部位、接种途径、安全注射等要求予以接种。③接种后:告知儿童监护人受种者在接种后应留观室观察 30 min。接种后及时在预防接种证、卡(簿)上记录,与儿童监护人预约下次接种疫苗的种类、时间和地点。有条件的地区录入计算机并进行网络报告。

表 6 – 1　疫苗免疫程序

疫苗	接种对象 [月(年)龄]	接种剂次	接种部位	接种途径	接种剂量	备注
乙肝疫苗	0、1、6 月龄	3	上臂三角肌	肌内注射	酵母苗 5 μg/0.5 mL,CHO 苗 10 μg/1mL、20 μg/1 mL	出生后 24 h 内接种第 1 剂次,第 1、2 剂次间隔≥28 天
卡介苗	出生时	1	上臂三角肌中部略下处	皮内注射	0.1 mL	
脊髓灰质炎疫苗	2、3、4 月龄,4 周岁	4		口服	1 粒	第 1、2 剂次,第 2、3 剂次间隔均≥28 天
百白破疫苗	3、4、5 月龄,18～24 月龄	4	上臂三角肌	肌内注射	0.5mL	第 1、2 剂次,第 2、3 剂次间隔均≥28 天
百白破疫苗	6 周岁	1	上臂外侧三角肌	肌内注射	0.5mL	
麻风疫苗(麻疹疫苗)	8 月龄	1	上臂三角肌	皮下注射	0.5mL	
麻腮风疫苗(麻腮疫苗、麻疹疫苗)	18～24 月龄	1	上臂外侧三角肌下缘附着处	皮下注射	0.5mL	
乙脑疫苗(减毒)	8 月龄,2 周岁	2	上臂外侧三角肌下缘附着处	皮下注射	0.5 mL	
流脑 A 疫苗	6～18 月龄	2	上臂外侧三角肌附着处	皮下注射	30 μg/0.5 mL	第 1、2 剂次间隔 3 个月
流脑 A + C 疫苗	3 周岁,6 周岁	2	上臂外侧三角肌附着处	皮下注射	100 μg/0.5 mL	2 剂次间隔≥3 年;第 1 剂次与 A 群流脑疫苗第 2 剂次间隔≥12 个月

续表 6－1

疫苗	接种对象［月(年)龄］	接种剂次	接种部位	接种途径	接种剂量	备注
甲肝疫苗（减毒）	18 月龄	1	上臂外侧三角肌附着处	皮下注射	1mL	
出血热疫苗（双价）	16 ~ 60 周岁	3	上臂外侧三角肌	肌内注射	1mL	接种第 1 剂次后 14 天接种第 2 剂次，第 3 剂次在第 1 剂次接种后 6 个月接种
炭疽疫苗	炭疽疫情发生时，病例或病畜间接接触者及疫点周围高危人群	1	上臂外侧三角肌附着处	皮上划痕	0.05mL(2 滴)	病例或病畜的直接接触者不能接种
钩体疫苗	流行地区可能接触疫水的 7 ~ 60 岁高危人群	2	上臂外侧三角肌附着处	皮下注射	成人第 1 剂 0.5mL，第 2 剂 1.0 mL 7 ~ 13 岁剂量减半，必要时 7 岁以下儿童依据年龄、体重酌量注射，不超过成人剂量的 1/4	接种第 1 剂次后 7 ~ 10 天接种第 2 剂次
乙脑灭活疫苗	8 月龄(2 剂次)，2 周岁，6 周岁	4	上臂外侧三角肌下缘附着处	皮下注射	0.5mL	第 1、2 剂次间隔 7 ~ 10 天
甲肝灭活疫苗	18 月龄，24 ~ 30 月龄	2	上臂三角肌附着处	肌内注射	0.5mL	2 剂次间隔 ≥6 个月

3）预防接种的反应和护理措施：预防接种使用的活菌苗和活疫苗对人体是一种轻度感染，而死菌苗、死疫苗对人体是一种异物刺激，因此，接种后可能会有不同程度的全身或局部反应。如发现疑似预防接种异常反应，接种人员应按照《全国疑似预防接种异常反应监测方案》的要求进行处理和报告。

一般反应：全身反应一般发生于接种后 24 h 内，若是活疫苗则有一定的潜伏期后出现体温升高，有时伴有头痛、头晕、恶心、呕吐、腹泻等反应。个别儿童在接种麻疹疫苗后 5 ~ 7 天出现散在皮疹。若反应较轻微，可以不做处理，注意多休息，多饮水，或对症处理。若高热不退或症状较重时，应及时就诊。局部反应发生于接种后数小时至 24 h，注射局部出现红、肿、热、痛，或伴有局部淋巴结肿大或淋巴管炎，这些症状可持续 2 ~ 3 天。局部反应较轻微时无须处理，若较重时可用毛巾多次热敷，但卡介苗的局部反应不能用热敷。

异常反应：①过敏性休克发生于注射后数秒钟或数分钟内，即可出现血压下降、脉细速、呼吸困难、出冷汗、四肢冰冷、面色苍白、大小便失禁，甚至惊厥、昏迷等过敏性休克表现，如不及时抢救，会有生命危险，应立即让患儿平卧、头部放低，立即皮下注射 1∶1000 肾上腺素 0.5 ~ 1 mL，给予吸氧、保暖和其他抗过敏性休克的抢救措施；②晕针：由于儿童紧张、空腹、恐惧、疲劳等原因，在接种时或接种后数分钟即发生头晕、心慌、心跳加速、面色苍白、出冷汗、四肢冰凉等晕针表现，应立即让患儿平卧、头部放低、给予少量热水或糖水，并注意与过敏性休克鉴别。

注意观察预防接种后婴儿的反应：①疫苗接种后须至少留观 30 min；②疫苗接种后应多休息、多饮水，并注意注射部位的清洁，防止感染；③疫苗接种后若有发热、局部红肿、疼痛等现象，除对症处理外，应及时做好记录；若出现高热或持续发热数日或出现其他严重情况，应及时就医；④任何疫苗的保护效果都不能达到 100%。由于疫苗本身特性和受种者个人体质的差异，少数人在疫苗接种后未产生保护力或仍然发病；⑤对于不宜接种者应权衡不接种导致的患病危险与接种后的效果不佳和可能增加不良反应的风险之后再作决定。

（4）社区健康管理：满月后的随访服务在社区卫生服务中心进行，时间分别在 3 月龄、6 月龄、8 月龄、12 月龄、18 月龄、24 月龄、30 月龄、36 月龄时，共 8 次。有条件的地区，建议结合儿童预防接种时间增加随访次数。服务内容包括询问上次随访到本次随访期间的婴幼儿喂养、患病等情况，进行体格检查，做生长发育和心理行为发育评估，进行母乳喂养、辅食添加、心理行为发育、意外伤害预防、口腔保健、中医保健、常见疾病防治等健康指导。在婴幼儿 6 ~ 8 月龄、18 月龄、30 月龄时分别进行 1 次血常规检测。在 6 月龄、12 月龄、24 月龄、36 月龄时使用听性行为观察法分别进行 1 次听力筛查。在每次进行预防接种前均要检查有无禁忌证，若无，体检结束后接受疫苗接种。

（5）早期教育：①注意大小便训练，婴儿 3 个月后可以把尿，会坐后可以练习大小便坐盆，每次 3 ~ 5 min。小便训练可从 6 个月开始，先训练白天不用尿布，然后是夜间按时叫醒坐盆小便，最后晚上也不用尿布。在此期间，婴儿应穿易脱的裤子，以利培养排便习惯。②注意视、听能力训练，对 3 个月内的婴儿，可以在婴儿床上悬吊颜色鲜艳、能发声及转动的玩具，引逗婴儿注意；每天定时播放悦耳的音乐；经常面对婴儿说话、唱歌。3 ~ 6 个月婴儿需进一步完善视、听觉，可选择各种颜色、形状、发声的玩具，引逗婴儿看、摸和听。培养分辨声调和好坏的能力，用温柔的声音表示赞许、鼓励，用严厉的声音表示禁止、批评。对 6 ~ 12 个月的婴儿应培养其稍长时间的注意力，引导其观察周围事物，促使其逐渐认识和熟悉常见的事物；以询问方式让其看、指、找，从而使其视觉、听觉与心理活动紧密联系起来。③注意动作的发展，家长应为婴儿提供运动的空间和机会。2 个月时，婴儿可开始练习空腹俯卧，并逐渐延长俯卧的时间，培养俯卧抬头，扩大婴儿的视野。3 ~ 6 个月，婴儿喜欢注视和玩弄自己的小手，能够抓握细小的玩具，应用玩具练习婴儿的抓握能力；训练翻身。5、6 个月开始培养婴儿对简单语言做出动作反应，如用眼睛找询问的物品，用动作回答简单的要求，以发展理解语言的能力。7 ~ 9 个月，用能够滚动的、颜色鲜艳的软球等玩具逗引婴儿爬行，同时练习婴儿站立、坐下和迈步，以增强婴儿的活动能力和扩大其活动范围。10 ~ 12 个月，婴儿会玩"躲猫猫"的游戏，鼓励婴儿学习走路。④注意语言的培养，语言的发展是一个连续的有序过程。婴儿出生后，家长要利用一切机会和婴儿说话或逗引婴儿"咿呀"学语，利用日常接触的人和物，引导婴儿把语言同人和物品及动物联系起来。8 ~ 9 个月开始注意培养有意识地模仿发音，如"爸爸""妈妈"等。

（三）幼儿期健康促进（health promotion of young children）

1.特点　自 1 周岁后到满 3 周岁前称为幼儿期。此期小儿生长发育速度减慢，但智能发育较前突出，语言、思维和社会适应性的发育日渐增强，自主性和独立性表现不断发展，但对自身危险的识别能力不足，自身防护能力较弱，加之各种不良因素的影响，易导致疾病的发生和性格行为的偏离。幼儿期的保健重点是集体儿童。

2. 健康促进内容

（1）合理安排膳食：幼儿正处在断奶之后、生长发育仍较快的时期，应注意供给足够能量和优质蛋白，保证各种营养素充足且均衡。在 2~2.5 岁以前，乳牙未出齐，咀嚼和胃肠耐消化能力较弱，食物应细、软、烂，以增进幼儿食欲。蛋白质每日 40 g，其中，优质蛋白应占总蛋白 1/3~1/2。蛋白质、脂肪、碳水化合物产能比应分别为 10%~15%、25%~30%、50%~60%。培养良好的进食习惯，鼓励自用餐具，保持愉快、宽松的就餐环境，养成不吃零食、不挑食、不偏食等良好习惯。18 个月左右的小儿可能出现生理性厌食，表现出对食物缺乏兴趣和偏食。此时，就餐前 15 min 作好幼儿的心理和生理上的就餐准备，不要惩罚儿童，以免影响食欲。

（2）日常护理：由于幼儿的自理能力不断增加，家长既要促进儿童的独立性，又要保证安全和卫生。在衣着上，幼儿衣着应颜色鲜艳，便于识别，宽松、保暖、轻便易于活动，穿脱简便，便于自理。在睡眠上，一般每晚可睡 10~12h，白天小睡 1~2 次。幼儿睡前常需有人陪伴，或带一个喜欢的玩具上床，以使他们有安全感。在口腔保健上，幼儿不能自理时，家长可用软布轻轻清洁幼儿牙齿表面，逐渐改用软毛牙刷。3 岁后，幼儿应能在父母的指导下自己刷牙，早、晚各一次，并做到饭后漱口。定期进行口腔检查。

（3）早期教育：①大、小便训练：18~24 个月时幼儿开始能够自主控制肛门和尿道括约肌，而且认知的发展使他们能够表示便意，训练过程中，家长应注意多采用赞赏和鼓励的方式，训练失败时不要表示失望或责备幼儿。②动作的发展：1~2 岁幼儿要选择走、跳、投掷、攀登等发展肌肉活动的玩具，如球类、拖拉车、积木、滑梯等。2 岁后的幼儿开始模仿成人的活动，玩水、沙土、橡皮泥，在纸上随意涂画，喜欢奔跑、蹦跳等激烈、刺激性的运动，故 2~3 岁幼儿要选择能发展动作、注意、想象、思维等能力的玩具，如形象玩具（积木、娃娃等）、能拆能装的玩具、三轮车、攀登架等。③语言的发展：幼儿有强烈的好奇心、求知欲和表现欲，喜欢问问题、唱简单的歌谣、翻看故事书或看动画片等。成人应满足其欲望，经常与其交谈，鼓励其多说话，通过游戏、讲故事、唱歌等促进幼儿语言发育，并借助于动画片等电视节目扩大其词汇量，纠正其发音。卫生习惯：培养幼儿养成饭前便后洗手，不喝生水，不吃未洗净的瓜果，不食掉在地上的食物，不随地吐痰和大小便，不乱扔瓜果纸屑等习惯。

（4）预防疾病：每 3~6 个月为幼儿做健康检查一次，预防龋齿，筛查听、视力异常，进行生长发育系统监测。托幼机构应侧重于儿童传染病与常见疾病的早期发现和处理，一旦发现猩红热、水痘、流行性腮腺炎等几种常见传染病，要及时做好消毒隔离工作。

（四）学龄前期健康促进（health promotion of preschool children）

1. 特点　3 岁后到 6~7 岁入小学前称为学龄前期。此期小儿体格生长发育处于稳步增长状态，中枢神经系统发育日趋完善，智能发育更加迅速，自我观念开始形成，好奇多问，模仿性强。此期应培养小儿良好的道德品质和生活能力，为入学作好准备。

2. 健康促进内容

（1）合理营养：学龄前儿童饮食接近成人，基础代谢的能量需要量随着年龄增长，体表面积的增加逐渐减小，产能的营养素降低，需提供优质蛋白和必需氨基酸，以保证身体正常发育。学龄前儿童喜欢参与食品制作和餐桌的布置，家长可利用此机会进行营养知识、食品卫生和防止烫伤等健康教育。

（2）日常护理：学龄前儿童已有部分自理能力，如进食、洗脸、刷牙、穿衣、入厕等，但其动作缓慢、不协调，常需他人帮助，可能要花费成人更多的时间和精力，此时仍应鼓励儿童自理，不能包办。在睡眠上，因学龄前期儿童想象力极其丰富，可导致儿童怕黑、做噩梦等，儿童不敢一个人在卧室睡觉，常需要成人的陪伴。

（3）早期教育：在品德上要注意培养儿童关心集体、遵守纪律、团结协作、热爱劳动等好品质。安排儿童学习手工制作、唱歌和跳舞、参观博物馆等活动，培养他们多方面的兴趣和想象力，陶冶情操。在智力方面，学龄前儿童绘画、搭积木、剪贴和做模型的复杂性和技巧性明显增加，成人应有意识地引导儿童进行较复杂的智力游戏，增强其思维能力和动手能力。

（4）预防疾病：每年健康检查和体格测试1~2次，筛查与矫治近视、龋齿、缺铁性贫血、寄生虫病等常见病，继续监测生长发育，预防接种可在此期进行加强。

（5）防治常见的心理行为问题：此期常见的心理行为问题包括吸吮拇指和咬指甲、遗尿、攻击性或破坏性行为等，家长应针对原因采取有效措施。

（6）保护视力：家长要向孩子讲清近视眼的危害，使孩子养成良好的用眼习惯，指导孩子不要歪着头趴在桌子上或躺在床上看书，不在暗淡的光线下看书等。定期带孩子去医院检查视力，以便及早发现视力障碍并及时矫正。

（7）入园准备：设法使孩子与幼儿园老师亲近起来，教育孩子有礼貌地向老师打招呼，主动与同学交流，相互介绍姓名，共同玩耍。帮助孩子熟悉学校规定、学校环境和纪律约束。教育孩子每天准时上学，放学及时做作业，自己收拾书包，准备第二天的学习用品。

（8）社区健康管理：为4~6岁儿童每年提供一次健康管理服务。散居儿童的健康管理服务应在乡镇卫生院、社区卫生服务中心进行，集体儿童可在托幼机构进行。服务内容包括询问上次随访到本次随访期间的膳食、患病等情况，进行体格检查，评估生长发育和心理行为发育，血常规检测和视力筛查，进行合理膳食、心理行为发育、意外伤害预防、口腔保健、中医保健、常见疾病防治等健康指导。在每次进行预防接种前均要检查有无禁忌证，若无，体检结束后接受疫苗接种。对健康管理中发现的有营养不良、贫血、单纯性肥胖等情况的儿童应当分析其原因，给出指导和转诊建议。对口腔发育异常（唇腭裂、高腭弓、诞生牙）、龋齿、视力低下或听力异常儿童应及时转诊。

（五）学龄期健康促进(health promotion of school - age children)

1. 特点　自入小学前(6~7岁)到青春期前为学龄期。此期体格生长发育相对缓慢，智能发育更加趋于成熟，除生殖系统外，各系统器官的发育接近成人。此期求知欲强，综合、理解、分析能力逐步提高，是接受系统科学文化教育的重要时期。

2. 健康促进内容　社区护士协助学校保健就医，重点做好如下几个方面的保健工作。

（1）培养良好的生活习惯

1）加强营养，注意饮食：保证足够的营养摄入，合理安排进餐时间，尤其要注意早餐的质和量。培养良好的卫生习惯，纠正偏食、吃零食、暴饮暴食等坏习惯。

2）合理安排作息时间：家长教会孩子合理安排学习、睡眠、游戏和运动的时间，不熬夜，不贪睡。

3）养成良好的卫生习惯和用眼习惯：学龄期儿童的生活基本自理，注意孩子的个人卫生、饮食卫生和口腔卫生。养成不吸烟、不饮酒、不随地吐痰的良好习惯。读书写字保持与书本距离达30 cm以上，并保证光线良好。避免不良用眼习惯，教会儿童简单有效的视力保健方法，定期进行视力检查，可及早发现弱视、斜视、近视等。

（2）培养正确的坐、立、走姿势：儿童期是骨骼成长发育的重要阶段，如果长时间的弯腰、歪头、歪肩等，会影响孩子脊柱、骨骼的正常发育，甚至造成畸形，所以，培养良好的坐、立、走姿势非常重要。

（3）预防疾病：免疫性疾病，如风湿热等是学龄儿童好发的疾病，而上呼吸道感染、过敏体质也是此类疾病的诱因，一方面应注意预防，另一方面应积极治疗，降低疾病对孩子生活和学习的影响。另外，做好近视、龋齿、脊柱弯曲等常见病的预防和矫治。

（4）防止学校和家庭虐待：学习及教育相关的矛盾是导致此期家庭关系紧张的重要因素，因此应多与孩子交流，解除其困惑，防止不良情绪的产生，社区护士应及早发现问题家庭，及早发现家庭虐待的症状，防止发生严重后果。

（5）正确对待性早熟：性早熟是指女孩在 8 周岁以前，男孩在 9 周岁以前出现第二性征，或女孩在 10 周岁以前出现月经。而如今，儿童性早熟发生率上升，社区护士协助学校进行性健康教育，同时指导家长正确对待性早熟，避免造成儿童心理不良影响。

（六）青春期健康促进(adolescence health promotion)

1. 特点　从第二性征出现到生殖功能基本发育成熟、身高停止增长的时期称青春期。女孩青春期开始和结束年龄都比男孩早 2 年左右。青春期年龄范围，女孩从 11 ~ 12 岁到 17 ~ 18 岁，男孩从 13 ~ 14 岁到 18 ~ 20 岁为青春期。此期儿童的生长发育再次加速，在性激素作用下，女孩开始出现月经，男孩发生遗精，同时生殖系统的发育渐趋成熟，第二性征逐渐明显，男性肩宽、肌肉发达、声音变粗、长出胡须；女性骨盆变宽、脂肪丰满。该期以成熟的认知能力、自我认同感的建立为显著特征。

2. 健康促进内容

（1）合理营养指导：膳食中营养成分必须能满足青少年的生长发育，食物应多样化，注意主副食搭配、荤素搭配、粗细搭配，使营养成分作用互补。定时定餐，克服吃零食、偏食等不良习惯，同时，亦注意节制饮食，避免营养过剩，预防肥胖症。

（2）保持心理平衡：教育青少年要有自己的理想和抱负，把目标和要求设立在自己能力可及的范围之内。学会宽容，不钻牛角尖，遇到难解的问题时，可以选择逃避。提供青少年舒缓压力的方法如听音乐、体育活动、与同学谈心等。家长应注意与青少年的沟通方式，青少年精力充沛、求知欲强、思维敏捷、记忆清晰、独立意识逐步形成，同时他们反抗性也增强，因此父母应仔细了解子女的情况，循循善诱，耐心开导，尊重孩子，使他们顺利度过这段独特的时期。

（3）健康行为指导：家长应和学校老师一起关心青少年的心理成长。积极配合学校的性生理、性心理、性道德、性疾病等教育，排除他们的困惑，使青少年正确对待自身的生理变化和心理状态，明确自己的性别角色，培养自尊、自爱、自强、自信的优良品质。

（4）自信心和责任感的培养：在家庭中，应给予青少年足够的信任、鼓励尊重，让他们相信自己的能力。除此之外，还应对他们进行道德、法制和死亡教育，使他们学会负责任、懂法律、珍惜自己的生命。教导孩子应把主要精力放在学习、文体活动和劳动上，发展健康的男女同学关系，正确对待压力和挫折。

（5）培养良好的心理品质：心理品质包括对事物良好的认知力和感受力，处理问题要理智、情绪稳定，性格乐观开朗，积极进取，勇敢豁达。提高主动能力和适应能力，克服缺点，改变不足，培养广泛的兴趣爱好，加强与人的交流与沟通，热爱生活与社会。

（6）定期体格检查：通过定期体格检查，及早发现青少年风湿性疾病、矮小、月经紊乱、龋齿、肥胖、近视、网络游戏成瘾、神经性厌食、缺铁性贫血等常见健康问题，积极进行治疗。并通过各种形式的健康专题讲座，提供有效防治各种疾病的信息，促进青少年的身心健康发展。

第四节　社区儿童及青少年常见健康问题及护理

一、儿童意外伤害的预防与护理

(一)概述

> **知识链接**
>
> 全球儿童安全网络将由全球伤害专家们总结得出的家居用品安全检查5S原则引入中国,帮助中国的家长们打造安全居家环境,预防家中意外伤害。这个方法的关键是呼吁家长们从儿童的角度出发检查家居用品的布置与摆放。它包括五个关键词:第一,"看(See)",家长们要学习用儿童的眼光审视物品摆放;第二,"绳带(Strings)",避免儿童接触到过长的绳带;第三,"尺寸(Size)",越是小的孩子,家长们要给予越大的物品;第四,"表面(Surface)",家长们应尽量确保物品表面平滑柔软;第五,"标准(Standard)",在购买家居用品时,家长们应仔细检查与儿童用品相关的安全标准。

意外伤害是指因各种突然发生的意外事故而引起的人体损伤。儿童由于生理和心理发展所限,属于意外伤害的高发人群。目前,意外伤害已经成为我国0～14岁儿童死亡的首要原因,意外伤害占我国儿童死亡原因总数的26.1%,已成为1～14岁儿童健康的第一大"杀手"。我国儿童意外伤害的死因以车祸、跌坠、溺水、自杀等位居前列,意外事故也可能造成儿童终身残疾,严重损害儿童的心身健康,给家庭带来巨大的痛苦和经济负担,因此必须积极采取预防措施,减少意外事故的发生,降低儿童的死亡率。

1. 儿童发生意外伤害的原因　儿童天生的探索欲及好奇心重,模仿欲较强,儿童对危险的认知能力较差,缺乏自我保护能力,以及监护人防范意识薄弱,缺乏必要的安全知识等,是儿童容易发生意外事故的主要原因;另一方面随着社会经济发展,家用电器的普及,城市建筑的高层化,交通工具特别是汽车的大量增加,都成为威胁儿童生命安全的新因素。

2. 各年龄段常见的意外伤害及预防措施　儿童常见的意外伤害包括溺水、意外窒息、交通事故、中毒、跌伤、烫伤、电击伤、动物咬伤、自杀、他杀、医疗事故及自然灾害等,但由于各年龄段儿童生长发育的特点不同,其发生意外事故的原因及种类存在一定的差异。见表6-2。

(二)预防儿童意外伤害的护理措施

1. 为儿童创设安全、良好的生活环境　社区护士督促家庭、托幼机构、学校、游乐场应该为儿童创造无危险的环境。家长要对家居用品及家居环境进行安全检查;托幼机构和学校要落实食品卫生、保卫制度、建筑设施安全;游乐场要针对儿童容易发生的安全问题,配备必要的保护设施。

2. 提高广大人群对意外伤害的预防意识及普及急救知识　社区护士应结合社会资源对广大人群进行安全教育,安全教育包括儿童的人身安全,居家安全,交通安全,校园安全,游戏安全,水域安全等,尤其对于家长、托幼机构工作人员、学校教师及游乐场工作人员,提高安全防范意识,以降低儿童意外伤害的发生率;普及意外伤害的处理措施、心肺复苏术及溺水救生等急救知识与技能。

3. 对儿童进行安全教育和安全训练,提高儿童的自我保护意识和能力　社区护士应联合学校、托幼机构通过健康教育活动,有意识、有计划、有目的地对儿童进行安全教育,安全预防的内容包括:跌落、烧烫伤、宠物咬伤、交通意外、溺水、切割伤、化学损伤、药物意外误服等。

为儿童提供足够的时间和空间，合理地组织有一定强度和密度的体育活动，提高幼儿的身体动作的平衡能力和灵活性，避免意外伤害的发生。

4.**构建儿童意外伤害社会预防系统**　社区护士配合有关部门建立社区内儿童意外伤害监测系统，长期不间断的收集和分析儿童意外伤害发生、死亡、伤残和经济损失资料，为制定意外伤害的预防策略和措施提供依据；政府及相关部门制定儿童食品、玩具、用品的安全标准，完善相应的生产、销售质量监控法律法规，并监督实施，建立健全儿童意外事故的医疗保障制度；各个行业通过设备与产品的设计与革新，使伤害风险减少，如家具磨平棱角，汽车配安全气囊，药品及日用品采用儿童无法开启的包装等；医院通过完善急救系统，开通急救绿色通道，提高医院的急诊处理和护理水平，使受伤儿童在最短时间内得到最好的医疗服务，减少伤害死亡率和功能损伤。

表6-2　各年龄段儿童常见的意外伤害及预防措施

各年龄段的行为特征	常见的意外伤害	预防措施
(一)婴儿期 1.运动能力渐增，能翻身、爬、抓住东西立起 2.用触觉、味觉探索周围环境 3.喜欢接近工具，桌布等，并喜欢将东西塞入空隙 4.在水中完全无助	1.跌倒 2.误吞或误吸异物或毒物 3.烫伤 4.溺水	●不能将婴儿单独留在较高的位置上，如桌上、柜台上等 ●将床栏拉上，楼梯上也要有栏杆 ●不能将易吞的东西给婴儿 ●不能给婴儿喂太小的固体食物，如整个花生、整块糖等 ●将有毒的物品放在不让婴儿触及的安全地方 ●使用有盖的电源插座 ●不能在做饭时将婴儿放在易引起烫伤的地方 ●将易引起烫伤的物品远离婴儿 ●不能将婴儿单独留在水盆、水池中，或湖泊、溪流附近
(二)幼儿期 1.能站立 2.对危险事物概念模糊 3.容易攀爬 4.好奇心重 5.模仿性强 6.喜欢将东西放入嘴中 7.喜欢探查抽屉及橱柜 8.在水中无助	1.跌倒 2.烧伤 3.吸入或吞入有害或有毒物 4.窒息 5.溺水	●进行安全指导、示范不安全的行为 ●在楼梯及窗户上安上护栏 ●在无人陪伴时，应将儿童放置在一个安全的空间 ●将装有较热食物或饮料的容器远离幼儿 ●将有毒或易引起伤害的物品如剪刀等放置在幼儿不能触及的安全部位 ●将不用的电线收好，电源插销盖上盖子 ●检查玩具的安全性，不给幼儿不安全的玩具 ●不将幼儿单独留在浴盆、水池或其他的水边
(三)学龄前期 1.有开门的能力 2.喜欢攀爬及跑 3.喜欢探查抽屉、碗橱及衣橱 4.能骑三轮车 5.喜欢机械玩具	1.跌倒 2.吸入或吞入有害或有毒物 3.交通意外事故 4.溺水 5.烧伤	●进行预防意外事故的教育 ●将门锁换成较安全的 ●窗户使用防护栏 ●玩具的安全检查 ●将有害物保存好 ●注意交通安全教育 ●指导学习游泳，并注意水中安全 ●进行有关火柴、灯等方面的安全教育

续表 6 - 2

各年龄段的行为特征	常见的意外伤害	预防措施
(四)学龄期儿童 1. 探险能力、好奇心、好胜心 2. 运动技能的发展及完善 3. 喜欢在刺激有危险的地方玩 4. 喜欢激烈的身体活动 5. 需要同龄伙伴对自己危险举动的认可	1. 跌倒 2. 运动损伤 3. 溺水 4. 交通意外事故 5. 烧伤	●鼓励并要求儿童在安全的地方玩 ●提供安全的运动器材及正常的娱乐机会及环境 ●对有危险的刺激活动应制止 ●游泳训练及水中安全教育 ●指导人行道、自行车、滑板等运动的安全规则 ●将火器锁上、指导火器的安全使用 ●进行有关火、火柴、灯、火把等安全教育

二、儿童感染性疾病及护理

(一)呼吸道感染

急性呼吸道感染如气管炎、支气管炎及肺炎是儿童常见的呼吸道炎症。小儿肺炎是 5 岁以下儿童死亡率最高的疾病，容易并发心衰。据调查我国婴幼儿肺炎的发病率是发达国家的 3 ~ 5 倍，死亡率为 740. 18/10 万，是发达国家的 10 ~ 25 倍。易发肺炎的婴幼儿包括早产、低体重、人工喂养、先天畸形、营养不良、贫血及佝偻病等。引起肺炎的致病微生物包括细菌、病毒、支原体、衣原体、肺囊虫病、真菌等。而环境污染、气候骤变、接触感染等因素是肺炎的诱发因素。

由于肺炎的致病因素及诱发因素较为复杂，难以用单一的方法预防及控制其发生，要求社区护士采取综合性的预防方法，包括健康教育，增强体质锻炼指导，早期发现，及时治疗等方法来预防及控制肺炎的发病率，降低其死亡率。

(二)消化道感染

婴幼儿腹泻、急性胃肠炎是儿童常见的消化道炎症。由于儿童的消化道功能尚不完善、机体免疫功能未完全成熟，易发生消化道的炎症。消化道炎症是威胁儿童健康的主要原因之一，据统计，腹泻是 5 岁以下儿童死亡的主要原因之一，5 岁以下儿童年发病平均为 1. 9 次/年。因此，社区护士应采取各种预防措施，如提倡及辅导母乳喂养，指导父母及时为儿童添加辅食，进行有关营养、饮水及卫生方面的宣传，及时治疗，以控制其发生。

(三)传染性疾病

儿童是传染性疾病的高危人群，常见的儿童传染病包括水痘、麻疹、小儿脊髓灰质炎、流行性乙型脑炎、病毒性肝炎、百日咳、痢疾、猩红热、结核病等。传染病的发生一般都有特定的病原体，具有传染性、流行性、季节性、免疫性等特点。目前我国虽然在控制儿童传染性疾病方面取得了很大的成绩，但儿童传染病的发病率仍相对较高，因此，加强儿童传染病的预防及控制仍然是社区儿童保健的重要内容之一。

三、儿童非感染性疾病及健康问题的护理

(一)肥胖

随着社会环境的变化，人们生活水平的提高，儿童学习负担的加重等原因，使儿童肥胖的发生率不断增加。儿童的肥胖如果不进行有效的治疗及护理，一则影响生长发育，二则其中 70% ~ 80% 的儿童长大后会有肥胖现象，且成年后易导致与肥胖有关的疾病如高血压、糖尿

病、动脉硬化等。

多数儿童的肥胖与热量过剩及缺乏运动有关，社区护士应定期进行儿童肥胖的筛查，加强儿童营养指导，倡导积极的生活方式，使儿童坚持体育锻炼，以预防肥胖的发生。如有体重超过标准或肥胖倾向时，应尽早告诉家长有关情况，必要时提供饮食及运动等控制体重的方法。

(二)营养不良

目前我国儿童的营养不良主要是营养素缺乏而引起的营养不良，如维生素 D 缺乏引起的佝偻病，铁、叶酸缺乏引起的营养不良性贫血等。导致营养不良的主要原因是膳食结构不合理，偏食、挑食及零食过多。社区护士应教育儿童养成良好的进食习惯，纠正偏食、挑食的问题，及时调整营养结构，预防营养不良的发生。

(三)口腔卫生

儿童口腔卫生问题也是较为常见的儿童健康问题之一。由于不重视口腔卫生，加上生活水平的提高，儿童糖的摄入增加，容易产生龋齿。我国儿童的乳牙龋齿发病率到 9 岁时高达 87%，而恒牙龋齿在儿童 6 岁时可达 22%，以后逐年增加，因此，预防龋齿的发生是社区护士儿童保健的一项重要内容。

社区护士应加强口腔卫生的宣传及教育，辅导儿童正确的刷牙方法，使用含氟化物的牙膏，教育儿童养成良好的口腔卫生习惯；加强体育锻炼，全面提高身体素质；注意合理营养，教育儿童不要偏食，保证牙齿发育的营养素如维生素 C、D 及无机盐以满足需要。并对家长进行有关儿童口腔的卫生健康教育，纠正家长"乳牙终归都要换的，所以乳牙龋齿无所谓"的错误观念，使儿童定期接受牙齿检查，及时发现及治疗龋齿，保证儿童牙齿的正常发育。

(四)维生素 D 缺乏性佝偻病(vitamin D deficiency rickets)

维生素 D 缺乏性佝偻病是由于体内维生素 D 不足而引发全身钙、磷代谢异常，产生以骨骼病变为特征的一种慢性营养性疾病。常见于 3 岁以下小儿。主要原因为食物维生素 D 摄入少和皮肤日照不足、吸收不良、母亲妊娠后期缺乏维生素 D 或婴幼儿生长迅速维生素 D 需要量增加；其次为食物中钙、磷含量不足或比例不合适，谷类食物中的植酸影响，慢性呼吸道及消化道疾病等因素引起。临床表现初期常在 3 个月左右发病，有非特异性神经精神症状。如夜惊、多汗、烦躁不安等。活动期出现颅骨软化、方颅、囟门增大或闭合延迟、边缘较软，重者可见乒乓球样颅骨。出牙时间可延迟到 1 周岁以后。胸部可见肋软骨沟和串珠，严重时形成鸡胸，儿童学坐后可致脊柱往后突或侧弯等。多增加婴幼儿的户外阳光照射时间，婴儿尽量采用母乳喂养，合理添加辅食，饮食应强化含维生素 D 及钙的食物，如动物肝脏、奶及制品、蛋黄等。

(五)视力

近视、弱视是儿童常见的视力问题。由于儿童学习压力不断增加，读书时间延长，加上电视、计算机、游戏机等的应用，使儿童的视力问题发生率逐年增加。正确用眼卫生包括：①三要：读书写字姿势要端正，光线要充足，连续看书写字 1 h 左右要休息 10 min；②三不要：不要躺着看书，不要走路或乘车时看书，不要在直射阳光或暗弱的光线下看书；③三个一：眼书距离一市尺，胸距桌缘一拳，手指距笔尖一寸。

预防儿童视力问题的发生也是社区护士的一项重要任务，社区护士可以在家庭访视时评估儿童桌椅的高度是否适宜，室内光线情况，儿童在阅读时是否有姿势不良的现象，并根据具体情况进行指导。合理安排儿童的作息时间，注意劳逸结合，避免长时间用眼造成儿童视力疲劳。普及用眼卫生知识并加强保护视力的宣传教育，定期进行视力检查，及时治疗近视。

四、儿童社会心理问题及疾病的护理

(一)儿童常见的社会心理问题

我国正处于社会改革的转型期，社会意识及社会形态发生了很大的转变，单亲子女、独生子女、留守儿童的特殊性，竞争压力增加及长辈的期望值过高等因素使儿童的心理社会问题增加。常见的心理及行为障碍包括社会行为问题(如攻击、破坏、说谎、嫉妒、过度反抗或任性等)，不良习惯(如习惯性吸吮手指、咬指甲、习惯性痉挛、活动过度、注意分散、反应迟缓等)，生理心理发展问题(如遗尿、不自主排便等排泄功能障碍，偏食、厌食、睡眠障碍、抑郁、冷漠、焦虑、口吃等)。

社区护士应认识社会心理问题对儿童健康的损害。加强儿童心理健康教育，并指导家长正确的养育儿童方法，使儿童具有良好的心理状态。

(二)儿童孤独症

儿童孤独症也称儿童自闭症，是一类起病于 3 岁前，以社会交往障碍、沟通障碍和局限性、刻板性、重复性行为为主要特征的心理发育障碍，是广泛性发育障碍中最有代表性的疾病。约每 1 万名儿童中有 2~4 例，本症多见于男孩，男女比例为(4~5):1。儿童孤独症的病因尚无定论，与遗传因素、器质性因素以及环境因素有关。孤独症治疗主要采取综合干预措施，包括行为矫治、训练教育、宠物疗法和药物治疗等。

社区护士在社区对适龄儿童家长进行孤独症知识的宣教，教会家长及早发现孤独症儿童，从而能早期诊断，以免错过孤独症诊疗和康复的最佳时期；指导家长寻求专业康复机构进行早期治疗，帮助父母(或者照看人)与孩子之间，专家与孩子之间，专家与家长之间建立积极的联系；建立孤独症社会支持系统，给予患儿家庭全方位的支持和教育，提高家庭参与程度，帮助家庭评估教育干预的适当性和可行性，并指导家庭选择科学的训练方法。

(三)注意缺陷多动障碍

注意缺陷多动障碍(ADHD)是儿童期常见的一种行为障碍，患病率为 1%~10%。表现为在认知参与的活动中，注意力不集中，注意缺乏持久性，活动量多且经常变换内容，行为冲动、唐突、不顾及后果。注意缺陷多动障碍的病因和发病机制尚不确定，目前认为本病是由多种生物因素、心理和社会因素所致的一种综合征。通过心理行为治疗和特殊教育增强儿童的自尊心、自信心和自控能力，辅以药物治疗。

社区护士可指导和帮助家长在家中开展一些能够吸引患儿注意力的活动，制定学习计划和奖励办法，逐渐将其兴趣转移到学习上来。对 ADHD 伴情绪障碍儿童，应注意加强心理护理，包括心理咨询、家庭治疗等方法。告诫家长对 ADHD 儿童要有足够的耐心，持之以恒，从多方面进行干预治疗。

(四)受虐待及忽视

儿童受虐待及忽视是一个新的社会问题。儿童受虐待的方式与家庭的社会经济、文化状况密切相关。一般这些儿童大多数来自于婚姻有问题、贫穷、子女较多、父母压力较大的家庭，或者这些儿童不是父母所期望的性别。

社区护士应掌握本辖区儿童的家庭情况，注意社区或地段内是否有儿童的父母经常对儿童责备、体罚、使儿童挨饿、受冻等现象，对高危家庭进行家庭访视；社区护士应尽力使父母了解儿童的心理及身体特点，尽量使其有正确的教育儿童的理念及方法；必要时与相应的儿童福利及保健机构、法律机构联系，为儿童提供切实的帮助，保证儿童健康的成长。

五、青少年期常见健康问题

1. **性健康问题**　出现性早熟或性发育迟缓。

2. **遗精**　遗精指的是一种自动射精现象，即在没有性交或手淫等的情况下出现的射精。进入青春发育期后每月遗精 2~3 次属于正常。青少年发生频繁遗精与学习生活过度紧张、手淫和对性有关的文字、语言和声像刺激等有关。

3. **手淫**　手淫是指用手或其他器具摩擦自己的性器官借以获得性快感，达到性满足的一种自慰行为。手淫不是无耻行为，也不是道德败坏，是一种不正常的满足性要求的手段。频繁手淫的危害主要有：一方面，可引起神经疲劳，影响睡眠和休息；另外，心理上的自我挫伤，容易产生恐惧、悔恨、自责自罪的心理状态。

4. **痤疮**　又称粉刺或青春痘，是青少年常见的皮肤疾病。痤疮易发生在皮脂腺发达的面部、上胸和背部，可持续数年。

5. **意外伤害**　是指由于突然发生的各种意外事故而引起的人体损伤。据国际疾病分类标准，意外伤害可分为交通事故、溺水、窒息、跌坠、触电、自杀等 14 大类，青少年是意外伤害的高发人群，多见的意外伤害有自杀、暴力、交通事故等。

（齐玉梅）

【思考题】

1. 简述新生儿家庭访视的内容。
2. 举例说明幼儿期健康促进的内容。

第七章 社区妇女保健与护理

学习目标

识记：

1. 能准确复述社区妇女保健及生殖健康的定义。

2. 能正确概述社区妇女保健的重要性及内容。

3. 能说出社区妇女健康评估重点内容及评估方法。

4. 能说出社区妇女特殊时期的保健与护理内容。

理解：

能比较社区妇女不同时期生理、心理特点及保健与护理特点。

运用：

能查阅资料，概括社区妇女保健发展趋势，评论本世纪我国社区妇女保健与护理发展的主要方向和策略。

第一节 概述

妇女保健是社区护理的重要任务之一，其目标是开展以生殖健康为核心的贯穿妇女青春期、围婚期、围产期、围绝经期及老年期的各项保健工作，维护和促进妇女身心健康。

一、社区妇女保健的内涵

社区是若干社会群体或社会组织聚集在某一地域所形成的生活上相互关联的大集体。社区妇女保健(health care for community women)是指以社区妇女为对象，针对其不同年龄阶段的生理、心理特点及保健需求，开展以预防为主、以生殖健康(reproductive health)为核心的保健服务。社区妇女保健工作是我国医疗与公共卫生事业的重要组成部分，保健对象包括社区妇女个体和群体两个方面。社区妇女保健与护理强调以社区为范围，以人为中心，以护理程序为工作框架，以预防疾病、避免不同时期的健康问题、提高社区妇女身心健康水平为目标。

维护与促进女性生殖健康是社区妇女保健的核心内容。世界卫生组织(world health organization, WHO)在 20 世纪 90 年代指出，生殖健康是指在生命所有阶段的生殖功能和生殖过程中，生理、心理和社会适应状态良好，没有疾病和虚弱。生殖健康的内涵是人们能够进行负责、满意和安全的性生活，不担心传染疾病和意外妊娠；能生育，并有权决定是否生育和生育的时间；能安全妊娠和分娩，保障婴儿存活并健康成长；能知情选择和获得安全、有效、可接受的节育措施。生殖健康涵盖了母亲安全、计划生育、性健康等多个方面，强调维护妇女的合法权利和地位，重视男性在促进妇女健康方面的责任和义务，赋予妇女保健更深刻的含义和更广阔的范围。

二、社区妇女保健的重要性

妇女的健康状况不仅直接影响到家庭及社会的健康水平，也是反映一个国家或地区发展程度最基本、最重要的指标之一。妇女具有特殊的生理特点，是社会的脆弱人群，对健康促进有着持久的需求，向妇女提供以保障生殖健康为重点的保健服务对保护妇女健康具有特殊的重要意义。

（一）妇女承担着人类繁衍的重要使命

子代的健康及出生人口的素质与母亲受孕前后的健康状况密切相关，而妇女受孕前后的健康状况又与其之前任一生长发育阶段的健康水平有着直接联系。若妇女某一阶段的生理、心理、社会需求未得到满足，势必对该阶段健康构成不利影响，并直接或间接影响到子代的健康。因而加强妇女在女童期、青春期、婚前、孕前、产前、产后保健，加强围生期管理对确保人口素质有着极重要意义。

（二）妇女是重要的社会劳动者

妇女在社会各领域生产活动中起到重要作用，是促进社会发展与进步的重要力量。自然环境及社会环境中的有害物质及不利因素都可能对妇女健康构成影响，甚至影响其生殖健康，从而影响胚胎及胎儿的生长发育。加强妇女保健不仅是对社会劳动力的重要保护，也是确保出生人口素质的重要保证。

（三）妇女是需要社会关心的脆弱人群

妇女在历时 30 年左右的生育期中，要经历妊娠、分娩、产褥、哺乳、避孕等特殊生理过程。处于不同时期的妇女，不管是生理、心理方面还是社会需求与生存方式等，都有着与男性不同的健康需求。在妇女特殊生理时期提供良好的保健服务，能确保母婴安全及健康。

（四）妇女健康是衡量医疗卫生服务质量的重要指标

妇女的健康水平是反映医疗卫生综合效果的重要指标，WHO 将孕产妇死亡率作为评价卫生系统绩效的指标之一，旨在强调大力发展社区卫生服务，促进母婴安全，提高妇女的健康水平。

三、社区妇女保健工作内容

妇女的生命周期大致可分为女童期、青春期、生育期、围绝经期和老年期五个时期，社区妇女保健工作主要围绕满足妇女上述时期的生理、心理及社会需要而进行。其中，围婚期、孕产期、围绝经期是社区妇女保健与护理工作的重点。

（一）女童期保健（girls health care）

随着生殖健康新概念的提出，女童保健逐渐引起人们的重视和社会的关注。女童期保健是指根据女童期的生理、心理特点，开展营养指导、卫生指导、健康教育、疾病预防等系列保健活动，保障女童正常生长发育，健康成长。儿童期的疾病或异常，不仅影响儿童期的健康，也对妇女一生的身心健康构成直接影响，女童期保健因而是妇女生殖健康的基础。

（二）青春期保健（adolescence care）

青春期是女性内分泌出现变化、身体发育迅速、第二性征出现、生殖器官发育趋于成熟的时期，也是心理与情感发育的特殊时期。妇女青春期保健是指根据女性青春期身心特点开展保健指导，重点包括营养指导、经期卫生指导、青春期性教育、心理卫生与健康行为指导等。

(三) 生育期保健(child - bearing period care)

生育期一般是指 15～49 岁间的时期, 是妇女生殖功能旺盛时期, 绝大多数妇女会在此期经历结婚、妊娠、分娩、哺乳、生育调节等事件。生育期保健内容主要包括围婚期保健、孕期保健、产褥期及哺乳期保健、节育保健等。生育期保健为母婴安全与健康提供了重要保障。

(四) 围绝经期保健(perimenopausal period care)

围绝经期是指妇女绝经前后一段时间, 是妇女生殖功能从旺盛走向衰退的过渡阶段, 一般是指从 40 岁左右开始至停经后 12 个月内的时期。由于内分泌功能的逐渐衰退, 处于围绝经期的妇女通常常有不同程度的围绝经期综合征(menopausal syndrome, MPS) 表现, 出现生理及心理、精神症状。围绝经期的保健重点是心理调节指导、对症处理、围绝经期常见生理问题预防及指导, 使其平稳渡过围绝经期, 提高生活质量。

(五) 老年期保健(elderly care)

根据国际老年学会规定, 老年期是指 65 岁以后的时期。虽然从生殖角度看, 老年期无特殊的保健内容, 但由于老年人各系统功能衰退, 其生理功能发生退化, 心理状态也受到一定程度影响, 因而是妇女保健的重要时期之一。老年期妇女的保健重点是指导其定期体检, 常见病与多发病预防, 心理支持等。

四、妇女保健相关的政策与法规

我国妇女保健工作得到了党和国家的一贯重视, 妇幼保健法制建设工作稳步发展, 确保和促进了我国妇女保健事业的快速发展。

(一) 中华人民共和国母婴保健法

《中华人民共和国母婴保健法》于 1994 年经第八届全国人民代表大会常务委员会第十次会议通过, 1995 年正式实施。该法律的颁布旨在保障母亲和婴儿健康, 提高出生人口素质。《母婴保健法》贯彻以保健为中心、保健与临床相结合、面向群众、面向基层和预防为主的工作方针; 规定了婚前保健服务、孕产期保健服务、新生儿期保健服务等具体内容, 明确了各级医疗机构的职责, 并对边远贫困地区妇女儿童的保健服务给予了法律保证。

(二) 中华人民共和国人口与计划生育法

《中华人民共和国人口与计划生育法》于 2001 年第九届全国人民代表大会常务委员会第二十五次会议通过, 于 2015 年 12 月修正。该法律的颁布旨在实现我国人口与经济、社会、资源、环境的协调发展, 加强母婴保健, 提高人口素质。该法律指出应积极开展以人为本的计划生育优质服务, 保障妇女享有计划生育权利; 建立婚前保健、孕产期保健制度, 防止或者减少出生缺陷, 提高出生婴儿健康水平。

(三) 中国妇女发展纲要

2011 年, 国务院颁布了《中国妇女发展纲要(2011—2020 年)》, 确定了妇女与健康、妇女与教育、妇女与经济、妇女参与决策和管理、妇女与社会保障、妇女与环境、妇女与法律七个发展领域的主要目标和策略措施。纲要指出, 要将社会性别意识纳入法律体系和公共政策, 促进妇女全面发展, 促进两性和谐发展, 促进妇女与经济社会同步发展。该纲要将妇女与健康作为最重要的发展领域, 以保障妇女平等享有基本医疗卫生服务, 提高妇女的生命质量和健康水平。

(四) 孕产期保健工作管理办法与孕产期保健工作规范

2011 年 6 月, 卫生部制定并颁布了《孕产期保健工作管理办法》和《孕产期保健工作规范》, 明确规定各级各类医疗保健机构应为准备妊娠至产后 42 天的妇女及胎婴儿提供全程系列的医疗保健服务；对孕产期保健工作的组织与职责、孕前、孕期、分娩期及产褥期各阶段的保健内容、医疗保健机构应提供的服务、监督管理进行了系统规定；界定了各级卫生行政部门、各级妇幼保健机构及各级各类医疗保健机构在孕产期保健工作中的职责。《孕产期保健工作管理办法》和《孕产期保健工作规范》的制定与实施进一步规范了我国孕产期保健工作，切实保障了母婴安全。

(五)关于切实做好高龄孕产妇管理服务和临床救治的意见

我国自2016年1月1日起全面实施两孩政策。两孩政策全面实施后，高龄孕产妇比例增高，发生孕产期合并症、并发症的风险增加，危重孕产妇与新生儿管理救治任务进一步加重，保障母婴安全面临新的挑战。在上述背景下，国家卫生和计划生育委员会于2016年4月发布《国家卫生计生委关于切实做好高龄孕产妇管理服务和临床救治的意见》。该意见强调各地要以科学备孕、孕产期保健、安全分娩为重点，广泛开展宣传和健康教育；强化危急重症临床救治；加强高龄妇女健康咨询和指导，做好咨询评估和高危筛查；建立健全协调协作机制；健全危急重症转诊网络并加强人才队伍建设。

五、社区妇女保健与护理的现状及展望

在1949年之前，因医药资源匮乏，医疗、保健水平落后，我国妇女尤其是农村妇女遭受早婚、多产、不安全孕产甚至死亡等诸多危险。1949年中华人民共和国成立，开启了我国妇幼保健事业的新篇章。1949年至1957年是我国妇幼卫生工作的较快速发展阶段。在此时期，卫生部召开了第一次全国妇幼卫生工作座谈会议，新法接生得到有力推广，产褥热、新生儿破伤风得到有效控制，妇女健康得到了有力保障。1958年至1976年，因多种原因，我国妇幼保健事业经历了起伏、曲折的发展过程。1980年，卫生部制定了《妇幼卫生工作条例（试行草案）》，1985年下达了《全国城乡孕产期保健质量标准和要求》。1988年，全国农村孕产妇保健管理经验交流会在杭州召开，讨论并修改了《农村孕产妇系统管理办法》。系列与妇幼保健相关的法律法规的制定与实施，极大地促进了我国妇幼保健事业的发展。从20世纪90年代开始，我国政府通过签署国际公约、颁布《中国妇女发展纲要》及《中华人民共和国母婴保健法》等，使得我国妇幼保健工作步入法制管理新阶段。1997年国务院在《关于卫生改革与发展的决定》中，提出大力发展社区卫生服务，完善县、乡、村三级卫生服务网，将妇幼保健作为社区"六位一体"功能的重要组成部分。在政策的引导下，全国建立健全了妇幼保健服务网络，改善了妇幼卫生管理与服务，制订了妇幼保健工作方针，强调以保健为中心，以保障生殖健康为目的，预防为主，实行保健和临床相结合，面向群体，面向基层，切实改善了妇女儿童健康水平。妇幼卫生监测数据显示，2015年全国孕产妇死亡率、婴儿死亡率、新生儿死亡率分别下降到20.1/10万、8.1‰和5.3‰，比2000年分别下降了62.1%、74.8%和76.8%，提前实现了联合国千年发展目标。

保护和促进妇女生殖健康，落实"母亲安全"，并使妊娠更安全仍是未来我国妇女保健工作的首要任务。除降低孕产妇死亡率外，尊重妇女的权利，转变服务理念，继续完善和提高以生殖健康为核心的青春期保健、围生期保健和围绝经期保健，加强妇女精神卫生保健、劳动环境保护及传染性疾病的防治仍然是未来社区妇女保健的重要内容。

第二节　社区妇女健康状况的评估

社区妇女健康状况的评估是社区妇女保健的重要环节，其重点是社区孕前妇女、孕产期妇女及产后妇女的健康状况评估。

一、孕前健康状况的评估

孕前健康状况评估是社区卫生服务机构为备孕夫妇提供孕前健康指导服务的重要依据。主要包括询问病史、体格检查、实验室检查及某些专项检查。

(一)询问病史

1. 一般情况　姓名、年龄、出生地、文化程度、职业、工作单位、地址、邮编、联系电话等。

2. 现病史　现存的疾病及其发生、发展、变化及治疗情况。

3. 既往史　既往有无影响婚育健康的疾病,如精神病、遗传病、糖尿病、结核病、指定传染病、性传播疾病、重要器官疾病等。

4. 月经史及婚育史　初潮年龄、月经周期、经期、经量、有无痛经或闭经;白带情况;既往婚育史,如为再婚,有无流产、死胎、早产、死产史等。

5. 个人史　男女双方有无处在可能影响生育功能的居住环境或工作环境,有无接触某些有害因素及时间、剂量、烟酒嗜好、男方手淫及遗精史等。

6. 家族史　男女双方有无家族中的遗传病史,有无近亲婚配史。

(二)体格检查

1. 全身检查　包括身高、体重、心率、血压、体型、步态、营养状况、精神状态、皮肤毛发情况;有无色素异常、有无水肿、淋巴结肿大等;五官情况,有无视力、听力异常,有无色盲;甲状腺有无肿大;肝脾有无肿大,四肢、脊柱有无畸形等。

2. 生殖器官及第二性征检查　生殖器官发育情况、乳房情况、骨盆发育情况等。

(三)实验室检查

1. 常规检查　如血、尿常规、肝功能、阴道分泌物检查、心电图、B超、胸部 X 线透视等。必要时进行激素和精液检查。

2. 专项检查　包括严重的遗传性疾病如地中海贫血;可能引起胎儿感染的传染病及性传播疾病,如乙型肝炎、结核病、弓形体、风疹病毒、巨细胞病毒、单纯疱疹病毒、梅毒螺旋体及艾滋病病毒等;精神疾病;其他影响妊娠的疾病,如高血压病和心脏病、糖尿病及甲状腺疾病等。

(四)心理社会评估

评估备孕夫妇对妊娠的态度、夫妻双方对妊娠的接受度、心理准备情况,女方有无焦虑、紧张等不良情绪反应、支持系统情况等。

二、孕期健康状况评估

孕期健康状况的评估是确保孕期安全的重要举措。目前我国已实行孕产期系统保健的三级管理。在城市,开展医院三级分工(市、区、街道)和妇幼保健机构三级分工(市、区、基层卫生院);在农村,开展县医院和县妇幼保健院、乡卫生院、村妇幼保健人员的三级分工。一级机构应为孕产妇提供定期检查,一旦发现异常,及早将高危孕妇转诊至上级医院进行监护处理。

根据妊娠不同时期的特点,临床上将妊娠分为早期妊娠(13 周末以前)、中期妊娠(第 14 ~ 27 周)和晚期妊娠(第 28 周及其后)三个阶段。在不同阶段,评估内容和评估重点有所不同。

(一)病史

1. 基本资料　年龄、职业、受教育程度、宗教信仰、婚姻状况、经济状况、住址、电话等。

2. 目前健康状况　询问孕妇饮食情况、睡眠、排泄、活动、自理情况,有无特殊嗜好等。

3. 既往史　重点了解既往有无高血压、心脏病、糖尿病、肝肾疾病、血液病、传染性疾病等。

4. 月经史　询问月经初潮年龄、月经周期、月经持续时间、月经量。

5. 家族史　询问家族中有无高血压、糖尿病、心脏病、双胎、结核病等病史。

6. 丈夫健康状况　了解丈夫有无遗传病史，有无烟酒嗜好等。

7. 孕产史　询问既往孕产史及其分娩方式，有无流产、早产、难产死胎、死产、产后出血史；了解本次妊娠早孕反应出现的时间、严重程度、有无病毒感染史及用药史等；妊娠过程中有无阴道流血、头痛、心悸、下肢水肿等现象；胎动开始时间。

8. 预产期的推算　根据末次月经日期推算预产期，方法是：末次月经第 1 日起，月份减 3 或加 9，日期加 7；如为阴历，月份仍减 3 或加 9，日期加 15。

(二) 身体评估

1. 全身检查　测身高、体重，计算体质指数(body mass index，BMI)，妊娠晚期体重每周增加不超过 500 g，超过者应注意有无水肿；测血压，正常孕妇血压不超过 140/90 mmHg；评估发育、营养状况、精神状态、步态；检查心肺有无异常，乳房发育情况，脊柱及下肢有无畸形。

2. 产科检查　包括腹部检查、骨盆测量、阴道检查、肛诊等。①腹部检查：要求孕妇在排尿后进行，通过视诊、触诊、听诊评估子宫大小、羊水量、胎产式、胎先露、胎方位、胎心音等情况。②骨盆测量：包括骨盆外测量和骨盆内测量。骨盆外测量包括髂棘间径、髂嵴间径、耻骨外径、坐骨结节间径、耻骨弓角度测量；骨盆内测量包括对角径、坐骨棘间径、坐骨切迹宽度测量。通过骨盆测量，了解骨产道情况，判断胎儿能否经阴道分娩。③阴道检查：确诊早孕时可行阴道检查。妊娠最后一个月及临产后，应避免不必要的阴道检查。④肛诊：了解胎先露部、骶骨前面弯曲度、坐骨棘及坐骨切迹宽度以及骶骨关节活动度。

(三) 心理社会评估

评估孕妇对妊娠的态度及其影响因素，孕妇对妊娠的接受程度，有无感到困惑或心理不适；在整个妊娠期，有无焦虑、紧张、抑郁、恐惧等负性情绪；丈夫及家人的态度及支持情况。

(四) 高危因素评估

重点评估孕妇是否存在以下高危因素：年龄小于 18 岁或大于等于 35 岁；残疾；遗传性疾病；既往有无流产史、异位妊娠、早产、死产、死胎、难产、畸胎史；有无妊娠合并症，如心脏病、高血压、糖尿病、肝肾疾病等；有无妊娠合并症，如妊娠期高血压病、前置胎盘、胎盘早剥、羊水异常、过期妊娠、母儿血型不合等。

为了早期识别高危人群，可采用《修改后的 Nesbitt 评分指标》对孕妇进行评分及动态监护 (表 7-1)。《修改后的 Nesbitt 评分指标》总分为 100 分，当减去各种危险因素的评分后低于 70 分者即为高危妊娠。对高危妊娠的孕妇应给予高危监护。随着妊娠的进展，可再重新评分。

表 7 – 1　修改后的 Nesbitt 评分指标

1. 孕妇年龄	不育史：少于 2 年　　– 10
15 ~ 19 岁　　– 10	多于 2 年　　– 20
20 ~ 29 岁　　0	子宫颈不正常或松弛　　– 20
30 ~ 34 岁　　– 5	子宫肌瘤：大于 5 cm　　– 20
35 ~ 39 岁　　– 10	黏膜下　　– 30
40 岁及以上　　– 20	卵巢肿瘤(> 6 cm)　　– 20
2. 婚姻状况	子宫内膜异位症　　– 5
未婚或离婚 - 5	6. 内科疾病与营养
已婚　0	全身性疾病
3. 产次	急性：中度　　– 5
0 产　　– 10	重度　　– 15
1 ~ 3 产　　0	慢性：非消耗性　　– 5
4 ~ 7 产　　– 5	消耗性　　– 20
8 产以上　　– 10	尿路感染：急性　　– 5
4. 过去分娩史	慢性　　– 25
流产 1 次　　– 5	糖尿病　　– 30
3 次以上　　– 30	慢性高血压：中度　　– 15
早产 1 次　　– 10	重度　　– 30
2 次以上　　– 20	合并肾炎　　– 30
死胎 1 次　　– 10	心脏病：心功能 I ~ II 级　　– 10
2 次以上　　– 30	III ~ IV 级　　– 30
新生儿死亡 1 次　　– 10	心衰史　　– 30
2 次以上　　– 30	贫血：Hb10 ~ 11 g　　– 5
先天性畸形 1 次　　– 10	9 ~ 10 g　　– 10
2 次以上　　– 30	<9 g　　– 20
新生儿损伤：骨骼　　– 10	血型不合：ABO　　– 20
神经　　– 20	Rh　　– 30
骨盆狭小：临界　　– 10	内分泌疾病：垂体、肾上腺、甲状腺疾病　　– 30
狭小　　– 30	营养：不适当　　– 10
先露异常史　　– 10	不良　　– 20
剖宫产史　　– 10	过度肥胖　　– 30
5. 妇科疾病	
月经失调 - 10	

（五）相关检查

1. **常规检查**　血常规、尿常规、血型(ABO 和 Rh)、肝功能、肾功能、空腹血糖、HBsAg、梅毒螺旋体、HIV 筛查等。

2. **超声检查**　妊娠 18 ~ 24 周时进行胎儿系统超声检查，超声检查可观察胎儿生长发育情况、羊水量、胎位、胎盘位置、胎盘成熟度等，并筛查胎儿有无严重畸形。

3. **GDM 筛查**　先行 50 g 葡萄糖筛查(GCT)，若 7.2mmol/L ≤ 血糖 ≤ 11.1mmol/L，则进行 75 g OGTT，若 ≥ 11.1mmol/L，则测定空腹血糖。

三、产褥期妇女健康状况评估

产褥期是产妇各系统恢复的重要时期，正确评估产褥期妇女健康状况，对于产褥期妇女保健指导十分重要。乡镇卫生院、村卫生室和社区卫生服务中心(站)在收到分娩医院转来的产妇分娩信息后，应合理安排时间，在产后 3～7 天、28 天分别进行家庭访视 1 次，出现母婴异常情况应当适当增加访视次数或指导及时就医。通过家庭访视，进行产褥期健康管理，加强母乳喂养和新生儿护理指导。

(一)健康史

重点评估产妇分娩是否顺利、产后出血量、会阴撕裂程度、新生儿出生后的 Apgar 评分等内容。产妇健康史还包括对妊娠前及妊娠过程的评估。

(二)生理状况

1. 生命体征　评估产妇体温、脉搏、呼吸、血压是否正常。产后体温一般在正常范围内，产后 3～4 日出现低热可能与泌乳热有关，但须排除其他原因导致的发热。产后脉搏、呼吸、血压若出现异常，应排除出血等情况。

2. 产后出血量　产后出血总量一般不超过 300 mL。若阴道流血量多或血块大于 1 cm，应将弯盆置于产妇臀下，以准确评估出血量。

3. 生殖系统

(1)子宫：产后当日，子宫底平脐或脐下一横指，以后每日下降 1～2 cm，正常情况下，产后 10 日在耻骨联合上方扪不到子宫底。

(2)恶露：应每日观察恶露颜色、量、气味。常在按压子宫底的同时观察恶露情况。正常恶露有血腥味，但无臭味，一般持续 4～6 周，总量可达 250～500 mL。若子宫复旧不良，胎膜、胎盘残留或感染，恶露持续时间会延长，量增多，并有臭味。

(3)会阴：阴道分娩者产后会阴一般会有轻度水肿，产后 2～3 日可自行消退。会阴部有缝线者，若出现疼痛加重、局部红肿、硬结及分泌物应考虑感染。

4. 排泄　产后 4 h 内应排尿。第 1 次排尿后需评估尿量，若尿量少应评估膀胱充盈情况，以预防尿储留。因产前灌肠、产后卧床时间长及进食较少，产妇在产后 1～2 天多不排大便，但需评估是否有便秘症状。

5. 乳房　评估有无乳头平坦、内陷；乳汁的质和量，有无乳房胀痛或皲裂。

(三)心理状态

产褥期是身体各器官、系统由孕期逐渐恢复到孕前状态的阶段，也是心理转换时期。产褥期妇女易出现情绪不稳定，多思，多虑，若受到外界环境的不良刺激，易出现心理障碍，严重者可发生产后精神障碍。

1. 评估产妇对分娩经历的感受，感受是舒适或痛苦，直接影响到产妇母亲角色的获得。

2. 评估产妇形体的恢复及孕期不适的消退情况，是否接纳孩子。评估母亲的行为是否属于适应性的。

3. 是否有产后抑郁表现，如有无睡眠不足或严重失眠；是否出现由于情绪波动如情绪低落、哭泣、甚至有自杀企图等；是否对周围事物失去兴趣、食欲改变、疲劳或虚弱等表现。

(四)社会支持

良好的家庭氛围有助于家庭各成员角色的获得，有助于建立多种亲子关系。相反，各种冲突不利于各种亲情关系的发展。

四、哺乳期妇女健康状况评估

母乳是婴儿理想的天然食品，母乳喂养对婴儿、母亲、家庭及社区均有益处，哺乳期妇女健康状况评估是促进成功母乳喂养的保障措施，评估的重点内容包括生理、心理、社会等方面因素。

1. 生理状况　①评估乳母有无疾病，如严重心脏病、急性肝炎、艾滋病等；在分娩时有无失血过多、剖宫产、会阴部感染、有无会阴或腹部切口疼痛等影响哺乳的因素。②乳母营养状况。

2. 用药情况　有无使用地西泮、麦角新碱、可待因等药物。

3. 乳房评估　有无乳房胀痛、乳头皲裂、乳腺炎等。

4. 心理状况　重点评估乳母是否有影响母乳喂养的心理因素，如异常妊娠史、不良的分娩体验、分娩时及产后的疲劳、失眠或睡眠不佳等。哺乳早期，乳母易出现缺乏信心、自尊紊乱、焦虑、抑郁等情绪。哺乳后期，易出现担心乳汁不足、担心乳汁营养不良等心理。上班后因精神紧张、疲劳等，易使母亲失去继续哺乳的信心。

5. 社会及环境因素　评估产妇在哺乳期间住房条件，如空间、光线、通风、温度、湿度等是否合适；家庭支持情况；母乳喂养宣传、指导的可及性等。

五、围绝经期妇女健康状况评估

围绝经期是每一个妇女都必须经历的生理过渡时期，处于围绝经期的女性其机体会出现一系列生理和心理变化。

（一）健康史

1. 基本资料　年龄、职业、受教育程度、宗教信仰、婚姻状况、经济状况、住址、电话等。

2. 月经史、婚育史、避孕措施　初潮年龄、月经周期、月经持续时间、月经量、月经紊乱情况、婚育情况、采取何种避孕措施等。

3. 既往史　既往有无心脏病、高血压、糖尿病、肝肾疾病、关节炎等。

（二）目前健康状况

观察患者精神及营养状况，有无体重增加或单纯性肥胖等代谢障碍症状，有无贫血、出血点等；有无潮红、潮热、出汗等围绝经期综合征表现；有无血压波动情况；有无肌肉、关节疼痛；有无尿频、尿急、尿痛等泌尿系统症状或阴道干燥等生殖系统症状等。

（三）心理状况

因激素水平变化，围绝经期妇女常出现神经精神症状。应重点评估患者有无情绪易激动、焦虑、急躁、抑郁、多疑等表现；评估患者睡眠质量，是否有失眠，注意力不集中等。部分围绝经期妇女担心疾病严重程度，疑有肿瘤而焦虑不安、恐惧。

（四）相关检查

1. 妇科检查　盆腔检查排除器质性疾病。

2. 诊断性宫刮　简称诊刮，以确定排卵或黄体功能。诊刮时应注意宫腔大小、形态、宫壁是否光滑，刮出物的性质和量。

3. 基础体温测定　若基础体温无上升改变，呈单向曲线，则提示无排卵。

4. 子宫镜检查　直接观察子宫内膜情况，表面是否光滑，有无组织突起及充血。

5. 宫颈黏液结晶检查　经前仍可见羊齿植物叶状结晶提示无排卵。

6. 阴道脱落细胞图片检查　可间接反映卵巢功能，同时判断雌激素影响程度。

7.激素测定　可测定血清黄体酮或尿孕二酮，确定有无排卵。

第三节　妇女特殊时期的保健与护理

青春期、围婚期、围生期、围绝经期等均是妇女一生中的特殊生理时期，也是妇女生殖、生理和心理变化较大的时期。加强妇女特殊生理时期的保健与护理工作是社区妇女保健的重要任务，是维护和促进妇女身心健康的有力保障。

一、青春期保健与护理

青春期(adolescence)是由儿童发育至成人的一段过渡时期，是决定个体体格、体质、心理和智力发育、发展水平的关键时期。处在青春期的青少年，其内分泌系统的变化促使骨骼、肌肉、内脏、性器官及第二性征快速发育，并伴随心理和行为方面的相应变化。WHO规定，青春期的年龄范围从10岁开始至19岁末。青春期开始的早晚因人而异，机体形态和机能指标的变化与生长发育速度也有很大的个体差异。

(一)青春期女性的生殖生理特点

1.青春期女性的内分泌变化　进入青春期后，下丘脑-垂体-卵巢轴发育逐渐成熟。在中枢神经系统的影响下，下丘脑分泌的促性腺激素释放激素(gonadotropin releasing hormone，GnRH)持续增多，在GnRH的刺激下，垂体分泌的卵泡刺激素(follicle stimulating hormone，FSH)和黄体生成素(luteinizing hormone，LH)增多。FSH刺激卵泡发育并分泌雌激素，LH促进卵泡黄体的形成而分泌孕酮。随着青春期的进程，血液中雌激素和孕酮的水平逐渐上升，至青春期中、晚期时接近成人水平，伴随月经来潮和卵巢发育成熟。

影响青春期生长发育的激素主要包括生长激素、甲状腺素、雄激素和雌激素。生长激素是影响生长发育最重要的一种激素，其主要功能是刺激机体组织的增长，尤其是促进骨、软骨组织的生长，使骨的纵向生长加速和骨骼变宽。甲状腺素由甲状腺产生及分泌，其主要作用是促进新陈代谢，维持正常生长发育。雄激素主要促进骨骼和肌肉的蛋白质合成，并使阴蒂生长，促进性欲。雄激素同时协同雌激素控制阴毛、腋毛的生长和分布。雌激素能够促进生殖器官及第二性征的发育和成熟。此外，雌激素能促使骨细胞生长活跃，引起长骨干早期愈合，这也是女孩比男孩早停止几年长高的原因。

2.青春期女性的体格和功能发育　女性进入青春期后，在神经内分泌功能影响下，出现生长发育的第二个高峰。

(1)身高：我国女孩的身高在10~12岁之间开始突增，一般至12~13岁时达到突增高峰，突增高峰增长值平均为5~7 cm，最多可达9~10 cm。身高增长速度在达到高峰后即很快下降，15~16岁后生长变慢或停止。

(2)体重：青春期女孩的体重增长不像身高那样有明显的突增高峰。体重增长持续时间长，幅度较大，并在达到成年后仍可继续。进入青春期后，在雌激素的作用下，女孩体内的脂肪持续增多，并多在胸部、腰部、臀部及大腿储聚，形成体脂丰满、下体宽的特有体型。一般来说，女孩的脂肪量多于男孩，肌肉量则少于男孩。

(3)心、肺功能：青春期女性的心脏体积及肺的重量均较出生时增加数倍，心率及呼吸频率均随年龄增长而下降，肺活量加大，心排血量增加。心率、呼吸频率、血压、肺活量均在青春期结束时逐渐接近成人水平。

(4)运动功能及最大耗氧量：10~11岁青春期女孩运动功能开始增强，但在12岁以后，各项运动功能一般均落后于同龄男孩，最大耗氧量的绝对值也低于同龄男孩。随着年龄的增长，男女性运动功能之间的差距越来越大。

3. 青春期女性的性发育

(1)生殖器官发育：女性生殖系统包括内生殖器和外生殖器两部分。内生殖器包括卵巢、输卵管、子宫和阴道，外生殖器包括阴阜、大阴唇、小阴唇、阴蒂、前庭和会阴。随着下丘脑－垂体－卵巢轴发育的日渐成熟，青春期女性体内雌激素水平逐渐升高，在雌激素作用下，内外生殖器官逐渐发育成熟，卵巢开始周期性排卵和分泌性激素，使月经来潮；输卵管口径增大，管腔黏膜上皮出现皱褶并逐渐纤维化；子宫增大；阴道黏膜增厚并出现皱褶。与此同时，外生殖器由幼稚型向成人型发展。

(2)月经初潮：少女出现第一次生理性子宫出血称为月经初潮。月经初潮是青春期来临、女孩性开始成熟的重要标志。月经初潮后 1 年内，由于卵巢发育未成熟，功能尚不稳定，月经周期常不规律，多为无排卵性月经，或虽有排卵但无健全的黄体形成，此时期称为生理不孕期。大多数女孩在初潮后 1 ~ 3 年或更长的时间才能形成规律性月经并有生育能力。从青春期至性成熟期，一般需 5 ~ 10 年。

(3)第二性征：第二性征又称副性征，是指除内生殖器外的女性所有外部特征，如乳房丰隆、脂肪分布呈女性体态、出现阴毛、腋毛等。在青春期，女性的两个较为突出的第二性征是乳房的发育和阴毛的生长。一般来说，乳房在 11 ~ 12 岁时开始发育，通常早于月经初潮。阴毛多在乳房开始发育后逐渐生长，腋毛多在阴毛长全之后开始出现。此外，因声带变扁变薄，青春期女性声调变高，声音清脆而圆润。

(二)青春期女性的社会心理特点

1. 对性发育困惑，萌发性意识 　随着第二性征的发育和月经的来潮，甚至伴随经前及经期的不适如乳房胀痛、下腹不适或痛经等，有些青春期女性可能会出现害羞、困惑甚至恐惧心理，出现紧张、情绪躁动、有心理负担等表现。进入青春期后，女性逐渐产生情欲，出现性好奇和接近异性的欲望，由于环境和舆论的限制，这种好奇心和欲望必须被压抑，使之往往处于莫名的烦躁与不安之中。这是青春期的一个突出的困扰问题。在青春期，女性对异性的接近是含蓄和朦胧的，指向大多不专一，有时存在神秘、紧张、恐慌心理。

2. 自我意识与独立意识增强 　进入青春期后，女性与社会的交往越来越广泛，自我意识与独立意识迅速发展。青春期女性容易产生逆反心理，不希望父母与老师对自己有过多干涉，不轻信父母与老师意见，但因经济上、生活上尚需依赖父母，易产生独立与依附的矛盾心理。因青春期女性自我意识与独立意识增强，好奇心强，加之看问题较直观、肤浅，涉世不深，思想易受环境和同伴影响，此期易出现亲子关系紧张，甚至沾染恶习，误入歧途。

3. 心理、情绪变化及青春幻想 　因神经活动兴奋性较高，兴奋与抑制转化较快，且心理发育成熟晚于智力发育成熟，青春期女性容易出现情绪波动，表现出有时情绪高涨，充满活力，幻想未来与理想，幻想爱情，有时又消极低沉、孤独压抑，出现闭锁心理。家长及老师等成年人应尊重青春期少年的心智成长规律，掌握其情绪变化特点，帮助其调节好情绪，平稳渡过青春期。

(三)青春期女性保健与护理要点

1. 营养指导 　青春期少女处于生长发育的高峰时期，对热量及蛋白质的需求大大增加，对其他营养素的需求量也远高于成年人。饮食结构合理、营养要素均衡对青春期体格发育及性发育至关重要。

(1)热量：青春期女孩对热量的需求量与生长速度成正比，所需热能比正常成人多 25% ~

50%。热能来源于碳水化合物、脂肪和蛋白质三大产热营养素，因此，青春期少女必须保持足够的主食摄入量，切勿盲目节食、减肥。良好的营养供应是青春期及日后健康的保证，营养不良可导致青春期体格及性发育不充分，为生殖健康留下隐患。

（2）蛋白质：蛋白质是人体生长发育的基础，处于青春期的少女必须摄入足够蛋白质以满足机体生长发育需要。蛋类、奶类、禽类、鱼类、瘦肉、豆类等食物均含有丰富优质蛋白质，是蛋白质摄入的理想来源。

（3）矿物质：矿物质是人体生理活动必不可少的营养素。青春期女性处在生长发育高峰，需要适量的钠、钾、钙、磷、铁、锌、碘等常量元素或微量元素。任何矿物质的缺乏均会导致相应问题。如钙、磷摄入不足或比例不当会导致骨骼发育不全，铁缺乏会引起缺铁性贫血，碘缺乏会影响甲状腺素生成，等等。

（4）维生素：维生素是机体所必需的重要营养成分，对维持正常生理功能和生长发育起到重要的调节作用。机体应适量摄取维生素，其缺乏可导致健康问题，过量尤其是脂溶性维生素的过量摄取则会引起中毒。人体所需的维生素大部分来自蔬菜和水果，如猕猴桃、山楂、西红柿、绿叶蔬菜等含有丰富的维生素C，谷类、豆类等含有丰富的B族维生素，维生素A、D则主要来自动物肝脏、奶类、蛋类、鱼类等食物。

（5）水：水是人类生存所必需的物质，是人体组织中不可缺少的成分。青春期女性需水量高于成人，每日摄入约2500 mL才能满足代谢需要，若运动量大，出汗多，还要增加饮水量。水的摄入量不足，会影响新陈代谢及废物的排出，影响生长发育。

总之，青春期少女应合理安排饮食，注意营养均衡，食物结构合理。同时，培养良好的饮食习惯，三餐定时，少吃零食，不偏食，不盲目节食，不暴饮暴食。

2.个人卫生及经期卫生指导 青春期少女应培养良好的卫生习惯。应特别注意会阴部卫生，因青春期代谢旺盛，汗腺及皮脂腺分泌多，加之女性外生殖器皱褶较多，且阴道口临近肛门，阴道容易污染。应做到每晚用温水清洗外阴，清洗外阴的毛巾、盆及水应单独使用，不能与洗脚的毛巾、盆及水混用。内裤要选用透气性好的棉织品，不宜过紧，要勤换勤洗，不穿他人的内裤。养成大便用纸从前向后擦的习惯，避免肛门口的细菌进入阴道。注意经期卫生，经期每天用温水清洗外阴，宜淋浴禁盆浴。同时注意经期用品如卫生巾、护垫等的卫生。经期还需注意保暖，避免寒冷刺激；适当控制运动量，避免劳累；注意饮食卫生，做好月经周期记录。若白带量多又有异味，应及时去医院检查。

此外，青春期女性应注意口腔卫生，预防龋齿；注意用眼卫生，预防近视；保持皮肤、毛发清洁。

3.培养健康的生活方式 应科学地安排每天的学习、工作和休息，根据年龄，合理安排各种体育活动和锻炼，以促进生长发育。应保证足够睡眠，13~15岁少女每天应保证9 h睡眠时间，15岁以后需睡7~9 h。谨防不良生活习惯，严防饮酒、吸烟，远离毒品。

4.心理卫生指导 青春期是各种心理品质、世界观、人生观和价值观形成的关键时期。青春期女性不管从体型、功能还是情绪均发生较大变化，加之学习任务重，竞争压力大，很容易出现紧张、焦虑、抑郁、自闭、逆反、厌学、自卑等心理或负性情绪。社区护士应针对青春期女性生理、心理特点，与家长、学校一道进行针对性教育和引导，帮助她们培养健康的心理、健全的人格和乐观的心态，树立正确的恋爱观、婚姻观、人生观及价值观。

5.乳房保健 乳房的保护与保健是青春期保健的重要内容。首先，处于青春期发育阶段的女性不宜穿紧身内衣，束胸压迫乳房，影响局部血液循环，易导致乳房疼痛不适，发育不良，影响健美，甚至影响日后哺乳。束胸同时使心脏、肺和大血管受到压迫，影响内脏器官的正常发育。青春期女性应佩戴合适的胸罩，既支持和衬托乳房，使乳房丰满、美观，又促进血液循环，有助于乳房发育。胸罩以选用柔软、透气好、吸湿性强的棉织制品为宜，应勤洗勤换，保持清洁，睡觉时应取下胸罩，以免影响呼吸和舒适。其次，应注意乳房卫生。由于内分泌的原因，经期前后，可能会出现乳房胀痛、乳头痒痛现象，此时应避免挤弄乳房和乳头，以免造成感染。再次，要学会自查乳房，每月在月经过后自查 1 次乳房，查看乳房外观有无异常，触摸乳房是否有包块，挤压乳头是否有分泌物，以及时发现问题，及时处理。

6. 青春期性教育　随着第二性征出现、月经来潮等性生理的发育，同时伴随着性心理的发展、性意识的觉醒，部分青春期女性或陷入困惑、焦虑之中，或过早进行性体验，或视性为丑恶。社区护士应配合家庭和学校对青春期女性开展性教育，如讲解男女生殖系统的结构及功能、青春期体格发育、第二性征发育、月经初潮等，帮助青春期女性正确认识青春期性生理现象，正确对待性生理及心理问题，并开展性道德教育，进行性传播疾病防治的宣教。

二、围婚期保健与护理

围婚期是指从婚前择偶至婚后怀孕前的一段时期。围婚期保健是指围绕婚前、新婚、孕前三个阶段，为保障婚配双方及子代健康所进行的保健活动，其重点内容包括生育保健指导、婚前检查、性保健指导、家庭成员适应指导等。保健方式可采取集体授课、社区宣教、提供资料、个别指导等多种形式。围婚期是人生中的重要阶段，围婚期保健与护理是我国妇女保健工作的重要组成部分，做好围婚期保健与护理工作有利于婚配双方的健康，有利于生育健康后代，有利于促进婚后夫妻生活和谐与幸福，对促进服务对象婚姻健康、生殖健康及身心健康有重要意义。

(一) 配偶的选择

选择合适的配偶不仅要考虑感情因素，还要考虑遗传、健康、年龄等其他因素。依据我国婚姻法，禁止结婚的情形包括直系血亲和三代以内的旁系血亲，以及患有医学上认为不适宜结婚的疾病。

(二) 婚前医学检查

婚前医学检查是指通过询问病史、体格检查、生殖器官检查、必要的实验室检查等手段，以排除影响结婚及生育的疾病。

1. 婚前医学检查的项目

(1) 询问健康史：了解男女双方的患病史、家族史、近亲婚配史、女方月经史、男方遗精史等，尤其是与婚育密切相关的遗传性疾病、生殖器官感染性疾病。精神疾病、智力发育障碍等。

(2) 体格检查：包括全身一般检查、第二性征及生殖器检查。

(3) 实验室检查：常规检查项目包括血常规、尿常规、血型、肝功能、肝炎抗原抗体、阴道滴虫、念珠菌检查，胸部 X 线检查等。根据需要进行的检查项目如淋病监测、艾滋病检测、精液常规、支原体、衣原体检查、染色体检查等。

2. 婚前医学检查的主要疾病　《中华人民共和国母婴保健法》规定，婚前医学检查包括对下列疾病的检查：①严重遗传性疾病；②指定传染病；③有关精神病。

3. 婚前医学检查注意事项　①对未婚女性的检查须取得其同意，一般只做直肠腹部双合诊检查；对已怀孕者应视服务对象年龄、健康状况等具体情况区别对待。②对男女双方信息保密，尤其是有关性方面的信息。③婚前医学检查发现有影响婚育的疾病时应慎重处理，根据具体情况进行针对性指导。

（三）生育保健指导

1. **选择最佳生育年龄** 我国婚姻法规定，男性的结婚年龄不得早于22周岁，女性不得早于20周岁。虽然依法律规定婚后即可怀孕生子，但有研究表明，女性生殖器官一般在20岁以后才逐渐发育成熟，骨骼在23岁左右发育成熟。从医学角度看，女性最佳生育年龄为25～29周岁，配偶年龄为25～35周岁。

2. **选择适宜受孕时机**

（1）受孕的必备条件：受孕的必备条件包括以下几个方面：①女方可以排出健康而成熟的卵子并能顺利被摄入输卵管，与精子相遇而受精。同时，输卵管蠕动正常。②男方可以排出数量足够、功能、形态、活力正常的精子，且运送精子的输精管正常。③适时性交。一般情况下，卵子的受精能力不足24 h，精子在女性生殖道中生存的时间为1～3天，这意味着卵子受精的机会是在排卵后24 h内及射精后3天内，而女性的排卵一般是一个月一次，因而适时性交是受孕的基本条件。④子宫具备适合受精卵着床和发育的条件。

（3）受孕的最佳时期：妊娠应在配偶双方工作或学习轻松、身心健康、精神饱满的状态下进行。一般来说，新婚阶段夫妇接触烟酒机会较多，且家庭生活处于相互适应期，睡眠不足，精力疲惫，此时受孕将影响孕妇健康和胎儿正常发育，一般认为延迟至结婚3个月后受孕较为合适。从气候及营养供给角度看，选择夏末秋初的7～9月是受孕的最佳时节。夏末秋初是蔬果的收获季节，有利于孕妇摄取足够的营养物质，同时，在次年春末夏初分娩，气候温和，有利于产妇顺利度过产褥期。

3. **受孕前的准备** 受孕前，新婚夫妇需做好生理和心理上的充分准备。

（1）计划受孕前，应保持营养均衡，增补叶酸。合理补充叶酸可显著降低神经管缺陷儿的发生率。叶酸的补充应当从怀孕前3个月开始，无危险因素的妇女，建议每天补充叶酸0.4mg，既往妊娠有神经管缺陷史者，建议每天补充叶酸4mg。

（2）避免接触有害物质及不利因素，如勿吸烟饮酒，避免接触放射线或致畸致突变的化学药物，如有接触，应与有害物质脱离一段时间后再受孕。

（3）慎用药物。无论是处方药还是非处方药，甚至某些减肥药、保健品，都可能对胎儿造成影响，因此，怀孕前后所有药品的使用，均需仔细阅读说明书并听从医生的建议。使用避孕药者，应先停用药物，改用工具避孕半年后再受孕。

（4）预防感染指导。提供孕前预防感染的指导，避免病毒和一些微生物的感染。提供关于风疹、乙肝、水痘等疫苗的接种信息，至少在计划妊娠前3个月进行接种，特别是在流感季节，应为所有的妇女提供关于流感接种益处的信息。

（5）缓解压力指导。舒缓工作和生活压力，保持睡眠充足，孕前精神愉悦，预防孕期及产后心理问题的发生。

（6）合理饮食与运动，维持正常体重，避免由于体重过轻或过重带来的妊娠期并发症风险。

4. **排卵与怀孕的识别指导**

（1）排卵的识别：可以通过以下三种方法识别是否排卵。①根据月经周期推算。大部分妇女排卵发生在下次月经来潮前12～16天，平均14天。一般来说，从排卵前3天至排卵后1天最易受孕，是易孕阶段。②根据宫颈黏液性状。在月经周期不同阶段，因性激素水平不同，宫颈黏液性状也不同。雌激素水平在月经前后较低，宫颈黏液稠厚、量少或无黏液；在月经中期，雌激素水平增高，宫颈黏液变稀薄、量增多；至排卵期，宫颈黏液变得清澈透明，富于弹性，不易拉断，出现此种黏液最后1天的前后48 h之间会发生排卵。③基础体温测定。基础体温是指机体处于静息状态下的体温。基础体温随月经周期而变化，在月经后和排卵期较低，排卵后基础体温上升0.3℃~0.5℃，一直持续到经前1~2日或月经第1天，之后体温恢复至原来水平。

（2）怀孕的识别：①停经。若平时月经周期规律，一旦经期推迟10日或以上，应疑为妊娠。若停经已达8周，妊娠的可能性更大。②妊娠试验阳性。妊娠后，孕妇尿液含有绒毛膜促性腺激素（hCG），常用试纸法测定孕妇尿中hCG以判断是否妊娠。若在白色显示区上端呈现一条红色线，为阴性。若在白色显示区上下呈现两条红色线，为阳性，表明受检者尿中含hCG，可协助诊断早期妊娠。但仍需到医院就诊，以排除宫外孕等异常情况。③早孕反应。约半数妇女于停经6周左右出现头晕、乏力、嗜睡、食欲缺乏、喜食酸物或厌恶油腻、恶心、晨起呕吐等症状，称早孕反应。可能与体内hCG增多、胃酸分泌减少以及胃排空时间延长有关。④排尿次数增多。妊娠早期增大的子宫，特别是前倾子宫，在盆腔内压迫膀胱导致孕妇出现尿频。一般在妊娠12周以后，当宫体进入腹腔不再压迫膀胱时，尿频症状自然消失。⑤乳房变化。妇女怀孕后，受体内增多的雌激素及孕激素影响，乳腺腺泡及乳腺腺管增生发育，使乳房逐渐增大。孕妇自觉乳房轻度胀痛及乳头疼痛，初孕妇较明显，乳头及乳晕着色加深，乳晕周围有蒙氏结节显现。而哺乳期妇女一旦受孕，乳汁分泌明显减少。⑥容易疲劳：怀孕后孕妇会感觉疲劳，甚至头重脚轻，中午容易犯困，这与体内激素水平的变化有关。

（四）计划生育咨询与指导

计划生育（family planning）是确保优生优育、提高人口素质的有效措施，社区护士应根据新婚夫妇自己的意愿、年龄、健康状况、经济、文化、宗教等背景进行适宜的计划生育指导。

1. **新婚避孕特点及原则**　新婚期夫妇性交具有双方较紧张、缺乏经验、次数较频繁等特点，加之婚后短期内女性阴道内外组织较紧致某些外用药不易置入，故在选择避孕方法时，注意以选择简单易行、不影响性生活的避孕方法为原则。

2. **选择适宜的避孕方法**　常用避孕方法包括工具避孕法、药物避孕法、安全期避孕法等。应根据新婚夫妇的要求避孕期限、职业、受教育程度、月经情况、健康状况等因素，在其知情情况下，选用合适的避孕方法。

（1）屏障避孕法：主要包括阴茎套、阴道隔膜、外用避孕药及女用避孕套。①阴茎套：为男性避孕工具，使用方便。应注意选用合适型号阴茎套，使用时检查有无漏孔，使用后检查有无破损。②阴道隔膜：又称阴道套，使用时应根据女性个体情况选用大小合适的型号。患有急性阴道炎、子宫脱垂、膀胱或直肠膨出、重度子宫糜烂的妇女不宜使用阴道隔膜。③外用避孕药：包括胶冻、药膜、片剂等，其作用主要是破坏精子膜，使精子丧失活力。④女用避孕套：是由聚氨酯或乳胶所制成的柔软、透明、坚固耐磨的鞘状套，长约为17 cm，直径约7 cm，避孕套的两端各有一个易弯曲的环，套底完全封闭，使用时紧贴阴道末端，外端的环较大且较薄，使用时置于阴道口外部。女用避孕套在避孕的同时还可有效地防止性传播疾病。

（2）药物避孕法：避孕药由雌激素和孕激素配伍组成，包括长效及短效口服避孕药、长效避孕针、缓释避孕药和避孕贴剂，国内目前以女性口服避孕药居多。避孕药主要是通过抑制排卵或阻碍受精从而达到避孕目的。使用避孕药时应注意其不良反应，患有严重心血管疾病、急慢性肝炎或肾炎、肝肾功能损害、血液病、血栓性疾病、内分泌疾病、子宫或乳房肿块、癌前病变、恶性肿瘤、哺乳期、月经稀少、年龄>45岁等，上述情况均不宜服用避孕药。

（3）宫内节育器：是一种长效、安全、经济、稳定的避孕方法。宫内节育器的放置时间为：①月经干净后3~7天无性交。②产后42天子宫恢复正常大小，恶露干净，会阴切口已愈合。③剖宫产术后半年，哺乳期排除早孕。④人工流产术后，宫腔深度<10 cm。放置宫内节育器后注意事项：①术后休息3天，避免重体力劳动1周。②术后2周内禁止性生活及盆浴，保持外

阴清洁。③术后 3 个月每次月经时注意有无节育器脱落；节育器放置后第 3、6、12 个月各复查 1 次，注意是否脱落或移位。出血多者随时取出，取出时间为月经干净后 3~7 天。

（4）安全期避孕：是指根据妇女的生理规律，避免在月经周期中易受孕时期进行性生活从而达到避孕目的。排卵过程可受情绪、健康状况、外界环境等多种因素影响，新婚夫妇因精力充沛，性中枢兴奋性较高，性生活较频繁，加之在新婚期情绪较激动、兴奋，排卵规律常被打乱，易出现额外排卵，故不宜选用安全期避孕法。

（5）紧急避孕：是指在性生活时未采取避孕措施或避孕失败后如漏服避孕药、使用阴茎套滑脱或破损等，为防止非意愿怀孕而采取的紧急避孕措施。紧急避孕法常包括在性生活后 72 h 内服用紧急避孕药和 5 天内放置宫内节育器两种。紧急避孕法是一种临时性补救措施，不能替代常规避孕方法。

3. 避孕失败补救　对因避孕失败而致的意外妊娠，可在妊娠早期采取药物或手术流产术终止妊娠，中期妊娠采用引产术。术后应注意休息，加强营养，为其提供避孕指导，如有异常及时就诊。在提供避孕失败补救措施过程中，应坚持知情同意、有利、不伤害等伦理原则。

4. 绝育　是指通过手术或药物等方式达到永久不育的目的。对终生不宜生育的夫妇，原则上生病一方应采取绝育措施。

（五）性保健指导

1. 新婚期性生活指导　因缺乏性知识和性技巧，新婚期性生活难免有不同程度的不和谐。应通过一定方式，让男女双方了解相关的性生理、性心理知识，如了解男女性冲动的时间差异、性兴趣的差别、性欲的速度等不同，以达到性生活的和谐。

2. 新婚期疾病预防指导

（1）泌尿系统感染：新婚期间，因性生活较频繁，加之女性尿道的解剖特点，若不注意性生活卫生，则很容易发生泌尿系感染。新婚期夫妇双方应养成良好的卫生习惯，保持外阴清洁卫生，每次性生活前后应将外阴清洗干净，性生活后排尿 1 次，同时注意休息，避免劳累。一旦发生泌尿系感染，则停止性生活并及时就医。

（2）女阴损伤：蜜月期间尤其是新婚之夜，因男方性冲动过于强烈，动作过于粗暴，在性交时造成女阴损伤。为避免损伤，男方应避免动作粗暴，女方应主动配合，同时防止体位不适宜的性交。一旦发生阴部损伤应及时就诊。

（3）包皮嵌顿：患有包皮过长或包茎的男子在新婚期可能发生包皮嵌顿。其表现是，性生活过后，男性的包皮嵌顿于冠状沟不能活动，剧烈疼痛且局部水肿。发生包皮嵌顿后，须保持外阴清洁，定时用凉开水清洗阴茎，防止擦伤，一般可自行恢复。若嵌顿严重，采取上述措施不能恢复者，应及时就医。包茎患者最好在婚前做包皮环切手术，包皮过长者，宜经常将包皮向根部牵引至冠状沟处，常清洗，性生活前多爱抚女方，促使阴道润滑，以防包皮嵌顿。

3. 性健康教育　应对围婚期男女双方进行性健康教育，包括性生理、性心理、性道德和性法制教育，让其了解男女性器官解剖与功能、男女在性欲、性反应周期方面的差异、性意识、性行为的道德规范、有关性的法律法规等知识。通过性健康教育，使即将结婚或新婚的青年男女掌握科学的性知识，纠正与性有关的认知及行为偏差，保持性的生理和心理卫生，树立正确的性观念，培养良好的性道德，促进青年男女在生理、心理及社会三方面的发展与成熟。

三、孕期保健与护理

孕期保健是围产期保健的核心内容，对及时发现危及孕妇和胎儿健康的危险因素、减少妊娠合并症和并发症、保障孕妇和胎儿健康有着重要意义。孕期保健是确保孕妇顺利度过妊娠期，维护孕妇健康和胎儿正常生长发育，促进母亲、围产期及新生儿良好结局的重要措施。

(一)孕期妇女的生理及心理变化

妊娠期妇女在胎盘激素的作用下，机体会发生系列适应性的生理变化，随着胎儿在母亲子宫内的孕育和成长，孕妇身体形象发生改变，其心理也随之出现不同程度的改变。

1. 妊娠期妇女的生理变化

(1)生殖系统：①子宫体增大变软，容积增大、宫壁增厚。妊娠12周时，子宫增大均匀并超出盆腔。因盆腔左侧有乙状结肠占据，妊娠晚期子宫呈不同程度的右转。随着子宫增大及胎儿、胎盘的发育，子宫的血液循环量逐渐增加。自妊娠12~14周起，子宫出现不规则的无痛性收缩。②卵巢略增大，停止排卵。妊娠3~4周时，黄体开始萎缩，妊娠10周后，黄体功能由胎盘取代。③阴道黏膜着色，增厚、皱襞增多，结蹄组织变松软，伸展性增加；外阴局部充血，皮肤增厚，伸展性增加。

(2)乳房：乳房增大，乳头及乳晕变大并着色，形成蒙氏结节。在妊娠后期，尤其近分娩期，挤压乳房时可有少量稀薄黄色液体逸出，称为初乳。

(3)呼吸系统：妊娠耗氧量增加，呼吸方式以胸式呼吸为主。呼吸道黏膜充血水肿。妊娠后期因横膈上升，平卧时即有呼吸困难感，睡眠时稍垫高头部症状即可减轻。

(4)循环及血液系统：妊娠期后期因横膈升高，心脏向左、向上、向前移位，心脏容量从妊娠早期至晚期增加约10%，心率增加10~15次/min；心搏出量约自妊娠10周开始增加，血容量自妊娠6周开始增加，至妊娠32~34周达高峰。血压在妊娠早期及中期偏低，晚期轻度升高。妊娠期骨髓不断产生红细胞，网织红细胞轻度增加，中性粒细胞稍增加，凝血因子增加，血液处于高凝状态，血沉加快。

(5)消化系统：妊娠早期约有50%妇女出现不同程度的恶心、呕吐等消化道症状，以晨起时明显。食欲与饮食习惯也出现改变，喜食酸咸食物，厌油腻，一般于妊娠12周左右自行消失。

(6)泌尿系统：因孕妇及胎儿代谢产物增多，妊娠期肾脏负担加重。妊娠早期因增大的子宫压迫膀胱而引起尿频，妊娠12周后，压迫膀胱症状消失，妊娠末期，由于胎先露进入盆腔，孕妇再度出现尿频，甚至腹压稍增加即出现尿液外溢现象。

(7)内分泌系统：妊娠黄体和胎盘分泌大量雌激素及孕激素，因其对下丘脑及垂体的负反馈作用，促性腺激素分泌减少，故孕期无卵泡发育成熟，无排卵。随着妊娠的进展，垂体催乳素分泌增加，至分娩前达高峰。

(8)皮肤：因黑色素分泌增加，且雌激素明显增多，孕妇面颊、乳头、乳晕、腹白线、外阴等处出现色素沉着。面颊出现妊娠斑，一般在产后自然消退。随着子宫增大，孕妇腹壁皮肤弹性纤维因过度伸张而断裂，出现妊娠纹。

2. 孕期妇女的心理变化　妊娠期妇女常见的心理反应有惊讶、接受、情绪波动、担心等。社区护士应及时评估孕妇的心理状况，给予适时指导，使其顺利度过妊娠期。

(二)孕产妇的健康管理

1. 建立孕产妇保健手册　为加强对孕产妇的系统管理，我国建立了孕产妇系统保健手册制度。社区护士应在孕12周前为孕妇建立《孕产妇保健手册》，并进行第1次产前随访。《孕产妇保健手册》由孕妇所在的社区卫生服务中心或乡镇卫生院建立。

2. 明确孕周和预产期　妇女确诊妊娠后，要尽早明确孕周，以合理安排孕期重要的筛查及实施干预，并推算预产期。可通过末次月经日期来明确孕周和推算预产期，方法是：从末次月经第一日算起，月份减3或加9，日数加7(农历加14)。若末次月经记不清楚或哺乳期无月经来潮而妊娠者,可根据早孕反应、胎动开始时间、宫底高度或 B 超测胎头双顶径等进行推算。

3. 系统的产前检查　①产前检查时间:整个孕期应至少检查 5 次,其中,孕早期至少检查 1 次;孕中期 2 次,建议分别在孕 16~20 周及 21~24 周进行;孕晚期至少 2 次,其中 1 次在孕 36 周后进行。②产前检查内容:第 1 次产前检查应收集详细的信息,包括询问个人史、既往史及家族史、一般体格检查、产科检查、实验室检查等。根据检查结果填写第 1 次产前随访服务记录表,对具有危险因素和可能有妊娠禁忌证或严重并发症的孕妇,应及时转诊至上级医疗卫生机构,并在 2 周内随访转诊结果。复诊产前检查包括对孕妇健康状况及胎儿生长发育情况进行评估和指导。通过询问、观察、一般体格检查、产科检查。实验室检查详细评估孕妇健康和胎儿生长发育情况,识别需要做产前诊断和转诊的高危、重点孕妇。

社区应设立孕妇培训学校,社区护士通过讲课、座谈、观看录像、视频等方式讲解有关妊娠、胎儿发育、分娩、产后保健等知识,介绍各种检查、治疗及护理的重要性,给予科学的保健指导。

(三)孕期保健指导

1. 健康的生活方式指导

(1)合理均衡的膳食:妊娠早期由于早孕反应,所以膳食以清淡饮食为主,避免油腻,多食新鲜的蔬菜和水果。从妊娠中期开始,因胎儿生长发育迅速,孕妇对各种营养素的需求增加,因此,膳食摄入的原则是以动物蛋白为主,鸡、鸭、鱼、瘦肉、牛奶、鸡蛋等都是动物蛋白的来源,同时增加植物蛋白,适当限制含脂肪、糖类较多的食物,多食新鲜的蔬菜、瓜果类等富含维生素的食物,适当限制食盐的摄入量。

(2)适宜的活动与休息:指导孕妇每天应有 8~9 h 睡眠,午休 1~2 h,睡眠时宜取左侧卧位,缓解增大的子宫对下腔静脉的压迫以促进血液循环;妊娠 28 周以前可坚持工作,28 周以后要适当减轻工作量;妊娠期进行适宜的户外活动以促进血液循环,改善睡眠和增加食欲,活动的原则是孕妇不觉得疲劳、保证母儿安全。散步是较好的活动方式,建议孕妇每天散步 2~3 次,每次 30 min 为宜;此外,游泳也是孕妇较适宜的运动。运动量是否适宜的判断标准是:运动后心率超过 140 次/min,休息后心率降至 90 次/min 以下,若休息 10~15 min 后心率不能及时恢复,应降低运动强度;从妊娠中期开始,社区护士还可以采用发放宣传资料、观看录像、直接示范等方式指导孕妇做科学的产前运动操,但有流产、早产征象时应停止。孕期适当的盆底肌锻炼可以增强盆底肌的韧性,有利于分娩的顺利进行。

(3)衣着与个人卫生:妊娠期穿着以宽松、舒适、柔软为宜;保持良好的卫生习惯,包括口腔卫生、勤沐浴、保持会阴部清洁。

(4)适度的性生活:妊娠前 3 个月及末 3 个月,均应避免性生活,以防流产、早产及感染。妊娠中期应节制性生活,采取合适的体位,并注意性生活的卫生。对有习惯性流产或早产史的孕妇,在整个妊娠期间要禁止性生活。

(5)居住和工作环境的安全:妊娠期避免长时间看电视或用电脑,家里避免饲养宠物,指导孕妇避免工作环境中的职业危害。

2. 孕期用药指导　多数药物可通过胎盘进入胎儿体内,妊娠早期是胚胎器官形成发育阶段,容易受某些药物的影响造成胚胎发育异常,因此,孕期用药应慎重,在医生指导下合理用药,也避免盲目服用保健品。但应避免由于担心药物对胎儿的不良影响而拒绝必要的药物治疗,造成病情加重,影响母儿健康。

3. 孕期常见症状的应对指导

(1)消化系统症状:指导孕妇妊娠早期的饮食以高热量、易消化、清淡食物为主,避免油腻；多食新鲜蔬菜、水果；少量多餐，每天进餐 5～6 次，避免空腹状态，清晨起床时先吃些干的食物；保持愉悦的心情。必要时服用维生素 B_6 10～20 mg，每日 3 次。

（2）贫血：妊娠后期对铁需求量增多，在饮食方面，应多食含铁丰富的食物，多食新鲜蔬菜、瓜果类等富含维生素的食物，利于铁的吸收。若血红蛋白较低，应适量补充铁剂，如富马酸亚铁 0.2 g 或硫酸亚铁 0.3 g，每日 1 次口服。

（3）腰背痛：妊娠期间由于关节韧带松弛，增大的子宫向前突使躯体重心后移，腰椎向前突使背伸肌处于持续紧张状态，常出现轻微腰背痛。指导孕妇穿低跟鞋，尽量保持上身直立，避免长时间弯腰，若工作需要长时间弯腰，妊娠期间可暂时调离岗位。若疼痛严重，应减少工作量，多卧床休息，局部可以热敷。

（4）下肢及外阴静脉曲张：由于子宫增大压迫下腔静脉回流，妊娠晚期孕妇容易发生下肢及外阴静脉曲张。指导孕妇妊娠晚期应尽量避免长时间站立，下肢绑以弹性绷带，晚间睡眠时应适当垫高下肢以利静脉回流。

（5）下肢肌肉痉挛：由于孕妇体内缺钙或钙、磷比例失调导致小腿腓肠肌痉挛，痉挛常在夜间突然发作，下肢着凉或过度疲劳常是诱发因素。指导孕妇从孕 20 周开始常规补充钙剂。若痉挛发作，指导孕妇将痉挛下肢伸直使腓肠肌紧张，并行局部按摩，痉挛常能迅速缓解。

（6）下肢水肿：孕妇于妊娠晚期常出现踝部及小腿下半部轻度水肿，经休息后消退，属正常现象。指导孕妇睡眠时取左侧卧位，同时下肢垫高，促进下肢血液回流。但若下肢水肿明显，经休息后不消退，应考虑妊娠高血压疾病、妊娠合并肾脏疾病或其他合并症，应及时查明病因。

（7）痔疮：由于增大的子宫压迫和腹压增高，痔静脉回流受阻和压力增高导致痔静脉曲张，孕妇在妊娠晚期容易发生痔疮，或原有的痔疮加重。指导孕妇多吃蔬菜，少吃辛辣食物，保持大便通畅，避免用力而加重痔疮。

（8）便秘：受激素影响，妊娠期间肠蠕动及肠张力减弱，孕期运动量减少，孕妇容易发生便秘。指导孕妇每日清晨饮温开水一杯，养成按时排便的良好习惯，并多吃含纤维素多的新鲜蔬菜和水果，必要时口服缓泻剂，睡前口服果导片 1～2 片，或用开塞露、甘油栓，使大便滑润容易排出。

（9）仰卧位低血压：妊娠晚期，孕妇若较长时间取仰卧姿势，由于增大的妊娠子宫压迫下腔静脉，使回心血量及心排血量减少，出现低血压。指导孕妇若出现仰卧位低血压，改仰卧位为侧卧位，血压即可恢复正常。

4. 孕期家庭监护指导 孕妇大部分时间是在家里度过，因此，家庭自我监护对孕期保健具有重要意义。指导孕妇及家属进行自我监测，不仅可了解胎儿的宫内情况，还可促进孕妇和家庭成员之间关系的融洽。自我监测包括以下几方面。

（1）胎动计数：胎动是胎儿宫内情况良好的表现。孕妇一般在妊娠 18～20 周开始自觉有胎动，妊娠晚期（妊娠 28 周后），胎动明显增加。正常情况下胎动每小时 3～5 次。自测胎动时取左侧卧位，每日早、中、晚各测 1 h，将 3 次的计数相加乘以 4 得 12 h 的胎动数。每小时胎动数不应少于 3 次，12 h 内胎动数不应少于 10 次。胎动减少（12 h 内胎动累计少于 10 次，或 1 h 内无胎动）或胎动突然频繁应及时就诊。告知孕妇一次胎动是胎儿一次运动过程，而不是以胎儿一拳一脚来计数，以免造成胎动过多的假象。

（2）测量体重：妊娠期孕妇体重逐渐增加，妊娠早期体重增加较少，妊娠中期开始体重增加较快。一般从妊娠 20 周开始，平均每周增加 0.3～0.5 kg。指导孕妇每天清晨起床后空腹测量体重，一般每周增长不超过 0.5 kg，整个妊娠期增加 10～12.5 kg，若增长过快，提示可能双胎、羊水过多、胎儿过大或水肿。体重增长缓慢提示胎儿生长发育迟缓，孕妇摄入不足等。

（3）测量宫底高度及腹围：根据宫底高度了解胎儿在宫内生长情况。妊娠 20 周后，指导孕妇家属每周测量宫底高度及腹围并记录，以了解胎儿生长发育情况。若宫底高度或腹围在 2～3 周内未增加或增加过快，提示可能胎儿宫内发育迟缓或胎儿过大或羊水过多。

（4）听胎心：胎心音是否正常可以判断胎儿宫内情况。教会家庭成员在妊娠 20 周后每天听胎心音并记录，正常胎儿心率为 120～160 次/min。指导孕妇取仰卧位，胎心听筒与孕妇腹壁接触不留缝隙，听者耳朵贴近听筒，听到胎心音后，持续听 1 min 并记录。若胎心超过 160 次/min 低于 120 次/min，或者胎心不规则，应及时送医院。

（5）测量血压：在整个妊娠期间，孕妇血压应维持在正常水平，不高于 140/90 mmHg。指导孕妇每天在相对固定的时间，在安静状态下测量血压并记录。如血压超过正常范围，休息半小时后重新测量，若仍然升高，应及时就诊。

5. 乳房护理的指导　良好的乳房护理可为产后成功母乳喂养做好准备。指导孕妇随着孕期乳房的增大，选择合适的全棉乳罩，罩杯的大小以覆盖整个乳房为宜，以支撑乳房避免下垂。保持乳房的清洁，指导孕妇每天淋浴时用软毛巾擦拭乳头，增加乳头对摩擦的耐受力，但避免使用肥皂类清洗乳头，以免哺乳时乳头发生皲裂。每天按摩乳房 5 min 以增强乳房的韧性，并指导孕妇正确的按摩方法：用手掌的侧面围绕乳头均匀、轻柔的按摩乳房壁。对乳头扁平或凹陷的孕妇，社区护士应指导其做适当的纠正：①乳头伸展练习；②乳头牵拉练习：用一手托住乳房，另一手的拇指、中指和示指轻轻向外牵拉乳头，每日两次，每次 15～20 下。但既往有流产史、早产史或出现早产倾向的妇女，刺激乳头会诱发子宫收缩，孕期要避免刺激乳头。

6. 及早识别并发症的指导

（1）阴道流血伴有或不伴有腹痛：如果阴道流血发生在妊娠早期，可能是流产或宫外孕。妊娠晚期发生阴道流血，可能是前置胎盘、胎盘早剥或早产。指导孕妇在妊娠任何时期出现阴道流血，都要及时就诊。

（2）阴道流液：妊娠晚期，若孕妇感到突然有液体从阴道流出，可能是胎膜早破。指导孕妇采取平卧位并抬高臀部，以免脐带脱垂，同时保持外阴清洁，并及时送往医院。

（3）头晕、眼花、视物模糊：孕妇在妊娠 20 周后，出现头晕、眼花、视物模糊等不适，可能是妊娠高血压疾病，建议尽早就诊。

（4）剧烈呕吐：妊娠早期孕妇出现频繁呕吐，不能进食，或者孕 12 周后仍然严重呕吐，可能是妊娠剧吐的表现，应及时就诊。

（5）持续皮肤瘙痒：妊娠晚期孕妇出现皮肤严重瘙痒，夜间加重，可能是肝内胆汁淤积症，指导孕妇及时就诊。

7. 适宜的胎教指导　胎教是有目的、有计划地为胎儿的生长发育实施的最佳措施。适宜的胎教可以促进胎儿宫内的良好发育，并增进母儿感情。胎教有多种途径，如倾听舒缓的音乐让胎儿安静、舒适；通过与胎儿的交谈和抚摸进行交流也是较好的方式，可以让胎儿体会到父母的关爱；此外，丈夫对妻子的温柔呵护及孕妇保持轻松愉悦的心情，对胎儿的良好发育也是非常有利的。但也有不同的观点，认为胎教的效果未得到证实。

8. 良好心理调适的指导　妊娠是妇女一生中较为重要和富于挑战性的事情，会给妇女带来一定的压力。对初为人母的担心、是否有充足的社会支持、经济负担过重、对妊娠带来的负担无所适从、对胎儿健康的担忧、对分娩的恐惧等，这些因素均有可能导致妇女一定程度的焦虑和情绪不稳定。指导孕妇保持良好的心态，不仅有利于胎儿的良好发育，也有利于产后亲子关系的建立，并促进孕妇母亲角色的转换。因此社区护士应评估孕妇的心理－社会状况，为孕妇提供充分的关于妊娠期保健、育儿等方面的信息支持，鼓励孕妇表达自己对妊娠的感受，调动孕妇的家庭支持系统，为孕妇提供良好的情感支持，以促进孕妇对妊娠的良好心理适应。

9.分娩的准备及临产的识别

(1)分娩准备教育：指导孕妇做好分娩前生理、心理和物品准备，并指导与分娩有关的知识，包括分娩的过程、合理应用放松技巧应对分娩时子宫收缩引起的疼痛和不适、合理运用腹压配合子宫收缩加快分娩的技巧等。此外，介绍分娩镇痛的方法及陪伴分娩的意义。

(2)分娩方式的确定：在妊娠38周左右，进行分娩评估，通过评估产妇和胎儿情况，确定合适的分娩方式，对无剖宫产指征的妇女，应进行分娩准备的教育，引导其树立对自然分娩的信心，促进自然分娩。

(3)指导孕妇识别临产先兆：临产先兆包括：①子宫不规律收缩：分娩前子宫不规律收缩的特点为宫缩持续时间短且不恒定，间歇时间长并且无规律；子宫收缩的强度无进行性加强；常在夜间出现，白天消失；给予镇静剂可抑制宫缩。②见红：在分娩发动前24～48 h，因宫颈内口附近的胎膜与该处的子宫壁分离，毛细血管破裂经阴道排出少量血液。这是分娩即将开始的比较可靠的征象。但阴道出血量较多时应警惕是否为妊娠晚期出血。③胎儿下降感：妊娠晚期，随着胎先露下降入骨盆，宫底也随着下降，孕妇自觉舒适，呼吸轻快。同时由于胎先露下降压迫膀胱，孕妇出现尿频。

四、产褥期保健与护理

产褥期(puerperium)是指从胎盘娩出至产妇除乳腺外的全身各器官恢复或接近正常未孕状态的一段时间，一般为6周。产褥期保健是围产保健的重要组成部分，直接关系到产妇康复、婴儿健康成长及母乳喂养的成功。产褥期对妇女、新生儿、家庭而言，是一个重要的转折时期。在这一时期，妇女会经历强烈的生理和情感体验，并需要适应新的角色和家庭模式的转变。良好的产后保健可及早发现某些影响产妇和新生儿健康的问题，促进母亲的康复和新生儿的正常发育。

(一)产褥期健康管理

1.产后家庭访视　乡镇卫生院、村卫生室和社区卫生服务中心(站)在收到分娩医院转来的产妇分娩信息后，应合理安排时间，在产后3～7天、28天分别进行家庭访视1次，出现母婴异常情况应当适当增加访视次数或指导及时就医。通过家庭访视，进行产褥期健康管理，加强母乳喂养和新生儿护理指导。

2.产后42天健康检查　在产后第42～56天，乡镇卫生院、社区卫生服务中心为正常产妇做产后健康检查，异常产妇到原分娩医疗卫生机构检查。

(二)产褥期保健指导

1.健康的生活方式指导

(1)适宜的环境：保持居住环境适宜的温度和湿度，勤开窗，保持室内空气清新。适宜的环境不仅能使产妇得到良好的休息，也有利于新生儿的成长。

(2)良好的卫生习惯：大小便后要避开伤口，用卫生纸从前往后擦净，注意不要反方向，以免肛门周围细菌逆行造成感染。

(3)均衡的营养：食物应该富有营养，足够的热量和水分；若哺乳，应多进蛋白质和汤汁类食物，并适当补充维生素和铁剂。

(4)适宜的运动：自然分娩者产后24 h即可下床活动，行会阴切开术或剖宫产者可推迟至产后第3日起床适当活动。产后尽早活动有助于子宫复旧、体力恢复、排尿及排便，并能避免或减少静脉栓塞的发生，能使骨盆底及腹肌张力恢复，避免腹壁皮肤过度松弛。但应避免重体力劳动或蹲位活动，以防子宫脱垂。此外，自然分娩 48 h 后、剖宫产拆线后可进行产后康复操。产后康复操包括能增强腹肌张力的抬腿、仰卧起坐动作和能锻炼骨盆底肌及筋膜的缩肛动作。产后 2 周时开始加作胸膝卧位，以预防或纠正子宫后倾。上述动作每日 3 次，每次 15 min，运动量应逐渐加大。

2. 促进子宫复旧指导 产后哺乳、适宜的活动、产后康复操和良好的卫生习惯有利于子宫的良好复旧。产后 1 周，在耻骨联合上尚能触及宫底，产后 10 天左右子宫降至骨盆，在腹部已不能触及宫底。指导产妇识别异常恶露，正常恶露有血腥味但无臭味，持续 4~6 周。产后 3 天内为血性恶露，之后转为浆液性恶露，2 周后转为白色恶露。如果恶露时间延长或有异味，提示子宫复旧不良或感染，应及时就诊。

3. 外阴及腹部伤口的护理 检查外阴伤口或腹部切口愈合情况，有无红肿、裂开和感染迹象。指导产妇每天用水清洗会阴两次，保持会阴清洁。指导会阴部有伤口的产妇休息时尽量向伤口对侧卧位，以免恶露浸润伤口。

4. 母乳喂养技巧指导

(1)宣传母乳喂养的优点和增强母乳喂养的信心：母乳喂养不仅有利于新生儿的生长发育和良好的情感发展及母子感情的建立，而且也有利于母体自身的恢复，还可以减少乳腺小叶增生、乳腺癌的发生几率。社区护士应向母亲及家属宣传母乳喂养的优点，评估影响母乳喂养的因素，为产妇提供母乳喂养的信息，并调动其家庭支持系统，以增强母乳喂养的信心。

(2)指导正确的哺乳方法：哺乳前先给新生儿更换干净的尿布，清洗双手后，用温开水清洁乳房和乳头。指导产妇采取母婴均舒适的体位哺乳，使新生儿贴近母亲，让新生儿含住乳头和大部分乳晕，并注意不能堵住新生儿的鼻子。哺乳时，一般先让新生儿先吸空一侧乳房，再吸吮另一侧，下次哺乳时可以从另一侧乳房开始，这样可以保证新生儿吃到含蛋白质丰富的前乳，又可以吃到含脂肪丰富的后乳。哺乳完毕后，将新生儿竖抱起，轻轻拍其背部将胃内吸入的空气排出，以防溢奶。哺乳后指导母亲将新生儿右侧卧位半小时，以防溢奶或呕吐造成窒息。

(3)哺乳时间指导：以按需哺乳为原则，但尽量减少夜间喂养次数，增加白天喂养次数，以免夜间频繁哺乳影响产妇休息，不利于乳汁分泌。此外，由于新生儿的大脑皮质处于抑制状态而需要较长的睡眠时间，若白天喂养间隔时间超过 3 个小时，则可唤醒新生儿进行哺乳。每次哺乳时间控制在 15~20 min，不要超过半个小时，避免养成新生儿含乳头睡觉的习惯。

(4)促进乳汁分泌和提高乳汁质量：保持精神愉快、充足的睡眠、多食营养丰富的汤汁均有利于促进乳汁分泌；增加哺乳次数、多次反复吸吮也有利于乳汁分泌；勿过早添加辅食。此外，如果母亲发生乳腺炎或出现其他感染症状时，应暂停母乳喂养，但须定时用吸奶器吸出乳汁以防回奶，并在医生指导下服用药物。

(5)教会母亲正确的挤奶技术：挤奶有利于母乳喂养的建立和维持。产后 1~2 天应教会母亲挤奶技术。指导母亲用拇指和示指放在乳晕处，先向胸壁方向轻按，再相对轻挤乳晕下面的乳窦，将乳汁挤出。在每次哺乳后挤出多余的乳汁不仅可促使乳汁分泌，还可预防乳房胀痛。

(6)母乳是否充足的判断：指导母亲通过观测新生儿的喂养及排泄情况来判断母乳是否充足：①每天哺乳次数有 8~10 次；②哺乳时可看到吞咽动作及听到吞咽声；③两次喂养之间新生儿安静、满足，睡眠良好；④每天有 1 次量多或少量多次的软便，至少 6 次小便；⑤新生儿体重增加正常，出生后头 3 个月每月增长 800~1000 g；⑥母亲在哺乳前乳房肿胀感，哺乳时有下乳感，哺乳后乳房较松软。

5.乳房护理指导

(1)哺乳期乳房日常护理：指导母亲佩戴合适的棉质胸罩，以支托乳房和改善血液循环；哺乳前柔和地按摩乳房，以刺激泌乳反射；切忌用肥皂或酒精等擦洗乳头，避免引起局部干燥、皲裂；哺乳结束后不要强行拉出乳头，应让婴儿张口使乳头自然从口中脱出。

(2)乳房胀痛、乳头皲裂的预防及护理：尽早哺乳及每次哺乳后挤出多余乳汁，可以预防乳房胀痛。一旦发生乳房胀痛，可采取以下方法：哺乳前热敷乳房；两次哺乳间按摩乳房或用生面饼外敷乳房以促进乳腺管畅通；每次哺乳时先让婴儿吸吮胀痛一侧的乳房；增加喂奶的次数，并注意饮食清淡。采取舒适的哺乳姿势，避免婴儿长时间吸吮乳头可预防乳头皲裂。一旦发生乳头皲裂，可增加哺乳次数，减少每次哺乳的时间，并让婴儿含住大部分乳头和乳晕。此外，每次哺乳后，涂少量乳汁于乳头上，起到抑菌及修复表皮的作用。乳头皲裂严重者可暂停哺乳，将乳汁挤出后再喂婴儿。

(3)平坦/凹陷乳头哺乳指导：凹陷乳头产前未能纠正或平坦乳头者，哺乳前热敷乳房3～5 min，同时按摩乳房以引起排乳反射，并向外牵拉乳头，便于新生儿含接。对吸吮失败者，可用玻璃乳罩间接哺乳，或将乳汁挤出用汤匙喂养。

(4)退乳指导：对因疾病等原因不适宜哺乳或需要终止哺乳的妇女，社区护士应指导产妇合理退乳。指导产妇避免进食汤类食物，停止吸吮及挤奶。必要时用芒硝250 g碾碎装布袋敷于两侧乳房上，受潮变硬后更换，同时可以生麦芽茶50 g泡饮。或遵医嘱服用己烯雌酚，通过大剂量的雌激素抑制垂体生乳素的分泌而达到退乳的目的。

6.产后计划生育指导　产褥期内禁止性生活，生产6周后采取妥当的避孕措施。对于产后妇女，不论是否哺乳，宫内节育器都是较好的避孕工具，一般在产后42天即可放置。对哺乳的妇女，不宜用含雌激素的避孕药，以免影响乳汁分泌。外用避孕工具如避孕套是可供选择的方法之一，单纯孕激素避孕如皮下埋植避孕也是较好的避孕方法。

7.良好的心理调适指导　社区护士应为产妇提供充足的母婴保健信息支持，鼓励产妇表达自己的感受，并调动产妇的家庭支持系统，帮助其尽快进入独立期，完成心理调适的过程，并促进家庭尽快接受孩子出生后的新的生活方式，协助产妇完成母亲角色的转变，建立和谐的家庭生活。

五、围绝经期保健与护理

围绝经期(perimenopausal period)是指妇女绝经(menopause)前后的一段时间，包括从接近绝经出现与绝经有关的内分泌、生物学和临床特征起至最后1次月经后1年。世界卫生组织将围绝经期定位为卵巢功能衰退直至绝经后1年内的时期。绝经是每一位妇女生命中必然经历的生理过程，大多数女性围绝经期为4～5年时间。围绝经期女性面临不同程度的生理和心理改变。

(一)围绝经期妇女的生理及心理变化

1.围绝经期妇女生理变化

(1)月经改变：月经紊乱是绝经过渡期的常见表现，常表现为月经周期不规则、经血增多或减少、经期时间延长或缩短等。随着卵巢功能的逐渐衰退，机体雌激素、孕激素水平下降，最终卵巢停止排卵，进入绝经期。

(2)生殖系统及第二性征：处于围绝经期的女性，由于雌激素水平下降，生殖系统各器官渐进性衰老、萎缩。表现为阴毛脱落、减少，阴唇变薄，阴道黏膜上皮变薄，伸展性减弱。阴道乳酸杆菌消失，酸度降低。子宫体萎缩，第二性征退化。

（3）心血管系统：因雌激素水平下降，导致血脂蛋白代谢功能紊乱，高密度脂蛋白下降，低密度脂蛋白及甘油三酯上升。围绝经期女性因而易发生动脉硬化、冠心病及心肌梗死。

（4）泌尿系统：围绝经期女性膀胱、尿道黏膜萎缩变薄，易发生尿频、尿急、排尿不适及感染。

（5）骨骼：围绝经期女性雌激素水平低下，肠钙吸收减少，骨质合成减少，钙盐无法沉积，易出现骨质疏松。

（6）其他：因雌激素水平降低，围绝经期女性易出现潮热、出汗、心悸、眩晕、头痛、失眠等自主神经功能紊乱表现，严重者可影响工作和生活。

2.围绝经期妇女心理变化　由于内分泌功能改变，自主神经功能紊乱，围绝经期女性常出现烦躁易怒、焦虑、抑郁等负性情绪。

（二）围绝经期健康管理

社区卫生服务机构应为本社区的围绝经期妇女建立健康档案，定期进行妇科疾病的普查，并针对围绝经期妇女的生理和心理改变提供保健指导。

1.完善健康档案　建立围绝经期妇女健康档案，根据围绝经期妇女健康危险因素，设计定期体检表，为妇女提供定期体检，以及早发现妇女的健康问题，提出针对性的防治措施。

2.加强妇科疾病的普查　定期为围绝经期妇女提供妇科疾病的普查，每年一次宫颈细胞学检查、B超检查、血、尿常规检查等。

（三）围绝经期保健

围绝经期妇女的保健已成为公共社会问题。社区护士应针对围绝经期妇女的生理和心理特点，提供基于社区的综合性保健服务，提高围绝经期妇女的健康水平，预防老年退化性疾病，维护妇女的身心健康，提高生活质量。

1.预测围绝经期的来临　女性围绝经期的早期表现比较明显，可通过以下指标判断是否进入围绝经期。

（1）家族史：妇女围绝经期的年龄与遗传有一定关系，所以，祖母、母亲、同胞姐姐进入围绝经期的年龄可以作为预测。

（2）初潮年龄：妇女初潮年龄与进入围绝经期的年龄相关，初潮年龄越早，进入围绝经期年龄越晚。因此，可以根据初潮年龄预测围绝经期的到来。

（3）月经紊乱现象：既往月经规律的妇女，在围绝经期年龄，如果出现月经紊乱，在排除器质性病变的情况下，应考虑是否进入围绝经期。

（4）围绝经期征兆：妇女在进入围绝经期前会有一些症状出现，如既往正常的妇女，在月经前突然出现乳房胀痛、失眠多梦、肢体水肿等经前期紧张综合征，此外，精神状态和情绪方面也会发生一些改变，这些都提示围绝经期的到来。

2.健康的生活方式指导

（1）体育锻炼：适宜的体育锻炼不仅可以降低血浆中胆固醇和甘油三酯的水平，还可以促进机体代谢和血液循环，防止衰老。指导围绝经期妇女根据实际情况采取适宜的运动强度和运动方式，如散步、慢跑、太极拳、爬山、跳舞、打网球等运动，但避免过分剧烈的运动。

（2）膳食均衡：均衡的膳食结构是预防绝经后疾病的有效措施。均衡膳食的原则是：适当控制总热量，供给充足的优质蛋白，适当减少脂肪的摄入量，适量的碳水化合物，保证各种无机盐和维生素的充足供给。

1）控制热量，预防肥胖：由于内分泌环境改变，围绝经期妇女容易发胖，肥胖会导致糖、脂肪代谢异常，促使动脉硬化症的形成和发展，增加心血管疾病的发病率，因此，饮食上要控制总热量，避免热量过剩引起肥胖。

2）低脂、低胆固醇饮食：由于围绝经期妇女体内激素水平下降，容易诱发高胆固醇血症，所以，饮食要清淡，减少脂肪和胆固醇的摄入。

3）增加蔬菜、水果、豆类的摄入：新鲜的蔬菜、水果含有丰富的维生素和纤维素，对缓解高胆固醇血症、促进铁的吸收有一定作用，因此，应增加蔬菜和水果的摄入。而豆类食品，含有高浓度的植物性雌激素，可以在一定程度上改善围绝经期症状，所以建议围绝经期妇女多吃豆类食物。

4）低盐饮食：由于内分泌改变，围绝经期妇女容易发生水肿、高血压等，因此，适当限制食盐的摄入，每天控制在 3～5 g。

5）增加钙的摄入：由于激素水平下降，钙质流失增加和沉积减少，围绝经期妇女容易发生骨质疏松，因此，建议多吃含钙质丰富的食物，如乳制品、豆类、骨头汤、虾皮等，必要时补充钙剂，每天 1000 mg，加服维生素 D，促进钙的吸收。

（3）性生活指导：指导夫妇双方了解围绝经期的生理、心理变化，并使配偶了解到，丈夫的理解、尊重、支持和良好的情感交流，对于围绝经期妇女的健康至关重要。并指导夫妇进行适度的性生活，维持家庭的和谐与幸福。

3. 开展妇科疾病普查　定期的妇女病普查能及早发现妇女的常见病和多发病，并通过健康教育提高妇女的自我保健意识，降低发病率，提高妇女的健康水平和生活质量。

（1）妇女乳腺癌筛查：40～49 周岁的女性适合机会性筛查，每年 1 次乳腺 X 线检查，推荐与临床体检联合，对致密型乳腺推荐与 B 超检查联合；50～69 周岁，适合机会性筛查和人群普查，每 1～2 年 1 次乳腺 X 线检查，推荐与临床体检联合，对致密型乳腺推荐与 B 超检查联合。

（2）宫颈癌检查：指导妇女从有性生活开始，每半年到 1 年进行一次宫颈脱落细胞涂片检查，并及时治疗宫颈炎。

（3）常规体检：每年的常规体检主要内容包括体重、血压、胸部 X 线及实验室检查。实验室检查主要包括血脂、血糖等。

4. 围绝经期的避孕指导　由于围绝经期卵巢功能逐渐衰退，阴道分泌物相对较少，有时月经紊乱，但仍有可能意外妊娠。因此，围绝经期妇女应选择安全、有效和适宜的避孕方法。可选择屏障避孕、宫内节育器和避孕栓等避孕方法。原来使用宫内节育器的妇女，如无不适可继续使用至绝经后 1 年取出。但不宜再重新放置宫内节育器。

5. 促进良好心理调适的指导　围绝经期症状的发生除与卵巢功能衰退、激素水平下降有关外，还与个体的心理因素、文化水平、职业特征、社会支持系统等因素相关。所以，社区护士可以通过举办讲座、发放宣传资料、家庭访视等方式，对妇女进行有关围绝经期自我保健的健康教育，讲解围绝经期的生理、心理变化，使其意识到这些变化都是暂时的，绝经期是人生必经的正常阶段。同时，鼓励围绝经期妇女多参与社会活动，保持心胸宽阔，并调动其家庭支持系统，创造和睦的家庭氛围，以促进围绝经期妇女良好的心理调适，健康度过围绝经期。

（王卫红）

【思考题】

1. 如何运用《修改后的 Nesbitt 评分指标》对高危妊娠进行筛查？

2. 如何促进成功的母乳喂养？

第八章　社区老年人保健与护理

第一节　概　述

一、人口老龄化现状

（一）老年人与人口老龄化

1.老年人　人体衰老是循序渐进的过程，受各种因素的影响，个体间亦存在很大的差异，即使同一个人，各脏器的衰老变化也不完全一致。因此，老年人只是一个概括的含义，很难用一个统一的标准来划定，常以大多数人的变化时期为标准。目前，世界卫生组织对老年人年龄的划分有两个标准：在发展中国家60岁以上的人称为老年人（the elderly），而发达国家则将65岁以上的人称为老年人。

从60岁或65岁到死亡这段时间称为老年期。随着人类生活水平提高，平均寿命不断延长，老年期是一段较长的时期，联合国卫生组织根据生理和心理结构上的变化，把它划分为：60~74岁为年轻老年人，75~89岁为老老年人，90岁以上为长寿老年人。我国将老年期划分为：45~59岁为老年前期，60~89岁为老年期，90岁以上为长寿期。

2.人口老龄化　简称人口老化，是人口年龄结构的老龄化。老年人口占总人口的比例称为老年人口系数(coefficient of aged population)。社会人口中老年人口系数超过一定的水平,发达国家大于7%,发展中国家大于10%,称为人口老龄化(population aging)或人口老化,这个社会即为老年化社会或老龄化社会。社会老龄化划分标准如表8-1。

表8-1 老龄化社会的划分标准

	发展中国家	发达国家
老年人标准	≥60岁	≥65岁
青年型社会(老年人口系数)	<4%	<8%
成年型社会(老年人口系数)	4%~7%	8%~10%
老年型社会(老年人口系数)	≥7%	≥10%

1999年10月,我国开始进入老龄化社会。2010年第6次人口普查显示,我国60岁以上老年人口数量已达1.78亿,占人口总数的13.26%,其中65岁以上老年人口占8.87%。

(二)人口老龄化与社会问题

1. 人口老龄化的特征 随着经济的发展和科学的进步,人类通过计划免疫、改善环境、改善营养和食品供应及有效地治疗疾病等手段,使人口死亡率大幅度下降,从而较大幅度地提高了人口的平均预期寿命。同时,受计划生育、控制人口的影响,大大降低了人口出生率,加速了人口的老化进程。人口老化主要有以下3个特征。

(1)老年人口数量增多:据联合国报告,1980年全世界有60岁以上老年人口3.76亿,2000年达到6.06亿,预计到2050年将达到20.2亿。1990年中国第4次人口普查显示,60岁以上老年人口是9700多万;到2000年,60岁以上老年人口已超过1.3亿;到2010年60岁以上老年人口已超过1.7亿;预计到2050年前后,中国老龄人口将到达峰值4.8亿左右,分别占亚洲老年人口的2/5和全球老年人口的1/4。

(2)老年人口比例增加:老年人口比例增加是人口老化的重要指征。我国60岁以上老年人口比例从1982年的7.63%增加到1990年的8.59%,至2010年已超过13%。上海是我国最先进入老龄化社会的地区,1990年上海60岁以上老年人口比例已达13.96%。世界老年人口比例较高的有瑞典、挪威等国家。据联合国人口学家估计,到2050年西班牙将是人口老龄化最严重的国家,平均每个儿童拥有3.98个老年人;其次是意大利,平均每个儿童拥有3.7个老年人。

(3)人口平均预期寿命延长:人口平均预期寿命是指通过回顾性死因统计和其他统计学方法,计算出一定年龄组的人群还能生存的平均年数。一般以出生时的平均预期寿命作为衡量人口老化程度的重要指标。随着经济、科技的发展,人口平均预期寿命不断延长。1998年,世界人口平均出生预期寿命为66岁,其中男性为64岁,女性为68岁;发达国家人口平均出生预期寿命为75岁,其中男性为71岁,女性为79岁。东亚地区人口平均预期寿命从1950年的45岁提高到1990年的71岁以上。目前全世界平均预期寿命最长的国家是日本,男性80岁,女性87岁,平均为84岁。在新中国成立前,中国人均预期寿命仅有35岁,1981年增至67.77岁,而至2010年,寿命已达74.8岁。

2. 我国人口老龄化特点 截止2013年底,我国60岁以上老龄人口数量已达2亿,占总人口数的14.9%,据预测,2025年将升到21.1%,与世界人口老龄化相比,我国人口老龄化有以下特点。

(1)老年人口数量最多:虽然我国的老年人口系数与发达国家相比要低得多,但由于人口的庞大基数，决定了我国老年人的数量是世界上最多的。目前中国的人口老龄化问题主要是老年人口的数量问题，而非老年人口在总人口的比例高低。

（2）人口老化速度快：随着我国计划生育政策效果的凸显以及平均预期寿命的延长，加快了人口的老龄化。据 1998 年联合国卫生组织人口资料显示，65 岁以上人口比例从 7% 上升到 14%，法国用了 127 年，瑞典为 85 年，美国为 72 年，日本为 24 年，而中国将用 25 年左右的时间。我国是世界上人口老化速度最快的国家之一。

（3）各地区人口老化程度不平衡：我国地域广大，各地区经济发展不平衡，人口老化各地区差异较大。上海于 1982 年老龄人口系数即已达 11.5%，表明上海 20 世纪 80 年代即已进入老龄化社会；而宁夏在 2012 年才步入老龄化社会。此外，城乡人口老化程度也不一样，2012 年中国农村老龄化水平高于城镇 1.24 个百分点，到 2028 年，将高于城镇 11 个百分点，到 2050 年前后，全国约有 28 个省区的农村老年比例高出城镇 20% 以上，人口老龄化城乡倒置的状况与发达国家完全不同。

（4）未富先老：我国人口老龄化超前于经济社会的现代化，是在人均收入水平较低、综合国力有限、社会保障体系不健全的条件下提前进入老龄化社会的，这与发达工业化国家形成了明显的反差。我国现有经济发展还不能适应如此迅速的人口结构变化，由于缺乏强有力的经济和社会发展方面的支持，老年人的供养、保健将面临严重的挑战。

3. 人口老化带来的社会问题　社会人口老龄化所带来的问题，不仅是老年人自身的问题，还牵涉到政治、经济、文化和社会发展诸方面。"未富先老"，国家财力薄弱，缺乏解决老龄问题的经济基础，人口的快速老龄化和庞大的老年人口数量会对中国的社会关系、经济发展、文化传统、价值观念、道德规范等各方面带来冲击。

（1）社会负担加重：随着老年人口数量的增加，我国老年人口负担系数（60 岁以上人口与 15～59 岁人口的比例）增大。2000 年，老年人口扶养比约为 6∶1，2010 年，这个比例已经变为 5∶1，预计到 2030 年，这个数据将变为 2∶1，也就是说 2 个左右的劳动人口就要供养一个老年人，社会负担加重。

（2）家庭养老功能减弱：家庭户规模持续缩小，2000 年第五次人口普查时，我国内地平均每个家庭户的人口为 3.44 人，比 1990 年人口普查的 3.96 人减少了 0.52 人。而 2010 年第六次普查时，全国平均每个家庭户人口为 3.10 人，比 2000 年普查少了 0.34 人。大家庭已逐渐为核心家庭所代替，养老负担将越来越多地依赖于社会。

（3）社会文化福利事业跟不上老年人的需要：我国经济不发达，社会福利及社会保障体系不完善，远不能满足老年人日益增长的需求。表现在养老的床位不能满足老人的需求；现有的福利院、敬老院供养水平多数仅处于解决"温饱"阶段，社会化、市场化、高供养水平较低，满足不了老人不同层次的供养需求；养老服务队伍专业服务水平较低，其知识储备与技能无法满足老龄人口的健康护理、日常生活照料、居家安全、社会参与、娱乐休闲、精神慰藉、后事安排等一系列动态需求。在"未富先老"的状况下，要实现老有所乐、老有所为、老有所学、老有所养的目标需要全社会动员，积极落实各项应对措施。

（4）医疗护理及生活服务不能满足老年人日益增长的需要：老年人易患慢性病，恢复慢，日常的医疗、保健、康复等卫生服务需求大大超过其他人。但由于我国老年人经济收入水平低，特别是农村老年人没有退休金和医疗保障，往往不能承受医院的高额医疗服务费用。同时我国社区医疗护理服务又比较落后，难以提供快捷、经济、有效、全程的卫生服务。随着老年人口的快速增长、高龄老年人的增多，医疗护理系统直接面临挑战。

我国的人口老龄化具有速度快、程度高、与经济发展水平不相适应等特点。因此，如何构建有中国特色的养老模式是一项十分迫切的任务。

二、老化与老年病

（一）老化

1. **老化的概念**　老化（senility ageing）是人体结构和功能方面表现出的衰老变化，从细胞开始到出生、发育、成熟以及趋向死亡的整个过程都在发生老化。老化是多细胞生物普遍存在、逐步积累加重、不可逆的过程。老化的个体差异较大，一般我们把与年龄增长相符的老化征象称为衰老，而提前出现的与年龄不相符的老化征象称为早衰，即平时所说的"未老先衰"。

2. **老化的原因**　影响老化的因素很多，诸如环境、经济、疾病、遗传、营养、生活习惯及精神状态等都对老化过程发挥作用，老化是很多因素共同作用的结果，因此，我们虽然不能阻止老化，但是可以通过改变其影响因素而延缓老化的进程，尽可能地延长老年期生活自理的时间。

（二）老年病

1. **老年病的概念**　是指容易发生于老年人的疾病，有些疾病虽然在其他年龄段也可发生，但更多见于老年期。如脑中风、冠心病、糖尿病、高血压病、老年性白内障、前列腺增生、老年痴呆症等。此外老年人由于免疫力下降，也容易患肺炎等感染性疾病和自身免疫性疾病。老年病一般更多的是指一些慢性退行性疾病。

2. **老年人患病特点**　由于生理、心理等的变化，同样的疾病发生于老年人身上，与青壮年相比，表现不尽相同，治疗、护理也有区别。老年人患病的特点表现为。

（1）症状、体征不典型：由于老年人神经系统的退行性改变，感觉中枢、体温中枢、呕吐中枢等都受到一定程度的影响，导致其对各种刺激反应不敏感，患病后自觉症状比较轻，不易及时发现。如老年人对疼痛的敏感性低，发生急腹症时疼痛表现不明显，有部分老年人发生心肌梗死时无疼痛或疼痛不剧烈，经常导致误诊。老年人感染引起的发热，可以是高热也可以是低热，如老年人患肺炎时可不出现青年人常见的持续高热、胸痛等症状，而多以食欲不振、精神改变等为初发症状。老年人症状和体征不典型会影响老年人早期就诊，延误治疗。

（2）常常同时患多种疾病：老年人常常同时患多种疾病，如同时患高血压、糖尿病、高脂血症、冠心病、骨质疏松症等疾病，这些疾病相互影响、相互促进，使病情复杂多变，对老年人造成很大心理压力。

（3）易发生水和电解质紊乱：老年人机体组织萎缩，储水量降低，容易发生脱水。同时，口渴中枢敏感性降低，皮肤老化而弹性差，发生脱水后症状不明显，不易被及时发现。老年人肾脏功能减退，对体液调节功能下降，在禁食、腹泻、呕吐等情况下，易发生低血钾、脱水和代谢性酸中毒，而在饮食过咸、饮水过多时，易发生水钠潴留。

（4）病程长、病情重、恢复慢、并发症多：老年人易患慢性病，起病时症状、体征不明显，当症状明显时，病情往往已发展到晚期严重阶段。患病后病情恢复慢，常难恢复到患病前的健康状态。同时老年人组织器官功能减退，储备能力和代偿能力差，常易发生各种并发症，出现脏器功能衰竭。如老年人由于内分泌功能减退、运动功能减退、户外活动减少以及胃肠道和饮食方面的影响，易发生骨质疏松，从而易致骨折，骨折后不易愈合，长期卧床易出现肌肉萎缩、肺炎、压疮、静脉血栓、尿路感染、尿路结石、便秘等并发症。

（5）易引起药物的毒性反应：老年人肝功能减退，经肝代谢的药物代谢速度减慢；肾功能减退，经肾排泄的药物易蓄积体内。另外，老年人常常用药较多，药物之间可相互作用，故容易发生药物的毒性反应。因此，老年人用药常需减量或延长给药间期，如老年人服用洋地黄类药物只需青年人的1/2或1/3量，即可获得治疗效果。

（6）易发生意识障碍：老年人大脑萎缩，中枢神经功能减退，脑血管硬化脑供血不足，常使老年人患病时容易发生意识障碍或出现神经精神症状。任何急性病引起的高热、脱水、失血以及脑血管意外、心律失常、心肌梗死等都可引起老年人意识不清。某些作用于神经系统的药物如镇静剂、中枢兴奋药等也可造成老年人医源性意识障碍。

第二节　社区老年人健康状况的评估

一、老年人健康概念

1989 年世界卫生组织指出"健康不仅是没有疾病，而且包括躯体健康、心理健康、社会适应良好和道德健康。"这是对健康的定义。老年人由于机体功能的衰退、离开工作岗位等因素的影响，老年人健康的概念也就有其特定的内涵。

目前全世界尚无统一的健康老年人的标准。2013 年中华医学会老年医学分会根据国情，制定了中国健康老年人的标准：

（1）重要脏器的增龄性改变未导致功能异常；无重大疾病；相关高危因素控制在与其年龄相适应的达标范围内；具有一定的抗病能力。

（2）认知功能基本正常；能适应环境；处事乐观积极；自我满意或自我评价好。

（3）能恰当处理家庭和社会人际关系；积极参与家庭和社会活动。

（4）日常生活活动正常，生活自理或基本自理。

（5）营养状况良好，体重适中，保持良好生活方式。

二、老年人健康评估

老年人健康评估的方法同一般成年人，但老年人因生理上听觉或视觉功能减退，接受信息的能力较差，以及生理与认知的改变或疾病的作用，可影响老年人与护理人员之间的交流。因此护理人员在评估时应注意应用沟通技巧，对老年人进行整体评估，正确反映老年人的身体、心理、社会、行为及日常生活功能等真实情况。

（一）老年人健康评估的注意事项

1. 评估要有耐心　老年人感官退化，反应较迟钝，行动较缓慢，一般评估需要较长的时间，护理人员应有足够的耐心。

2. 评估要细心　老年人患病症状、体征不典型，同时也可因脑功能减退，理解力下降，常不能正确告诉护理人员有什么不适，以致会掩盖真正的病症。因此护理人员在评估时一定要细心观察，善于发现一些细微的变化，对病情做出正确的评估。

3. 善于应用沟通技巧　在进行健康评估时，护理人员结合老年人生理、心理特点应用一定的沟通技巧，可达到事半功倍的效果。①态度诚恳，勿以傲慢、不耐烦的态度对待老人；②说话语速宜慢，适当重复，给老人留有充分的时间来回答问题；③交谈时，护理人员应坐在老人的正前方，光线充足，以便使老人能看到护理人员口形的变化，帮助其对问题的理解，这对有听力障碍的老年人尤其重要；④使用的语句应通俗、易懂，问题直接而简单，最好使用老人所惯用的语言；⑤有听力、视力障碍者，在接受交谈时，应鼓励其戴上眼镜或助听器，以促进沟通顺畅，使用文字交流及肢体语言，可促进其对谈话内容的理解；⑥注意环境安静，以减少干扰，避免将声调提得过高，不可大声喊叫，以免使老人产生眩晕或因重听发生更大的混淆；⑦适当地使用触摸技巧，可使老年人放松并集中注意力。

4.评估时间长短适宜 若老年人有疲劳的情形，评估可分数次完成。访谈前，应先了解老人现有资料，勿重复收集，以免造成老年人的烦躁及时间的浪费。

5.确认资料的准确性 护理人员可与其家属、亲友进行沟通，以便确定老人提供的资料是否正确和对资料作补充。

（二）老年人健康评估的内容

老年人健康评估的内容包括躯体健康评估、心理健康评估以及社会功能评估。

1.躯体健康评估 包括了解老年人的健康史、体格检查及老年人日常生活功能的评估等。了解健康史、体格检查方法同一般成年人，但对老年人进行评估时要注意由于老化而可能存在的健康问题。

（1）老年人躯体常见老化现象评估：随着年龄的增长，各组织器官出现相应的衰老改变，由此给老年人带来一些健康问题。老化带来的常见健康问题见表8-2。

表8-2 老年人老化带来的常见健康问题

系统名称	老化现象	常见的健康问题
心血管系统	心肌萎缩，收缩力下降	心输出量减少，心力储备降低，容易产生疲劳和眩晕
	心脏瓣膜变得僵硬	
	心脏传导系统功能变差	可能出现心脏杂音、心动过缓及其他心律失常
	血管硬化	
	压力感受器的敏感性降低	容易产生体位性低血压 高血压 静脉曲张，肢端水肿
	血管瓣膜功能变差	
呼吸系统	胸廓外形改变	呼吸音减低，肺活量减少，残余气量增加
	肋软骨失去弹性	
	呼吸辅助肌张力减小	活动无耐力，易疲劳，易出现呼吸困难
	肺组织弹性降低	
	纤毛萎缩，活动能力降低	易痰液潴留
	咳嗽反射能力减低	
消化系统	唾液分泌减少	口干，使用假牙，食欲下降，营养失调，吞咽困难
	牙齿脱落	
	吞咽反射变差	易呛咳、误吸
	食道蠕动功能下降	噎食
	胃排空延缓，胃肠蠕动功能下降	便秘
运动系统	神经传导减慢	体形改变
	肌肉萎缩	反应时相延长，活动力和柔软度减低，耐力变差
	关节退化	
	骨质增生	关节疼痛，关节活动度降低
	骨质疏松	身高变矮，易骨折

续表 8-2

系统名称		老化现象	常见的健康问题
泌尿系统		肾血流量减少	尿道黏膜萎缩
		肾功能减退	肾脏排泄功能减退，易发生药物中毒
		膀胱容量减少	夜尿，尿频，尿潴留，排尿困难，尿失禁
		括约肌张力降低	易发生尿路感染
		前列腺增生	
神经系统		神经纤维传导减慢	反应变慢
		脑血管硬化，脑血流减少	记忆、思维能力减退
		脑组织萎缩	易眩晕
		神经递质改变	平衡失调，易跌倒
感官系统	皮肤	皮肤血流减少	皮肤易受伤，不易愈合
		皮肤变薄	皮肤干燥，易出现皮肤瘙痒症
		皮脂腺分泌减少	对痛、热、压力等的敏感性降低，易烫伤、冻伤，易出现压疮
		感受器敏感性降低	
	嗅味觉	味蕾数目减少	食欲减退
		嗅觉、味觉感受器感受阈值增高	过分使用调味品，辨别能力降低
	视觉	泪腺分泌减少	眼睛干涩
		晶体弹性变差，体积增大，前房角变窄	老花眼，青光眼
		眼肌调节能力下降	对光线明暗的适应能力下降
		瞳孔舒缩能力减退	黄色滤镜作用
		晶体变黄	视力下降
		视网膜黄斑变性	
	听觉	耳郭弹性减弱	听力下降
		耳垢变稠	
		鼓膜弹性降低	
		听小骨硬化	
		耳蜗供血减少，毛细胞萎缩	
		听神经功能减退	
内分泌及免疫系统		内分泌腺体萎缩，相应的内分泌激素分泌改变：性腺激素下降，肾上腺皮质激素、甲状腺素分泌减少，胰岛素生物活性降低	围绝经期综合征
			应激能力降低
			甲状腺功能减退
			糖尿病
		免疫器官萎缩，免疫细胞减少，免疫功能降低	感染性疾病
			自身免疫性疾病

（2）老年人日常生活能力评估：日常生活能力（activities of daily living，ADL）是老年人最基本的自理能力，是老年人自我照顾、从事每天必需的日常生活活动的能力。该能力直接影响老年人的生活质量，由于老化和长期慢性疾病的影响可导致老年人一些功能的丧失。对老年人的日常生活功能进行评估，了解老年人的功能状态，判断功能缺失情况，以确定护理级别、制订护理计划、实施相应的护理措施，最大限度地恢复生活自理能力，提高老年人的生活质量。

1）日常生活功能评估内容包括三个层次：①基本的日常生活活动能力。主要有更衣、洗澡、进食、入厕、梳洗、行走等，这是保障人体最基本的生存所必需的能力。②工具性日常生活活动能力。主要有打电话、购物、备餐、做家务、洗衣、使用交通工具、服药和自理经济等。③高级日常生活活动能力。如娱乐、职业工作、社会活动等与生活质量相关的一些活动，而不包括满足个体保持独立生活的活动。高级日常生活活动能力的缺失一般比日常生活活动和工具性日常生活活动能力缺失较早出现，高级日常生活活动能力的下降，可预示着更严重的功能下降。一旦发现老年人有高级日常生活活动能力的下降，则需要对老年人进行功能性评估，包括日常生活活动能力和工具性日常生活活动能力的评估。

2）评估的方法有观察法和自述法：评估时，必须注意周围环境因素及心理因素对老年人的影响，注意视力、躯体疾病、运动功能障碍、情绪低落等因素的影响。老年人往往高估自己的能力，而家属则往往低估老年人的能力。尽量通过直接观察等方法进行客观地判断，避免主观判断中的偏差。

3）评估工具：日常生活活动能力有许多成熟的评估量表。ADL 量表、Katz ADL 量表、Barthel 量表都是常用的测量工具。

①ADL 量表。由美国的 Lawton 和 Brody 于 1969 年制定。主要用于评定被试者的日常生活能力。该量表项目细致，简明易懂，便于询问。评定采用计分法，易于记录和统计，容易掌握和使用。该量表共有 14 项，包括两部分内容：一是基本生活自理量表，共 6 项，包括：上厕所、进食、穿衣、梳洗、行走和洗澡；二是工具性日常生活能力量表，共 8 项，包括：打电话、购物、备餐、做家务、洗衣、使用交通工具、服药和自理经济。

评定时按表格逐项询问，如被试者因故不能回答或不能正确回答（如痴呆或失语），则可根据家属、护理人员等知情人的观察评定。ADL 量表见表 8-3。

表 8-3 　ADL 量表

项目	最适合的情况			
1. 使用公共车辆	①自己完全可以做	②有些困难	③需要帮助	④自己完全不能做
2. 行走	①自己完全可以做	②有些困难	③需要帮助	④自己完全不能做
3. 做饭菜	①自己完全可以做	②有些困难	③需要帮助	④自己完全不能做
4. 做家务	①自己完全可以做	②有些困难	③需要帮助	④自己完全不能做
5. 服药	①自己完全可以做	②有些困难	③需要帮助	④自己完全不能做
6. 吃饭	①自己完全可以做	②有些困难	③需要帮助	④自己完全不能做
7. 穿衣	①自己完全可以做	②有些困难	③需要帮助	④自己完全不能做
8. 梳头、刷牙	①自己完全可以做	②有些困难	③需要帮助	④自己完全不能做
9. 洗衣	①自己完全可以做	②有些困难	③需要帮助	④自己完全不能做
10. 洗澡	①自己完全可以做	②有些困难	③需要帮助	④自己完全不能做

续表8-3

项目	最合适的情况
11. 购物	①自己完全可以做 ②有些困难 ③需要帮助 ④自己完全不能做
12. 定时上厕所	①自己完全可以做 ②有些困难 ③需要帮助 ④自己完全不能做
13. 打电话	①自己完全可以做 ②有些困难 ③需要帮助 ④自己完全不能做
14. 处理自己钱物	①自己完全可以做 ②有些困难 ③需要帮助 ④自己完全不能做

评分标准：在每一条目认为合适的选项上打钩，评定结果可按总分和单项进行分析。总分低于16分为完全正常，>16分有不同程度的功能下降。单项分1分为正常，2~4分为功能下降。凡有2项或2项以上≥3分，或总分≥22分，为功能有明显障碍。

②日常生活功能指数评价。日常生活功能指数评价表是 Katz 等人设计制定的语义评定量表。评定采用观察法，确定6个 ADL 功能的评分，总分值与活动范围和认知功能相关。此量表可用于自评或他评，以决定各项功能完成的独立程度。该量表可用于测量评价慢性病的严重程度及治疗的效果，还可用于预测某些疾病的发展。该量表有6项功能评分，包括：洗澡、更衣、如厕、移动、控制大小便和进食。Katz 日常生活功能指数评价表见表8-4。

表8-4 Katz 日常生活功能指数评价表

生活能力	项目	分值
进食	进食自理无需帮助	2
	需帮助备餐，能自己吃食物	1
	需要帮助进食，部分或全部通过胃管喂食，或需静脉输液	0
更衣——从衣橱或抽屉内取衣穿衣(内衣、外套)，以及扣扣子，系鞋带	取衣、穿衣完全独立完成	2
	只需要帮助系鞋带	1
	取衣、穿衣要协助	0
洗澡——擦浴、盆浴或淋浴	独立完成(洗盆浴时进出浴缸自如)	2
	仅需要部分帮助(如背部或一条腿)	1
	需要帮助(不能自行洗浴)	0
移动——起床，卧床，从椅子上站立或坐下	自如(包括使用手杖等辅助器具)	2
	需要帮助	1
	不能起床	0
如厕——进厕所排尿、排便自如，排泄后能自洁及整理衣裤	无需帮助，或能借助辅助器具进出厕所	2
	进出厕所需帮助(需帮助便后清洁或整理衣裤，或夜间用便桶或尿壶)	1
	不能自行进出厕所完成排泄过程	0
控制大、小便	完全能自控	2
	偶尔有失禁	1
	排尿、排便需别人观察控制，或失禁需使用导尿管	0

评定标准：总分值的范围是 0～12，分值越高，提示被测者的日常生活能力越高。Katz 认为功能活动的丧失按特定顺序进行，复杂的功能首先丧失，简单的功能丧失较迟。对功能性独立和依赖分级如下：

A——能够独立完成进食，控制大、小便，移动，入厕，更衣，洗澡；

B——能够独立完成上面 6 项中的 5 项；

C——除洗澡和另一项活动外，能够独立完成其余 4 项；

D——不能完成洗澡、更衣和另一项活动，能够独立完成其余 3 项；

E——不能完成洗澡、更衣、入厕、移动和另外 1 项活动，余项能够独立完成；

F——只能独立完成控制大、小便或进食，余项不能完成；

G——6 项都不能独立完成。

其他——至少 2 项功能不能独立完成，但不能用 C、D、E、F 的分类法来区分。

③Barthel 量表：又称巴氏量表，在目前台湾长期照护上最常用来评估个案的身体功能的量表，见表 8－5。

表 8－5　巴氏量表

项目	分数	内容	日期		
一、进食	10	自己在合理的时间内(约 10 秒钟吃一口)可用筷子取食眼前的食物。若需进食辅具时，应会自行穿脱			
	5	需别人帮助穿脱辅具或只会用汤匙进食			
	0	无法自行取食或耗费时间过长			
二、轮椅与床位间的移动	15	可独立完成，包括轮椅的煞车及移开脚踏板			
	10	需要稍微的协助(例如：予以轻扶以保持平衡)或需要口头指导			
	5	可自行从床上坐起来，但移位时仍需别人帮助			
	0	需别人帮助方可坐起来或需别人帮助方可移位			
三、个人卫生	5	可独立完成洗脸、洗手、刷牙及梳头发			
	0	需要别人帮助			
四、入厕	10	可自行进出厕所，不会弄脏衣物，并能穿好衣服，使用便盆者，可自行清理便盆			
	5	需帮助保持姿势平衡、整理衣物或使用卫生纸。使用便盆者，可自行取放，但须依赖他人清理			
	0	需他人帮助			
五、洗澡	5	可独立完成(不论是盆浴或沐浴)			
	0	需要别人帮助			
六、行走于平地上	15	使用或不使用辅具皆可独立行走 50 米以上			
	10	需要稍微的扶持或口头指导方可行走 50 米以上			
	5	虽无法行走，但可独立操纵轮椅(包括转弯、进门、接近桌子和床沿)并可推行轮椅 50 米以上			
	0	需别人帮助推轮椅			

续表 8－5

项目	分数	内容	日期		
七、上下楼梯	10	可自行上下楼梯(包括抓扶手、使用拐杖)			
	5	需要稍微帮助或口头指导			
	0	无法上下楼梯			
八、穿脱衣服	10	可自行穿脱衣服、鞋子及辅具			
	5	在别人帮助下,可完成一半以上的上述动作			
	0	不能自行穿脱衣服			
九、大便控制	10	无大便失禁,并可自行使用塞剂			
	5	偶有失禁(每周不超过一次)或使用塞剂时需人帮助			
	0	需别人处理			
十、小便控制	10	日夜皆不会尿失禁,或可自行使用并清理尿套			
	5	偶尔会尿失禁(每周不超过一次)或尿急(无法等待便盆或无法及时赶到厕所)或需别人帮助处理尿套			
	0	需别人处理			
总分					

注: 总分100分,0~20分,属于完全依赖,需要护理人员提供所有生活护理;21~60分,属于严重依赖,需要护理人员提供大部分生活护理;61~90分,属于部分依赖,需要护理人员协助进行生活护理;91~99分,属于完全自理,不需要护理人员提供生活护理,护理人员只需要督促患者完成生活护理。

　　日常生活活动能力、工具性日常生活活动能力以及高级日常生活活动能力的评估是了解老年人的身体情况及为老年人提供健康照顾和护理服务的依据,但其受视力、听力、躯体疾病、运动功能障碍、情绪低落等因素的影响。因此,对老年人的评估要全面地结合躯体、心理及社会健康状态进行考虑,慎重判断。

　　2.心理健康评估　进入老年期,老年人各器官结构和功能逐步老化,再加上家庭生活、社会生活、经济条件等改变,常会给老年人带来抑郁、焦虑等心理问题。而这些心理问题又对老年人的躯体功能,自理活动能力、躯体健康和生活质量有较大的影响。要做好老年人的心理护理,护理人员要判断什么样的心理才是健康的,老年人的心理特点及常见的心理问题有哪些,心理健康评估的方法有哪些,要注意心理健康评估有别于身体健康的评估,需要一定的方法和技巧,对护士的要求较高。

　　(1)心理健康的原则:判断心理健康的三项原则包括:①心理与环境的同一性。心理是客观现实的反映,任何正常的心理活动和行为,无论形式和内容均应与客观环境保持一致,即同一性,人的心理行为若与外界失去同一性,就难以为人所理解。②心理与行为的完整统一性。一个人的认知、体验、情感、意志、行为在自身是一个完整和协调一致的统一体。这种完整统一性是确保个体具有良好社会功能和有效地进行活动的心理基础,如:遇到一件令人庆幸的事,在感知的同时,应有愉快的情绪体验及相应的表情,并以愉快的语调和行为来表达,如果用不快的语调诉说一件愉快的事,或对痛苦的事件作出快乐的反应,那就是异常的心理状态了。③人格的稳定性。人格是个人在长期的生活经历中形成的独特的个性心理特征,具有相对稳定性。如一个爽朗、乐观、外向的人,突然变得沉闷、悲观、内向,说明他的心理和行为已经偏离了正常轨迹，要考虑是否出现了异常。

（2）老年人心理特点：随着年龄的增长，老年人的心理过程也会发生较大的变化。①感知觉减退。感知觉减退使老年人对外界信息容易产生误解，引发误会和矛盾，进而导致各种心理问题产生。②记忆力下降。随着年龄的增长，老年人的记忆能力是呈下降趋势，但并非全面均衡下降，下降的早晚、快慢有较大的个体差异，一般情况下，初级记忆保持较好，次级记忆减退较多；有意记忆占主导地位，无意记忆应用则很少；机械记忆能力下降，意义记忆较好；远期记忆的保存效果较好，近期记忆的保存效果差。③思维能力下降。老年人思维过程减慢，反应迟钝，导致一些较为简单的事情往往需要考虑很久才能作出回答，而且很容易出错，再者，老年人思维转换较迟钝，解决问题灵活性不够。④情绪改变。老年人情绪体验的强度和持久性随年龄的增长而提高，导致其情绪趋向不稳定，常表现为易兴奋、激惹、喜欢唠叨、与人争论等，老年人强烈情绪一旦发生，需较长的时间才能平静下来，而强烈的情绪可导致血压增高，引发心脑血管意外事件。⑤老年人的人格特点。老年人的人格特点个体差异较大，不同的人格改变会表现为不同性质的行为障碍，如孤独、固执、抑郁、强迫、疑病、自卑、幼稚化等。

（3）老年人常见心理问题：由于生理功能的逐渐减退、消极心理的自我暗示、脱离社会、角色转变、丧偶等因素的影响，老年人常出现老年期抑郁症、焦虑症、疑病症、孤独感、离退休综合征、睡眠障碍等心理问题。

（4）心理评估的方法：心理健康评估时可采用多种方法，全面考虑身体、心理、社会三方面因素的相互影响作用，综合运用一系列方法汇集信息并结合个体的具体情况，做出正确的判断。常用方法有：①交谈法。交谈（interview）是一种有目的的会话，通过与老年人的交谈，进行感情思想方面的沟通，不仅能获得老年人的健康信息，还可以实现对老年人进行健康教育和心理支持等目的。②收集档案记录。对某些特定人群，如某一类型疾病患者、某一特殊个案的工作档案、司法记录、病历、传记，也可以是个人生活记录如日记等档案记录进行搜集、筛选与整理，以便发现与疾病或健康有关的信息，搜集档案记录时，要尊重老人的隐私，严格遵守职业道德，注意保密。③调查。采用一些定式表格或者相应的问卷，指导老年人根据实际情况自主填写，内容主要包括身心问题及社会功能状况等信息。这种方式在对社区人群中大面积调查时较为适用。④观察法。主要指在日常生活中观察老年人的心理行为的表现，必要时也可在实验环境下观察。⑤心理测验学方法。心理测验是根据客观的标准化的程序，测量个体的某种行为，以判定个别差异的工具。测验的方法主要有问卷法、作业法、投射法。常用的心理测验量表种类很多，主要有：能力测验量表，如智力量表；人格测验，如艾森克人格测验；症状评定量表，如焦虑量表、抑郁量表、90项症状量表等；诊断测验，如明尼苏达人格测验；应激测量，如生活事件量表、应对或防御量表等。

3. 社会状况评估 要全面认识和衡量老年人的健康水平，除评估生理、心理功能外，还应评估其包括社会支持、经济状况、居住环境、精神信仰等社会状况。可通过家访时实地观察、与老人交流或通过填写评估表等多种形式来评估老年人的社会状况。

第三节　社区老年人常见的健康问题及护理

一、老年人跌倒的预防及处理

WHO 将跌倒定义为"不自主的、非故意的体位改变，倒在地上或更低的平面上，不包括靠在家具或者墙壁上的情况"。据 WHO 报道，每年大约有30%的65岁以上老人发生过跌倒，

15%发生2次以上。在我国，跌倒居于65岁以上老人意外伤害之首，65岁以上老年人中有1/3的人、80岁以上中有1/2的人每年有过一次跌倒，在这些跌倒的人中，约有一半发生反复跌倒，其中约1/10的人发生严重后果。

(一)表现

按照国际疾病分类(ICD-10)将跌倒分为两类：从一个平面至另一个平面的跌落以及同一平面的跌倒。不管哪种类型的跌倒，轻则引起局部组织损伤，引起皮肤擦伤或关节肿胀，重则引起骨折、内脏损伤，甚至脑组织损伤、出血而危及生命。同时，跌倒也会给老年人带来诸如害怕跌倒、自我效能下降等心理创伤。因此，跌倒严重威胁老年人的身心健康、日常活动及独立生活能力，也增加了家庭和社会的负担。预防跌倒是护理人员的重点工作内容之一。

(二)相关因素

随着年龄的增加，老年人跌倒和跌倒损伤的发生率也随之升高。统计显示，75岁以上显著增加，80~89岁达到最高。主要是老化使机体功能下降，导致步态和平衡能力下降、视觉等感觉功能减退、中枢神经系统改变、肌肉萎缩、骨质疏松以及夜尿增多等退行性改变，增加了老年人发生跌倒的概率。除了退行性改变外，病理因素也是引起跌倒的危险因素，如老年人常常患有骨骼关节疾病，其中关节炎是造成跌倒的常见疾病，其次，脑血管疾病会导致活动障碍，活动的稳定性与协调性下降，控制能力变差等也易引发跌倒。此外，地面不平或潮湿打滑、过道有障碍物、缺少扶手或扶手不稳、台阶间距过高或边界不清、室内光线过暗或过强等环境因素也可能导致老年人跌倒。

(三)护理措施

1.预防跌倒 跌倒并不是由单一因素引起的，个体存在的危险因素越多，发生跌倒的可能性就越大，护理人员在了解相关因素的基础上，采取针对性的措施可以在很大程度上避免跌倒的发生。

(1)评估和管理危险因素：对老人身体状况、用药以及居住环境等进行评估，包括视力、平衡能力、活动能力、疾病、房间照明、地面平整度、有无障碍物、桌椅家具摆设等多方面因素，根据具体情况跟进措施，改善环境，尽量减少跌倒的影响因素，避免老人跌倒。

(2)做好心理护理：老年人常有不服老的心态，对一些力所不能及的事情，如爬高、搬重物等总要尝试去做，增大跌倒等意外事件发生的可能性。做好老年人心理疏导工作，使其准确认识自己的健康状况和活动能力，也是预防跌倒的有效措施。

(3)防直立性低血压：老年人从卧位到坐位或直立位时，动作要慢，平时避免长时间站立。尤其患有脑血管病、心脏病等影响血压调节功能的疾病，同时服用降压药物的老年人，更要特别注意预防直立性低血压。

(4)排除环境隐患：做到照明设施良好且方便，活动空间无障碍物，地板防滑，卫生间有防滑设施，桌椅不摇晃，衣、裤、鞋大小合适，拐杖、轮椅等设施完好。

(5)配备必要的辅助工具和其他保护性装置：根据老年人身体状况为其配备助行器、手杖、轮椅等助行工具，在浴盆、便池边安装扶手，晚间在床旁备尿壶，避免晚间如厕跌倒。另外，阴雨天气、高龄老人外出时须有人陪伴。

(6)坚持锻炼：坚持有规律的体育锻炼，可以增强肌肉力量、提高身体的柔韧性、协调性、平衡能力、步态稳定性和灵活性，保持良好的骨骼、关节和肌肉功能，从而减少跌倒的发生。锻炼时，老年人根据自己的身体状况，选取适当的运动方式、强度，动作要柔和，尽可能用双脚来支撑身体重心，避免突然转身、闪避、跳跃等。

(7)克服害怕跌倒的心理：部分老人跌倒后会产生害怕跌倒的心理，进而减少正常活动。

应通过合理的疏导,增强老年人的自信心、自我效能和提供社会支持,以减少老年人对跌倒的恐惧,克服其心理障碍。

2.跌倒后的处理　　虽然部分跌倒可以预防和避免,但有些跌倒却是不可预知、无法避免的。老年人常患有骨质疏松症,虽然骨质疏松症对跌倒本身不产生影响,但会增加跌倒后发生骨折的风险,尤其会引发髋部、脊柱和手腕的骨折。老年人跌倒后应采取正确的处理措施,避免产生二次损伤,如脊柱骨折时急于扶患者站立,可导致骨折端移位而引起截瘫的严重后果。发现老人跌倒后,应把握以下原则。

(1)不急于移动老人并立即求救:老人跌倒后不应急于扶起或搬动老人,以免有骨折等严重伤情导致二次损伤,如感觉老人情况异常应立即呼叫医生到场共同救治。

(2)迅速检查伤情:有意识不清或疑有骨折、内脏损伤等紧急情况,应迅速拨打急救电话,并根据情况进行现场处理。

1)意识不清者:检查心跳、呼吸,如心跳、呼吸骤停,立即实施心肺复苏;如有呕吐,要注意清理老人口腔的分泌物、呕吐物,头侧转,解开衣服领扣,保持呼吸道通畅。测量生命体征、血糖、观察瞳孔等。

2)意识清楚者:询问其跌倒过程、受伤部位。检查有无剧烈头痛、口角歪斜、言语不利、手脚无力等;检查局部组织是否有淤血、出血、肿胀、压痛;检查肢体活动,有无肢体畸形、关节异常、肢体位置异常,注意有无骨折和脊柱受伤;检查有无腰、背部疼痛,双腿活动或感觉异常及大小便失禁等。

(3)对症处理:出血者予以止血;有骨折者予以固定;扭伤、挫伤者予以局部制动、冷敷;脊柱有压痛疑有骨折者,避免搬运时脊柱扭曲。抽搐者,防止碰、擦伤,防止舌咬伤,防止肌肉、骨骼损伤。在初步的处理后,迅速送往医院处理。

(4)病情观察:对无明显组织损伤的老人,可扶老人起来,并观察血压、脉搏等情况,确认无碍后方可离开。

3.健康教育　　护理人员结合老年人的实际情况,对患者及家属进行健康教育,使其掌握跌倒发生的相关因素及跌倒的危害,指导采取正确的措施避免跌倒,告知正确处理跌倒的方式。

二、老年人直立性低血压及护理

直立性低血压又称体位性低血压(orthostatic hypotension,OH),是老人从卧位到坐位或直立位时,或长期站立时出现的血压突然下降超过 20 mmHg,并出现相应的脑供血不足或自主神经症状。

(一)表现

直立性低血压主要表现为在体位突然变化为直立时发生头晕、头昏、视物模糊、乏力、恶心,甚至跌倒、晕厥,严重时可引发骨折及心脑血管事件。直立性低血压是老年人常见的一组临床综合征,长时间卧床后第一次起床时常会发生,可严重影响老年人生活质量,甚至危及生命。

(二)相关因素

人站立时由于重力的作用,静脉回心血量减少,心输出量减少,血压降低引起脑血供不足。正常情况下,此血液动力学的变化通过压力感受器,信息传达到心血管中枢,通过中枢调节,增加交感神经信号传出并降低迷走神经活动,使外周血管收缩、心率加快、心肌收缩力加强,使血压在短时间内恢复正常。而老年人由于老化,自主神经功能下降、感受器敏感性下降、血管硬化、心力储备降低,对此的调节能力降低,再加上降压药、利尿药等药物影响,容易发生直立性低血压。

年龄、疾病及药物等都是影响直立性低血压发生的因素。随年龄增长，调节血压的能力下降，有研究报告显示65岁以上人群直立性低血压患病率约为24%，而75岁以上患病率可达30%，直立性低血压的发生率与年龄大小成正相关。脱水、失血、肾上腺功能不全、自主神经功能障碍及患有脑血管病、高血压、心脏病等，都会影响血压的调节功能，引发直立性低血压。许多药物如降压药、利尿药、抗精神病药等也可诱发直立性低血压。

(三)护理措施

1. 缓慢起床　长期卧床者心血管反应性降低，血压自我调节功能减退，此外，经过一夜的消化而形成空腹，早晨起床过快更易发生直立性低血压。因此，老年人清晨起床宜慢，可用"三个半分钟"控制起床速度：醒后躺在床上肢体活动半分钟，然后床上坐半分钟，最后双腿下垂坐在床沿半分钟，再慢慢站起来。为了更好地落实"三个半分钟"，护理人员可根据老年人身体情况编一套起床操，指导其床上肢体的伸屈活动。

2. 改变体位宜慢　体位改变速度过快，尤其是卧位、蹲位或坐位情况下突然站立，容易引发直立性低血压。老年人如厕应取坐位，尽量避免长时间蹲位，从蹲位、坐位到站立的速度要慢，久卧或久坐后应慢慢从床上或椅子上站起来，在站立前稍作一些活动。站立时，手扶牢把手，同时应尽量避免弯腰后突然站起，可借助器械取东西，尽量减少弯腰的程度。

3. 少食多餐　饱餐或饮酒后，胃肠道血管扩张而使循环血量减少，易引发直立性低血压。因此，餐后易发生低血压的老人，应少食多餐，避免过饱，餐后休息1 h后再活动。

4. 维持有效循环血量　老年人肌肉组织减少，储水能力下降，肾脏调节水、电解质平衡能力下降，再加上脱水症状不明显，失水致口渴而寻求喝水的动机受影响，易引起脱水。因此，老年人应注意及时补充水分。另外，经常发生直立性低血压者，若无禁忌证，根据平时摄盐量的情况，可稍增多食盐的摄入量。告诫老年人晚间避免俯卧，可将床头抬高5°~20°，避免水钠过多丢失。

5. 经常变化体位促进血液回流　较长时间的向前弯腰、腹部受压、盘腿、下蹲等动作后突然站立，易发生受压部位的放松、血液积聚，调节系统不能充分对此做出迅速反应，可引发直立性低血压。此外，长时间站立，因不用肌肉泵的挤压作用，比行走时更易致低血压。因此，老年人要避免较长时间采用一种体位，应经常变换体位，如需较长时间站立，要多作下肢的伸屈活动，必要时使用齐腰长筒弹性袜或腹带。

6. 防意外　洗热水澡、高热天气等情况下，可引起外周血管扩张而引发直立性低血压。因此老年人洗澡时，水温及室内温度不宜太高太低，必须准备好浴垫、坐浴椅，浴室门口放标示牌，门不宜反锁，一旦发生意外能及时得到救护。

7. 坚持适宜的体育锻炼　合适的体育锻炼可以促进人体新陈代谢，增强和改善机体的功能。它能锻炼心肌，增强心脏的收缩力，增加心力储备及血管弹性，促进血液循环。但由于运动系统、心血管系统及神经系统等功能老化，对老年人运动有特殊要求，要根据自身情况选择合适的锻炼强度和运动种类，避免憋气及剧烈运动。

8. 健康教育　护理人员对患者及家属进行健康教育，使其了解引发直立性低血压的相关因素，指导其掌握预防直立性低血压的正确方法。

三、老年人便秘及护理

便秘(constipation)是指排便次数减少，每2~3天或更长时间排便一次，粪便干硬，排便困难。便秘是老年人常见的胃肠道健康问题，据报道老年人群便秘发生率为30%，在长期卧床老年人中高达 80%。

(一)便秘的表现

老年人便秘通常主诉排便需要用力，或排便次数减少或者排不尽并出现粪便干结、粪量减少。便秘导致体内代谢产物不能及时排出体外，粪便中的毒素被吸收，使老人出现烦躁不安、腹胀、恶心、腹痛、食欲下降等相关症状。老人排便困难还可引起肛裂、痔疮等肛门疾病，过度用力排便，易引发急性心肌梗死、脑血管意外，甚至猝死。此外，便秘往往会引起粪便嵌塞，导致肠梗阻、粪性溃疡等并发症。

(二)影响因素

随着年龄的增长，老年人消化功能减退、胃酸及各种消化酶分泌减少，消化器官黏膜及肌肉萎缩，胃结肠反射减弱，腹腔及盆底肌肉减弱，造成排便动力缺乏及肠蠕动功能减弱，使肠内容物通过缓慢，粪便内水分过度吸收，导致大便秘结，排便乏力，因而容易发生便秘。除了老化因素外，便秘还与饮食、活动、疾病、药物、心理及环境变化等多种因素有关。如老年人发生便秘，社区护士应重点评估是否存在以下一些可控因素。

1. 饮食不当　老年人牙脱落或松动而使进食食物精细、少纤维素或老年人进食量少，不能对胃肠道产生有效刺激，肠内容物通过时间延长，而引起便秘。此外，老年人机体储水能力下降，易发生脱水，脱水可使肠内粪质水分充分吸收，造成大便过干而不易排出。

2. 活动减少　老年人缺少活动，或因病卧床或坐轮椅，缺乏引起推动结肠内粪便运行的刺激。

3. 排便习惯不良　未养成定时排便的习惯，常常忽视正常的便意，或因老年人认知损害不能按时如厕。

4. 药物影响　如长期应用缓泻剂、抗抑郁药、钙拮抗药及含有钙、铁、钡制剂的药物等会使便意的阈值上升或肌肉松弛，使排便功能减弱。

5. 环境变化和不良心理状态　作息时间、厕所等发生改变使排便习惯改变而发生便秘，同时，精神抑郁或过度紧张，会抑制正常排便反射，引发便秘。

(三)护理措施

老年人出现便秘，与多种因素有关，护理人员应了解老人存在哪些相关因素，采取针对性的措施，如因疾病引起的便秘则应以治疗原发病为主，对症治疗为辅；若因饮食、活动、心理及环境变化等可控制的因素引起，应采取综合性防治措施。

1. 避免用力排便　老年人用力排便，可导致冠状动脉、脑血管血流改变，另多数老年人有动脉硬化，易引发心肌梗死、心律失常、脑血管意外等。

2. 排出积便　对于顽固性便秘者，可遵医嘱使用通便药物以解除症状。药物治疗的目的是排出积便，同时建立正常的排便习惯，在用药过程中要注意用量尽可能小，用药次数尽可能少，建立排便规律后尽早停药，避免形成药物依赖。

(1)口服泻药：常用的缓泻剂有蓖麻油、液体石蜡、酚酞、番泻叶等，能刺激肠道分泌和减少吸收，增加肠腔内渗透压，使粪质含水量增加，促进排便。可根据老年人的体质及便秘的情况，选择温和的缓泻剂。切勿长期用缓泻剂，否则会导致肠道失去正常功能，造成慢性便秘。

(2)简易通便：常用的通便剂由高渗液和润滑剂组成如开塞露、甘油栓或肥皂栓，能够吸收水分，软化粪便、润滑肠壁、促进肠蠕动。

(3)灌肠通便：严重便秘在一般治疗无效时，可根据老人便秘程度和全身状况，选择和配置不同性质和作用的灌肠液如生理盐水、甘油或液体石蜡或"1∶2∶3"灌肠液，从而使肠道内粪便软化而起到通便作用。

（4）人工取便法：长时间便秘使直肠内有干结的粪便，无法自行排出，可用人工取便法，慢慢将硬结的粪便掏出。操作过程注意动作轻柔，避免强行硬挖，以免损伤黏膜。人工取便易刺激迷走神经，心脏病、脊椎受损者应慎用，若老人出现心悸、头晕应立即停止操作。

3. 合理调配饮食　多食富含纤维素的食物，如水果、蔬菜及粗制面粉、燕麦等。另外，饮食选择上可多食用一些寒性食物，如菊花茶、蜂蜜、梨、苦瓜等，可促进排便。如无禁忌，应多饮水，每天饮水 1500～2000 mL，每天清晨坚持饮一杯温水，因为经过数小时的睡眠，滴水未进，而呼吸、排汗、泌尿这些生理活动会消耗许多水分，及时补充水分以保证机体有足够的水分润肠通便，同时还可以稀释血液，避免血液过于黏稠。清晨空腹也可适当服用蜂蜜水，润滑通便。

4. 指导老年人建立正常的排便习惯　平时生活有规律，每天定时如厕，可在早餐后练习排便一次，即使无便意，亦可稍等，餐后肠道反射活动活跃，有利于形成排便反射。鼓励老年人排便时注意力集中，有便意时，不要随意抑制，以免破坏排便习惯。对有轻度认知损害的老人，督促其进行肠功能训练，养成排泄习惯尤其重要。

5. 坚持活动　鼓励老年人平常坚持自理生活，积极参加力所能及的活动如散步、绘画等，坚持有规律的健身锻炼，促进肠蠕动，维持良好的身体状态。长期卧床的老年人应协助其肢体活动、定时翻身和腹部环形按摩，同时指导老年人进行肛门和会阴的舒缩锻炼，以促进肠蠕动，锻炼肛门外括约肌、肛提肌及耻骨直肠肌的收缩能力，促进排便。

6. 保持良好的心理状态　帮助老人充分认识不良心理状态对便秘的影响，对有抑郁、焦虑等心理问题的老人及时进行心理治疗，缓解或解除其对排便的紧张心理，避免对泻药的依赖。

7. 解除影响排便的各种因素　为老年人创造独立、隐蔽、安静、舒适的如厕环境，提供坐式便器，排便时不看书报或听广播，精神集中。遵医嘱用药，避免滥用药物。

8. 健康教育　护理人员结合老年人便秘的实际情况，对患者及家属进行健康教育，使其了解便秘发生的原因，用力排便的危害，掌握解除及防治便秘再次发生的措施，提高患者的自我管理能力及家属的照护能力，建立正常的排便习惯，提高老年人的生活质量，减少因用力排便导致心肌梗死、脑血管意外等不良事件的发生。

四、老年人尿失禁及护理

尿失禁（urinary incontinence, UI）是指排尿失去控制，尿液不自主的流出。尿失禁的发病率随年龄、残疾及制动等因素的增加而增高。女性发病率高于男性，据报道，我国 60 岁及以上女性尿失禁发病率为 46.50%～55.3%，男性为 12.1%。美国的流行病学调查显示，60 岁以上的社区女性患病率为 38%。尿失禁是老年人常见的泌尿系统健康问题，但尿失禁并非正常老化的必然结果。

（一）尿失禁的表现

尿失禁主要表现为排尿不能控制而自行流出。虽然尿失禁对老年人的生命无直接影响，但长期尿失禁导致身体异味、反复尿路感染及皮肤糜烂的发生，给老年人带来诸多生活上的不便，并造成其自卑、孤僻、敏感多疑等心理方面的问题，直接影响生活质量。

压力性尿失禁是最常见的类型，据估计占女性老年人尿失禁发病率的 50% 以上。压力性尿失禁主要表现为：在腹压增加如咳嗽、大笑、打喷嚏或机体用力等情况下不自主漏尿，不伴尿急。急迫性尿失禁则表现为不自主漏尿伴尿急，失禁的尿量大。

（二）影响因素

尿失禁原因较为复杂，可由某些疾病引起，如前列腺增生、尿道狭窄、老年性阴道炎、膀胱结石、膀胱炎症或肿瘤、脑血管意外等，也与年龄、性别、妊娠及产次、体重指数、药物、手术及精神等因素相关。各种原因引起逼尿肌痉挛（或膀胱不自主收缩）、逼尿肌松弛、尿道口关闭不全、下尿路梗阻等都可引起尿失禁。在评估老年人发生尿失禁的原因时，应特别注意以下常见因素：

1. 出口关闭不全　女性老年人在咳嗽、大笑、打喷嚏、紧张等情况下发生尿失禁，大多由于多次妊娠、分娩所致的膀胱支持组织及盆底肌肉松弛有关，也与老年期雌激素缺乏引起尿道壁和盆底肌肉张力减退，尿道外括约肌力量下降有关。

2. 出口梗阻　尿路结石、良性前列腺增生、前列腺癌以及尿道狭窄等引起下尿路梗阻，可导致充盈性尿失禁。

3. 急性尿道感染　老年人尿路感染可无典型的尿急、尿痛症状，特别是一些认知损害的老年患者，尿失禁有时是尿路感染的唯一症状。

4. 活动受限　老年人常因老化或某些疾病如心力衰竭、脑血管意外等导致活动受限，一旦膀胱充盈排尿动作稍推迟、站立困难和紧张等，使腹部或膀胱内压力增加，导致尿液溢出。

5. 疾病和药物因素　急性脑血管意外、帕金森病、阿尔茨海默病的患者中，逼尿肌痉挛引起的急迫性尿失禁较多见。此外，抑郁、萎缩性尿道炎或阴道炎、内分泌疾病、粪便嵌顿以及利尿药、平滑肌松弛剂、镇静催眠药、钙拮抗药等也可引起尿失禁。

（三）护理措施

护理尿失禁的老年人首先评估尿失禁的发病情况，了解可能引起尿失禁的因素。如是因为急性尿道感染、萎缩性尿道炎或阴道炎等引起的暂时性尿失禁，遵医嘱积极治疗相关疾病后，症状可能消失。如是长期性的尿失禁，治疗主要是抓住主导原因，多种治疗方法相结合，改善症状，提高生活质量。治疗尿失禁的方法主要有药物治疗、膀胱行为治疗、电刺激疗法及手术治疗等。日常护理主要是做好心理支持和生活照料，指导功能锻炼。

1. 给予心理支持　尿失禁老人因衣被常尿湿而有异味，产生较重的自卑心理。照护者应给予充分尊重、理解，不在人前谈论，不责难老人，注意保护其隐私，并尽可能提供方便和照顾，必要时帮助老人穿脱裤子。排尿时，尽量让无关人员离开，不催促老人，嘱其排干净尿液，夜间床边放置便器。同时，多与老人沟通，让老人认识到，尿失禁是伴随机体器官生理性老化的病理现象，有一半女性老人存在此问题，不是难以启齿和令人羞愧的事，解除老人的心理压力。同时让老人建立信心，只要去除原因，积极配合治疗，尿失禁是可以得到控制的。

2. 皮肤护理　注意保持会阴部的干燥，大小便之后及时清洗，勤换衣裤、尿垫、床单，可涂适量油膏保护皮肤。女性可使用纸尿裤或便盆接尿，男性可用尿壶接尿或阴茎套固定于阴茎上。同时加强支持系统，协助生活护理，准备足够的衣被和烘干设施。

3. 摄入适当的液体　由于尿失禁，尿道失去正常的冲洗自净功能，再加上会阴部常处在尿湿的环境中，感染机会增加。老人常会怕尿湿而控制饮水，更增加了泌尿道感染的危险，而摄入水分的量会直接影响其排尿的次数及容量，甚至影响泌尿系统的功能。如无禁忌证，老年人应摄入适量水分，每日饮水在 2000 mL 左右，出汗者增加饮水量。为了给老年人补充水分，可适当的增加汤羹等食物，这些食物既助消化，又可补充水分。入睡前 3 h，尽量避免饮水，以减少夜间尿量。但如果老年人有血栓形成的风险，则不应控制饮水量。

4. 重建正常的排尿功能　根据老年人尿失禁的类型，进行有针对性的排尿功能训练或者药物治疗，从而重建正常的排尿功能。

（1）盆底肌肉锻炼：由于压力性尿失禁和混合性尿失禁与盆底肌肉松弛相关，应加强盆底肌肉锻炼，以增强控制排尿的能力。盆底肌肉锻炼须长期坚持，持续 6 个月以上效果较好。具体方法：选择平卧位或坐位，试做排尿动作，先慢慢收缩肛门，再收缩阴道和尿道，产生盆底肌上提的感觉，在肛门、尿道、阴道收缩时，大腿和腹部肌肉保持放松，每次尽量收紧提起盆底肌肉并维持 5~10 秒，然后放松休息 10 秒，收缩、放松为 1 次，如此反复进行 10~20 次为 1 组，每天做 3~4 组，以不觉疲乏为宜。

（2）持续膀胱功能训练：对于急迫性尿失禁老人，如果每 3 h 尿裤 1 次，就应当接受训练。根据尿失禁时间长短，安排排尿时间，定时开放留置尿管或使用便器，建立规则的排尿习惯，如 3 h 失禁一次，每隔 2 h 放尿或使用便器一次，缓解尿急症状，以后逐步延长间隔时间，以促进排尿功能恢复。使用便器时，可用手轻压膀胱，协助排尿。

（3）重复排尿训练：对于充盈性尿失禁老人，在一次排尿结束后，暂等几分钟，再作一次排尿动作，尽量排尽尿液，减少残余尿量。

（4）物理治疗：电刺激疗法使盆底肌肉收缩，可以作为被动辅助锻炼，有一定疗效。

（5）药物治疗：对于女性压力性尿失禁者，多采用雌激素与 α 受体拮抗剂两者联合应用，后者对急迫性尿失禁也有一定疗效，但不适用于直立性低血压的老年人。

5. 健康教育　通过对尿失禁老人及家属进行健康教育，使其了解引起尿失禁的原因，掌握生活照护、功能训练及心理护理的方法，提高患者的自我管理能力及家属的照护能力，减少并发症，最大程度地恢复其正常排尿功能，提高老年人的生活质量。

五、老年人骨质疏松及护理

骨质疏松症（osteoporosis，OP）是一种以骨量减少、骨组织微结构破坏为特征，导致骨脆性增加，易于骨折的全身性骨代谢疾病。按病因分为原发性和继发性骨质疏松症两大类，原发性骨质疏松症又分为Ⅰ型和Ⅱ型。Ⅰ型原发性骨质疏松症，即绝经后骨质疏松症，发生于绝经后。Ⅱ型原发性骨质疏松症，即老年性骨质疏松症，是生物衰老在骨骼方面的特殊表现，发病率较高，占发病总数的 85%~90%，其中女性的发病率为男性的 2 倍。继发性骨质疏松症的病因明确，是由某些疾病的发生而出现骨代谢失调，继而导致骨质疏松症，如性腺功能减退、甲状腺功能亢进、库欣综合征、糖尿病、垂体功能低下症、多发性骨髓瘤等疾病，此外一些药物也可引起骨质疏松症，如长期使用肾上腺皮质激素类药物等。

（一）骨质疏松症的表现

老年骨质疏松症主要表现为骨痛、肌无力、身高缩短和骨折。疼痛是骨质疏松症最主要和最常见的症状，是由骨变形及肌肉受损引起，尤以腰背疼痛最为常见，也是临床上常见的主诉，还有一些伴有骨关节的疼痛。痛疼程度与骨质疏松的程度相关，在改变体位时明显。身高缩短和驼背是老年人骨质疏松症的重要临床表现，平均身高缩短 3~6 cm。骨折是骨质疏松症最严重的、最常见的并发症，常见的骨折部位有椎体、股骨、前臂等，其中椎骨骨折最常见，髋部骨折的后果最为严重，一年内可有 15% 死亡，约 50% 残疾。因此骨质疏松症是引起老年人卧床率和伤残率增高的主要因素，严重危害老年人的健康，随着我国老年人口数量的增加，骨质疏松症发病率处于上升趋势，应引起护理人员的重视。

（二）影响因素

老年骨质疏松症的发生与多种因素有关，凡使骨吸收增加和（或）骨形成下降的因素都会导致骨丢失或骨质量下降，促进骨质疏松症的发生。

1. 年龄　增龄引起骨质丢失，在骨达到最大密度之后（一般为 29~39 岁），骨质就随着年龄的增长而逐渐下降，如果年轻时不注意营养、运动和健康的生活方式，骨质储备不足，那么发生骨质疏松症的年龄可能更早。

2. 内分泌因素　更年期后，男性的骨密度下降速率一般慢于女性，因为女性除了年龄外，雌激素在骨代谢中起着重要的调节作用，雌激素水平明显下降，也是患骨质疏松症的原因之一。

3. 遗传因素　骨密度为诊断骨质疏松症的重要指标，研究表明，骨密度与维生素 D 受体基因型的多态性密切相关。

4. 营养因素　钙的缺失导致甲状腺素分泌和骨吸收增加，老年人饮食中长期缺乏钙质，以及不良的饮食习惯都会影响钙质吸收，如饮食缺乏奶类、豆制品，餐后饮浓茶、咖啡等，易发生骨质疏松症。维生素 D 的缺乏导致骨基质的矿化受损，可出现骨质软化症。长期低蛋白质并同时伴有钙缺失者可加快骨质疏松症的出现，如缺乏维生素 C 则可使骨基质合成减少。

5. 低负荷体力活动　肌肉对骨组织产生机械力的影响，肌肉发达、骨骼强壮，则骨密度高。由于老年人体力活动减少，骨骼的应力刺激减少，当骨组织长期处于低应变状态，骨重建激活率升高，出现骨质的高转换，使骨量减少。同时肌肉强度的减弱和协调障碍，使老年人易摔倒，从而容易导致骨折。

6. 日光照射不足　一些行动不便或长期卧床的老年人，除室外活动减少导致骨量丢失外，还因不能接受足够的阳光照射，使皮肤内 7 - 脱氢胆固醇转变为维生素 D3 的量减少，造成维生素 D 缺乏，引起钙代谢障碍，导致骨质疏松。

7. 疾病及药物因素　如肾上腺皮质功能亢进、性腺功能减退、肝病、钙代谢紊乱、骨软化症等会促使骨质丢失或干扰骨代谢。此外，长期使用使骨吸收增加、骨生成减少的药物如糖皮质激素、抗惊厥药物、肝素、甲状腺素和含铝的酸性药物等，也会增加患骨质疏松症的风险。

8. 其他因素　过量饮酒会增加骨量的丢失，吸烟能够直接抑制骨母细胞功能并增加肝对雌激素的代谢，另外，还能造成体重下降并致提前绝经。

（三）护理措施

老年人出现骨质疏松症，与多种因素有关，护理人员应了解老年人的饮食习惯、是否过度饮酒、吸烟、运动及体力活动等情况，找出老年人存在哪些容易导致骨质疏松症的相关因素，从而采取综合性防治措施。

1. 适宜运动　运动可以锻炼骨骼及肌肉组织，促进骨骼的血液循环，有利于骨钙沉着，同时运动还可以增加关节肌肉的力量和灵活性，减少跌倒引起的骨折。年轻时就应参加适宜的、有规律的体育锻炼或体力活动。进入老年期后，行动自如的老年人，每天可进行适量的活动以增加和保持骨量。对于因疼痛活动受限的老年人，护理人员应指导其维持关节功能位，每天进行适量的关节活动训练。对于严重骨质疏松的老人，则要在医生指导下进行锻炼，循序渐进，谨防活动中发生骨折。

2. 合理饮食　老年人常因消化道功能退化或合并有某些疾病造成营养不良及骨质疏松症。护理人员应向老人讲解饮食的重要性，鼓励合理饮食，多食牛奶、鱼虾、豆制品等含钙高的食物。牛奶中的钙含量高，易被吸收利用，建议老年人每天喝牛奶。另外应增加含维生素 D 丰富的食物如蛋黄、鱼肝油等的摄入量。

3. 遵医嘱用药　根据医嘱为老年人适当补充钙剂。不能充分得到日照的老年人每日应补充维生素 D。对于女性绝经后骨质疏松，可用雌激素补充疗法，此疗法不但可以防止骨质流失，还可以减少绝经后血脂代谢异常，降低心血管病的患病率。用药时，向老人强调药物应在医生指导下服用，讲解用药的方法、益处及可能出现的不良反应，告知服药的注意事项，如女性服雌激素时应定期进行妇科检查和乳腺检查等。

4. 多晒太阳　多做户外活动，经常接受阳光照射。阳光中的紫外线可使皮肤中的 7 - 脱氢胆固醇转变为维生素 D，而维生素 D 可促进肠道钙磷的吸收及肾小管对钙的重吸收，促进骨钙沉积，预防骨质疏松。但要避免在烈日下曝晒。

5.预防跌倒　老年人跌倒易致骨折，进而导致骨骼活动受影响而易引发骨质疏松。日常生活中应为老年人提供安全的生活环境，严防跌倒，避免环境光线过暗或强光刺激、地面不平整或潮湿打滑、桌椅摇晃、扶手不稳、家具摆放不当，避免突然转身、闪避、跳跃、爬高、搬重物等。防跌倒致骨折而长期卧床，导致骨质疏松或使骨质疏松加重。

6.减少其他影响因素　劝告老年人适度饮酒，戒烟，少饮咖啡、浓茶。常饮咖啡、浓茶可导致尿钙排出增加，此外，食物中植酸盐和草酸盐会与钙结合，降低钙的生物利用度，饱餐后饮牛奶或补充钙剂会影响钙的吸收。

7.健康教育　通过对患者及家属进行健康教育，使其了解引起骨质疏松症的原因，掌握运动、饮食、用药等相关的护理措施。提高骨质疏松老人的自我管理能力及家属的照护能力，减少并发症，最大程度地恢复其功能，提高生活质量。

六、老年人压疮及护理

压疮(pressure sore)，也称压力性溃疡，以前也叫褥疮，是指身体局部，尤其是骨突部位，由于压力或者同时有剪切力和(或)摩擦力的作用，导致的皮肤、皮下组织和肌肉的局限性损伤。压疮更容易发生在得不到专业照护卧床的老年人，尤其是病情危重、营养失调或代谢障碍、大小便失禁的老年人。老年人因感觉减退、反应迟钝、痴呆等原因，常不能叙述症状，会影响早期压疮的发现，同时免疫力低下，身体虚弱，一旦发生压疮，容易继发感染，致使继发全身感染，感染后表现不典型，容易贻误治疗时机，而且发生后很难愈合。老年人压疮的这些特点应引起社区护理人员的重视。

(一)压疮的表现

1.压疮的分期　压疮的发生是一个渐进性过程，根据病理生理变化及临床表现，2007 年美国国家压疮咨询委员会(NPUAP)将其由原来的 4 期分类法扩展为 6 期，该分期已写入卫计委颁布的《临床护理实践指南(2011 版)》。

(1) I 期：皮肤完整、发红，与周围皮肤界限清楚，压之不褪色，局部可有疼痛、硬块及皮温变化，常局限于骨凸处，解除压力 15 min 后，皮肤颜色不能恢复正常。

(2) II 期：部分表皮缺损，皮肤表浅溃疡，基底粉红色，无结痂，也可为完整或破溃的血疱。

(3) III 期：全层皮肤缺失，但肌肉、肌腱和骨骼尚未暴露，可有结痂、皮下隧道。

(4) IV 期：全层皮肤缺失伴有肌肉、肌腱和骨骼的暴露，常有结痂和皮下隧道。

(5)不能分期：全层皮肤缺失但溃疡基底部覆有腐痂和(或)痂皮。需在腐痂或痂皮充分去除后才能确定真正的分期和深度。

(6)可疑深部组织损伤：皮肤完整，但由于压力或剪力造成皮下软组织损伤引起的局部皮肤颜色的改变(如变紫、变红)，或出现充血性水疱，可伴疼痛、硬块，深部组织损伤难以检出。

2.压疮好发部位　压疮多发生于经常受压及缺乏脂肪组织保护、缺少肌肉包裹或肌层较薄的骨突处。卧位不同，压力点不同，好发部位也不同。

(1)仰卧位：好发于头枕部、肩胛部、肘部、脊柱骨突处、尾骶部、足跟部。

(2)侧卧位：好发于耳郭、肩部、肘部、髋部、膝关节内外侧、足内外踝处。

(3)俯卧位：好发于面颊部、肩部、女性乳房、男性生殖器、骨盆髂嵴、膝部、脚趾处。

(4)坐位：好发于坐骨结节处。

(二)影响因素

压疮的发生是多种因素引起的复杂病理过程。常见的因素包括力学、活动、感觉、意识、营养、局部潮湿或排泄物刺激等方面。

1. **力学因素** 与压疮有关的力学因素包括垂直压力、剪切力和摩擦力,通常是2~3种力联合作用所致。其中,持续性垂直压力是引起压疮的首要因素,局部组织承受压力越大、持续时间越长,发生压疮的机率就越高。摩擦力可直接破坏皮肤的角质层,使皮肤抵抗力下降而容易发生压疮,如床单不平整、搬运老人时未脱离床面,拖拉动作等都会增加摩擦力而损伤皮肤。皮肤损伤后,如果再受到汗液、大小便等的浸渍就更容易发生压疮。剪切力会使供应皮肤、皮下组织、肌层的毛细血管被拉长、扭曲、撕裂,形成血栓和真皮损害,进而发生深部坏死。

2. **活动受限** 研究表明活动障碍是发生压疮的独立危险因素。因疾病活动障碍或病情需要被约束的老年人,即使皮肤经受一定的压力,感觉不适,若无他人协助,也无法改变体位来缓解,可能造成局部组织长时间受压而发生压疮。

3. **意识障碍或感觉障碍** 存在嗜睡、意识模糊、昏迷等意识障碍的老年人意识不到改变体位的需要,自理能力下降,皮肤破溃的可能性增加;皮肤感觉障碍的老人因为对伤害性刺激反应迟钝而不能及时避开,增加了压疮的发生率。

4. **局部潮湿或排泄物刺激** 皮肤经常受到尿液、粪便、汗液以及各种皮肤创口渗出液的刺激,保护能力下降,细菌繁殖,容易发生破损和感染。

5. **营养状况或水代谢紊乱** 营养状况是影响压疮形成和恢复的重要因素。长期营养不良、肌肉萎缩,皮下脂肪变薄,皮肤与骨骼之间充填组织减少,容易发生压疮。过度肥胖的老人则因体重超重,卧床时对局部皮肤的压力过大,也易发生压疮。机体脱水时,皮肤弹性变差,在压力或摩擦力的作用下易变形或受损。而水肿的皮肤,由于弹性、顺应性下降以及组织水肿使毛细血管与细胞间距离增加,更容易发生破损或坏死。

6. **其他因素** 老化、体温升高、使用矫形器不当、某些药物应用或者全身缺氧的情况下也易发生压疮。

(三)护理措施

1. **评估** 评估发生压疮的危险因素(如患者病情、意识状态、营养状况、肢体活动能力、自理能力、排泄情况及合作程度等)及易患部位。压疮评估常用 Braden 危险因素评估表及 Norton 压疮危险因素评估表,分别见表8-6、表8-7。

表8-6 Braden 压疮危险因素评估表

项目	1分	2分	3分	4分
感觉	完全受限	非常受限	轻度受限	未受损
潮湿	持续潮湿	潮湿	有时潮湿	很少潮湿
活动力	限制卧床	可以坐椅子	偶尔行走	经常行走
移动力	完全无法移动	严重受限	轻度受限	未受限
营养	非常差	可能不足够	足够	非常好
摩擦力和剪切力	有问题	有潜在问题	无明显问题	

注:总分为各项评分相加,评分≤18分,提示患者有发生压疮的危险,建议采取预防措施。

表 8 - 7　Norton 压疮危险因素评估表

项目	4 分	3 分	2 分	1 分
身体状况	好	一般	不好	极差
精神状况	思维敏捷	无动于衷	不合逻辑	昏迷
活动能力	可以走动	帮助下可以走动	坐轮椅	卧床
灵活程度	行动自如	轻微受限	非常受限	不能活动
失禁情况	无失禁	偶有失禁	常常失禁	完全大小便失禁

注：总分为各项评分相加，评分≤14 分，则患者有发生压疮的危险，建议采取预防措施。

2.预防　绝大多数压疮是可以预防的，预防的关键是去除或减少影响因素，具体措施如下。

(1)避免局部组织长期受压：对于长期卧床的老年人，应协助其经常更换卧位，以减少局部组织的压力，一般每2 h 一次，必要时1 h 翻身一次。受压部位在解除压力30 min 后，压红不消褪者，缩短变换体位时间。翻身时抬高老人，防止拖、拽、拉，并建立翻身卡，注明时间和体位，提醒翻身。研究证明，老人侧卧时，采用30°斜卧位，避免压迫股骨粗隆处，更有利于分散压力；老人采取半卧位时，如无特殊禁忌，床头抬高≤30°，可以减少剪切力的发生。坐位时每小时更换体位，双手有力量者15 min 抬高身体。使用软枕及高弹性海绵以保护骨隆突处和支持身体空隙处。应用减压设备如气垫床或减压辅料，分散压力，减少压疮的发生。老人的骨突处皮肤，可使用半透膜敷料或者水胶体敷料保护，但皮肤脆薄者慎用。

(2)保持皮肤清洁、避免局部刺激：及时清除尿液、粪便、汗液以及各种渗出液。针对排泄失禁者，应用温水及时清洗会阴和臀部，肛周可涂皮肤保护剂，及时更换尿垫和床单，减少排泄物对皮肤的刺激。保持床单平整、干燥、无碎屑，贴身衣物柔软。

(3)促进血液循环：定期为老人温水浴。温水浴不仅能清洁皮肤，还能刺激皮肤血液循环。对于长期卧床的老年人，每日进行主动或被动的全范围关节运动练习，维持关节的活动性和肌肉的张力，促进肢体的血液循环。更换体位后，护理人员应检查老人受压部位皮肤情况，无异常时，可对局部受压部位进行适当的按摩，如皮肤已经发红，不应按摩，避免加重损伤。

(4)改善全身营养：在病情允许的情况下，给予老年人充足热量、高蛋白、富含维生素的饮食，改善营养状况，以增强机体的抵抗力，预防压疮和促进压疮愈合。肥胖老人则应合理减少热能摄入，适当减轻体重，以减小对局部组织的压力。

(5)鼓励和协助老人活动：在老人病情和体力许可的情况下，协助其下床活动，尽量减少卧床和使用轮椅的时间，可以有效预防压疮。

(6)健康教育：告知患者及家属发生压疮的危险因素和预防措施，如感觉障碍的老人，须告知避免使用热水袋或冰袋，防止烫伤或冻伤。指导老人加强营养，增加皮肤抵抗力，保持皮肤干燥清洁，并进行功能锻炼。

3.各期压疮的治疗与护理　老年人一旦发生压疮，应评估其病情、意识、活动能力、合作程度、营养及皮肤状况，有无大小便失禁情况，辨别分期，观察发生部位、大小（长、宽、深）、创面组织形态、潜行、窦道、渗出液等情况。根据分期及具体情况进行针对性处理。

(1)Ⅰ期：此期的关键在于去除危险因素，阻止压疮的发展。常采用局部减压、气垫床、保持皮肤清洁干燥、透明水胶体贴保护。该期禁止局部皮肤按摩，不宜使用橡胶类圈状物。

(2)Ⅱ期：除了使用充气床垫或者采取局部减压措施，定期变换体位，避免压疮加重或出现新的压疮之外，此期主要保护创面，预防感染。水疱处理：小水疱未破溃应减少摩擦，让其自行吸收；大水疱应在消毒局部皮肤后，用无菌注射器于水疱低位处穿刺抽吸疱内渗液，覆盖水胶体敷料。如创面破溃，应根据渗液多少选择合适的敷料，皮肤脆薄者禁用半透膜敷料或者水胶体敷料。

（3）Ⅲ、Ⅳ期：治疗原则为解除压迫，控制感染，去除坏死组织和促进肉芽组织生长。此期可与医生协商共同给予全身或者局部治疗。

（4）不能分期、可疑深部组织损伤：医护人员需进一步全面评估，采取必要的清创措施，根据组织损伤程度选择相应的护理方法。

（5）健康教育：告知老人及家属发生压疮的相关因素、预防措施和处理方法。指导老人加强营养，增加创面愈合能力。

第四节　老年人的社区保健与护理

一、老年人社区保健的重点人群

老年人的社区保健应以辖区内65岁及以上常住居民为对象，不仅包括健康的老年人，还包括患病的老年人，其中重点保健的服务对象为以下人群：

1. 高龄老年人　80岁及以上老年人称为高龄老年人。随着我国人均寿命的不断延长，高龄老人在老年人群中的比例将逐渐增大。随着衰老进程的不断加重，绝大多数的高龄老年人患有慢性病，体质虚弱，自理能力明显下降，且他们中的多数以居家为主，因此对社区保健需求较高，需要护理人员提供终身治疗和护理。

2. 疾病恢复期老年人　出院后疾病未完全恢复，需要继续治疗和护理的老年人以及患有慢性疾病需要长期治疗和护理的老年人。

3. 失能或部分失能老年人　随着我国老年人口的不断增多，以及慢性病发病率不断增高，失能和部分失能老年人也相应增多；而家庭结构的变化，使越来越多的家庭面临照料者的缺失。失能或部分失能老年人对医疗保健、康复护理等服务的需求也日益增加。

4. 独居老年人　长期以来，随着中国计划生育政策的深入实施，传统的核心家庭结构发生变化，规模日趋小型化，4-2-1的家庭结构已成为主流，导致丧偶后独居的老人明显增多。独居老年人因孤独等心理问题会引发各种躯体疾病，他们对生活照料、医疗保健、心理护理等服务的需求，需要社区护理人员提供更多的指导和帮助。

5. 失智老年人　以阿尔茨海默病的老年人居多。由于老人认知功能的减退或丧失，以及自理能力下降，使其对医疗护理及保健需求明显增加。

二、老年人社区保健与护理的内容

社区保健服务是社区卫生服务的重点内容之一，而老年人又属于特殊人群，是社区保健与护理的重点群体。社区护士应根据老年人的生理、心理特点及需求，提供相应的保健与护理服务，从而增强老年人自我保健、自我照顾能力，延缓机体的衰退及疾病的恶化，改善老年人的健康状况，提高老年人的生活质量。同时，社区护士应对临终老人提供服务，使其舒适、有尊严地离世。

1. 健康管理　社区护士应根据规范为老年人提供健康管理服务。2009年国家发布了《国家基本公共卫生服务规范(2009年版)》，并于2011年对其进行了修订，对老年人健康管理服务进行了规范，要求每年为辖区内65岁及以上常住居民提供1次健康管理服务，包括生活方式和健康状况评估、体格检查、辅助检查和健康指导，并以"老年人健康管理率"为工作指标。2017年国家卫生计生委再次对《国家基本公共卫生服务规范（2011年版）》进行修订，形成了《国家基本公共卫生服务规范（第三版）》，其中老年人健康管理方面主要修订内容为：①在服务内容中辅助检查部分增加腹部B超（肝胆胰脾）检查有关内容；②删除"健康体检表完整率"指标，不再单设，将原指标内容融入到"老年人健康管理率"指标中；③明确老年人健康管理率指标定义。分子（接受健康管理）是指建立了健康档案、接受了健康体检、健康指导且健康体检表填写完整。社区老年人健康管理服务的流程示意如图8-1。

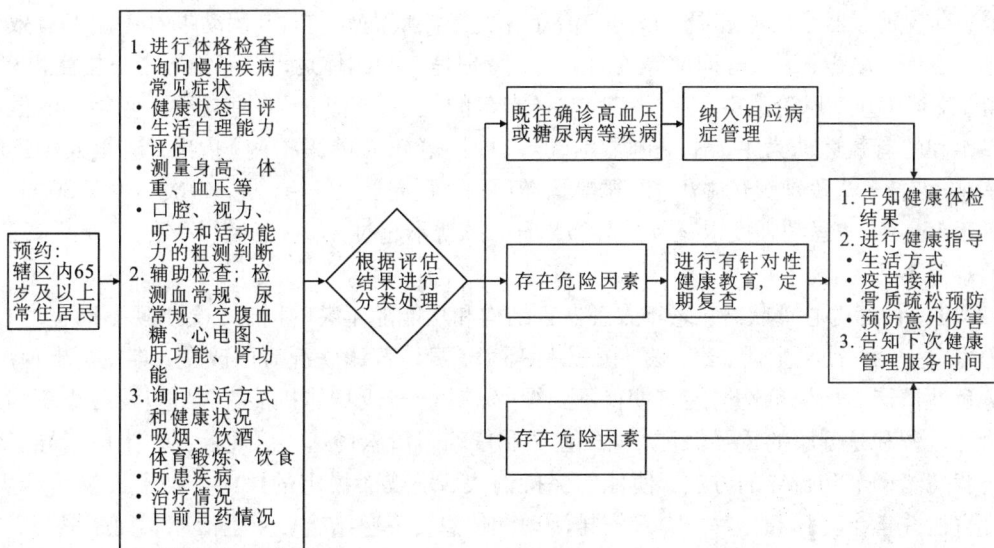

图8-1　社区老年人健康管理服务流程

2. 健康教育　社区护士与社区工作人员合作，结合老年人口组成特点、患病情况、生活习俗等信息，确定优先干预的健康问题，制定健康教育计划。根据实际情况，通过讲座、老年电视大学、板报或宣传栏、咨询、互助学习等方式和渠道，宣传慢性病的防治方法、老年健康知识与日常康复、照护技能，使老年人树立正确的健康信念，掌握相关的健康知识和技能，采取正确的方法防治慢性病，主动采取有益于健康的行为，增进健康。

3. 疾病的治疗性护理　对于有治疗需求的老年人，社区护士应了解其病情，熟悉治疗方法，掌握各种药物的治疗功效、使用方法及注意事项，熟练地为老年人提供输液、注射、给氧、灌肠、换药、鼻饲、导尿、压疮护理、PICC管的维护及各种专科护理服务。同时，社区护士还应对各类急性病、急性创伤、慢性病急性发作及急危重症老人在院前实施抢救护理，包括伤病现场的救护、对医疗救护的呼救、运送和途中监护等。

4. 失能、失智的护理及长期照护培训　对于完全或部分失能、失智的老年人，需要配合其功能或自我照护能力，提供不同的照顾措施，既包含普通的日常照护，又包括专业的医疗护理服务。其照护具有专业性、长期性、连续性的特点，需要社区护士、社会工作者、照护者及家庭成员积极参与，以帮助照护对象及其家庭维持生活以及应对生活的问题。因此，社区护士除提供专业的医疗护理外，还应根据老年人的实际情况亲自示范并指导照护者实施生活照护。虽然是生活照护，也要讲求专业性，如喂饭如何避免噎食、误吸；如何利用老人的残存功能穿衣、上下床等。对于长期照护知识和技能的培训，社区护士可在集体授课学习的基础上，根据实际进行个别指导，进而满足老年人对于基础护理和专科护理的需求。

5. 指导老年人日常保健　老化是一种必然趋势，从生到死，这是每个人的必经之路。但老化的速度个体差异较大，我们常常看到同一年龄段的人，精神、体力大不相同，有些人七八十岁像五十来岁的人一样有活力，而有些人五十来岁却有七八十岁的老态。个体差异有遗传因素的作用，但更重要是受个体的生活习惯、心理及营养等因素的影响。养成健康的生活方式，维持良好的心理状态，合理膳食，使各系统器官功能保持较好的状态，达到延缓老化的速度，延长老年期生活自理的时间，提高老年期生活质量，延年益寿的目的。

(1)坚持有规律的适宜健身运动："生命在于运动"。适宜的健身运动能够提高老年人的身体功能，有效延缓器官功能衰退，预防和治疗各类慢性疾病。同时，运动本身还能够有效地缓解老年人焦虑、烦躁、紧张、抑郁等负面情绪，特别是一些团体运动，老年人之间相互切磋，交流心得，交谈人生，讨论家事，建立一种友好亲善的关系，有利于心身健康。老年人的健身运动应以柔和的有氧运动为主，避免剧烈活动。《中国老年人健康指南》指出，老年人可选择步行、慢跑、游泳、八段锦、五禽戏、跳舞等运动项目；每周运动 3～5 次，每次不少于 30 min，每周不少于 150 min；运动强度以运动后轻微出汗，脉搏不超过 170 - 年龄(次/分)，无明显胸闷、呼吸困难等不适为宜。

(2)维持良好的心理状态：老年人各器官结构和功能随年龄的增长，会出现不同程度衰退，再加上家庭生活、社会生活、经济条件、人际环境、身体健康状况等的改变，难免会出现焦虑、抑郁等负性情绪。如果负性情绪长期得不到缓解，就会造成身体机能失调，引发各类疾病。中医认为气血调和是健康的重要保证，而气血调和依赖于情志畅达。因此社区护士应指导老年人掌握自我情绪调节和疏导的方法，使他们保持愉快、乐观而稳定的情绪。当不良情绪产生时，能适度宣泄并学会转移和化解。合理安排活动和休息，劳逸结合，使生活充实而不紧张，丰富而不忙乱。培养多种兴趣爱好，坚持脑力活动，加强与外界的沟通交流，对于防止老化尤其是脑老化具有重要作用。老年人面对退休、衰老、疾病、家庭冲突等事件，能以平常心态积极对待，学会自我解脱。遇到难题，有时需要积极去面对解决，有时需要"难得糊涂"避开一些烦心事，发扬"阿Q精神"，自得其乐，避免埋怨、指责、愤怒、悲观等不良情绪。当情绪无法化解时，可以寻求专业人员的帮助。对于丧偶或独居老年人，社区护士及工作人员应积极开展心理疏导，定期陪其聊天交流，每逢民间传统节日，陪老人过节，提供亲情服务，帮助老人解除焦虑、抑郁、孤独等负性情绪。

(3)坚持合理膳食：老年人合理的一日膳食应包括谷类 250～300 克左右、瘦肉类及鱼类 100 克、豆类及其制品 100 克、新鲜绿色蔬菜 300 克左右、新鲜水果 100 克左右、牛奶 200 毫升、烹饪油 20 克左右、食盐低于 6 克、食用糖少于 20 克、胆固醇控制在 300 毫克以内、少饮酒或不饮酒。老年人的机体组织和器官功能减退，出现基础代谢降低、蛋白质合成速度减慢、脂肪蓄积、血脂增加、糖耐量降低等变化，因此，在饮食上应注意以下几点：①供给适当的能量、足够的优质蛋白质、适量脂肪，控制动物性油脂与胆固醇的摄入，增加富含膳食纤维和各种维生素、矿物质的食物；②老年人咀嚼和消化功能降低，食物加工宜细、软、松，采取烩、蒸、煮、炖、煨等方式烹调，使食物易于咀嚼和消化，同时注意食物的色香味，增进食欲；③科学饮食，避免暴饮暴食；④避免滥用保健品。

(4)坚持社会参与：老年人参与社会发展和建设，已成为全世界范围内解决人口老龄化的必要及有效的政策手段，也是"成功老龄化"的重要途径。老年人虽然从工作岗位退休，但应在日常生活中保持身体和心理上的积极状态，参与社会活动和家庭劳动，避免因退休、疾病或其他原因而脱离社会，加速心身功能的退化。老年人可在社团、志愿组织等社会组织中继续发挥作用，一方面利用自身丰富的人生阅历和知识经验继续为社会为他人服务，锻炼体力、智力，收获自我实现的满足；另一方面，在自己需要帮助的时候，可以得到及时关怀，在社会参与中交流情感，宣泄情绪，维持心身健康。

（5）保持良好的睡眠：由于老化、疾病、心理、社会因素及不良睡眠习惯等因素容易导致老年人睡眠质量下降，甚至会发生睡眠障碍，使其体力、精力及记忆力等得不到恢复，出现乏力、头痛、情绪不稳定、易激惹、记忆力下降等情况，影响老年人的身心健康。因此，调整好睡眠对于老年人的健康是非常重要的。社区护士应该在尊重老年人睡眠习惯的基础上，逐步调整睡眠方式，帮助其养成良好的睡眠习惯。①生活规律，按时上床和起床，形成自己的睡眠生物节律。合理安排日间活动，白天应适当锻炼，午睡时间不要超过 30 min，避免在非睡觉时间卧床。②改变不利的睡眠习惯，避免睡前饮酒、饮咖啡、晚饭过饱或摄入大量不易消化的食物，避免在床上看电视、思考问题等。③睡前根据个人爱好，选择放松身体的活动，如听轻柔的音乐、做放松操，用温水沐浴或者泡热水脚等方式促进睡眠。发生睡眠障碍时，切勿自行随意应用催眠药或加大催眠药剂量，应及时就医，从而针对发生睡眠障碍的原因，确定治疗方案。

（6）预防意外事件：老年人由于机体各器官功能衰退如视力、听力下降，骨骼肌力下降或受到疾病、药物的影响，易发生意外事件。老人常易发生的意外事件有跌倒、噎食、误吸、走失、药物误服以及因生活事件诱发的脑血管意外等。社区护士在平时工作中应采取必要措施并加强指导，保证老年人的安全。

1）预防噎食和误吸：①老年人宜坐位进食，卧床老年人侧卧并抬高床头；②食物细软，避免过于干燥、粗糙的食物，吃干食易发噎者，备水或汤类；③小口进食，细嚼慢咽，特别在进食蛋黄、栗子、糯米团子等食物时，更应慢嚼细咽；④进食期间集中注意力，勿谈笑；⑤避免进食粉状食物，喝稀食易呛咳者，应将食物加工成糊状。

2）预防失智老人走失：①外出时应有专人陪护；②在老人身上放置一张联系卡，注明姓名、住址和联系电话、所患疾病等信息；③门口安装电子防护措施，夜间将门反锁防止老人走失。

3）用药安全：随着年龄的增长，老年人视力、听力、记忆力以及理解能力均有不同程度的减退，对医护人员宣教内容的记忆与理解，阅读说明书能力等下降，容易导致老年人服错、漏服或过量服用药物，或服用过期变质的药品。社区护士上门时评估老人的情况，对认识清楚的老年人，告知谨遵医嘱服药。为避免漏服，错服，社区护士可用药盒帮助老人摆一周的药物，并摆放服药提示卡。对于高龄老人以及视力、听力及理解力下降的老年人，药物交由照护者保管，在照护者的看护下按时按量服用。对老年人及照护者进行用药安全教育，如漏服，不可下次随意加量，应咨询医生，不可随意自行停药，避免轻信广告宣传，服用非正规医院推荐的所谓保健、万能药。

4）预防心脑血管意外：患有高血压、动脉硬化、高脂血症等疾病容易发生心脑血管意外的老年人，平时生活要注意以下几个方面：①心态平和，避免过度激动、焦虑、紧张心情，学会自我控制；②少食多餐勿过饱，戒烟，禁饮烈性酒；③保持大小便通畅，避免用力排便排尿；④运动柔和，避免剧烈运动，勿用力搬重物，避免疲劳；⑤寒冷季节注意保暖，温水洗漱，防受寒；⑥多饮水，一天饮水量在 2000 mL 以上，有心血管病史的老年人更应注意多饮水，防饮水不足致血液浓缩而诱发脑血栓形成；⑦娱乐有节，下棋、搓麻将要限制时间并控制情绪；⑧有心绞痛发作史的老年人，随身携带必备药品如硝酸甘油等。

第五节 社区临终关怀

一、概述

(一)相关概念

1. 临终(dying) 是指由于疾病末期或意外事故造成人体主要器官的生理功能衰竭,经积极治疗后仍无生存希望,各种迹象显示生命活动即将终结的状态。临终是一个过程,一个阶段,故又称临终阶段。处于该阶段的老人身体各种机能减弱或迟钝,可表现为意识模糊、心跳减弱、血压下降、呼吸微弱等。

目前世界上关于临终阶段的时间界定尚无统一的标准,每个人的临终阶段可因疾病因素、医疗水平、照护状况及其他各种因素的影响而长短不同。目前多数国家和地区将预计患者只有6个月以内的存活时间定为临终阶段,如美国将临终界定为患者已无治疗意义,估计存活时间在6个月以内;日本以患者只有2~6个月的存活时间为临终界定。我国对此没有具体的时间界定。

2. 临终关怀(hospice care) 又称安宁疗护、善终服务、终末护理等,是由医生、护士、心理学家、宗教人员、社会工作者、志愿者等社会各阶层人员通过多学科协作模式向临终患者及其家属提供生理、心理、社会、精神等方面的照护和人文关怀等服务,以提高生命质量,帮助临终老人能够舒适、安详、有尊严地走完人生的最后阶段,同时使家属的身心健康得到保护和增强的照护过程。临终关怀为慢性疾病终末期、恶性肿瘤晚期、主要脏器衰竭等无法治愈的老人提供更加人性化、更科学的护理。

3. 姑息照护(palliative care) 姑息照护这一专业术语于1975年由加拿大医生 Balfour 首次提出。他在当时的背景下提出姑息照护这一概念,目的是力图将之整合到加拿大的卫生保健系统。根据世界卫生组织(WHO)对姑息照护的最新定义,姑息照护是指通过处理威胁生命的疾病相关问题,来提高患者及其家属的生活质量。通过早期确认、准确评估来预防和减轻痛苦,控制疼痛和其他症状,解决心理、社会和精神等问题。姑息照护不等同于临终关怀,它对预期生存时间没有严格的限制,其对象和适用范围更大,包括所患不能根治的凶险疾病、所有威胁生命或潜在威胁生命的慢性疾病,只要老人愿意接受姑息照护,均可在患病早期或疾病进程中受益于该类型的照护。

4. 老年人临终护理 指老年人在疾病终末期、生命即将结束时,为减轻其痛苦和对死亡的恐惧,最大限度的保持其尊严,让其在亲切、温馨的环境中离世而实施的护理措施,是临终关怀的重要组成部分。

(二)临终关怀的起源及发展现状

1. 临终关怀的起源 20世纪初,一些"收容所"、"济贫院",专门为晚期患者提供护理服务,这些机构的产生和发展为现代临终关怀运动的兴起奠定了基础。现代的临终关怀创始于20世纪60年代,创始人是桑德斯(D. C. Saunders)。1967年桑德斯博士在美国创办"圣克里斯多福临终关怀院",被誉为"点燃了世界临终关怀运动的灯塔"。20世纪80年代中期,英国各种临终关怀机构达到600多家,独立的临终关怀机构160余家。1988年7月,我国天津医学院(现天津医科大学)在美籍华人黄天中博士的资助下,成立了中国第一个临终关怀研究中心。1988年10月上海建立了中国第一所临终关怀医院-南汇护理院。

2. 临终关怀的发展现状 随着我国老龄化形势越来越严峻,养老及临终关怀问题得到政府的高度重视。2005 年中国老龄事业发展基金会启动了老年人养老问题，建立了临终关怀服务机制。2006 年全国老龄委办公室明确提出今后发展养老服务业的六项重点工作中，包含有支持发展老年护理、临终关怀服务。中国护理事业发展规划纲要(2011－2015 年)中指出：要在"十二五"期间研究制定姑息治疗和临终关怀的护理规范和指南。党的十八届五中全会明确提出，要推进健康中国建设，积极开展应对人口老龄化行动，满足人民群众多样化、多层次的健康需求。2015 年，国务院办公厅转发《关于推进医疗卫生与养老服务相结合的指导意见》，明确要建立健全医疗卫生机构与养老机构合作机制，整合医疗、康复、养老和护理资源，为老年人提供治疗期住院、康复期护理、稳定期生活照料以及临终关怀一体化的健康和养老服务。2016 年，中共中央国务院印发《"健康中国 2030"规划纲要》，明确提出全民健康是建设健康中国的根本目的，要实现从胎儿到生命终点的全程健康服务和健康保障，全面维护人民健康，要完善医疗卫生服务体系，加强康复、老年病、长期护理、慢性病管理、安宁疗护等医疗机构建设。2017 年 2 月国家卫计委公布了《安宁疗护中心基本标准及管理规范(试行)》和《安宁疗护实践指南》(试行)，以指导各地加强安宁疗护中心的建设和管理，规范安宁疗护服务行为，并指出发展安宁疗护既是满足群众多样化、多层次健康需求的客观需要，也有利于节约医疗支出，提高医疗资源效率。

3. 临终关怀的原则　临终关怀是从生理、心理、社会、精神等方面对临终老人进行综合的全方位的照护及人文关怀等服务，使其能够舒适、安详、有尊严、无痛苦地走完人生的最后阶段，并对家属给予帮助及安慰。它的目标是帮助临终老人减轻病痛，控制症状，维持机体的功能，同时维护其对自我的感知觉、文化价值观、宗教信仰、个人信念等，使老人尽可能获得最佳的生命质量。因此，临终关怀的原则不同于一般医护服务的原则。

(1)以照护为主的原则：临终关怀是为临终患者及其家属提供姑息性和支持性照护的医护措施，它强调的是对临终患者照护的姑息性(Care)，而不是治疗性(Cure)。临终关怀是在各种疾病的末期、晚期肿瘤，治疗不再生效的阶段，不是通过治疗延长临终患者生命为目的，而是通过全面的身心照护，控制症状，解除痛苦，消除焦虑、恐惧，获得心理、社会支持，使其最后得到安宁。此外，临终者在辞世前如有愿望和需求，医护人员应尽量给予满足，使其不留遗憾的离去。

(2)肯定生命正视死亡的原则：临终者的生命比较脆弱，稍有疏忽可能导致其迅速死亡，不能因临终而盲目操作，使老人提前面对死亡。死亡是生命的一部分，接受死亡并不是对生命的否定，而是对生命的肯定。要正视死亡，接受死亡，允许生命走完它特定的最后旅程，既不要人为加速、也不要刻意延迟它的到来。由于中国传统价值体系的影响，子女在老人病重临终时，由于无法平静的接受其即将离世的现实，会想方设法延长其生命。同样，这种价值体系，也影响医务工作者对死亡的认知和对濒死者的态度，使他们不能也不敢"见死不救"，只能继续无谓的治疗。这不仅增加了老人的痛苦，延长了死亡的过程，还大大增加了家庭和社会的负担，而老年人真正需要的照护需求却得不到满足。

(3 重视生命质量的原则：生命不仅具有数量，还具有质量，而且其质量比数量更为重要。临终关怀致力于丰富老人有限生命，提高其临终阶段生命质量，为临终老人提供一个安适、有意义、有尊严的生活，让其在有限的时间里，能有清醒的头脑，在可控制的病痛中，接受关怀，享受生命。

(4)尊重临终者权利的原则：临终者对自己的病情有知情权，有选择或拒绝某种治疗方案的权利，也有接受护理、死亡教育的权利。临终者在意识清醒、能够自己行使权利时，医护人员和家属不应忽略其权利，而是要给予尊重。对有意识障碍不能正确的行使自己权利的临终者，家属和医护人员应按照其遗嘱执行。然而在现实中，临终患者的权利，却往往被忽视。例如医护人员在病情告知时，首选的告知对象是家属，而不是患者本人，选择治疗方案也是如此。

（5）维护临终者尊严的原则：处在临终阶段的老人常会丧失部分生理功能和自理能力，甚至进入昏迷状态。护理人员在为其提供服务时，必须尊重临终者的人格，应从关心、同情、为老人服务的角度出发，给予爱护、体贴，维护老人的人格尊严。这不仅是现代文明社会的基本道德准则，也是临终关怀服务者必须谨记和遵守的职业道德。

二、临终护理

2017年2月国家卫计委公布了《安宁疗护实践指南（试行）》，明确了安宁疗护主要包括疼痛及其他症状控制，舒适照护，心理、精神及社会支持等内容，也明确了疼痛等症状控制的诊疗护理和舒适照护要点，以及对患者及家属的心理支持和人文关怀等服务要求，是医护人员提供安宁疗护服务的重要依据。

（一）临终老人的心理反应

人们听到自己或至亲即将走向生命的终点，震惊、否认、怀疑、愤怒、恐惧、悲伤等各种情绪反应会不期而至。按照库伯勒·罗斯的临终心理发展理论，临终老人的心理反应大致可分为五个阶段：否认期、愤怒期、协议期、抑郁期和接受期。值得指出的是，这五个阶段因人而异，并非直线发展，其发生顺序也没有绝对的规律，各阶段时间长短也不尽相同。护理人员应根据老人的表现，准确把握其心理动态，提供针对性的护理服务。

1. 否认期　多数人得知自己即将面临死亡时，最初的反应是，"不，这不会是我，那不是真的！"以此极力否认事实。他们怀着侥幸的心情四处求医，希望是误诊。否认期时间的长短因人而异，大部分人会很快停止否认，也有人甚至会持续地否认直至死亡。否认是人对应激的一种保护性反应，是缓冲心理应激的一种方式。面对此阶段的老人，护理人员应该给予真诚的关怀，听老人倾诉，使他们感到被支持和理解。

2. 愤怒期　当病情愈加严重，必须面对死亡时，老人常表现为生气与激怒，产生"为什么是我，这不公平"的心理，感觉事事不合心意，常把愤怒的情绪发泄给他人，或表现为对医疗、照护的不满等。护理人员应该理解老人的愤怒，允许他充分发泄真实的情绪，不要与其争辩，也不要试图安慰，更不要阻止老人的愤怒，不要指责他"不应该这样"，而是允许他发泄情绪，这是对他最好的帮助。在恰当的时期，护理人员要引导老人多与家属朋友沟通，缓解其不良情绪。

3. 协议期　此时老人不再怨天尤人，而是选择接受现实，为了延长生命，又开始关注自己的病情并抱有希望，并积极配合治疗。此时护理人员应当给予指导和关心，加强护理，尽力减轻老人的疼痛和其他不适症状，尽量满足要求，提高生存质量。同时也应该利用这段时间多与老人沟通，给与其充分的疾病信息，让其认识到治疗措施对疾病的可能疗效。

4. 忧郁期　当老人发现身体状况日益恶化，治疗无望时，会产生很强的失落感，如"好吧，那就是我"，出现悲伤、情绪低落等反应。抑郁和悲伤是临终者的正常表现，应当让老人按照自己的需要表达感情，允许他用哭泣、沉默等方式宣泄情感。而护理人员能给予他最好的帮助就是倾听并接受他的情绪。倾听的同时不要做任何评判，只要给予简短的回应即可（比如点头、"嗯、是的"之类的回答），尽量满足患者的合理要求，安排亲朋好友见面、相聚，并尽量让家属陪伴身旁。同时要密切关注老人言行，预防老人自杀。

5. 接受期　老人此时对即将来临的死亡已经有所准备，情绪变得平静，产生"好吧，既然是我，那就去面对吧"的心理。此期由于精神和肉体上极度疲劳、衰弱，老人常处于嗜睡状态。此时护理人员应该为临终老人提供宁静、舒适的环境，不要强行与其交流。鼓励家属多陪伴在老人身边，给予支持，尽量守护他走完人生的最后旅程。

多数临终老人除了要经历上述5个复杂的心理变化过程外，也会出现一些个性的心理特征，如心理障碍加重，表现为暴躁、抑郁、意志薄弱、依赖性增强，自我调节和控制能力差；经常考虑后事，留恋配偶、子女、儿孙，担心他们的生活、学业等。

(二)临终老人的心理护理

由于疾病的折磨，对生的依恋和死的恐惧以及对亲人的牵挂，临终老人的心理状态和行为反应是极其复杂多变的，因此心理护理也成为了临终护理的重要内容。

1.尊严疗法　该疗法是由加拿大马尼托巴(Manitoba)姑息治疗研究中心主任 Chochinov 教授提出的一种针对临终者的个体化、简短的新型心理干预方法，旨在提高临终者人生目的、意义、价值感，降低精神和心理负担，从而提高生活质量，增强尊严感。尊严疗法的核心是给临终者提供敞开心扉、表达内心感受的机会，在其人生最后有限的时间里，让临终者回顾自己的一生，将精神财富留给自己爱的人，感受到生命的价值，感受来自家庭和社会的关爱及支持，增强生存意愿，有尊严的度过余生。尊严疗法在某些临终机构得到应用，如社会工作者或志愿者通过为临终老人写回忆录的形式实施尊严疗法干预。

2.倾听与交谈　当老人已知治疗无望，预想到死亡即将来临时，会感到恐惧和悲伤，并开始思虑后事。护理人员应该增加探望次数，主动与老人交谈，了解其真实想法和愿望，尽量满足他们的需求。也可以与老人叙旧，谈其感兴趣的事，使他暂时忘记疾病带来的痛苦，从中得到欣慰和欢乐。除了转移老人的注意力和给予情感上的支持外，还应婉转地与其探讨生与死的意义，进行心理疏导及精神安慰，帮助老人正确认识死亡。即使临终老年人已意识不清，护理人员及家属也应不断的给老年人讲话，表达积极、温馨的尊重与关怀，直到他们离去。

3.鼓励家属与亲人参与临终护理　护理工作者应积极鼓励老人家属及亲人参与临终护理。家属和亲朋好友是老年人的精神支柱和情感依靠，临终老人最难割舍的是家人的亲情，最难忍受的是离开亲人的孤独。家属与亲人对老年人的心理状态、性格行为、生活习惯等也是最了解的，对他的关心和照顾在某种意义上是其他人所不能替代的，因此家属参与临终护理可使临终老人获得心灵慰籍，减轻其孤独，增强安全感。家属陪伴临终老人走完他人生的最后一段路，家属可以从中得到宽慰和心理支持，这也符合中国传统的文化价值取向。

4.触摸等非语言的沟通　对虚弱而无力进行语言交流的老年人，通过表情、眼神或轻轻抚摸老年人的手、额头、胳膊等部位，获得老年人的信赖，可以减轻其孤独和恐惧感。曾有人这么描述过死亡："死亡的感觉就是你站在一个黑暗的隧道里，会听见你从来都没有听见过的可怕的声音，会看见你从来没有看到过的恐怖的光亮，你会想抓住什么，可是什么都抓不住，身边只有孤独。"如果这个时候有人能够伸出一双手，握住老人的手，让他感觉他并不孤独，有人在陪着他，也许那份对死亡的恐惧就会减轻。

(三)老年人临终前常见的症状与护理

老年人临终时的情况各不相同，有的是突然死亡，有的是逐渐衰竭以至死亡，因此护理人员除了做好临终老人的基础护理外，还要密切关注老人，一旦出现下列症状，应及时处理，促进老年人的舒适。

1.疼痛　疼痛是最不舒适的症状，尤其是晚期癌症患者，严重影响了患者的睡眠、情绪、饮食、活动。医护人员首先应评估患者疼痛的部位、性质、程度、发生及持续的时间，疼痛的诱发因素、伴随症状，既往史及患者的心理反应，并根据患者的认知能力和疼痛评估的目的，选择合适的疼痛评估工具，进行动态的连续评估并记录疼痛控制情况。最后根据评估结果，遵照世界卫生组织癌痛三阶梯止痛治疗指南进行药物止痛。并告知患者应在医务人员指导下进行止痛治疗，规律用药，不宜自行调整剂量和方案。

除了药物止痛外，护理人员应为临终老人提供安静、舒适环境，根据疼痛的部位协助患者采取舒适的体位，遵医嘱给予止痛药。缓解疼痛症状时应当注意观察药物疗效和不良反应，有针对性地开展多种形式的疼痛教育。鼓励患者主动讲述疼痛，教会患者疼痛自评方法，告知患者及家属疼痛的原因或诱因及减轻和避免疼痛的其他方法，包括音乐疗法、注意力分散法、自我暗示法等放松技巧。

2. 呼吸困难　寻找呼吸困难诱因的同时应努力控制症状，根据病情的严重程度及患者实际情况选择合理的氧疗，保持气道通畅，对痰液不易咳出者采用辅助排痰法，协助患者有效排痰。并根据病情，协助老人取坐位或半卧位，改善通气，以老人自觉舒适为原则，指导老人进行正确、有效的呼吸肌功能训练。

3. 谵妄　部分临终老人死亡前会出现谵妄等神志变化，医护人员应寻找病因并改变可能的危险因素，监测并处理尿潴留、便秘、跌倒外伤等并发症。充分向老人家属告知病情，在约束保护的基础上可予以药物干预。同时，保持环境安静，避免刺激，尽可能提供单独的房间，降低说话的声音，降低照明，应用夜视灯，使用日历和熟悉的物品，较少的改变房间摆设，以免引起不必要的注意力转移。在诱因病因无法去除的情况下，应与家属及照护者沟通谵妄发作的反复性和持续性，争取理解和配合，同时保护老人，避免出现外伤。

4. 大出血　严重咯血、呕血、便血等可引起老人窒息、休克等，甚至会造成其直接死亡，需要立即处理，医护人员先评估老人大出血情况。如咯血，尽力缓解咯血引发的呼吸困难和窒息症状，为老人吸氧，及时清理患者口鼻腔血液，安慰并嘱其绝对卧床，取患侧卧位。出血部位不明的，取平卧位，头偏向一侧，床旁备好吸引器等。如患者呕血，及时清理呕吐物，使呕血老人床头抬高 $10° \sim 15°$ 或头偏向一侧。呕血、便血期间绝对禁止饮食，注意向老人及家属解释及安抚，使其有一定的思想准备和心理预期。

三、丧偶老年人的护理

(一)概述

老年丧偶，指共同生活了几十年的一对老夫妻，一方由于疾病或意外离开人世。我们常说"少年夫妻老来伴"，经过几十年的相处，正心手相携，安度幸福晚年的时候，倘若有一方"先走一步"，必定会给另一方在精神上造成巨大的创伤。然而，随着我国人口平均寿命逐渐延长，老年人丧偶的机率也在不断增加。丧偶老年人是老年人中的特殊群体，丧偶后不易适应生活的巨变，可能会失去生活信心，产生抑郁情绪和孤独凄凉感，从而影响其身心健康。

(二)丧偶老年人的护理

1. 心理护理　为了让老年人尽快地从悲痛的氛围中解脱出来，不要阻止其用各种方式宣泄情绪，但无休止的悲哀必然影响老年人的身心健康。在老人进行情绪宣泄一段时间后，社区护士通过交谈对其进行心理疏导，帮助解决丧偶带来的精神空虚和心理障碍，从而尽快适应新的生活。要设法转移老年人的注意力，比如鼓励其到子女或亲友家小住一段时间或参加有益的文体活动等，只要生活的视野开阔了，精神上的痛苦也就会随之淡化和消失。

2. 开导老人避免自责　老年人丧偶后，往往经历后悔自责、怀念悲伤、恢复平静三个阶段。丧偶初期老人总觉得对不起逝者，于是精神恍惚，心理负担沉重，吃不下饭睡不好觉。医护人员及家属要及时开导、陪伴，帮助老人回忆自己曾为老伴所付出的一件件事情，从而减轻或消除自责的心理。

3. 鼓励子女陪伴　由于家庭养老功能的弱化，子女没有充足的时间来陪伴老人。如老伴去世，老年人感到被亲人远离，被亲人抛弃。社区护士应多与子女沟通，鼓励他们与老人多聊天、关心、爱护老人，排除老人精神上的空虚感。子女们应在生活上给予体贴和照顾，多尽孝道、赡养与尊重老年人，让老年人感到虽然配偶离世，但子女孝顺，不存在后顾之忧。

4. 引导老人正确面对丧偶的现实　让老人认识到生老病死是人生不可抗拒的自然规律，夫妻不可能一同走到生命的尽头，对老伴最好的怀念就是自己保重好身体。要劝导老年人尽早从悲伤中走出来，对生活要有积极的态度，并引导其与一些开朗、乐观老年人接触，鼓励老人之间相互信息交流。

5. 提供更多的社会支持　对于婚姻时间较长的老年人，配偶是最重要的社会支持。社区护士对丧偶老年人要给予更多的关心和照顾，鼓励他们参加社区组织的各种活动，并经常与他们沟通，了解他们的特点和需求，为其提供相应、及时的服务，并为他们的需求寻求并提供更多的社会支持。

（王花玲）

【思考题】

1. 王奶奶，79岁，最近早上起床站起来后两三秒出现头晕、眼前发黑，什么都看不到，感觉整个人都要摔倒，蹲马桶站起来后也会出现这种情况，老人有高血压病史，一直服用降压药。

(1) 根据目前已知的信息，王奶奶最有可能发生的健康问题是什么？

(2) 社区护士应从哪些方面指导老年人，避免此种情况的发生？

2. 某小区欲建设《安宁疗护中心》为疾病终末期老人提供临终关怀，却遭到小区居民的联名抗议，认为经常救护车、殡葬车来往，给大家心理造成压力，特别老年人更忌讳这些。作为社区护士，请谈谈您的看法。

第九章 社区慢性病患者的护理与管理

现代医学模式的转变，使人们认识到疾病的发生不仅仅由单纯的生物病原体引起，还与许多社会环境因素、个人行为、生活方式等有关。相应地，人类疾病谱也由急性、传染病逐渐转向慢性病，并且成为了影响我国社区居民健康的主要问题。慢性病通常是终身性疾病，易引起脑、心、肾等重要脏器的损害，由慢性病引起的疼痛、伤残、昂贵的医疗费用等不仅影响患者的健康状况和生活质量，而且增加了社会和家庭的经济负担，因此慢性病的防治显得尤为重要。社区是指以一定地理区域为基础的社会群体，由于强调"社会参与"的特点，使其成为慢性病管理的主要承载单位。以社区为基础开展慢性病管理，有利于发挥社区医护人员贴近居民的优势，对引起慢性疾病的各种危险因素进行控制，促进人们形成科学的生活方式，达到对疾病发生、发展的预防和控制目的。因此，如何在社区、家庭为慢性病患者提供全面、连续、主动的护理与管理服务，已成为社区卫生服务的重要工作内容。

第一节 概 述

一、慢性病的概念及分类

（一）慢性病的概念

慢性病（chronic disease）是慢性非传染性疾病的简称，是对一类起病隐匿，病程长且病情迁延不愈，病因复杂，健康损害和社会危害严重疾病的概括性总称。美国慢性病委员会将慢性病定义为，具有以下一种或多种特征，即称为慢性病。这些特征包括：患病时间是长期的，会造成残疾，有不可逆转的病理变化，依病情需要进行不同的康复训练，需要长期的医疗指导。因慢性病的发生与人类不良的行为和生活方式，以及环境中存在的多种危险因素有关，也称为现代文明病或生活方式疾病。

据2010年全球疾病负担研究（GBD2010）报道，因慢性病导致的死亡数占全球总死亡人数的三分之二，残疾人数占总致残数的二分之一，而其中80%的死亡人数来自低、中等水平收入国家或地区。当前，我国慢性病蔓延形势也十分严峻，据"2015年中国居民营养与慢性病状况报告"发布，2012年全国18岁及以上人群高血压、糖尿病患病率分别为25.2%、9.7%，与2002年相比，患病率呈上升趋势。肿瘤发病率也在不断攀升，根据2013年全国肿瘤登记结果分析，我国癌症发病率为235/10万，肺癌和乳腺癌分别位居男、女发病首位。2012年全国居民慢性病死亡率占总死亡率的86.6%，其中，心脑血管病、癌症和慢性呼吸系统疾病为主要死因，占总死亡的79.4%，成为中国的头号健康威胁。

（二）慢性病的分类

慢性病可依据其发病急缓、病程的分期以及疾病对患者的影响程度和造成的损伤等不同，将慢性病分成以下类型。

1.依发病的急缓情况分为两类　①急发型慢性病：是指起病急骤，临床症状突然出现，但病理改变已有相当长时间的一组慢性病，如心肌梗死、脑卒中等；②渐发型慢性病：是指发病缓慢，临床症状出现后需要经过一段时间才能确诊的一组慢性病，如风湿性心脏病等。

2.依疾病的病程分为三类　①进行期慢性病：指慢性病处于症状严重且不断加重的时期，如肺癌、急性白血病等；②稳定期慢性病：指慢性病经过治疗和护理后，身体状况比较稳定的时期，但此期仍有明显的功能缺陷，如瘫痪、认知障碍等；③复发期慢性病：指慢性病经过一段时间的稳定期后，病情突然发作或恶化，如支气管哮喘、多发性硬化症等。

3.依慢性病对患者产生的影响程度分为三类　①致命性慢性病：指病程进行性进展，并能够危及生命，如骨髓衰竭、恶性肿瘤等；②可能威胁生命的慢性病：指慢性病的结果难以预料，如糖尿病、肺气肿、血友病等；③非致命性慢性病：指病程进展缓慢，对机体无致命危险，如痛风、青光眼、消化性溃疡等。

4.依疾病造成的损伤分为三类　①认知障碍型慢性病：指慢性病造成记忆、判断、语言等能力的障碍，如老年性痴呆、脑卒中等；②感觉障碍型慢性病：指慢性病造成失明、耳聋等感觉障碍；③运动障碍型慢性病：指慢性病造成运动功能障碍，如脑卒中导致的瘫痪、帕金森病等。

二、慢性病的特征及危险因素

（一）慢性病的特征

慢性病没有明确的病因，早期没有明显症状，在目前的医疗条件下难以治愈，其主要有五项特征。

1.发病隐匿缓慢、潜伏期长　大多数慢性病早期没有明显症状而易被忽视，慢性病在多种病因的长期作用下，器官和功能的损伤逐步积累，直至急性发作或症状较为严重时才被发现。

2.病因复杂、病程长　慢性病的致病因素复杂，往往是由多种因素交互影响而逐渐形成的。慢性病形成后，持续时间较长，可达数年或几十年，甚至终生。

3.发病初期的症状和体征不明显　慢性病的症状和体征在发病初期一般不明显，通常在定期健康体检时被发现，或者当病情反复迁延不愈并逐渐加重，患者去就医时才得以确诊。

4.病理改变不可逆而不易治愈　慢性病的病理损害是不可逆的，且大多数慢性病的病因复杂或不明，在目前的医疗条件下不能根治。

5.需要长期的治疗和护理　由于慢性病难以治愈,通常需要终身的治疗和护理,以控制或缓解症状,最大限度地预防并发症和伤残。

(二)慢性病的危险因素

慢性病的主要危险因素可分为不健康的生活习惯、精神心理因素、环境因素和个体固有因素四大类,其中个体固有因素在目前的医疗条件下是不可控制的危险因素(图9-1)。

1.不健康的生活习惯

(1)不合理膳食:均衡饮食是机体健康的基石,而膳食不合理是慢性病的主要原因之一。不合理的膳食主要有高胆固醇、高盐和腌制食品等。

1)高胆固醇、高动物脂肪饮食:机体血液中的胆固醇与动脉硬化的发生密切相关。喜食动物内脏、肉类、甜食及饮酒过量的人,其体内的胆固醇和脂肪会较高。当体内胆固醇的含量超过机体的需要量时,过量的胆固醇和中性脂肪在血管管壁中存积,使血管内膜增厚变窄,发生动脉粥样硬化。当血液黏滞性增加或血管痉挛时易于造成血液流动受阻,出现组织血液无法流通,可引起局部细胞死亡的现象,因而是冠心病、缺血性脑卒中等疾病的危险因素。

2)高盐饮食:摄入过多食盐可引起高血压。食盐中的钠离子在体内储积时,能聚集水分,造成水钠潴留;还能促进血管收缩,使血压升高。两者相互影响,血管不断呈现紧张状态,末梢动脉管壁的阻力增大,水钠潴留增加了全身的循环血量,结果进一步促使血压升高。我国居民食盐的摄入量远远超过 WHO 规定的每日低于 6 g 的标准,尤以北方为甚。

3)过量饮酒:乙醇可刺激胃黏膜导致胃溃疡。乙醇成瘾造成酒精依赖,导致情感、思维、行为等方面的异常。1 g 乙醇能产生 29.3kJ 的热量,过量饮酒能促使中性脂肪的合成作用旺盛,除引起肥胖、糖尿病和动脉硬化外,还会大量沉积于肝脏中,降低肝脏的解毒功能,甚至造成肝硬化。饮酒过度是高血压的重要危险因素,可致心肌梗死和猝死的发生。

4)不良饮食习惯:长期食用烟熏和腌制的鱼肉、咸菜,因烟熏和腌制等不良的烹饪方法可致食物中含有较高的亚硝胺类致癌物质,易导致癌症的发生,尤其与胃癌和肝癌的发病关系密切;咖啡和茶中含有咖啡因,能刺激交感神经,使血液中游离脂肪酸增加,可致动脉硬化。长期大量饮浓茶或咖啡还可导致骨质疏松;每日进食时间无规律、暴饮暴食等,可破坏胃黏膜的保护屏障,导致胃炎、胃溃疡、胃癌的发生;少食粗粮、蔬菜和水果,食物过于精细,致膳食纤维及维生素的摄入量不足,是动脉粥样硬化导致的心脑血管病及肠道疾病如痔疮、结肠癌的危险因素。

(2)吸烟:烟草中含有3800多种已知的化学物质,其中有致癌作用的50多种。与烟草相关的死亡目前已占全球死因构成的第一位,WHO 已将烟草流行作为全球最严重的公共卫生问题列入重点控制领域。多项研究证实,吸烟是高血压、冠心病、脑卒中、糖尿病、慢性阻塞性肺病、恶性肿瘤等慢性疾病的重要危险因素。吸烟量越大,吸烟起始年龄越小,吸烟史越长,对身体的损害越大;吸烟是导致人类早亡或致残的最可预防的危险因素。

(3)缺乏运动:运动可以加快血液循环,增加肺活量,促进机体新陈代谢;增强心肌收缩力,维持各器官的健康;促进脂肪代谢,降低体内胆固醇的含量;运动对提高综合体质、保持心理健康具有非常积极的作用。由于生活节奏快和交通工具便利,常常以车代步或骑电动自行车,上下楼梯改为乘坐电梯等,运动量不足,容易肥胖并促进体内的胆固醇和中性脂肪增加,易发生高血脂、高血压、冠心病、糖尿病、癌症等。最有效的运动是经常性、适当的有氧运动。

2.精神心理因素　现代社会的生活和工作节奏加快,竞争日益激烈,人际关系复杂,人群承受着来自多方面的压力。长期持续的精神紧张,引起神经内分泌功能失调,可使血压升高、心率加快、胆固醇升高以及机体免疫力下降,从而导致各种慢性病的发生。

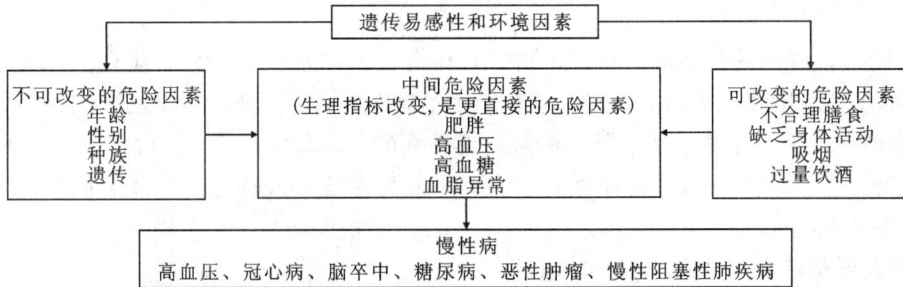

图 9 - 1　危险因素与慢性病之间的内在关系模式图

引自：李春玉. 社区护理学. 北京：人民卫生出版社.

3. 环境因素　环境主要包含自然环境和社会环境：①自然环境：阳光、空气、水等，是人类赖以生存和发展的物质基础。环境污染破坏了生态平衡和人们正常的生活条件，如空气污染、噪声污染、水污染、土壤污染以及室内装修污染等，都与癌症或肺部疾病关系密切；②社会环境：社会经济制度、健全的社会组织、社会普及教育程度、政府的卫生政策、医疗保健资源的配置和利用程度、风俗习惯和价值观念等，都会影响人们的健康。

4. 个体固有因素　主要包括年龄、性别及遗传因素等。①年龄：慢性病可以发生于任何年龄，但随着年龄的增加，机体器官功能老化越明显，发生慢性病的几率也越大，如心脑血管病、恶性肿瘤等。②性别：与女性相比，男性患心血管病突发事件的可能性大而且早。除生殖器官肿瘤外，多数肿瘤的发病率也是男性高于女性。女性绝经后，心血管病的发病危险迅速上升，并逐渐赶上同年龄段的男性。③遗传：高血压、糖尿病、冠心病、脑卒中、肥胖和肿瘤等慢性病均为多基因遗传病。许多慢性病如高血压、糖尿病、乳腺癌、消化性溃疡、精神分裂症、动脉粥样硬化性心脏病等都有家族倾向，可能与遗传因素或家庭相似的生活习惯共同作用有关。

第二节　社区慢性病健康管理的内容和方法

慢性病健康管理是一种对慢性病患者或人群的健康危险因素进行全面监测、分析、评估、预测、预防、维护和发展个人技能的医学行为及过程。其实质是发现和排查个人和群体存在的健康危险因素，提出有针对性的个性化的个体或全体健康处方，帮助其保持或恢复健康。实践证明，开展社区健康管理有利于对社区慢性病重点人群的监控，利于开展慢性病的双向转诊服务，从而调整基层卫生服务模式，真正落实"三级预防"。

一、社区慢性病健康管理的策略和原则

慢性病所带来的健康问题和疾病负担已为世界各国卫生系统所关注的重点，新的医疗服务模式不断涌现以帮助政府、医疗机构、慢性病患者应对疾病的挑战，而其中以 WHO 的慢性病防治行动计划、慢性病照护模型（Chronic Care Model，CCM）和慢性病创新照护框架（Innovative Care for Chronic Conditions Framework，ICCC）成为指导慢性病健康管理的框架蓝本。

1. WHO 的慢性病防治行动计划　WHO 防治慢性病的行动框架中，主要包含三个层面的策略：第一是环境层次，通过政策和监管干预措施；第二是共同和中间危险因素的层次，通过人群生活方式干预；第三是疾病早期和已明确阶段的层次，通过对全人群（筛查）、高危个体（改变危险因素）和患者（临床管理）进行临床干预。通过促使在三个层次发生变化，需要宣传；研

究、监测和评价；领导、多部门合作和社区动员；加强卫生系统等努力，具体行动框架见图 9 - 2。

WHO 防治慢性病的行动框架中，强调个人在慢性病防治中的责任，建立伙伴关系。任何地区和国家在制订慢性病防治的策略和选择防治措施时，都至少考虑以下的原则：

（1）强调在社区及家庭水平上降低最常见慢性病的共同危险因素，进行生命全程预防。

（2）三级预防并重，采取以健康教育、健康促进为主要手段的综合措施，把慢性病作为一类疾病来进行共同的防治。

（3）全人群策略和高危人群策略并重。

（4）传统的卫生服务内容、方式，包括鼓励患者共同参与、促进和支持患者自我管理、加强患者定期随访、加强与社区和家庭合作等内容的新型慢性病保健模式发展。

（5）加强社区慢性病防治的行动。

（6）改变行为危险因素预防慢性病时，应以生态健促模式及科学的行为改变理论为指导，建立以政策及环境改变为主要策略的综合性社区行为危险因素干预项目。

2. 慢性病照护模型　慢性病照护模型提炼于美国慢性病的管理与实践。迄今为止，该模型存在两个版本，第一版是由瓦格纳（Edward H Wagner）等于 1988 年提出，其主要面向对象是患患者群，在此基础上，巴尔（Victoria Barr）对该模型进一步拓展，于 2002 年提出针对全人群的第二版慢性病照护模型。该模型包含卫生系统、临床信息系统、服务提供系统、决策支持、社区资源和自我管理支持等六大基本要素（图 9 - 3）：

（1）卫生系统：对整个卫生系统提出的要求是，建立一个提供安全的、高质量的慢性病管理服务的文化体系、组织体系和运行机制体系。这一要求的实现，需要从高级领导者开始，在慢性病管理组织的各个水平上提供明确的支持，并为全面的、系统的改革制定有效的策略。鼓励通过开放的、系统的措施来纠正错误和解决质量问题，进而提升服务质量。对服务质量上做出的改进提供激励措施，以维持持续改进的动力。建立组织内和跨组织的合作协议来促进不同组织机构间的协作。

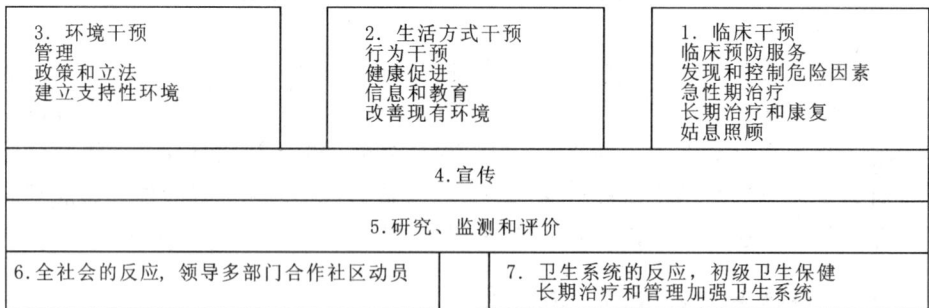

3. 环境干预 管理 政策和立法 建立支持性环境	2. 生活方式干预 行为干预 健康促进 信息和教育 改善现有环境	1. 临床干预 临床预防服务 发现和控制危险因素 急性期治疗 长期治疗和康复 姑息照顾
4. 宣传		
5. 研究、监测和评价		
6. 全社会的反应，领导多部门合作社区动员	7. 卫生系统的反应，初级卫生保健 长期治疗和管理加强卫生系统	

图 9 - 2　慢性病防治行动计划的策略和行动领域
引自：李春玉. 社区护理学. 北京：人民卫生出版社.

（2）服务提供系统的设计：在卫生服务提供的过程中，确保服务提供的效果、效率，并提供强有力的自我管理支持。需要在组织中明确定义团队成员在慢性病管理中担任的角色及其任务分配。通过有计划的交流来支持循证的服务提供，为病症复杂的患者提供临床病例管理服务，确保服务团队有计划、有规律地对慢性病患者进行随访，并提供符合患者文化背景的、可以被患者理解和支持的服务。

　　(3)决策支持:确保提供的临床服务符合循证依据,并与患者喜好相符合。服务机构应当针对临床实践制定循证的指导方针。在与患者沟通交流时,分享这一指导方针,帮助患者树立战胜疾病的信心,从而鼓励他们积极的参与。通过使用有效的卫生服务提供者教育方法,来整合专业的医疗服务和初级卫生保健的功能。对患者治疗的决定需要基于由临床研究证实的,明确有效的指导方针。

　　(4)临床信息系统:通过建立并合理利用患者和人口数据来促进有效果和有效率的服务。临床信息系统应当能够为卫生服务提供者和患者提供及时的提醒,确定需要提供前瞻性服务的相关人群,促进建立实施个性化的患者服务计划,在患者和医生之间分享信息以促进医患之间的相互配合,同时,可以监测服务团队和卫生系统的表现。

　　(5)自我管理支持:授权患者进行自我管理,并通过健康教育,让患者具备管理自己健康和卫生服务的能力。在患者管理的过程中强调以患者为中心,通过利用有效的自我管理支持机制,如评价、制定目标和行动计划、解决问题和随访来支持患者的自我管理。同时利用卫生组织内部资源和社区资源为患者提供持续的自我管理支持。

　　(6)社区资源和政策:充分调动社区的资源来满足患者的需要。鼓励患者参加有意义的社区活动。卫生组织应当与社区组织形成有效的合作伙伴关系,支持和开发干预措施以补充所需服务项目的缺口。倡议并促进社区制定能够为患者提供服务的社区政策。

　　总体而言,慢性病照护模型将慢性病的健康管理上升到了全人群的公共卫生层面,从运行机制和实践效果两个角度对慢性病的健康管理进行了阐述,指出慢性病管理应以社区和卫生系统作为载体,依赖健全的医疗卫生体系、完备的医疗卫生设施、医疗组织机构和专业的医疗保健人员,而从慢性病健康管理的效用的发挥上来说,该模型强调患者的自我管理和社区的积极环境,通过富有成效的医患互动,促进患者参与疾病管理的角色从被动到主动不断转变,进而提升产出(包括改善疾病结局、提高患者满意度和降低医疗费用)。目前,该模型已在具有良好医疗服务体系基础的高收入国家得到了广泛运用,而在中低收入国家的适应性仍有待探索。

　　3.慢性病创新照护框架　世界卫生组织(WHO)于2002年结合发展中国家及地区的卫生体系发展和人群健康状况对慢性病照护模型中某些要素进行了调整,提出了慢性病创新照护框架(图9-4),该框架包括三个层面,宏观上强调营造积极的政策环境,如加大立法支持、加强领导宣传、人才培养和激励、资金保障、综合政策以及加强伙伴关系等;中观层面上主要指社区和卫生保健组织,要求社区提高认识、筹集和协调资源、通过领导和支持鼓励更好的结果、提供补充服务等;微观层面上,与慢性病照护模型相比,将原来患者和卫生服务提供者之间的双向整合互动提升为患者、卫生服务提供者以及社区伙伴三者之间的整合互动,并强调突出这三方的知情、积极主动、有准备、共同努力才能使慢性病管理取得积极结果。目前,该框架已在众多拥有不同卫生系统和社会经济环境的国家得以应用,具有良好的可操作性和适用性。

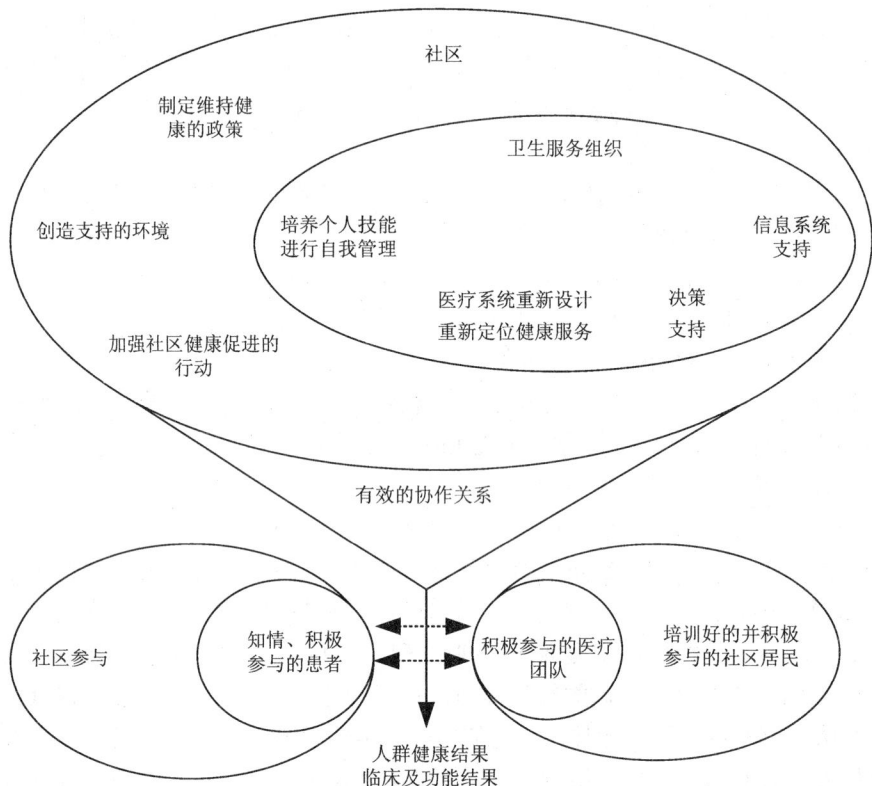

图 9 – 3　慢性病照护模型

二、社区慢性病健康管理的内容与方法

(一)社区慢性病健康管理的工作内容

1. 筛检

(1)筛检的定义:筛检(screening)是运用快速简便的实验室检查方法或其他手段,主动地自表面健康的人群中发现无症状患者的措施。其目的主要包括:①发现某病的可疑患者,并进一步进行确诊,达到早期治疗的目的。以此延缓疾病的发展,改善预后,降低死亡率。②确定高危人群,并从病因学的角度采取措施,延缓疾病的发生,实现一级预防。③了解疾病的自然史,开展疾病流行病学监测。

(2)筛检的分类

1)按照筛检对象的范围:分为整群筛检和选择性筛检。整群筛检(mass screening)是指在疾病患病率很高的情况下,对一定范围内人群的全体对象进行普遍筛查,也称普查。选择性筛检(selective screening)是根据流行病学特征选择高危人群进行筛检,如对矿工进行矽肺筛检。

2)按筛检项目的多少:分为单项筛检和多项筛检。单项筛检(single screening)即用一种筛检试验检查某一疾病,多项筛检(multiple screening)即同时使用多项筛检试验方法筛查多个疾病。

(3)筛检的实施原则:1968 年,Wilse 和 Junger 提出了实施筛检计划的 10 条标准。概括起来包含三个方面,即合适的疾病、合适的筛检试验与合适的筛检计划。具体如下:①所筛检疾

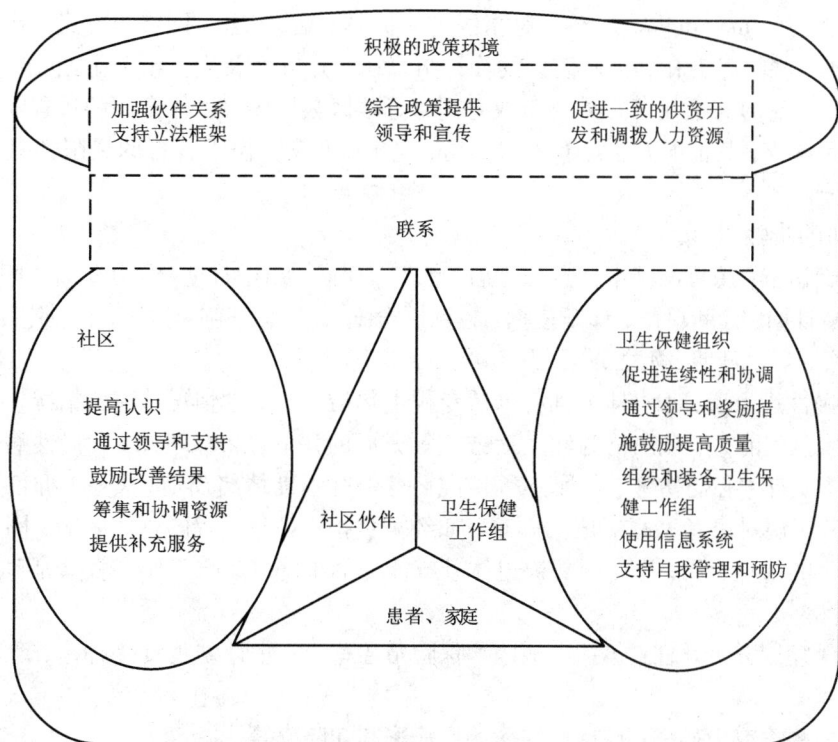

图9-4　慢性病创新照护框架

病或状态应是该地区当前重大的公共卫生问题；②所筛检疾病或状态经确诊后有可行的治疗方法；③所筛检疾病或状态应有可识别的早期临床症状和体征；④对所筛检疾病的自然史，从潜伏期到临床期的全部过程有比较清楚的了解；⑤用于筛检的试验必须具备特异性和敏感性较高的特点；⑥所用筛检技术快速、经济、有效、完全或相对无痛，应易于被群众接受；⑦对筛检试验阳性者，保证能提供进一步的诊断和治疗；⑧对患者的治疗标准应有统一规定；⑨必须考虑整个筛检、诊断与治疗的成本与效益问题；⑩筛检计划是一连续过程，应定期进行。最基本的条件是适当的筛检方法、确诊方法和有效的治疗手段，三者缺一不可。

（4）筛检的伦理学问题：实施时，必须遵守个人意愿、有益无害、公正等一般伦理学原则：①尊重个人意愿原则：作为计划的受试者，有权利对将要参与计划所涉及的问题"知情"，并且研究人员也有义务向受试者提供足够的信息；②有益无害原则：如筛检试验必须安全可靠，无创伤性、易于被群众接受，不会给被检者带来肉体和精神上的伤害；③公正原则：要求公平、合理地对待每一个社会成员。使利益分配更合理，更符合大多数人的利益。

2. 随访评估

（1）随访的定义　随访（follow - up）是医院或社区卫生服务中心等医疗机构对曾在本机构就诊的患者在一定时间范围内的追踪观察，以便及时了解其病情的变化，合理调整治疗方案，提高社区慢性病患者的治疗依从性。

（2）随访的方式

1）门诊随访（outpatient follow - up）：是患者在病情稳定出院后的规定时间内回到医院或社区卫生服务中心进行专科复查，以观察疾病预后的专项指标，通过定期的门诊复查，及时评估、发现早期并发症，了解化验检查数据的变化，重新审视治疗方案是否合理。一旦发现问题可以及时处理，减少并发症的发生并将其导致的损害控制在最低限度。

2）远程随访（remote follow–up）：是指医护人员以电话、信函、网络等方式与出院后的社区患者进行沟通，根据患者在其他医院做的检查结果在治疗方案及生活细节上给予指导，同时收集术后信息。这种方式适用于在外省市或省内偏远地区久居的患者。常用的远程随访方法有电话随访与信函调查，其他的方法还有入户随访、电子邮件等，但因各自的局限性只能作为前两种方法的补充。

（3）随访的步骤

1）建立随访卡：患者的基本信息如姓名、性别、年龄、出生日期、居住地址、联系方式、疾病诊断、诊断日期、诊断单位、诊断依据、诊断时分期、组织（细胞）学类型、入院日期、出院日期、治疗方案、死亡日期、死亡原因、随访结果日期等。

2）评估慢性病患者：①身体方面：包括专科生化指标、饮食情况、用药情况、疾病危险因素、日常生活自理能力、个人行为和生活方式等方面的评估；②心理方面：慢性病患者是否存在控制感消失、自尊心受伤害、负罪感等情况，是否有不良情绪反应（焦虑、抑郁、易怒等）；③社会方面：疾病对患者家庭造成的影响，如经济负担；对照顾者的躯体影响，因照顾与被照顾关系而产生的情感矛盾；患者因病被迫休息或能力的下降，参与工作和社会活动减少，对事业的影响等。

3）评估医疗服务可及性：包括本地医疗保险覆盖率，儿童计划免疫接种率，政府预算卫生费用等。

4）计算发病率或患病率：包括慢性病的患病率和知晓率等。

5）评估环境：包括空气质量达到二级以上的天数、生活饮用水抽样监测合格率、食品卫生抽样监测合格率、高等教育人口率及人均住房面积等。

3.分类干预 做好卫生资源的信息收集，包括疾病监测及卫生人力监测，进行分类干预。包括用药、控烟、限酒、加强体育锻炼、合理膳食及保持适宜的体重等，从而降低患病率、提高知晓率，加强疾病的控制。同时，进行社会不良卫生行为调查，为卫生行政部门提供决策依据。

4.健康体检

（1）健康体检的定义：健康体检（physical examination）是在现有的检查手段下开展的对主动体检人群所做的系统全面检查，是社会的健康人群和亚健康人群采取个体预防措施的重要手段。健康体检是以人群的健康需求为基础，基于早发现、早干预的原则设计体检项目，并可根据个体年龄段、性别、工作特点、已存在和可能存在的健康问题而进行调整。其目的包括：①早期发现潜在的致病因子，及时有效的治疗；②观察身体各项功能反应，予以适时调整改善；③加强对自我身体功能的了解，改变不良的生活习惯。避免危险因子的产生，达到预防保健和养生的目的。

（2）健康体检的内容：主要包括一般状况、躯体症状、生活方式、脏器功能、查体、辅助检查、中医体质辨识、现存主要健康问题、住院治疗情况、主要用药情况、非免疫规划预防接种史、健康评价及健康指导等。

（二）社区慢性病健康管理的方法与模式

1.社区慢性病患者的健康咨询 健康咨询是临床场所尤其是基层卫生保健机构帮助个体及家庭改变不良行为最常用的一种健康教育方式。咨询指的是一个有需求的个体（常指患者）与一个能提供支持和鼓励的个体（咨询者）接触，通过讨论使有需求的个体获得自信并找到解决问题的办法。

目前，许多国家的临床预防服务指南均建议医务人员使用 5A 模式来开展健康咨询帮助患者改变各种不良行为。健康咨询的基本模式——5A 模式（图 9-5）不是一个理论，而是由医务人员为患者提供健康咨询的 5 个基本的步骤，即评估（Ask/Assess，以病情、知识、技能、自信心为主）；建议（Advise，指提供有关健康危害的相关信息，行为改变的益处等）；达成共识（Agree，指根据患者的兴趣、能力共同设定一个改善健康/行为的目标）；支持（Assist，为患者找出行动可能遇到的障碍，帮助确定正确的策略、解决问题的技巧及获得社会支持）；安排随访（Arrange，指明确随访的时间、方式与行动计划），最终通过患者自己的行动计划，达到既定的目标。

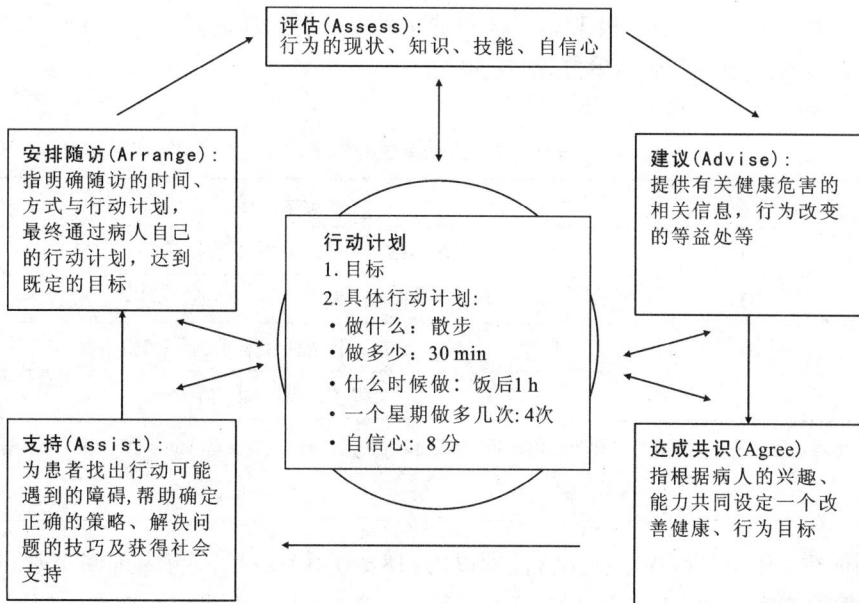

评估（Assess）：
行为的现状、知识、技能、自信心

安排随访（Arrange）：
指明确随访的时间、方式与行动计划，最终通过病人自己的行动计划，达到既定的目标

建议（Advise）：
提供有关健康危害的相关信息，行为改变的等益处等

行动计划
1. 目标
2. 具体行动计划：
• 做什么：散步
• 做多少：30 min
• 什么时候做：饭后 1 h
• 一个星期做多几次：4 次
• 自信心：8 分

支持（Assist）：
为患者找出行动可能遇到的障碍，帮助确定正确的策略、解决问题的技巧及获得社会支持

达成共识（Agree）
指根据病人的兴趣、能力共同设定一个改善健康、行为目标

图 9-5　5A 模式

由此可见，5A 模式是帮助患者改变行为的一系列步骤，是知道"如何做"的一套程序，是做到以患者为中心的一种实践方式。由于人们的行为可处于行为改变的不同阶段，干预也可以从适当的阶段开始，因此，在实施 5A 模式时，可以从任何一个步骤开始，也可以在任何一个步骤结束，并非每个患者每次健康咨询都需要从"评估"开始、以"安排随访"结束。以糖尿病为例：

（1）评估（Assess）：首先评估患者和高危个体的生活方式，了解其行为、知识和态度状况，确定患者及危险个体最主要的危险因素。评估内容包括：

1）所患慢性疾病病情：血糖、血压、急性并发症、慢性并发症等情况。

2）个体行为状况：饮食情况：膳食热量及其来源比例。食物多样、脂肪、蔬菜水果、酒精等摄入量；体力活动：运动形式、运动的频率和持续时间；体重控制情况：BMI、腰围及采取控制体重的方法；吸烟情况：吸烟量、烟的种类、吸烟习惯以及对戒烟的态度/限酒；精神因素：精神压力及紧张性职业的状况。

3）其他相关疾病及症状：患有其他疾病，如高血压、其他心血管疾病等。

4）支持环境的状况：家庭、社区、其他社会环境等。

（2）建议（Advice）：根据患者和高危个体行为危险因素状况，提出有针对性的非药物治疗建议，使患者和高危个体了解生活方式干预与药物治疗同等重要。

1）膳食治疗：糖尿病患者的饮食要特别强调控制总能量的摄入、脂肪的摄入和食盐的摄入。注意膳食平衡，其中脂肪能量占膳食总能量的 20% ~ 30%，碳水化合物占 55% ~ 65%，蛋白质不要多于膳食总能量的 15%；采用少量多餐的清淡饮食，食盐不超过 6 克/天；注意食物多样，通过食物交换份方法合理搭配膳食；并要求根据患者病情和个人特点制定个体化膳食处方。对于超重和肥胖的糖尿病患者，建议做到每天少吃一两主食，同时患者本人每月摄入的食用油量不超过 500 g。

2）运动治疗：糖尿病患者的运动治疗强调进行经常性中等强度的体力活动；不提倡激烈运动，注意运动安全。根据患者病情和身体状况，制定个体化的运动处方，选择适宜的运动形式、运动的频率和持续时间，循序渐进，并提出注意事项，防止运动损伤和意外。强调运动的规律性和安全性，建议采用散步、太极拳等不剧烈的运动，每周运动时间在 150 min 左右为宜。建议糖尿病患者每天采用一个运动单位（表 9 - 1）。

表 9 - 1　运动单位交换表

运动强度	运动时间（min）	运动种类
轻	30	散步、站立乘车、购物、清扫房间、炊事
中	20	快走、下楼梯、骑自行车（平地）、洗衣、跳舞
强	10	慢跑、上楼梯、排球、乒乓球
极强	5	爬坡、踢足球、游泳

注：表中所示运动量为一个运动单位，相当于消耗 80 卡热量。轻度 30 min = 中度 20 min = 强度 10 min = 极强 5 min = 一个运动单位 = 80 卡。

3）控制体重：体重最好控制在正常范围以内（18 ≤ BMI ≤ 24）；对于超重和肥胖的糖尿病患者，降低体重的速度要适当，每年以减轻体重 5% ~ 10% 为佳，不提倡短期内大幅度降低体重；对于难以减肥的超重或肥胖者，至少要保持体重不增加。

4）建议患者监测血糖、血压、体重和尿中酮体，并教会患者检测血糖、血压、尿中酮体的方法。

5）戒烟或减少吸烟量。

6）缓解精神压力：鼓励参加各种活动来进行自我调节和放松心情。

（3）达成共识（Agree）：提高患者的参与程度，与患者共同制定个体化、切实可行的目标和健康改善行动计划，为患者提供感兴趣的活动形式，提高患者的依从性和可行性。

1）了解患者喜欢的活动形式与预计目标。

2）帮助患者制定一个符合其意愿的目标，而不应是医生主观地去设定目标。

（4）支持（Assist）：创造社区支持性环境并为患者提供保健指导。

1）了解患者达到目标面临的最大挑战：是知识、态度、信念问题，还是技能问题；或是行为改变存在障碍等。

2）了解患者克服困难曾经采取的措施：是什么措施，其效果如何，是否必要坚持或能否坚持下去，需要做哪些改进等。

3）为患者制定书面的行为干预计划，方便患者对照实施；要与患者一起制定计划，充分考虑患者实际情况，尊重患者的选择。

4）为患者实现目标提供咨询、指导和运动场所等社区支持性环境。并发掘和动员家庭、朋友、同事等家庭和社会资源，促进患者的非药物治疗。

（5）安排随访（Arrange）：制定具体实施计划，通过家庭访视、电话随访、信函通知和门诊随访等方式指导患者采取非药物治疗的各项措施，并随访管理。

1）提醒下次随访时间。

2）了解患者在干预期间合理膳食、体力活动、控制体重、戒烟限酒等执行情况。

3）了解患者利用社区资源的情况。

4）随时调整和改进个体干预方案。

2.社区慢性病患者的健康指导　慢性病的治疗是一个长期、连续和动态的过程。为了提高慢性病患者的自我管理能力，社区护士应指导他们主动与医务人员配合做好自身所患疾病的监测，合理安排日常生活，并依病情变化及时就诊。

（1）慢性病患者的疾病自我监测指导

1）用药的监测：慢性患者通常需要长期服用某些药物，社区护士应指导患者将用药的时间、药名、剂量、效果等情况记录下来。因为患者即使是严格"遵医嘱服药"，由于长期服药后体内产生的耐药性或抗药性各自差异很大，如果患者能够通过自己长期而细心的监测，把服药的情况提供给医务人员，就能达到安全用药和提高疗效的目的。

2）临床表现和体检结果的监测：指导患者监测慢性病的临床表现，如糖尿病的"三多一少"、全身乏力、低血糖症状等。因为许多慢性病的体征都会在生理的各方面得到表现，它是医师对症治疗的重要依据。在家庭环境中，患者自己可以监测某些生理项目，如心率、体温、排便与排尿等。有些项目需要通过医院的技术与设备才能获得监测结果，如定期到医院做心电图，肝功能、血常规、尿常规等检查。这些资料积累起来，就是非常详细的有依据的病史，正确地向医生提供病情变化对医师的诊断和治疗有很大帮助。

3）生活方式的监测：指导患者每天记录饮食量、营养量、工作量、活动量等。对一些反常气候造成的身体不舒服，也应予以记录在案。饮食起居、生活方式往往是反映疾病的一面镜子。患者通过对生活内容的监测，可以及时判断自己的身体状况和病情，以便医师采取相应的治疗措施。

（2）慢性病患者的就医指导

1）慢性病患者就诊时的注意事项：① 要备用一份当地各大医院相关科室、专家门诊时间表、预约挂号电话以及相关网上信息等，以了解各大医院专家出诊的时间，有目的性地进行咨询、电话预约及网上预约等。② 慢性病患者一般病情比较稳定，可以自主选择就诊时间，避开门诊上午以及每周一、二的高峰时间，可选择周三下午的时间看病；而且没有必要非得选择专家门诊，除非病情出现大的变化。③既然慢性病患者初诊已在大医院诊断明确，可以选择社区医院继续诊治、检查、复查，带上在大医院专家诊治的病历。④在平日诊疗过程中，向医师汇报自己的健康情况，如疾病的诊断、药物剂量、效果、饮食习惯等，使医师加深对自己病因、病情的了解，还能得到他们及时、正确的指导和帮助。

2）慢性患者急诊就医指征：慢性病在某些因素的影响下，可以出现一些急诊指征，护士指导患者一旦发现指征应及时去医院急诊就医。

糖尿病患者：当患者发生感染、手术、心肌梗死、脑血管意外（脑卒中）、暴饮暴食、中断或突减胰岛素等降糖药治疗时，均可诱发病情危重的酮症酸中毒，需要及时抢救。指导患者认识酮症酸中毒的特征：①软弱无力，精神极差、表情淡漠、嗜睡；②病情突然加重，多饮、多尿；③原来食欲较好，突然食欲下降，并有轻度恶心、呕吐；④患者出现高热；⑤少数患者腹痛剧烈，酷似急腹症。

高血压患者：患者在情绪波动、酒后、饱餐、劳累、寒冷刺激等影响下，可能会出现高血压危象，需要及时抢救。指导患者认识高血压危象的特征：①明显头晕，剧烈头痛；②鼻出血、视物模糊；③短暂意识不清；④一侧肢体麻木，活动障碍；⑤语言混乱；⑥恶心、呕吐等。

冠心病患者：指导患者认识下列冠心病危急情况的特征：①睡眠中突然呼吸困难；②不能平卧，坐起症状稍缓解；③喘息伴咳嗽；④咳泡沫样痰或粉红色泡沫样痰（左心衰）；⑤持续性胸前区绞痛、压榨感，伴呼吸困难、出冷汗、脉律不齐（急性心肌梗死）等。当出现上述症状之一时，及时去医院急诊就医。

慢性肾炎患者：指导患者认识下列慢性肾炎危急情况的特征：①头痛剧烈，血压明显升高；②水肿加重，尤其是全身水肿明显，伴呼吸困难，多为心力衰竭；③高烧，呼吸急促；④消化道症状加重，频繁恶心、呕吐、厌食、呃逆；⑤尿量显著减少，每日尿量400 mL以下；⑥皮肤出现瘀斑、鼻出血、牙龈出血等；⑦精神极差，神志朦胧或不清。当出现上述症状之一时，及时去医院急诊就医。

慢性阻塞性肺疾病患者：指导患者认识下列慢性阻塞性肺疾病危急情况的特征：①发热；②咳嗽加剧，咳脓痰；③气促加重；④下肢水肿；⑤精神极差，嗜睡等。当出现上述症状时，应及时去医院急诊就医。

（3）社区慢性病患者的用药指导：社区护士在指导慢性病患者进行服药自我管理时，重点要帮助患者理解服药的种类越多其副作用和危险性越大，患者切记按医嘱服药，不能擅自服药。服药时要记住自己服用药物的名称，包括商品名称和化学名称，了解服用药物的机制和不良反应，正确进行自我服药的管理。

1）慢性病患者服药特点：慢性病患者往往服用多种药物，而且服药的时间较长，所以容易产生药物的不良反应，因而患者难以坚持连续服药，或忘服、漏服以及不能按要求时间服药等现象。此外，由于药物种类复杂，含有同种成分的药物较多，如果自行购买药物服用，不注意药物成分，很有可能导致重复用药，使累加用药量增大，这样会产生更大的不良反应，严重时甚至会威胁患者的生命。总之，社区护士要评估慢性病患者服药存在的问题，帮助患者认识这些问题，以提高患者用药的依从性和安全性。

2）慢性病患者服药的注意事项

①服药与饮水：任何口服药物无论是片剂、胶囊、丸剂等，都要溶解于水中才易于吸收产生药效。特别是长期卧床的患者和老年人，应指导在服药时和服药后多饮水（不少于100 mL），以防止药物在胃内形成高浓度药液而刺激胃黏膜。有的患者行动不便，服药干吞或喝水很少，如入睡前或深夜采用这种方法服药就更危险，因为药物会黏附在食管壁上或滞留在食管的生理狭窄处，而食管内的黏液可使药物部分溶解，导致药物在某一局部的浓度过高，有些药物在高浓度时对黏膜有很大的刺激和腐蚀作用。慢性病患者常用的药物，如阿司匹林、维生素C、碳酸氢钠等，如黏附于食管壁的时间过长，轻者刺激黏膜，重者可导致局部溃疡。

②抗酸药物与某些药物的相互作用：胃酸分泌过多者常服用的抗酸类药物，如复方氢氧化铝片、碳酸氢钠等，不能与氨基苷类抗生素、四环素族、多酶片、乳酶生、泼尼松、地高辛、普萘洛尔（心得安）、维生素C、地西泮（安定）、铁剂等合用，因为合用后有的可使药物疗效降低甚至丧失药效，有的会增强药物的毒性作用。

③服药间隔：服药时间间隔不合理也会对疗效产生不良影响，要做到延长药效，保证药物在体内维持时间的连续性和有效的血药浓度，必须注意合理的用药间隔时间。尤其是抗生素类药物，如口服每日3次或4次，应安排为全天24 h均匀分开，以8 h给药1次为例，可将用药时间定在早7时，下午3时及晚上11时（或睡前）。

④口服药物与食物的关系：一般服用西药不用忌口，但有的食物中的某些成分能与药物发生反应，会影响药物的吸收和利用，应给予指导。如补充钙剂时不宜同时吃菠菜，因菠菜中含有大量草酸，后者与钙剂结合成草酸钙影响钙的吸收，而使药物疗效降低。更不能单纯依赖药物，忽视生活调节。

（4）社区慢性病患者的运动指导：生命在于运动。规律的运动可增强心肺功能，抑制血栓的形成，促进骨骼健康，加快脂肪代谢，缓解紧张、焦虑和抑郁等不良情绪，以及增强机体的抵抗力。国内外多项研究表明，积极的运动对健康具有诸多益处，包括减少过早死亡的危险，降低各类慢性病的患病风险，如心血管疾病、脑卒中、Ⅱ型糖尿病、高血压、癌症（如结肠癌、乳腺癌）、骨质疏松和关节炎、肥胖、抑郁等。因此，加强体育锻炼，提高人群健康水平，也是慢性病患者自我健康管理的重要内容。

1）慢性病患者运动的种类及特点：慢性病患者运动锻炼选择有氧运动，主要分为三种类型，其一是侧重于身体柔软性的运动锻炼，身体柔软性是指关节和肌肉在正常活动领域内灵活运动的能力。这种运动锻炼常见的有体操、舞蹈、太极拳、五禽戏等。其二是侧重于增强肌力的运动锻炼，如果坚持锻炼，低下的肌力能逐渐恢复。常见的运动锻炼有举杠铃、仰卧起坐、腰背肌练习等。其三是增强机体耐力的运动锻炼，这种锻炼可通过增加肺活量，来维持活动的能力。常见的运动锻炼有慢跑、快步行走、骑车、游泳等。

2）慢性病患者的运动指导

①选择适合慢性病患者的运动项目：社区护士应指导慢性病患者依据自己的年龄、身体状况、爱好、经济文化背景等选择适宜的有氧运动项目，如步行、慢跑、爬楼梯、骑自行车、游泳、健身操、打太极拳、跳交谊舞、扭秧歌等。下面介绍几种常见的运动项目：

A.步行：步行是一种既简便易行又非常有效的有氧运动。步行可在上下班或工作之余进行，步行的动作柔和，不易受伤，非常适合慢性病患者，一般速度应控制在 80 ~ 100 m/min。

B.慢跑：有运动基础者，可以参加慢跑锻炼。一般慢跑的速度为 100 m/min 比较适宜，锻炼时步幅要小，要放松，尽量采用使全身肌肉及皮下组织放松的方式跑步，不主张做紧张剧烈的快跑。运动时间在 30 min 以上，跑步和走路可以交替进行。

C.爬楼梯：每天爬楼梯不但能增强心肺功能，而且能增强肌肉与关节的力量，还能提高髋、膝、踝关节的灵活性。这是由于爬楼梯时加强了心肌的收缩，加快了血液循环，促进了身体的新陈代谢。另外，静脉血液回流的加快，可以有效防止心肌疲劳和静脉曲张。以正常的速度爬楼梯，其热量消耗是静坐的 10 多倍，比散步多 3 倍，因此，爬楼梯也是值得推荐的运动方式。

D.太极拳：是一种合乎生理规律轻松柔和的健身运动。练习太极拳除全身各个肌肉群和关节需要活动外，还要配合均匀的呼吸，以及横膈运动。在打太极拳时还要求尽量做到心静，精力集中，这样可对中枢神经系统起到积极的放松作用，同时由于有些动作比较复杂，需要有良好的支配和平衡能力，从而提高了大脑和神经的调节功能。慢性病患者可依据自身的具体情况选择拳术动作的快慢和重心的高低。

②慢性病患者参加体育锻炼应掌握的原则：

A.在参加体育锻炼前，要进行体格检查，以了解身体发育和健康情况，尤其是心血管系统和呼吸系统功能状况和疾病的组织器官情况。

B.在制订体育锻炼计划时，要根据自己的年龄、性别、身体健康状况、兴趣爱好、体格检查结果、锻炼基础以及气候条件等选择运动的种类，适当安排运动方式和运动量，有条件时请专业人员帮助设计。

C.必须遵守循序渐进的原则，体育锻炼的运动量要由小到大，动作由易到难，使身体逐渐适应。运动量应在自己的承受能力之内,运动结束后,有轻松爽快的感觉。如果突然做大运动量的活动,容易损害患者的身体功能,甚至加重病情。

D.坚持锻炼,持之以恒。长期坚持,规律进行,建立良好的锻炼习惯,才能使疗效逐渐积累,以恢复和提高自理能力。

E.慢性病患者应当按照运动处方锻炼或在医务人员的监督指导下进行锻炼;在锻炼时要特别注意自身疾病征象的变化,发现不良反应,应立即停止运动并及时咨询医务人员改变锻炼方法或调整运动量;还要接受定期检查,以了解和评定治疗效果。

③慢性病患者运动锻炼的要求:

A.自由选择有氧运动,有效而简便易行的运动方式有步行、慢跑、爬楼梯、骑自行车、打太极拳等。身体活动量的调整应循序渐进,逐渐增加活动量,如每两周增加一定的活动量。定期检查身体,以观察锻炼的效果或是否有不良影响。

B.运动场地要平坦,运动环境中要保持一定的空气对流,一般选择在空气新鲜的室外。避免在过冷或过热环境中运动,注意补充水分。一般选择在进餐后 30~60 min 进行运动,避开饥饿或饱餐后的运动。

C.运动前热身,做 5~10 min 的准备活动。运动结束时至少有 5~10 min 的放松运动,做舒展动作如散步等。在运动时要注意穿松颈、宽袖、宽身和棉织物等有利于散热的衣裤,选择适合于步行、慢跑的运动鞋。

D.运动持续时间可自 10 min 开始,逐步延长至 30~40 min。运动频率和时间为每周至少 150 min,如 1 周运动 5 天,每次 30 min。运动强度为 110~130 步/min,心率 110~130 次/min。运动过程中如果身体感到不适,应立即停止运动。参与某项运动时,遵守该项运动的基本规则,掌握运动的基本技术,如出现运动损伤时,及时处理。

(5)社区慢性病患者的饮食指导:合理的膳食和营养是预防和治疗慢性病的重要手段之一。社区护士应指导慢性病患者科学地调配饮食,帮助他们依个人的疾病情况、饮食习惯、经济状况等制订合理的膳食计划。

1)甲状腺功能亢进患者的饮食指导

①高热量和高蛋白饮食:结合临床治疗需要和患者进食情况而定,一般总热量约为 12550 kJ/d,蛋白质供给量为 1.5~2.0 g/(kg·d)。

②少食多餐、饮食搭配合理:注意补充 B 族维生素和维生素 C,钾、镁、钙等矿物质;适当控制高纤维素食物,尤其腹泻时。补充充足的水分,每日饮水量 2500 mL 左右。忌暴饮暴食,忌烟酒、咖啡、浓茶、辛辣食物等。

③禁食含碘高的食物:禁食海带、紫菜、海鱼、海蜇皮、海参、虾等海产品。对于含碘食盐,由于碘在空气中或受热后极易挥发,故只需将碘盐放在空气中或稍加热即可食用。

2)高血压患者的饮食指导

①限制钠盐摄入量:流行病学证明钠盐摄入量和血压水平显著相关。研究表明,每人每天钠盐摄入量减少 4.6 g 可使收缩压降低 4.8 mmHg、舒张压降低 2.5mmHg;世界卫生组织建议每人每日钠盐的摄入量应在 6 g 以下,但从我国居民的饮食习惯考虑,达到此目标较困难。因此建议摄入量应努力控制在 10 g 以下。限制钠盐摄入的方法有:尽量少吃较咸的食品,如咸鱼、香肠、腌菜、咸鸭蛋等;改变烹调方法,减少烹调用盐和少用含盐的调料;以改变饮食习惯:吃面条时,面汤中含盐量很高(5~6 克/大碗),如只吃面,将面汤剩下,可大幅度降低食盐的摄入量;此外,培养喝茶、喝粥的习惯,减少喝咸汤的次数。

②增加新鲜蔬菜、瓜果的摄入,补充钾、镁离子:有报道表明,素食者的血压通常比一般人

低。最近美国的大规模随机对照试验(DASH 试验)也表明,富含蔬菜和水果的饮食有明显的降压作用(8 周收缩压降低 7 mmHg)。新鲜蔬菜、瓜果富含钾、镁离子,在限制钠盐的同时,适量增加钾和镁的摄入量,能促进肾脏排钠,减少钠水在体内潴留,起到预防和降低血压的作用。钾离子的降压作用还与其交感神经抑制作用、血管扩张作用有关。此外,蔬菜水果摄入的增加,还可以增加食物纤维与植物性蛋白的摄取,这也是有益健康的。但是,对于高血压伴肾功能障碍者,大量摄入蔬菜水果可能引起高钾血症,应予注意。

③限制饮酒及戒酒:饮酒量和血压的关系比较复杂,适度的饮酒可降低高血压和心脑血管疾病的发生,但当摄入酒精量超过 40 mL/d(或 30 dg/d)时,饮酒量和血压间呈正相关,大量饮酒者高血压的发病率是非饮酒者的 5 ~ 7 倍,而且,大量饮酒还可减弱降压药的降压效果。此外,长期大量饮酒还是脑卒中的大量独立危险因素。因此,避免长期大量饮酒是预防高血压的有效措施,而且如果已经患有高血压,减少患者的饮酒量,还可减缓高血压性心脏病和脑血管病变的发生和发展,一般建议将摄入酒精控制在 30 mL/d,大约相当于大瓶啤酒 1 瓶或 40 度的白酒 2 两。

3)痛风患者的饮食指导

①限制嘌呤类食物的摄取:禁用高嘌呤食物,每 100 g 食物含嘌呤 100 ~ 1000 mg 的高嘌呤食物有,肝、肾、心、脑、胰等动物内脏;肉馅、肉汤;鲤鱼、鲭鱼、鱼卵、小虾、蚝、沙丁鱼等;限用含嘌呤中等量的食物,每 100 g 食物含嘌呤 90 ~ 100 mg 中等量嘌呤的食物有,牛肉、猪肉、绵羊肉、菠菜、豌豆、蘑菇、扁豆、芦笋、花生、豆制品等。

②鼓励摄入碱性食物:增加碱性食品摄取,可以降低血清尿酸的浓度,甚至使尿液呈碱性,从而增加尿酸在尿中的可溶性,促进尿酸的排出。应鼓励患者多摄入蔬菜和水果等碱性食物,既能促进尿酸排出又能供给丰富的维生素和无机盐,以利于痛风的恢复。

③避免烟酒及刺激性食物:酒精可刺激嘌呤合成增加,升高血清和尿液中的尿酸水平。辣椒、咖喱、胡椒、芥末、生姜等食品调料,浓茶、咖啡等饮料均能兴奋自主神经,诱使痛风急性发作,应尽量避免应用。

④摄入充足水分,保持足够尿量:如患者心肺功能正常,应维持尿量每天 2000 mL 左右,以促进尿酸排泄。伴肾结石者最好能达到每天尿量 3000 mL,痛风性肾病致肾功能不全时应适当控制水分。因此,一般患者每日液体摄入总量应达 2000 ~ 3000 mL。液体应以普通开水、茶水、矿泉水、汽水和果汁为宜。

4)慢性肾脏病患者的饮食指导

①控制蛋白质的摄入:慢性肾脏病应根据肾功能减退程度决定蛋白质的摄入量及性质。肾功能正常时,蛋白质一般不宜超过 1 g/(kg·d);轻度肾功能减退,蛋白质 0.8 g/(kg·d);中重度肾功能减退,蛋白质摄入严格限制,0.4 ~ 0.6 g/(kg·d)左右。在低蛋白饮食中约50% 蛋白质应为优质蛋白,如鸡蛋、牛奶、鱼及精肉。低蛋白饮食时,可适当增加碳水化合物的摄入,以满足机体能量需要。低蛋白饮食是慢性肾脏病治疗的重要手段,低蛋白饮食可以改变慢性肾脏病的病程,延缓慢性肾脏病的进展速度,减少并发症。

②限制盐和脂肪的摄入:摄入盐过多会使血压增高,而高血压是慢性肾脏病及肾功能不全进展的主要原因。有高血压或水肿的患者应限制盐的摄入,建议低于 3 g/d,应特别注意食物中含盐的调味品,少食盐腌食品及各类咸菜。高脂血症是促进肾脏病变加重的独立危险因素,慢性肾脏病易出现脂质代谢紊乱,因此应限制脂肪摄入,尤其应限制含有大量饱和脂肪酸的肥肉、脑、蛋黄等。

③适当补充维生素及叶酸:补充维生素尤其是 B 族维生素、维生素 C 以及叶酸等,每日饮

食中摄入足够的新鲜蔬菜和水果等。

5)骨质疏松症患者的饮食指导

①补充钙质：指导患者从膳食中补充钙，每日摄取钙不少于 850 mg，以满足机体骨骼中钙的正常代谢。含钙丰富的食物有牛奶、酸奶及其他奶制品，饮用牛奶不但钙含量丰富、吸收率高，而且还可提供蛋白质、磷等营养成分，是一种良好的补钙方法。牛奶最好饮用脱脂奶或低脂肪奶，因为饮食中热量和脂肪过量会干扰钙的吸收。其次，排骨、脆骨、豆类、虾米、芝麻酱、海藻类、深绿色蔬菜也是钙的良好来源。

②饮食结构合理：应荤素搭配、低盐为准。蛋白质是组成骨基质的原料，可增加钙的吸收和储存，应摄入足够的蛋白质如肉、蛋、乳及豆类等。多食碱性食物，如蔬菜、水果，保持人体弱碱性环境可预防和控制骨质疏松症。不吸烟、不饮酒，少饮咖啡、浓茶，不随意用药，均可避免影响机体对钙的吸收。

③补充维生素 D：维生素 D 能促进食物中钙磷的吸收，促进骨骼的钙化。含维生素 D 较高的食物有鱼肝油、海鱼、动物肝脏、蛋黄、奶油等。

(6)社区慢性病患者压力应对的指导：由于社会竞争的日趋激烈，生活节奏的不断加快，人们受到的心理、社会因素的挑战也明显增加，各种类型压力在慢性病的发生、发展及控制过程中具有重要的影响。压力一方面引起慢性病患者的心理痛苦，另一方面通过影响神经内分泌的调节和免疫系统的功能等，使机体产生器官结构改变和功能障碍。社区护士应帮助慢性病患者认识压力并有效应对压力，以维护和促进其心理健康。

1)慢性病患者常见的压力源种类：一切使机体产生压力反应的因素均称为压力源，包括生理、心理、环境和社会文化因素等多方面。慢性病患者常见的压力源有三类，其一是与生活环境改变相关的压力源，如患病打乱了家庭正常的生活节奏、患病不得不改变的饮食习惯等；其二是与医护行为相关的压力源，如不清楚治疗的目的和效果而对预后的担心、侵入性操作带来的恐惧以及对医务人员过高的期待等；其三是与疾病相关的压力源，如长期用药、需要经常监测病情、医疗费用使家庭支出增加、不清楚疾病的预后、疾病致自我概念变化与紊乱等。

2)压力对慢性病患者的影响

①生理影响：由于压力源的影响，慢性病患者机体产生一系列的生理变化，肾上腺释放大量的肾上腺素进入血液，表现为心跳加快、血压升高、呼吸加快、血糖增加、胃肠蠕动减慢、肌张力增加、敏感性增强等。如机体持久或重复地面临压力源，又不能很好地适应，导致器官功能更加紊乱，机体抵抗力进一步下降，加重原有疾病或产生新的不适或疾病。

②心理影响：压力对心理的影响，由于个体的遗传、个性特征、年龄、文化、健康和情绪的不同，其对压力产生的心理反应和应对也不同，大致可分为两类：有的患者具有坚定的意志品质能够面对现实，采取适当对策，改变对压力的认识，稳定自己的情绪，从而较快适应患者角色，并积极配合治疗。而有的患者出现消极的心理反应，表现为焦虑、震惊、否认、怀疑、依赖、自卑、孤独、羞辱、恐惧、愤怒等，常采取无效的应付行动。由于神经－体液调节的作用，生理反应必然影响到情绪，而人的情绪又影响生理反应，生理反应所引起的躯体症状，反过来又加重情绪的恶化，两者互为因果并形成恶性循环，导致疾病更加复杂。

3)帮助慢性病患者正确应对压力的指导策略：应对是人们持续地通过意识和行为的努力去应付某些来自内部和(或)外部的、超过了个人原有储备能力的特殊需求的过程，是处理问题或缓解由问题带来的情绪反应的过程。当人们面对某种压力时，总要采用各种方式来缓解自身的压力感。社区护士要首先评估慢性病患者所承受压力的程度、持续时间、过去所承受压力的经验以及可以得到的社会支持等，协助其找出具体的压力源，然后指导其采取有效的应对措施。

①协助适应患者角色：社区护士不仅自身做到，也要指导其家属对患者表现出接纳、尊重、关心和爱护的态度。患者通常容易对自身所患疾病有很多顾虑和担忧、害怕和不安，或将疾病看得过于严重，看不到希望。社区护士要向患者详细介绍病情，要设法了解患者的真实感受，倾听他们的诉说，并给予适当的解释、诱导和安慰。通过心理疏导，启发患者接受现实，找出对自己有利的方面，劝导患者以积极的态度和行为面对疾病，还可以介绍成功战胜疾病的真实案例，以促进其积极主动地进行自我健康管理。当患者理解并积极去做时，其焦虑程度会减轻、自信心也会逐渐提升，并由依赖向独立转变。同时，还应鼓励患者自立，对过度安于"患者角色"者，社区护士要启发其对生活与工作的兴趣，逐渐放松保护，使患者感受到医务人员及家人对他的信任和鼓励。

②协助患者保持良好的自我形象：慢性病患者经常处于不舒适的状态，其穿着、饮食、活动等受到一定限制，由于疾病影响不能自我照料时，更会使患者感到失去自我而自卑。社区护士应尊重患者，主动真诚地与患者交谈，了解他们的需求，帮助患者改善自我形象。如协助患者保持整洁的外表，适当照顾患者原来的生活习惯和爱好，使患者身心得到一定的满足，从而使患者获得某种自尊和自信。

③尊重患者的选择：慢性病患者在患病过程中，总会面临各种问题和困境，在不断应对各种压力因素的活动中，每个人都有自己的经验和教训。当患者再次面临疾病所带来的压力时，他们仍然会针对自己的身心状态和环境条件作出选择。社区护士有责任评估患者采取措施的有效性，并尊重患者的选择。还应帮助患者认识到人生中的压力是不可避免的，促使患者坚定而自信地采取行动，在成功地应对压力的过程中积累经验，进而增强自身的压力管理能力。

④指导患者采用积极的应对方式：患者所采取的措施有积极和消极两种，乐观、积极面对、寻求支持、依赖自我等都是积极的应对方式，而逃避、听天由命、掩饰等都是消极的应对方式。研究表明，积极的应对方式更有利于身心健康。因此，社区护士应指导和帮助患者充分认识自身的状况，提供治疗、护理、疾病预后等方面的相关信息，增强患者的自我控制感。同时，帮助患者保持乐观的心态，采取积极的应对方式，以获得更大的应对有效性。

3. 全科医生团队服务模式　随着社会经济高速发展和人口老龄化进程加快，居民的疾病负担逐渐加重，健康需求不断地发生变化，基于全科医生团队来开展初级卫生保健服务的模式被认为是一种应对当前日益严峻的医疗挑战的有效措施。《国务院关于建立全科医生制度的指导意见》（国发〔2011〕23号）和《国务院办公厅关于推进分级诊疗制度建设的指导意见》（国办发〔2015〕70号）等政策相继出台，明确提出鼓励组建全科医生团队，并着手推行全科医生与居民建立契约服务关系的家庭医生团队服务模式的试点工作。目前，我国社区卫生服务机构进行慢性病健康管理多采用全科医生团队服务模式，该模式是指由全科医生、社区护士、公共卫生医生以及其他专业技术人员组成专业团队，采用签约服务方式，为一定数量的社区慢性病患者及其家庭提供服务，也称之为家庭医生签约服务模式。这一管理模式可以充分发挥团队成员的优势和特长，相互协作，提升慢性病健康管理服务质量和效率。

（1）签约服务的具体内容

1）基本医疗服务：全科医生团队要为签约的社区居民提供一般常见病、多发病的诊疗服务。

2）基本公共卫生服务：基本公共卫生服务实行包户负责制。要以签约对象需求为导向，以社区居民健康档案为基础，以65岁以上老年人、0~6岁儿童、孕产妇、慢性病患者和重性精神疾病患者等为重点服务对象，按照《国家基本公共卫生服务规范》和各地相关规定做好基本公共卫生服务。

3）重点人群跟踪服务：对留守儿童、空巢老人以及有需求的重点人群，要提供上门健康咨询和指导服务。

4）规范转诊：如遇有疑难、急重症或受条件限制，需要转上级医疗机构诊疗的患者，要及时提供转诊服务，并履行转诊手续。

5）个性化服务：要结合社区当地的实际，开展以健康管理为主要内容的其他个性化服务。并根据社区居民的意见，及时调整服务方式，提高服务质量和群众满意度。

（2）签约服务的工作原则

1）充分告知：通过广泛宣传，使辖区内的所有居民了解社区卫生服务机构的地点，家庭医生签约服务团队的联系方式和服务内容。

2）全面覆盖：家庭医生式服务模式为辖区内所有居民提供，确保服务的公平与可及。

3）突出重点：首先应以老年人、婴幼儿、孕产妇、慢性病患者、重性精神病患者、残疾人等重点人群为工作重点。优先签约、优先提供服务。

4）自愿签约：在坚持居民自愿的前提下，与居民签订《社区卫生服务机构家庭医生式服务协议书》，按照约定内容开展服务。

5）规范服务：严格按照《国家基本公共卫生服务规范》、各项专业技术服务规范、诊疗常规、护理常规的要求，结合自身服务能力，以及社区居民的需求及偏好，制定服务标准和规范，确保服务质量。

6）强化考核：将签约服务工作实施情况、签约情况、提供的服务内容和质量等纳入监督、考核内容，考核结果与家庭医生团队的绩效挂钩，鼓励优绩优酬。

（3）签约服务流程

1）宣传：家庭医生服务团队通过多种渠道与辖区家庭取得联系，宣传和解释家庭医生式服务，充分告知并引导社区居民签订协议。

2）签约：按照自愿原则，与愿意接受服务的社区居民签订服务协议书，并存放于家庭健康档案中，共同履行协议条款。居民可根据自身健康需求，在家庭医生建议下，选择具体所需的服务项目。

3）服务：按照协议约定，团队成员落实各项服务承诺，并将各类服务详细内容记入居民健康档案。

4）评价：团队成员为居民提供服务后，应及时评价，根据居民反馈意见，对服务内容和服务质量进行不断改进及提高。

（4）社区护士在慢性病签约服务中的工作内容：随着社区卫生服务大力推行全科团队服务模式，社区护士和全科医生一起承担社区卫生服务的基本医疗和公共卫生服务任务，是全科团队的重要成员。社区护士要为社区居民提供生理－心理－社会全方位、连续性、以预防为主的服务和照顾，使得社区护理的工作内容更加广泛，强度更加集中。社区护士在慢性病管理中的作用主要表现为：

1）照护者：社区护士作为照顾者，在慢性病管理中的工作内容包括：①为慢性病患者建立健康档案。②收集各种患者的信息并记录，包括个人及家庭的基本健康信息。③个性化健康指导：如饮食指导，给予慢性病患者饮食建议，并让患者了解饮食管理的一般原则；用药指导，使患者规律用药并了解药物的不良反应等。

2）咨询与健康教育者：咨询是指社区护士运用沟通技巧为慢性病患者提供相关信息，给予情绪支持及健康指导等，同时通过开展各种慢性病防治健康知识讲座和知识技能培训，解除慢性病患者的疑惑，使慢性病患者清楚地认识自己的健康状况，清楚有关治疗和护理的相关问题，正确选择解决问题的方法，提高慢性病患者的健康水平。

3）协调者：社区护士需要同全科医生团队共同配合执行，沟通与协调团队成员与慢性病患者和家属之间的关系，满足患者的各种需求，最大限度地减少团队成员与患者及家属之间的矛盾，保证慢性病患者获得个体化的护理。

4）管理者：社区护士需配合社区全科医生为慢性病患者创造良好的环境，针对患者的问题和需求，协助患者选择最合适的健康照顾方案，拟定科学的治疗计划和目标，为患者建立动态的健康档案，有计划、有针对性地安排家庭访视等。

（三）社区慢性病患者的自我管理

慢性病自我管理（chronic disease self – management）是指患者学会管理自身所患疾病必需的一些技能之后，在卫生专业人员的支持下，承担一些管理慢性病的医疗和预防性保健活动。慢性病自我管理的主要内容包括：①所患疾病的医疗和行为管理：如按时服药、加强锻炼、就诊、改变不良饮食习惯等；②角色管理：即患者应维持日常的角色，像正常人一样，要承担一些任务，如工作、做家务并进行一定的社会交往等；③情绪的管理，应如何控制自己的情绪等心理方面的护理。有效的自我管理，能够使慢性病患者积极主动地参与到自己的健康管理中，借助互动式的帮助使参与者成功地树立管理自我健康和保持主动及充满意义的生活能力的信心，在卫生保健专业人员的协助下，依靠自己解决慢性病给日常生活带来的各种躯体和情绪方面的问题，从而改善患者的生活质量和提高他们独立生活能力，以达到促进人群健康的目的。

1.社区慢性病患者的自我管理过程　在自我管理过程中，护士的责任是进行患者自我管理的指导，并监督患者自我管理过程中，对疾病的系统观察、反应的处理和疗效评价等。另外护理人员还应研究激发患者自我管理的动机和积极性。自我管理方法的实施者是患者，所涉及的有关知识和技能需要护士进行讲授、训练和反复强化。

（1）评估阶段

1）健康体检：定期健康体检可以全面了解各器官功能，为早期健康行为干预提供科学依据。体检的次数和项目根据个人的身体状况和医疗条件决定。自我管理要求慢性病患者通过阅读体检报告知道自己哪项检查正常，哪项检查处于边缘状态，哪项检查不正常，通过与社区卫生服务人员沟通，了解自己的患病情况，目前存在的危险因素有哪些等。此外，应指导慢性病患者对自身所患疾病的自我监测方法，如糖尿病患者的自测血糖、高血压患者自我监测血压等，以提高患者对自我健康管理的信心。

2）健康危险因素：评估自身存在哪些慢性病危险因素，包括不健康的生活习惯、环境因素、精神心理因素和个体固有因素等。

（2）制订计划阶段

1）制订计划的方法：社区护士应指导慢性病患者通过健康评估，了解自己的身体状况，根据其严重程度，明确哪些问题是最先需要解决的，哪些问题是最容易解决的，哪些问题是需要观察的。然后按照主次的优先次序进行排序。如果护士发现患者对自己的能力持怀疑态度，应指导其将最容易解决的问题放在前面，通过对问题的解决过程来提高自我管理的信心；如果发现其自我管理能力较强，就将最迫切需要解决的问题放在首位。然后，可将健康问题分类，如营养、运动、心理等，找出生活中需要改变的不利于健康的行为，根据掌握的预防保健知识，结合个人的饮食习惯、生活方式和健康意愿，制订出适合患者的健康计划。

2）制订计划的原则：①切合实际的原则：在制订计划时，社区护士要指导患者结合自身情况，制订出通过努力可以实现的目标，避免制订脱离实际、无法做到的计划。如让每天吸一盒烟的患者突然完全戒烟，多数人很难做到，其戒烟计划应该是每天吸烟量逐渐减少，直到彻底戒除。②循序渐进的原则：改变多年的不良生活习惯不是一蹴而就的。如果平时不喜欢运动的患者，应逐渐增加运动量，以达到应有的主动运动标准。③持之以恒的原则：开始自我管理慢性病时会遇到一些困难，社区护士应帮助患者认识到，为了改善其健康状况，实施健康计划是贯穿一生的行为，只有坚持下去形成习惯，才能达到促进健康和提高生活质量的目的。④相互支持的原则：社区护士指导慢性病患者的家庭成员，在患者改变不良生活习惯的过程中，应及时给予支持和鼓励，切忌责怪抱怨。对正在戒烟的患者不能责备"你怎么还吸烟？"，而应鼓励患者"你这阶段吸烟量减少了，下一步的计划一定能顺利完成"。有了家庭的支持和帮助，自我管理计划才能圆满完成。

(3)实施阶段

1)社区动员：与街道有关领导、社区卫生服务中心领导面谈及会议讨论，以获得社区领导、社区卫生部门的参与和支持。可聘请有关专家分别对社区卫生干部和社区医务工作者培训有关"慢性病自我管理"的内容。使他们对这部分工作内容深入了解，并能积极参与和支持患者的自我管理活动。动员活动包括人际之间的口头宣传，社区居委卫生干部对慢性病患者的动员，以及发放慢性病自我管理宣传单等。

2)开展培训和授课：对社区慢性病患者进行慢性病自我管理知识和技能的培训和指导，授课内容包括：学习如何进行慢性病自我管理，指导慢性病患者完成自我管理的任务，照顾好自己所患的疾病（按时服药、加强锻炼、就诊、改变饮食习惯）；完成自己的日常活动（做家务、工作、社会交往等）；管理自己因患病所致的情绪变化等。

(4)效果评价阶段：自我管理是一个漫长的过程，社区护士应指导慢性病患者通过写日记的方式，把自己日常生活中已经改变的行为，有待改变的行为分别记录下来，以督促自己按计划完成。每次查体后进行小结，重新修订其自我管理计划。对目前的自我管理效果评价。国内外研究将效果评价分成患者疾病控制和医疗服务利用两大方面，评价因疾病不同往往采用其中一种或多种指标。

1)患者疾病控制的评价指标：包括临床和实验室评价（如糖化血红蛋白，肺功能测定等）、自觉症状评价（如疼痛、气短等）、自我功能评价（如健康评估和日常活动能力评估等）、心理状态评价（如抑郁、焦虑、生活质量中有关心理方面的内容）、生活质量和行为评价（如锻炼、饮食、预防措施等）。

2)医疗服务利用的评价指标：主要指是否减少卫生资源的利用，如患者急诊就诊次数减少、住院时间缩短、住院次数减少等。

3)患者生活质量的评价指标：健康调查简表(SF-36)广泛用于评价慢性病患者与健康相关的生活质量改善情况，包括总分和9个项目分，分别是躯体功能、身体状况、躯体疼痛、总体健康、生命活力、社会功能、情绪状况、心理健康和自述健康状况。总分越高表明健康状况越好。SF-36用于评定与多种慢性疾病相关的生活质量，具备较好的信度及效度。大量研究表明，慢性病患者由于病症对躯体和心理的长期影响，与健康相关的生活质量受到相应影响和降低，加之活动减少、心理抑郁、治疗和控制疾病等诸多生活限制等，加重患者日常生活的负担和内容，扰乱患者的生活秩序。

2.慢性病患者需掌握的自我管理技能

(1)解决问题的技能：在管理疾病的过程中，患者能够认识问题所在，能与医生一起找到解决问题的方法，采用适合自己的方法去试行，并评估该方法是否有效。

(2)制订决策的技能：学会与医护人员一起制订适合自己的、切实可行的目标、措施和行动计划。

（3）获取和利用资源的技能：知道如何从医疗机构或社区卫生服务机构、图书馆、互联网、家人朋友等渠道，获取和利用有利于自我管理的支持和帮助。

（4）与卫生服务提供者建立伙伴关系：学会与卫生服务提供者交流沟通、相互理解和尊重、加强联系，最终建立起伙伴关系，共同管理疾病。

（5）采取行动的技能：学会如何改变个人的行为，制订行动计划并付诸实施，确保对行动的信心和决心，对采取的行动进行评估，完善自己的行动计划，使其更易于实施。

（四）社区慢性病健康管理的考核

对社区居民进行健康管理，其宗旨是进行三级预防，对一般人群，通过监控教育和监控维护，进行危险因素的控制，促进身体健康而不发生慢性病；对于高危人群，通过体检等早期发现、早期诊断和早期治疗，并进行治疗性生活方式干预等阻止或延缓慢性病的发生；对于已患慢性病的患者，应进行规范化管理和疾病综合治疗，阻止慢性病的恶化或急性发作并维持和最大限度发挥其残存功能。

1. 社区慢性病患者患病率　社区慢性病患者患病率：慢性病患者患病率＝某时期的慢性患者数/同时期平均人数（患病包括新旧病例，常通过调查获得）。

2. 社区慢性病患者健康管理率　社区慢性病患者健康管理率：慢性病患者健康管理率＝年内已管理慢性病患者人数/年内辖区内慢性病患者总人数×100％。

注：辖区慢性病患者患病总人数估算：辖区常住成年人口总数×慢性病患者患病率［通过当地流行病学调查、社区卫生诊断获得或选用本省（区、市）或全国近期该慢性病患者患病率指标］。

3. 社区慢性病患者规范管理率　社区慢性病患者规范管理率：慢性病患者规范管理率＝按照规范要求进行慢性病患者管理的人数/年内管理慢性病患者人数×100％。

第三节　社区常见慢性病患者的护理与管理

一、社区高血压患者的护理与管理

高血压（hypertension）是指以体循环动脉血压（收缩压和/或舒张压）增高为主要特征（收缩压≥140 mmHg，舒张压≥90 mmHg），可伴有心、脑、肾等器官的功能或器质性损害的临床综合征，根据病因的不同，临床上将高血压分为原发性高血压和继发性高血压两类，其中，原发性高血压简称高血压，占所有高血压患者的90％以上，是社区居民中最常见的高血压类型。

过去的几十年里我国曾进行5次大规模高血压患病率的人群抽样调查，平均患病率分别为5.1％、7.3％、13.58％、18.8％和25.2％，虽然各次调查的规模、年龄和诊断标准不尽一致，但基本上较客观地反映了我国高血压患病率呈明显上升趋势。调整了统一标准后，根据2015年《中国居民营养与慢性病状况报告》数据显示，2012年全国18岁以上成人高血压患病率为25.2％，与2002年数据（18.8％）相比，我国人群高血压患病率上升了6.4个百分比，约新增1亿高血压患者。目前，高血压是我国发病率最高的慢性病之一，也是导致心脑血管疾病的重要危险因素，因此，有效的管理高血压患者和预防高血压的发生，是我国慢性病防治工作的重点。

（一）高血压的危险因素

原发性高血压的病因为多因素，是遗传易感性和环境因素相互作用的结果，其中，遗传因素约占40％，环境因素约占60％。通俗的说，高血压危险因素可分为不可改变和可改变因素。

1. 不可改变因素　遗传、年龄和性别是高血压不可改变的危险因素。高血压的发病以多基因遗传为主，有较明显的家族聚集性。研究资料表明：双亲均为高血压者，其子女患高血压的概率是48%，双亲男方为高血压者，其子女患病率为28%，而双亲血压均正常者患病率为3%。高血压发病的危险度随年龄增长而升高。男性发病率高于女性，但60岁以后性别差异缩小。

2. 可改变因素　超重和肥胖、不良的生活方式、不良的饮食习惯、缺少体力活动、心理因素等是高血压可改变的危险因素。

(1)超重和肥胖：超重和肥胖是血压身高的重要危险因素，也是其他多种慢性病的独立危险因素。体重常是衡量肥胖程度的指标，一般采用体重指数(BMI)，BMI = 体重(kg)/身高^2(m^2)(20~24为正常范围)。研究发现：血压与BMI呈正相关关系，BMI≥24者的高血压患病率是BMI<24者的2.5倍，BMI≥28者的高血压患病率是BMI<24者的3.3倍。此外，腹型肥胖者趋于发生高血压，男性腰围≥85 cm，女性腰围≥80 cm者，其高血压患病率是腰围正常者的2.3倍。

(2)不良的生活方式：不良的生活方式是高血压的重要影响因素。饮酒有升高血压的作用，饮酒量与高血压患病率呈剂量反应关系。我国10组人群前瞻性研究显示，饮白酒每日增加100 mL，患高血压的危险性增高19%~26%。吸烟是公认的心脑血管疾病发生的重要危险因素，香烟中的尼古丁可使血压一过性升高，导致降压药物的剂量增加。此外，经常不吃早餐与睡眠不足也是高血压的危险因素。

(3)不良的饮食习惯：食盐的摄入水平对人类高血压发生、发展的影响已经在世界范围内得到了研究证实。膳食钠盐摄入量平均增加2 g/d，收缩压和舒张压分别增高2.0 mmHg和1.2 mmHg。在调整混杂因素后，食盐摄入量与居民的收缩压、舒张压均呈正相关，且高血压患病率随食盐消费量的增加而上升，每天人均食盐平均消费量在6 g~、12 g~、18 g~的人群与每天人均食盐消费量<6 g的人群相比较，高血压患病率分别增加1.09倍、1.11倍和1.28倍。而钾盐的摄入量则与钠盐相反，保持足量的钾盐摄入可降低血压，也可降低心血管疾病的发病率和死亡率。此外，低钙、高蛋白摄入、饮食中饱和脂肪酸或饱和脂肪酸与不饱和脂肪酸比值较高也属于升压危险因素。

(4)缺少体力活动：体力活动与高血压的关系越来越引起人们的关注。研究发现，有规律的、有一定强度的体力活动，可使收缩压下降5~15 mmHg，舒张压下降5~10 mmHg。正常血压人群中，久坐和体力活动不足者与活跃的同龄对照者相比，发生原发性高血压的危险增加20%~50%。与每日静态生活时间不足1 h者相比，静态生活实践超过8h者高血压患病率增加82%。

(5)精神心理因素：心理因素作用于人体时，经中枢神经系统接受、整合，可产生紧张、恐惧、愤怒等情绪，并将这种信息传至下丘脑，引起一系列植物神经-内分泌反应。如果心理社会应激作用强烈而持久，会使神经体液系统血压调节机制遭受破坏，最终发展成高血压。研究证实，长期精神紧张、愤怒、环境的恶性刺激，以及劳累、睡眠不足、焦虑及恐惧等不良心理刺激都可导致原发性高血压的发生。

(二)高血压的诊断标准

首次发现血压增高的患者，应在不同的时点多次测量血压，在未服用抗高血压药物的情况下，非同日3次测量，收缩压≥140 mmHg和(或)舒张压≥90 mmHg，可诊断为新检出高血压患者。对既往确诊的原发性高血压患者或在两周内服用过降压药，不论调查时血压是否异常，都应诊断为高血压。收缩压≥140 mmHg和舒张压≥90 mmHg为收缩期和舒张期(双期)高血压；

收缩压≥140 mmHg 而舒张压 <90 mmHg，为单纯性收缩期高血压；收缩压 <140 mmHg 而舒张压≥90 mmHg 为单纯舒张期高血压。同时，还应进行相关检查，排除继发性高血压的可能后，才能确诊为高血压。按照1999年WHO/ISH高血压治疗指南的诊断标准将高血压分为1、2、3级(表9-2)。

表9-2　高血压分级标准

判断	收缩压(mmHg)	舒张压(mmHg)	随访建议
理想血压	120	≤80	———————
正常血压	130	≤85	1年内复查
正常高值	130~139	85~89	1年内复查
高血压分级			
Ⅰ(轻度)	140~159	90~99	2月内复查证实
Ⅱ(中度)	160~179	100~109	1个月内复查和确定治疗
Ⅲ(三度)	≥180	≥110	1个月内复查和确定治疗

(三)高血压的三级预防策略

1.一级预防　也称为原发性预防，是指已存在高血压的危险因素但尚未发生高血压时，采取措施控制或减少高血压的发生。其核心内容是健康的生活方式，包括合理膳食、适量运动、戒烟限酒和心理平衡，可使高血压发病率减少55%，脑卒中减少75%，糖尿病减少50%，并使生活质量提高，人均预期寿命延长10年。高血压的一级预防的策略：一是针对高危人群进行，即找出将来可能发生高血压的人(如有明显的高血压家族史、在儿童少年时期血压偏高及肥胖者)，在血压尚未升高前进行预防；二是针对所有人群进行预防。

2.二级预防　是指对高血压患者或患者群体采取措施，目的是预防高血压病情加重，避免靶器官受损。其主要内容是针对高血压患者进行系统的、有计划的、全面的治疗，以预防病情加重或发生相关的心脑血管疾病。目前认为，较为完整的二级预防措施应该包括①培养健康意识及健康行为，其实质是改变不良的生活方式、建立健康的生活方式及其他高血压的非药物治疗；②强调对其他心脑血管疾病危险因素的治疗；③使血压下降到理想水平(120/80 mmHg)；④保护靶器官免受损害。

3.三级预防　是指对重症高血压患者的抢救措施，目的是预防严重并发症、后遗症的发生或使患者免于死亡。

(四)高血压病的社区管理

根据《国家基本公共卫生服务规范》(第三版)的要求，社区卫生服务机构应承担高血压管理任务。

1.服务对象　辖区内35岁及以上常住居民中原发性高血压患者。

2.服务内容

(1)筛查

1)对辖区内35岁及以上常住居民，每年为其免费测量一次血压(非同日3次测量)。

2)对第一次发现收缩压≥140 mmHg 和(或)舒张压≥90 mmHg 的居民在去除可能引起血压升高的因素后预约其复查，非同日3次测量血压均高于正常，可初步诊断为高血压。建议转诊到有条件的上级医院确诊并取得治疗方案，2 周内随访转诊结果，对已确诊的原发性高血压患者纳入高血压患者健康管理。对可疑继发性高血压患者，及时转诊。

3）如有以下 6 项指标中的任一项高危因素，建议每半年至少测量 1 次血压，并接受医务人员的生活方式指导：①血压高值（收缩压 130 ~ 139 mmHg 和/或舒张压 85 ~ 89 mmHg）；②超重或肥胖，和（或）腹型肥胖：超重：28 kg/m² > BMI ≥ 24 kg/m²；肥胖：BMI ≥ 28 kg/m²；腰围：男≥90 cm(2.7 尺)，女≥85 cm(2.6 尺)为腹型肥胖；③高血压家族史（一、二级亲属）；④长期高盐膳食；⑤长期过量饮酒（每日饮白酒≥100 mL）；⑥年龄≥55 岁。

（2）随访评估：对原发性高血压患者，每年要提供至少 4 次面对面的随访。高血压患者随访服务记录表见附录3。

1）测量血压并评估是否存在危急情况，如出现收缩压≥180 mmHg 和（或）舒张压≥110 mmHg；意识改变、剧烈头痛或头晕、恶心呕吐、视力模糊、眼痛、心悸、胸闷、喘憋不能平卧及处于妊娠期或哺乳期同时血压高于正常等危急情况之一，或存在不能处理的其他疾病时，须在处理后紧急转诊。对于紧急转诊者，乡镇卫生院、村卫生室、社区卫生服务中心(站)应在2 周内主动随访转诊情况。

2）若不需紧急转诊，询问上次随访到此次随访期间的症状。

3）测量体重、心率，计算体质指数(BMI)。

4）询问患者疾病情况和生活方式，包括心脑血管疾病、糖尿病、吸烟、饮酒、运动、摄盐情况等。

5）了解患者服药情况。

（3）分类干预

1）对血压控制满意（一般高血压患者血压降至 140/90 mmHg 以下；≥65 岁老年高血压患者的血压降至 150/90 mmHg 以下，如果能耐受，可进一步降至 140/90 mmHg 以下；一般糖尿病或慢性肾脏病患者的血压目标可以在 140/90 mmHg 基础上再适当降低）、无药物不良反应、无新发并发症或原有并发症无加重的患者，预约下一次随访时间。

2）对第一次出现血压控制不满意，或出现药物不良反应的患者，结合其服药依从性，必要时增加现用药物剂量、更换或增加不同类的降压药物，2 周内随访。

3）对连续两次出现血压控制不满意或药物不良反应难以控制以及出现新的并发症或原有并发症加重的患者，建议其转诊到上级医院，2 周内主动随访转诊情况。

4）对所有患者进行有针对性的健康教育，与患者一起制定生活方式改进目标，并在下一次随访时评估进展。告诉患者出现哪些异常时应立即就诊。

（4）健康体检：对原发性高血压患者，每年进行 1 次较全面的健康检查，可与随访相结合。内容包括体温、脉搏、呼吸、血压、身高、体重、腰围、皮肤、浅表淋巴结、心脏、肺部、腹部等常规体格检查，并对口腔、视力、听力和运动功能等进行判断。具体内容参照《居民健康档案管理服务规范》健康体检表。

3.服务流程

（1）高血压筛查流程图(图 9-6)

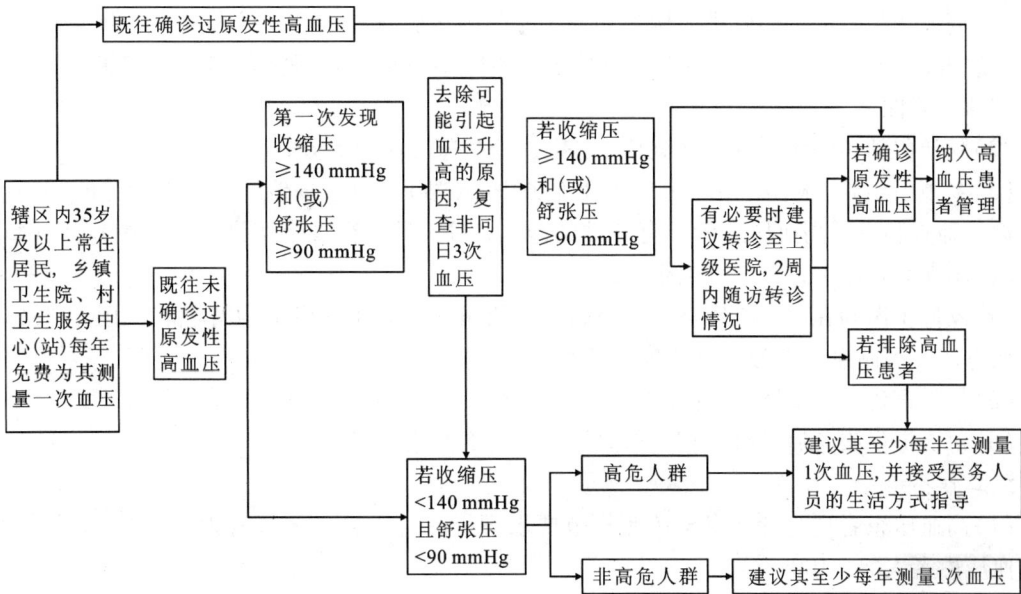

图9-6　高血压筛查流程图
（国家基本公共卫生服务规范第3版，2017年）

（2）随访流程图（图9-7）

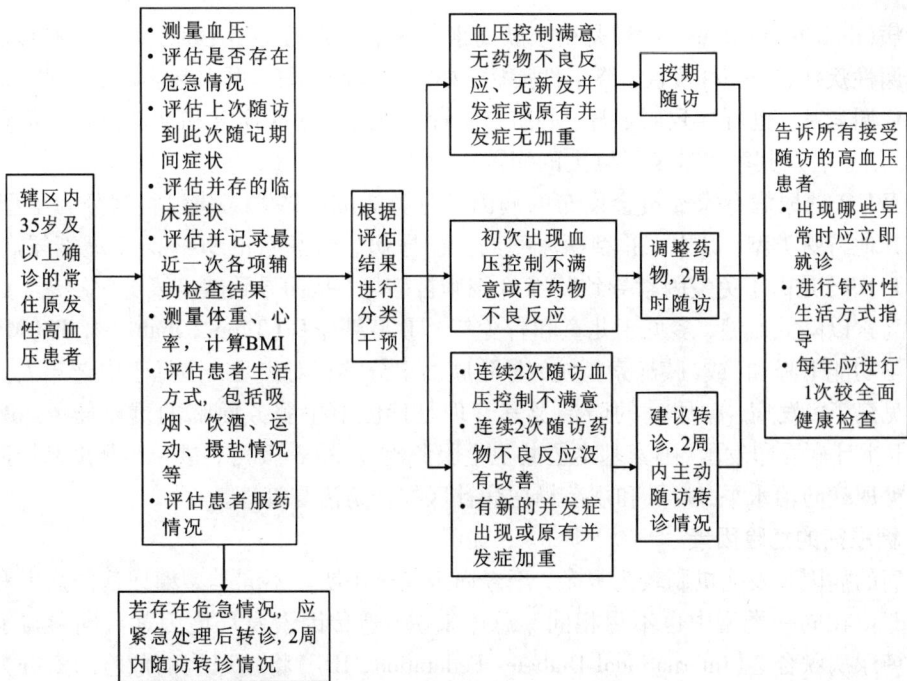

图9-7　高血压随访流程图
（国家基本公共卫生服务规范第3版，2017年）

4. 服务要求

(1)高血压患者的健康管理由医生负责,应与门诊服务相结合,对未能按照管理要求接受随访的患者,乡镇卫生院、村卫生室、社区卫生服务中心(站)医务人员应主动与患者联系,保证管理的连续性。

(2)随访包括预约患者到门诊就诊、电话追踪和家庭访视等方式。

(3)乡镇卫生院、村卫生室、社区卫生服务中心(站)可通过本地区社区卫生诊断和门诊服务等途径筛查和发现高血压患者。有条件的地区,对人员进行规范培训后,可参考《中国高血压防治指南》对高血压患者进行健康管理。

(4)发挥中医药在改善临床症状、提高生活质量、防治并发症中的特色和作用,积极应用中医药方法开展高血压患者健康管理服务。

(5)加强宣传,告知服务内容,使更多的患者和居民愿意接受服务。

(6)每次提供服务后及时将相关信息记入患者的健康档案。

5. 工作指标

(1)高血压患者规范管理率 = 按照规范要求进行高血压患者健康管理的人数/年内已管理的高血压患者人数×100%。

(2)管理人群血压控制率 = 年内最近一次随访血压达标人数/年内已管理的高血压患者人数×100%。最近一次随访血压指的是按照规范要求最近一次随访的血压,若失访则判断为未达标,血压控制是指收缩压 < 140 mmHg 和舒张压 < 90 mmHg(65 岁及以上患者收缩压 < 150 mmHg 和舒张压 < 90 mmHg),即收缩压和舒张压同时达标。

二、社区糖尿病患者的护理与管理

糖尿病(diabetes mellitus, DM)是由于胰岛素分泌绝对或相对不足而引起的一种以高血糖为特征的代谢性疾病,是一种慢性、终生性疾病,如病情控制不好,可引起酮症酸中毒、高渗性昏迷等急性代谢紊乱,也可导致眼、肾、心脏、血管、神经的慢性损害和功能障碍,重者可以致残、致死,给患者及其家属带来了巨大的痛苦。

根据 WHO 糖尿病专家委员会发布的病因学分类标准(1999),建议将其分为 Ⅰ 型、Ⅱ 型、妊娠型和其他特殊类型,其中,Ⅱ 型糖尿病约占糖尿病患者总数的 90%。Ⅰ 型糖尿病(Type 1 diabetes, T1DM)是由于免疫因素导致胰腺 B 细胞被破坏,从而导致胰岛素分泌缺乏,必须依赖外源性胰岛素以降低血糖,多见于儿童和青少年。Ⅱ 型糖尿病(Type 2 diabetes, T2DM)是由于胰岛素分泌功能下降和(或)胰岛素抵抗,导致胰岛素分泌相对不足,多见于中老年人。糖尿病是社区常见病、多发病,糖尿病的防治及其管理是社区卫生服务面临的重要任务。2017 年 2 月,国家卫生计生委印发了《国家基本公共卫生服务规范(第 3 版)》,进一步帮助基层医护人员提高社区糖尿病防治水平,指导和规范糖尿病社区综合防治与管理。

(一)糖尿病的危险因素

糖尿病的病因和发病机制较为复杂,至今尚未完全阐明。不同类型糖尿病的病因和发病机制各异,即使在同一类型中也不尽相同。总体来说,遗传因素及环境因素共同参与了发病过程。国际糖尿病联合会(International Diabetes Federation, IDF)将糖尿病的危险因素分为不可改变因素和可改变因素。

1. 不可改变因素

(1)遗传因素:国内外报道普遍认为糖尿病具有明显的家族聚集性,有糖尿病家族史者的患病率比无糖尿病家族史者高。

（2）年龄：由于身体各组织的老化、功能下降，胰岛素分泌不足，加之运动、饮食、健康问题积累等，糖尿病的发病率随着年龄的增长而增加。

（3）种族与地区差异：研究发现，美国非白种人患病率比白种人高 2 ~ 6 倍，印度和中东的患病率为 10% ~ 20%，而欧洲和北美患病率则为 5% ~ 10%，中国香港和台湾 T2DM 明显高于大陆。

（4）先天性子宫内营养环境不良：子宫内营养不良或胎盘功能不良可以阻碍胎儿胰岛 B 细胞的发育；低体重新生儿较高体重新生儿在成长期发生糖尿病及胰岛素抵抗的机会增加。

2. 可改变因素

（1）肥胖：是 T2DM 最重要的危险因素之一。肥胖可以用体重指数（BMI）来衡量，BMI 是早发 T2DM 的独立危险因素。腰臀比能够反映出腹部是否肥胖，也是比 BMI 更好地预测 T2DM 发展的判断标准。

（2）不良的生活方式：①不合理的饮食：如高热量、高脂肪、高胆固醇、高蛋白、高糖、低纤维素食物等可诱发糖尿病。②饮酒：酒精的消耗与糖尿病发病率之间呈 U 型关系，当酒精摄入量为 23 ~ 45.9 g/d 时，DM 的发病率最低，发生 T2DM 的危险性降低；重度饮酒时（≥69.0 g/d），发生 T2DM 的危险性升高。③吸烟：可增加 T2DM 的发生、增加 DM 大血管和微血管并发症、增加 DM 死亡率。调查发现，男女每日吸烟大于 25 支可明显增加 50 岁以上人群和低职业运动量人群的 DM 患病风险。④社会心理因素：社会心理因素、社会支持及患者的人格状态对 T2DM 发病和血糖水平的控制方面有重要作用。

（3）环境因素：①病毒感染，已知与 T1DM 发病有关的病毒有柯萨奇 B4 病毒、腮腺炎病毒、风疹病毒、巨细胞病毒、脑炎心肌炎病毒及传染性单核细胞增多症等，也有专家指出，持续性病毒感染可引起自身免疫反应、T 淋巴细胞亚群的改变与 T2DM 自身免疫致病有关。②化学因素：化学毒物和某些药物可影响糖代谢并引起葡萄糖不耐受，对这类药物敏感者可导致糖尿病。

（二）糖尿病的诊断标准

1. 具有糖尿病症状　是指多饮、烦渴多饮和体重减轻。

2. 血浆葡萄糖水平　任意时间血浆葡萄糖水平 ≥11.1mmol/L（200 mg/dL）；或空腹血浆葡萄糖（fasting blood glucose，FBG）≥7.0 mmol/L（126mg/dL）；或口服葡萄糖耐量试验（oral glucose tolerance test，OGTT）中 2 h 葡萄糖水平（2hPG）≥11.1 mmol/L（200 mg/dL）。其中，空腹是指 8 ~ 10h 内无任何热量摄入；血浆葡萄糖推荐采用葡萄糖氧化酶测定静脉血浆葡萄糖；空腹血浆葡萄糖正常为 3.9 ~ 6.0mmol/L（70 ~ 108 mg/dL）；任意时间是指一日内任何时间，无论上一次进餐时间及食物摄入量。

（三）糖尿病的三级预防策略

1. Ⅱ型糖尿病的一级预防　是预防尚未发生糖尿病的高危个体或糖尿病前期患者进展为 T2DM。由于公共卫生资源的限制，预防Ⅱ型糖尿病应采取分级管理和高危人群优先的干预策略。

（1）高危人群的糖尿病筛查

1）成年人中糖尿病高危人群的定义：具有下列任何一个及以上的糖尿病危险因素者：①年龄 ≥40 岁；②有糖调节受损史；③超重（BMI≥24 kg/m²）或肥胖（BMI≥28 kg/m²）和（或）中心型肥胖（男性腰围≥90 cm，女性腰围≥85 cm）；④静坐生活方式；⑤一级亲属中有Ⅱ型糖尿病家族史；⑥有巨大儿（出生体重≥4 kg）生产史或妊娠糖尿病史的妇女；⑦高血压 [收缩压≥140 mmHg 和（或）舒张压≥90 mmHg（1mmHg = 0.133Pa）]，或正在接受降压治疗；⑧血脂异常 [高密度脂蛋白胆固醇（HDL - C）≤ 0. 91mmol/L（≤ 35mg/dL）、甘油三酯 ≥ 2. 22mmol/L（≥200 mg/dL）]，或正在接受调脂治疗；⑨动脉粥样硬化性心脑血管疾病患者；⑩有一过性类固醇糖尿病病史者；⑪多囊卵巢综合征（PCOS）患者；⑫长期接受抗精神病药物和（或）抗抑郁药物治疗的患者。

2）儿童和青少年中糖尿病高危人群的定义：在儿童和青少年（≤18 岁）中，超重（BMI≤相应年龄值、性别的第 85 百分位）或肥胖（BMI > 相应年龄、性别的第 95 百分位）且合并下列任何一个危险因素者：①一级或二级亲属中有Ⅱ型糖尿病家族史；②存在与胰岛素抵抗相关的临床状态（如黑棘皮病、高血压、血脂异常、PCOS）；③母亲怀孕时有糖尿病史或被诊断为妊娠糖尿病。

3）糖尿病筛查的年龄和频率：对于成年人的糖尿病高危人群，不论年龄大小，宜及早开始进行糖尿病筛查，对于除年龄外无其他糖尿病危险因素的人群，宜在年龄≥40 岁时开始筛查。对于儿童和青少年的糖尿病高危人群，宜从 10 岁开始，但青春期提前的个体则推荐从青春期开始。首次筛查结果正常者，宜每 3 年至少重复筛查一次。

4）糖尿病筛查的方法：空腹血糖检查是简单易行的糖尿病筛查方法，宜作为常规的筛查方法，但有漏诊的可能性。条件允许时，应尽可能行 OGTT（空腹血糖和糖负荷后 2 h 血糖）。

（2）普通人群的糖尿病筛查：对于普通人群，为了提高糖尿病筛查的有效性，应根据糖尿病风险程度进行有针对性的糖尿病筛查。

（3）强化生活方式干预：通过采取饮食控制和运动、定期检查血糖和密切关注心血管危险因素并做适当的治疗等措施预防Ⅱ型糖尿病，具体目标是：使超重或肥胖者 BMI 达到或接近 4 kg/m^2，或体重至少减少 5% ~ 10%；每日饮食总热量至少减少 400 ~ 500 kcal（1 kcal = 4.184 kJ）；饱和脂肪酸摄入占总脂肪酸摄入的 30% 以下；中等强度体力活动，至少保持在 150 min/ 周。

2. Ⅱ型糖尿病的二级预防　　二级预防是在已诊断的Ⅱ型糖尿病患者中预防 T2DM 并发症的发生和发展。具体措施是早发现、早诊断、早治疗。应通过对高危人群的定期体检，密切进行血糖监测，尽早发现、诊断潜在的糖尿病患者。建议在没有明显糖尿病血管并发症但具有心血管疾病危险因素的Ⅱ型糖尿病患者中采取降糖、降压、降脂（主要是降低 LDL - C）和应用阿司匹林等措施来预防心血管疾病和糖尿病微血管病变的发生。

（1）血糖控制：对于新诊断和早期Ⅱ型糖尿病患者，采用严格控制血糖的策略以降低糖尿病并发症的发生风险。

（2）血压控制、血脂控制和阿司匹林的使用：在没有明显糖尿病血管并发症但具有心血管疾病危险因素的Ⅱ型糖尿病患者中，采取降糖、降压、调脂（主要是降低 LDL - C）和应用阿司匹林治疗，以预防心血管疾病和糖尿病微血管病变的发生。

3. Ⅱ型糖尿病的三级预防　　三级预防的目标是延缓已发生的糖尿病并发症的进展、降低致残率和病死率，并改善患者的生存质量。糖尿病的综合治疗方案包括：糖尿病教育、饮食治疗、运动锻炼、药物治疗与血糖监测 5 个方面的内容，生活方式干预是Ⅱ型糖尿病的基础治疗措施，应该贯穿于糖尿病治疗的始终。

（1）血糖控制：在年龄较大、糖尿病病程较长和已经发生过心血管疾病的患者中，要充分平衡强化血糖控制的利弊，在血糖控制目标的选择上采用个体化的策略，并制定以患者为中心的糖尿病管理模式。

（2）血压控制、血脂控制和阿司匹林的使用：对于年龄较大、糖尿病病程较长和已经发生过心血管疾病的Ⅱ型糖尿病患者，应在个体化血糖控制的基础上，采取降压、调脂（主要是降低 LDL - C）和应用阿司匹林的措施，以降低心血管疾病反复发生和死亡的风险，并且降低糖尿病微血管病变的发生风险。

(四)糖尿病的社区管理

根据《国家基本公共卫生服务规范》(第3版)的要求,社区卫生服务机构应承担糖尿病管理任务。

1. 服务对象　辖区内35岁及以上常住居民中Ⅱ型糖尿病患者。

2. 服务内容

(1)筛查:对工作中发现的Ⅱ型糖尿病高危人群进行有针对性的健康教育,建议其每年至少测量1次空腹血糖,并接受医务人员的健康指导。

(2)随访评估:对确诊的Ⅱ型糖尿病患者,每年提供4次免费空腹血糖检测,至少进行4次面对面随访。Ⅱ型糖尿病患者随访服务记录表见附录4。

1)测量空腹血糖和血压,并评估是否存在危急情况,如出现血糖≥16.7 mmol/L或血糖≤3.9 mmol/L;收缩压≥180 mmHg和/或舒张压≥110 mmHg;意识或行为改变、呼气有烂苹果样丙酮味、心悸、出汗、食欲减退、恶心、呕吐、多饮、多尿、腹痛、有深大呼吸、皮肤潮红;持续性心动过速(心率超过100次/min);体温超过39℃或有其他的突发异常情况,如视力突然骤降、妊娠期及哺乳期血糖高于正常值等危险情况之一,或存在不能处理的其他疾病时,须在处理后紧急转诊。对于紧急转诊者,乡镇卫生院、村卫生室、社区卫生服务中心(站)应在2周内主动随访转诊情况。

2)若不需紧急转诊,询问上次随访到此次随访期间的症状。

3)测量体重,计算体质指数(BMI),检查足背动脉搏动。

4)询问患者疾病情况和生活方式,包括心脑血管疾病、吸烟、饮酒、运动、主食摄入情况等。

5)了解患者服药情况。

(3)分类干预

1)对血糖控制满意(空腹血糖值<7.0 mmol/L),无药物不良反应、无新发并发症或原有并发症无加重的患者,预约下一次随访。

2)对第一次出现空腹血糖控制不满意(空腹血糖值≥7.0 mmol/L)或药物不良反应的患者,结合其服药依从情况进行指导,必要时增加现有药物剂量、更换或增加不同类的降糖药物,2周时随访。

3)对连续两次出现空腹血糖控制不满意或药物不良反应难以控制以及出现新的并发症或原有并发症加重的患者,建议其转诊到上级医院,2周内主动随访转诊情况。

4)对所有的患者进行针对性的健康教育,与患者一起制定生活方式改进目标并在下一次随访时评估进展。告诉患者出现哪些异常时应立即就诊。

(4)健康体检:对确诊的Ⅱ型糖尿病患者,每年进行1次较全面的健康体检,体检可与随访相结合。内容包括体温、脉搏、呼吸、血压、空腹血糖、身高、体重、腰围、皮肤、浅表淋巴结、心脏、肺部、腹部等常规体格检查,并对口腔、视力、听力和运动功能等进行判断。

3. 服务流程(图9-8)

4. 服务要求

(1)Ⅱ型糖尿病患者的健康管理由医生负责,应与门诊服务相结合,对未能按照健康管理要求接受随访的患者,乡镇卫生院、村卫生室、社区卫生服务中心(站)应主动与患者联系,保证管理的连续性。

(2)随访包括预约患者到门诊就诊、电话追踪和家庭访视等方式。

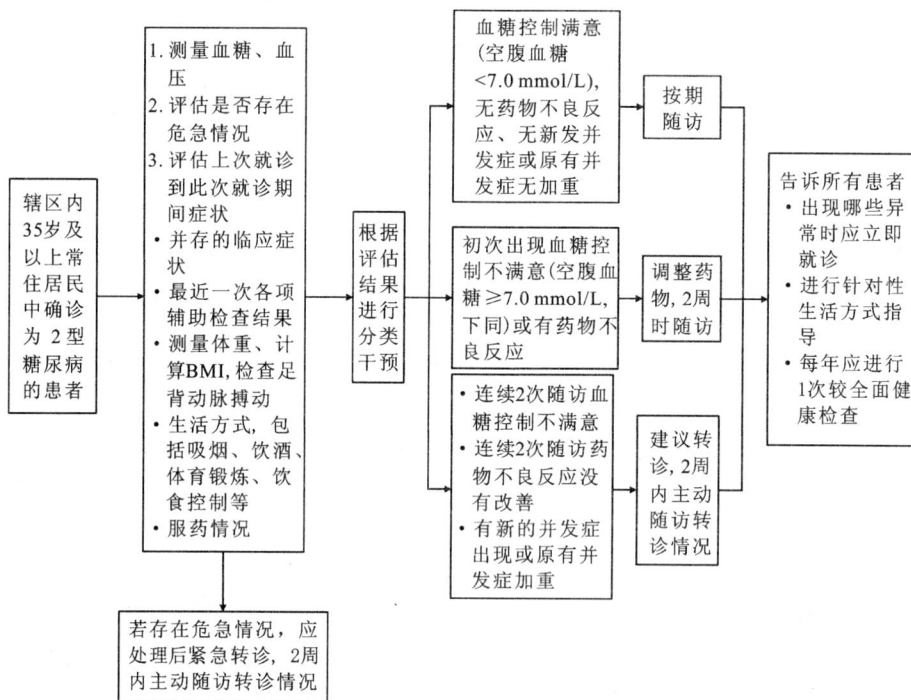

图 9-8 糖尿病社区管理流程图
(国家基本公共卫生服务规范第 3 版, 2017 年)

(3) 乡镇卫生院、村卫生室、社区卫生服务中心(站)要通过本地区社区卫生诊断和门诊服务等途径筛查和发现Ⅱ型糖尿病患者,掌握辖区内居民Ⅱ型糖尿病的患病情况。

(4) 发挥中医药在改善临床症状、提高生活质量、防治并发症中的特色和作用,积极应用中医药方法开展Ⅱ型糖尿病患者健康管理服务。

(5) 加强宣传,告知服务内容,使更多的患者愿意接受服务。

(6) 每次提供服务后及时将相关信息记入患者的健康档案。

5. 工作指标

(1) Ⅱ型糖尿病患者规范管理率 = 按照规范要求进行Ⅱ型糖尿病患者健康管理的人数/年内已管理的Ⅱ型糖尿病患者人数 ×100% 。

(2) 管理人群血糖控制率 = 年内最近一次随访空腹血糖达标人数/年内已管理的Ⅱ型糖尿病患者人数 ×100% 。最近一次随访血糖指的是按照规范要求最近一次随访的血糖,若失访则判断为未达标,空腹血糖达标是指空腹血糖 <7mmol/L。

(冯辉 张亚英)

【思考题】

刘先生,男性,50 岁,社区体检中发现血压 149/102mmHg,偶感轻度头晕,未问及家族史,有吸烟史,饮食规律。查体:身高 173 cm,体重 84 kg,心肺检查未见异常;心电图检查未见异常,未进行其他检查。

(1) 根据目前已知的信息,刘先生的心血管危险水平处于哪个级别?

(2) 为对刘先生进行规范的高血压患者管理,还应补充采集哪些信息?

(3) 社区护士应如何对刘先生进行高血压患者管理及护理指导?

第十章 社区康复与护理

学习目标

识记：

1. 能准确说出社区康复护理的定义。

2. 能准确说出社区康复护理的内容和特点。

3. 能正确概述社区康复护理基本技术。

4. 能简述常见病、伤、残者的社区康复护理要点。

理解：

1. 能比较分析颈椎病、腰椎间盘突出症的社区康复护理措施的异同点。

2. 能理解不同部位骨折的康复护理要点。

运用：

能查阅资料，概括当代社区康复护理的国际发展趋势，评论我国社区康复护理发展的主要方向和策略。

第一节 概　述

一、基本概念

1. 康复（rehabilitation）　20 世纪 90 年代，世界卫生组织（World Health Organization，WHO）对康复的定义是：康复是综合协调地应用各种措施，最大限度地恢复和发展病、伤、残者的身体、心理、社会、职业、娱乐、教育和周围环境相适应的潜能，以减少病、伤、残者身体、心理和社会的障碍，使其重返社会，提高生活质量。由此可见，康复是针对病、伤、残者的功能障碍，以整体人为对象，以提高功能水平为主线，以提高生活质量并最终回归社会为目标，使病、伤、残者最大可能恢复或重建身、心、社会功能，达到最佳状态，担负起他们能承担和应该承担的社会职能。

2. 社区康复（community‐based rehabilitation，CBR）　社区康复是指病、伤、残者经过临床治疗阶段后，为减少其身心功能障碍，由社区提供有效、可行、经济的全面康复服务，使病、伤、残者能重返社会。社区康复采取全面康复的模式，从残疾的预防，到残疾人的医疗康复、教育康复、职业康复、社会康复，都是社区康复要完成的任务。实际上，相当数量的残疾者主要依靠社区提供的康复服务，就能基本满足其治疗需要，无需到高层次的医院住院治疗；同时，许多从康复医院出院的患者也需要在社区进行巩固治疗、功能训练及心理、社会康复。

3. 社区康复护理（rehabilitative nursing in the community）　社区康复护理是指在社区康复过

程中，根据总的康复医疗计划，围绕全面康复目标，针对病、伤、残者的整体进行生理、心理、社会诸方面的康复指导，使他们自觉地坚持康复锻炼，减少疾病的影响，预防继发性残疾，以达到最大限度的康复。社区康复护理的精髓在于"社区组织、社区参与、社区训练、社区依靠、社区受益"。

4. 残疾（disability） 残疾是指因外伤、疾病、发育缺陷或精神因素造成的明显、长期、持续或永久性的身心功能障碍，以致不同程度地丧失正常生活、工作和学习能力的一种状态。

5. 残疾人（the disabled） 残疾人是指心理、生理或人体结构上，某种组织、功能丧失或不正常，使得部分或全部失去以正常方式从事个人和社会生活能力的人。包括视力残疾、听力残疾、言语残疾、肢体残疾、精神残疾、多重残疾和其他残疾的人。

二、社区康复的服务模式

社区康复的服务模式与一个国家的政治，经济、文化、教育和社会结构等密切相关。我国已经开展的模式有：

1. 社区职务保障模式 主要由民政部门负责，结合基层社会保障，对社区内老、幼、病、伤、残者进行收容和康复。如社区内的养老机构，对老年人进行简单的护理和运动治疗；职业康复训练，对有劳动能力的病、伤、残者进行有针对性的职业康复，组织和指导他们学会一门技术，并安排到社区相关部门就业，享受政府优惠的相关政策。这种模式虽能解决病、伤、残者的实际生活困难，但受经济发展限制，每位病、伤、残者很难谋到自食其力的工作，容易造成单纯依赖福利照顾的倾向。

2. 卫生服务模式 主要由卫生机构的医务人员负责，以病、伤、残者为服务对象。利用初级卫生保健组织网络，从普查残疾人开始，以家庭为基地，开展康复预防、治疗服务。如对社区内儿童营养不良采取预防和治疗并行的方法，进行专门的膳食补充和药物治疗等；对病、伤、残者根据实际条件，进行身心功能特别是日常生活活动能力的训练等。这种模式对职业康复和社会康复方面的训练相对关注较少，不利于伤残者回归社会。

3. 家庭病床模式 主要由社区医疗卫生服务机构为患者（如脑血管意外后偏瘫等）开设家庭病床，由医务人员定期上门进行基本的康复治疗、康复护理和康复训练。由于社区医疗卫生服务机构中的医务人员专业康复知识的缺乏，强调身心功能训练不够，并且缺乏职业、社会康复等服务内容，康复受益覆盖面就不够广泛。

4. 社会化模式 在社区康复中政府起主导作用，强调各部门各级人员共同参与，针对社区内需要康复的对象进行医疗、职业和社会等方面的康复，这种模式既有利于康复对象重返社会，也有利于整个社区向前发展。

三、社区康复护理的目标

1. 以人群为焦点；

2. 以个案为基点；

3. 立足于人群保健；

4. 注重残疾或意外伤害的预防；

5. 实施管理与组织；

6. 建立生活自理性；

7. 以提高生活质量为目标。

四、社区康复护理的特点

1. 面向社区，依靠社区　社区康复护理工作面向社区，主要依靠社区的人力、物力、财力开展工作。

2. 特殊的服务对象　社区康复护理对象主要是功能障碍者、伤残人员、老年人、慢性病患者。

3. 提供全面的康复护理　利用康复护理技术，对康复对象进行躯体、精神、教育、职业、社会生活等方面的康复护理。

4. 以自我护理为主，提高和改善残疾者的功能水平　社区康复护理注重功能训练，即日常生活活动能力训练，包括言语、认知、吞咽动作、床上运动、室内移动、步态、轮椅使用、排便、入浴等。

5. 建立良好的支持系统　取得家庭、康复机构、社区卫生部门、民政部门及残疾人联合会的支持。

6. 团队的协作精神　在基层医疗机构和社区卫生服务机构，由全科医师领导配合康复专业人员从事康复医疗工作。

7. 不可取代的优势　社区康复护理具有康复对象积极主动参与、康复费用少、社会收益大、康复技术通俗易掌握等特点。

第二节　社区康复护理的内容与技术

一、社区康复护理内容

社区康复护理遵循现代医学所倡导的"全面康复"的原则，真正实现康复对象在社会生活中的自尊、自强、自信、自立。社区康复护理内容应根据康复对象的不同康复需求，对其进行心理、生理、社会诸方面的康复护理。

1. 全面评估社区康复状况及康复对象　开展社区状况调查及社区病、伤、残者普查，了解病、伤、残的类别、人数、程度及因素，为制定全面康复护理计划提供资料。

2. 预防　落实各项有关残疾预防的措施，如给儿童口服脊髓灰质炎疫苗，搞好优生优育和妇幼卫生工作，开展环境卫生、营养卫生、精神卫生、保健咨询、安全防护和卫生宣传教育等。

3. 恢复和改善残存的功能障碍　依靠社区力量，以基层康复站和家庭为基地，采用各种康复护理技术，最大限度的恢复康复对象的生活自理能力，使康复对象的器官功能或肢体功能恢复或改善，防止继发性残疾。

4. 评估和调整康复对象的心理状态　通过心理指导与治疗，使康复对象面对现实，以积极的态度配合康复治疗。对心理异常者，可采用精神支持疗法、暗示疗法、认知行为疗法等，以减轻或消除患者的症状，恢复正常的心理调适功能，使康复训练计划顺利进行。

5. 建立和完善各种特殊教育系统　组织残疾儿童接受义务教育和特殊教育，对不同的康复护理对象，根据其要求，开展康复知识的宣传教育活动，提高康复保健知识，促进康复目标的实现。

6. 协调家庭、社区有关部门，建立完善的支持系统　对家庭、社区有关部门进行协调工作，确保对病、伤、残者进行照顾；对社区的群众、残疾人及其家属进行宣传教育，使其能正确地对待残疾和残疾人，建立完善支持系统，为康复对象提供安全、舒适的康复环境，为残疾人重返社会创造条件。

7. 提供独立生活指导 协助社区内残疾人组织"独立生活互助中心",提供有关残疾人独立生活的咨询和服务,如有关残疾人经济、法律、权益的咨询和维护、有关残疾人用品用具的购置和维修服务、独立生活技能咨询和指导等。

二、社区康复护理评定

社区康复护理评定包括康复个体的评定和社区评定。康复个体的评定内容包括一般情况、病史、体格检查、形态和功能评定、神经评定、心理评定、日常生活活动能力和生活质量评定、残疾评定等。社区评定包括社区人群评定和环境评定。

(一)社区评定

1. 社区人群评定 包括社区人口多少、密度、增长趋势、分布、流动性、职业状况、婚姻状况、教育状况和民族特性等基本人口资料;社区人群主要疾病类型及其患病率、病死率;社区易感人群和亚健康状态的人数分布情况,以及社区保健、经济、娱乐和福利等情况。

2. 环境评定

(1)居住环境评定:包括楼梯、门、门槛和电梯等出入口评定;地面、墙、电灯和水龙头等空间围绕物的评定;卧室、家具、浴室和厨房等居住环境评定。

(2)工作环境评定:护士除了解患者工作的特点和完成该项工作应具备能力外,应对患者工作区,如照明、工作台面高度、活动空间等进行评定,同时对工作环境内公共设施,如电梯、卫生间和出入口等进行评定。

(3)社区环境评定:评定公共交通工具是否利于患者出行,以及道路、商店、餐馆、学校、医院和体育馆等社区服务设施是否利于患者使用。

(二)康复个体的评定

1. 运动功能评定 在神经系统、循环系统、呼吸系统、肌肉与骨关节等的社区康复中,应对患者进行心肺功能、肌力、关节活动度、平衡与协调功能评定,以了解其完成物理治疗和作业治疗的能力。

(1)心功能评定:通过询问病史、体格检查、心电图、超声心动图、运动负荷试验和运动心电图等方法进行心功能评定,可了解患者既往有无心脏病史,有无心脏扩大、心律失常和心脏杂音,心脏储备能力等。社区常用的心功能评定包括纽约心脏病协会的心功能分级、6 分钟步行试验和心电图检查等。

(2)肺功能评定:主要指呼吸功能评定。通过询问病史、体格检查、呼吸肌功能评定、呼吸气分析和动脉血气分析等方法可了解患者呼吸频率、动度、呼吸音强弱,有无呼吸困难、异常呼吸和鉴别通气障碍类型。社区常用的肺功能评定是呼吸功能徒手评定、肺容量评定和肺通气功能评定。

(3)肌力评定:肌力评定的方法有徒手肌力评定(MMT)、简单机械检查仪器检查和等速运动测试仪检查。其中 MMT 比用测力计等方法测得的肌力绝对值更具有使用价值,且不需要特殊的检查器具,不受检查场所的限制,宜在社区康复治疗和护理中使用。

(4)关节活动度(ROM)评定:包括主动关节活动和被动关节活动。测量工具有通用量角器、电子角度计和皮尺等。其中通用量角器易于携带和使用,是社区中最常用的 ROM 测量工具。

(5)步态分析:主要包括用目测法观察患者行走过程的定性分析,以及应用运动学电子测角器、光电子运动分析系统等进行定量、动态分析。社区宜采用目测法。

（6）平衡功能评定：包括主观评定和客观评定。客观评定是通过平衡测试仪对平衡功能进行力量化分析。主观评定是进行通过观察和 Berg 等平衡量表对具有平衡功能障碍的患者进行粗略的筛选，其应用简便，适宜在社区使用，包括坐位保持和平衡、站立位保持、单眼站立检查、强化 Romberg 检查、跨步反应以及在活动状态下移动身体等。

（7）协调功能评定：主要是观察被测试对象在完成指定的动作中有无异常，包括粗大和精细协调运动的评定。精细协调运动评定主要是日常生活活动能力评定，粗大协调运动评定主要是非平衡性协调功能评定（包括指鼻和交替指鼻对指试验、对指试验、轮替试验、旋转试验、握拳试验、拍膝拍地试验、跟－膝－胫试验、足趾接触检查者手指试验等）。

2. 言语－语言和吞咽功能评定

（1）言语－语言功能评定：是通过交流、观察、量表和仪器等方法评定患者有无言语－语言功能障碍；判断言语－语言功能障碍的原因、性质、类型和程度；确定患者是否需要言语治疗及其方法；评定康复治疗后的效果，预测言语－语言障碍恢复的可能性。

（2）吞咽功能评定：是通过询问病史、主诉、体格检查和吞咽试验等确定吞咽障碍是否存在，以及吞咽障碍的原因、程度、影响因素，为吞咽障碍的康复治疗提供依据。常用的筛查量表是 EAT－10 吞咽筛查量表。吞咽试验包括：反复吞咽唾液测试（repetitive saliva swallowing test，RSST）、多伦多饮水试验和洼田饮水试验等。

3. 日常生活活动能力评定　日常生活活动（activities of daily living，ADL）是一个人为了满足日常生活需要每天必须进行的活动，包括基础性日常生活活动（basic activities of daily living，BADL）和工具性日常生活活动（instrumental activities of daily living，IADL），是人们在家庭和社区中的最基本能力。康复的目的是让患者获得或恢复 ADL，不断提高生活质量（quality of life，QOL），所以 ADL 评定和 QOL 评定是社区康复评定中最基本和最重要的内容之一。

（1）BADL 评定方法：包括提问法、观察法和量表评定法。提问法通过口头或问卷的形式，收集患者资料，适用于筛查患者残疾的评定；观察法多在患者日常生活中实施各种活动的生活环境进行观察；量表评定法是采用检查表进行评定，是目前最常使用的 ADL 评定方法，Barthel 指数评定可信度高且使用简单，可用于社区 BADL 评定。

（2）IADL 评定方法：功能活动问卷（functional activities questionnaire，FAQ）用于研究社区老年人独立性和轻症老年性痴呆，是目前 IADL 评定量表中效度最高的，而且项目较全面，在 IADL 评定时提倡首先使用。

（3）QOL 评定：根据 WHO 的标准，QOL 的评定至少应该包括 6 大方面：身体功能、心理状况、独立能力、社会关系、生活环境、宗教信仰与精神寄托。常用的方法有：访谈法、自我报告、观察法和标准化的量表评定法。标准化的评定量表可以分为 3 类：①普适性量表：适用于不同健康状态和疾病类型不一的一般人群。②疾病专用量表：专门用于某一种疾病患者的评估。③领域专用量表：领域量表是用于测量生活质量构成各领域的量表，可根据具体情况选用。常用的评定量表有：世界卫生组织生活质量评估量表（WHOQOL－100 和 WHOQOL－BREF）、简明调查问卷－36 项（SF－36）、生活满意度量表（satisfaction with life scale，SWLS）和脑卒中专用生活质量量表（stroke－specific quality of life scale，SS－QOL）等。

4. 心理评定　心理评定可以通过观察法、调查法和心理测验了解患者行为活动，推断和分析患者的心理状况。其中心理测验包括认知功能测验（意识评定、认知筛查量表、记忆测验）、智力测验、情绪测验（最常见的是抑郁和焦虑情绪的测验）。

5. 营养和压疮评定

（1）营养评定：主要包括体格检查、营养素摄入评定、人体生化和生理指标评定。其中生理指标评定包括身长、体重、腰围、臀围、皮褶厚度、上臂围和上臂肌围等；人体生化指标评定包括：血脂、血清白蛋白、白蛋白/球蛋白、血红蛋白和红细胞等。

（2）压疮评定：包括压疮危险因素评定（Braden 评分）、压疮等级评定等。

6. 疼痛评定　社区常用的疼痛评定包括疼痛部位、强度、特性和发展过程评定。常用疼痛强度评定方法有：视觉模拟评分法（visual analogue scale，VAS）、口述描绘评分法（verbal rating scale，VRS）和数字评分法（numerical rating scale，NRS）。

三、社区康复护理技术

社区康复护理技术主要包括社区康复护理环境、基础护理技术和社区康复护理专业技术。社区康复护理环境包括社区设施环境、心理环境和社会环境。基础护理技术包括饮食护理、皮肤护理、口腔护理等，与临床其他专科护理基本相同。社区康复护理专业技术包括日常生活活动能力的护理、助行器使用的护理、轮椅使用的护理、矫形器和假肢使用的护理等。康复护理人员应根据康复护理评定结果，以患者功能训练为中心，采取适当的康复护理技术，使患者最大限度地恢复功能，争取早日重返社会。

第三节　社区内常用的康复护理技术

一、社区康复护理环境

（一）社区设施环境的要求

无障碍设施是最基本的要求。通过建立无障碍设施，消除环境对残疾者日常生活活动造成的各种障碍，使环境能够适应残疾者日常生活和工作的需要，为他们重新参与社会活动创造条件。

1. 出入口　为方便使用轮椅的患者，出入口应为斜坡形，倾斜的角度为5°左右，或每长30 cm升高2.5 cm，宽度应为1~1.14 m，两侧要有5 cm高的突起围栏以防轮子滑出。斜坡表面要用防滑材料。门内外应有1.5 m×1.5 m的平台部分，然后接斜坡，让患者进出门后能转过身来关门或锁门。

2. 电梯、楼梯　社区中电梯的深度、宽度均至少为1.5 m，门宽应不小于80 cm。电梯迎门面应有镜子，便于乘轮椅者观看自己的进出是否已完成，供乘轮椅者使用的电梯控制部分离地应在1 m左右。楼梯至少有1.2 m的宽度，每阶的高度不应大于15 cm，深度为30 cm，两侧均需设离地面0.65~0.85m高的扶手，梯面为防滑材料。

3. 走廊　供轮椅出入的门不应有门槛，门至少有85 cm以上的有效高度，走廊应有1.2 m以上的宽度。轮椅旋转90°处所需的空间应为1.35 m×1.35 m。

4. 厕所　一般采用坐式马桶，高40~45 cm，两侧安置扶手，相距80 cm。厕所的门最好是推拉门，以免开关时引起不便。

5. 洗手池　洗手池池底最低处距地面的高度应大于69 cm，以便乘轮椅者的大腿能进入池底下部，便于接近水池洗脸。水龙头应采用长手柄式或感应式，以便操作。镜子的中心应在离地105~115 cm处，以便乘轮椅者使用。

6. 浴室　盆浴的盆沿离地面的高度应与轮椅座高（40~45 cm）相近，盆周与盆沿同高处应有平台部分，以便患者转移和摆放一些浴用物品。地面和盆底应有防滑措施，水龙头用手柄式较好。盆周应有直径4 cm的不锈钢扶手，淋浴时用手持淋浴喷头，喷头最大高度应位于坐在淋浴专用轮椅上的患者能够够得着处。

7. **卧室**　门把手应改造成向外延伸的横向把手以利开关，卧室内床的高度以患者坐位时两脚能平放在地面为宜。卧室桌前、柜前、床边应有 1.6 m 的活动空间。衣柜内挂衣架的横木不应高于 1.22 m，衣柜深度不应大于 60 cm，柜内隔板和柜上架板不应大于 1.37 m，墙上电灯开关最好能低于 92 cm。

8. **厨房**　地面使用摩擦系数大、不容易滑倒的地板材质，不可有油腻、水滑，日常使用的餐具放于容易取到的地方，汤锅、水壶最好是汽笛式。

9. **传达、接诊、咨询柜台**　柜台的最底层离地高度应为 62 cm，台面高度以离地 70～75 cm 为合适。

(二)心理康复环境的要求

心理康复环境是由社区康复医护人员和心理医生针对康复的需要，对康复对象采取一系列的心理相关措施而必需的环境，如：社区康复医护人员根据康复对象残、障的不同性质和阶段，在交流方式上和对心理状态的观察方面，都有与心理环境相关的要求。

(三)社会康复环境

1. **组织网络**　有完善的三级服务网，在农村有县、乡、村三级服务网，在城市有市区、街道及居委会三级服务网。

2. **康复政策**　1969 年，WHO 指出："康复是使残疾者尽可能地在体力、智力、社会、职业和经济方面成为有用的人"，后修改为"采取一切措施减轻残疾和残疾带来的后果，使残疾人重新回到社会中"。1991 年 5 月 5 日，我国颁布实施《中华人民共和国残疾人保障法》，确定康复工作应从实际出发，将现代康复技术与我国传统康复技术相结合；以康复机构为骨干，社区康复为基础，残疾人家庭为依托；以实用易行、受益广的康复内容为重点，并开展康复新技术的研究、开发和应用，为残疾人提供有效的康复服务。

3. **服务人员结构**　社区康复服务是由一些临床经验丰富且受过特别训练的医生、护士、民政人员、志愿者、社团、残疾者本人及其家属参加的社区康复系统。

4. **社区康复类型**　包括 4 类：专科型、综合型、联合型、松散型。

二、日常生活活动能力的护理

(一)营养与饮食的护理

社区康复护理人员除了参与为患者创造良好的饮食条件，制定适宜的饮食种类，保证足够的营养成分和足量水分的摄入外，还需对患者进行进食训练。

1. 患者取半坐位或半卧位，身体靠近餐桌，将食物及用具放在便于取用的位置，必要时将碗、盘用吸盘固定。

2. 社区康复护理人员帮助患者用健手将食物放在患手上，再由患手将食物放于口中，以训练患手、健手功能的转换。

3. 患者若为视觉障碍，可将食物按顺时针方向摆放，并且告知患者食物的种类和口味。

4. 有吞咽功能障碍的患者，必须先做吞咽功能的训练后再进行进食训练。要先用浓汤类或半固定类的食物，每次食物量不宜过多，并尽量放在舌后部，饮水要用吸管，并防止呛咳。

5. 患者单手用勺进餐时，为了便于患者抓紧进餐用具，可将餐具手柄加粗或使用辅助用具。为防止吃饭时碗或盘子在桌面上滑动，可在碗或盘子下面垫一块胶皮或一条湿毛巾以固定。

6. 用带叉的两用勺吃饭较容易、方便。

7. 在进食训练过程中，社区康复护理人员应加强对患者的观察。

（二）排泄的护理

1. **排尿的护理** 排尿的护理是对神经性原因所致的膀胱尿道功能失调而实施的特殊护理，其主要目的是预防泌尿系统并发症，保护肾脏和膀胱的功能。神经源性膀胱主要表现为尿潴留、尿失禁和混合型，如不采取有效的护理措施，则会因此而延缓康复进程，降低患者的生活质量，甚至继发严重并发症，导致患者死亡。

（1）尿潴留的护理：膀胱内潴留大量尿液而不能自主排出，称为尿潴留，表现为下腹胀痛（某些神经损伤的患者可能感觉缺失、感觉减退或感觉敏感）、排尿困难。体检可见耻骨上膨隆，扪及囊样包块，叩诊实音。护理原则：促使充分排空膀胱，减轻患者痛苦。护理措施包括：①调整体位与姿势：根据病情和残疾情况，尽量协助患者以习惯姿势排尿，能坐起者可辅助取坐位，只能仰卧者，可摇高床头或助患者略抬高上身。②进行排尿训练：进行排尿训练前要进行尿流动力学检查，若无该设备，可行简易膀胱容量 – 压力测定，确认膀胱类型和安全的训练方法，包括意念排尿、习惯排尿、反射性排尿。③间歇导尿术：间歇导尿术是神经源性膀胱排空的金标准。间歇导尿术包括无菌间歇导尿术和清洁间歇导尿术。清洁间歇导尿术适用于患者在社区、家庭操作。对于病情稳定、摄入水分 1500 ~ 2000 mL/d、膀胱安全容量 >200 mL、无膀胱 – 输尿管反流者，可每 4 ~ 6h 导尿一次，最多不超过 7 次/d。同时要求患者每日水分缓慢均匀摄入，睡前 3h 不再摄入水分。④残余尿量的测定：用排尿训练等方法让患者自行排尿后，立即导尿或用 B 超检查测定膀胱内残余尿量。正常女性残余尿量不超过 50 mL，正常男性不超过 20 mL。残余尿量是评定患者是否需要间歇导尿及导尿的次数的重要依据。当每次残余尿量 <80 mL，可停止间歇导尿。⑤留置尿管：如无必要，不建议采用留置导尿。

（2）尿失禁的护理：尿液失去控制，不自主地流出，称为尿失禁。护理原则是促使膀胱储尿，保持局部干燥。护理措施包括：①习惯排尿训练：帮助患者建立规律性排尿的习惯。②延时排尿：部分患者在逼尿肌不稳定收缩启动前可感觉尿急，并能收缩括约肌阻断尿流出现，最终中断逼尿肌的收缩。③盆底肌训练：患者有意识地反复收缩盆底肌群，增强支持尿道、膀胱、子宫和直肠的盆底肌肉力量，以增强控尿能力。适用于盆底肌尚有收缩功能的尿失禁患者。④设法接尿：可用外部集尿器装置，男性用阴茎套型集尿装置，条件简陋者可使用保鲜袋作为简易集尿装置；女性用固定于阴唇周围的乳胶制品或尿垫。⑤留置导尿：可根据病情予以留置导尿，需保持导尿管和集尿袋无菌密闭状态，管道通畅，尿道口每日清洁 2 次，尿管每 2 周更换，集尿袋每周更换 1 次。但若发现尿液浑浊有沉淀等异常现象，应及时更换尿袋。⑥皮肤护理：保持皮肤清洁干燥，及时用温水清洗会阴部，被服勤洗勤换，以避免尿液刺激皮肤，防止感染和压疮的发生。⑦用药护理：针对膀胱逼尿肌活动过度的患者，可遵医嘱使用托特罗定、索利那新等 M 受体阻滞剂。

2. **排便的护理**

（1）便秘的护理：护理原则是帮助患者建立排便规律。护理措施包括：①饮食：指导患者多饮水（每日 2000 mL 以上）、多食高纤维食物。②养成定时排便的习惯：养成餐后半小时排便的习惯。③选择合适的姿势和便器：根据病情和残疾情况，尽量协助患者以蹲位、坐位排便，如为卧位排便，应使用橡皮囊式便盆。④手法按摩腹部：患者屈膝仰卧位，于饭后半小时作自右向左的顺时针腹部按摩。⑤用药护理：遵医嘱予以口服软便剂。也可使用肛门栓剂开塞露等辅助。⑥手指直肠刺激（digital rectal stimulation，DRS）：可促使诱发排便反射。操作者戴手套，用示指蘸润滑油润滑肛门后伸进至直肠，在保护好直肠黏膜的前提下作环形指端刺激，时间以每个受试者通过 DRS 后有大便排出或在能耐受的情况下做 5 次重复，每次 DRS 持续 1 min，间隔 2 min 后再次进行 DRS。⑦灌肠法：适用于上述处理后仍无法排便者。

（2）大便失禁的护理：护理原则是帮助患者控制大便。护理措施包括：①饮食：在无肠道感染的情况下，应减少调味品及粗糙食物的摄入。②及时给予便器：了解患者的排便时间、规律，观察排便前表现。③盆底肌训练：患者有意识地反复收缩盆底肌群，增强支持尿道、膀胱、子宫和直肠的盆底肌肉力量，以增强控便能力。④皮肤护理：保持被服清洁干燥，及时清洁会阴及肛周皮肤。

（三）个人卫生的护理

1.洗脸、刷牙　患者坐在洗脸池前，用健手打开水龙头，调节水温。用健手的力量洗脸、洗手，洗健手时，将患手贴在洗手池或将毛巾固定在水池边缘，擦过香皂后，健侧手或前臂在患手或毛巾上搓洗即可。如要拧毛巾，可将毛巾绕在水龙头上或患侧前臂上，用健手拧干。旋开牙膏盖时，可借助身体将物体固定，健手旋开。

2.修剪指甲　将指甲剪改造并固定于木板上，用患手掌或手肘按压指甲剪为健手修建指甲。

3.如厕　卧床患者，教会家属固定患者下肢，让患者自己双手交叉抬高臀部（桥式运动），将便器放入与移出。若乘轮椅者，患者驱动轮椅坐至厕旁，使轮椅与坐厕呈 30°～40°，刹车制动，向两侧旋开脚踏板。偏瘫患者向前弯腰，用健手抓住对侧扶手，以健腿支撑起身体，并以此为轴转动身体，将两腿后面靠到坐便器的前缘，站稳，解开裤子褪至臀部以下但不过膝，坐到坐厕上，返回轮椅时按相反的顺序进行。

4.洗澡　盆浴时患者坐在浴盆外椅子上，脱去衣物，患者将臀部移向浴盆内横板上，将盆外的健腿放入盆内，再帮助患腿进入盆内，洗毕出浴盆的顺序与进浴盆的步骤相反。淋浴时患者可坐在椅子或轮椅上，先开冷水，再开热水调好水温，洗澡时可用带长柄的海绵刷擦洗后背。

（四）衣物的穿脱

1.穿脱前开襟上衣　原则是先穿患侧，再穿健侧。穿衣时，患者取坐位，先把衣袖套进患手并拉至肘关节以上位置；健手拉衣领，沿肩膀把衬衫拉至健侧；健手随即穿入另一衣袖，单手扣好纽扣。脱上衣时，先脱健侧，后脱患侧。

2.穿脱套头上衣　穿衣时，患者取坐位，将衣袖先套进患手，然后套健手；用健手帮助患侧手穿上衣袖；健手将套头上衣背面举过头顶，头部穿过领口；将衣服拉下并整理好。脱上衣时，先将衣身脱至胸部以上，再用健手将衣服拉住，在背部从头脱出，脱出健手，最后脱患手。

3.穿脱裤子　将患腿交叉放在健腿上，然后尽可能向上套裤腿；将裤管拉高直至脚板露出；健腿穿过另一裤管，将裤腿尽量拉高至大腿；臀部抬离椅子，双腿站立；将裤拉至腰部，整理好然后坐下，拉上裤链。如身体较弱不能站立的患者，可躺下，翘起臀部，把裤子拉上。脱裤子与穿裤子相反。

4.穿脱袜子和鞋　穿袜子和鞋时取坐位，将偏瘫腿交叉在健腿上，用健手为患足穿袜子或鞋，然后将患腿放回原地，同理穿健足袜子和鞋子，必要时可用长柄鞋楸协助。脱袜子和鞋子的顺序与穿时相反。

（五）体位的保持和转移

1.体位的保持（以偏瘫患者为例）

（1）患侧卧位：即患侧肢体在下，健侧肢体在上的侧卧位（图 10-1A）。该体位可伸展患侧肢体、减轻和缓解痉挛，使瘫痪关节韧带受到一定压力，促进本体感觉的输入，同时利于健侧肢体自由活动。取患侧卧位时，患者的头下给予合适高度的软枕，头部固定保持中立位，躯干稍向后旋转，患侧肩胛骨内侧缘不离开床面，后背用枕头支撑。患臂前伸，将患肩向前平伸以避免受压和后缩，与躯干呈90°，前臂外旋，使腕被动地背伸；手指伸展，掌心向上，手中不放置任何东西，以免诱发抓握反射而强化患侧手的屈肌痉挛。患侧髋关节伸直，膝关节略为屈曲，必要时佩戴矫形支具。健侧上肢应放在身上或软枕上，避免放在身前，以免因带动整个躯干向前而引起患侧肩胛骨后缩。健侧下肢应充分屈髋屈膝，腿下放一软枕支撑。

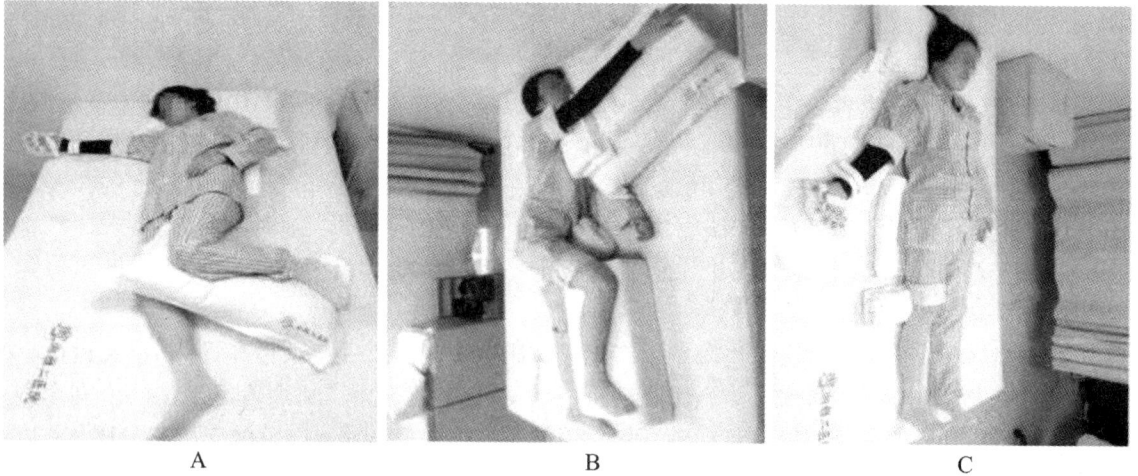

图10-1　右侧偏瘫患者的体位摆放

(2)健侧卧位：即健侧肢体在下方，患侧肢体在上方的侧卧位(图10-1B)。此体位避免了患侧肩关节的直接受压，减少了患侧肩关节的损伤，但是限制了健侧肢体的主动活动。取健侧卧位时，患者的头下给予合适的软枕以良好的支持，保证患者感到舒适并保持颈椎向患侧侧屈。胸前放一软枕，直至患侧腋窝高度与双肩同宽，患肩充分前伸，与躯干呈100°，患侧肘关节伸展，腕、指关节伸展放在枕上，掌心向下。患侧髋关节和膝关节尽量前屈90°，置于体前另一软枕上，注意患侧踝关节不能内翻悬在软枕边缘，以防造成足内翻下垂，必要时佩戴矫形支具。健侧肢体自然放置。

(3)仰卧位：即面朝上的卧位(图10-1C)。仰卧位时，患者使用的软枕不宜太高，以防因屈颈而强化了患者的痉挛模式。患侧肩下垫一软枕，使肩部上抬前挺，以防肩胛骨向后挛缩，患侧上臂外旋稍外展，与躯干呈30°，肘、腕关节伸直，掌心朝上，手指伸直并分开，必要时佩戴矫形支具，整个患侧上肢放置于枕头上。患侧臀部放一薄枕，防止下肢外展、外旋。膝下垫毛巾卷，保持膝伸展微屈。避免任何用物压在患足上，足底不要放任何东西，以防止增加不必要的伸肌模式的反射活动，必要时佩戴矫形支具。

2.体位转换

(1)向患侧翻身：①主动向患侧翻身：患者仰卧，患侧上肢放于胸前，健侧下肢屈曲，健上肢拉住患侧床栏，翻向患侧。②辅助下向患侧翻身：方法同上，向患侧翻身比向健侧翻身相对容易，但应注意避免患侧肩部受损。

(2)向健侧翻身：①主动向健侧翻身：患者仰卧，双上肢Bobath握手伸肘，肩上举约90°，健足置于患足下方。健上肢带动患上肢先摆向健侧，再反方向摆向患侧，以利用躯干的旋转和上肢摆动的惯性向健侧翻身。②辅助下向健侧翻身：仰卧位，指导患者健手将患手拉向患侧，健侧腿插入患侧腿下方。治疗者在患侧控制患者肩胛骨、骨盆，辅助患者翻至健侧。

(3)仰卧位与坐位转换：①独立坐起：患者健手握住患手，双腿交叉，用健侧腿将患侧下肢放至床边，同时颈部前屈，身体转向健侧；健手松开患手，健足将患侧小腿移到床沿外，使双侧小腿都离开床面；健侧肘于体侧撑起身体，抬头；肘伸直坐起至床边坐位。调整坐位姿势，患手放在大腿上，足与地面接触。从健侧翻身坐起比较容易，患者常可自己完成。②辅助下坐起：侧卧位，患者自主完成两膝屈曲，护士协助患者将双腿放于床边，然后一手托住患者下方的腋下或肩部，另一手按着患者位于上方的骨盆或两膝后方，嘱患者向上侧屈头部的同时，以骨盆为枢纽使其转移成坐位。

（4）从椅坐位到站位：①辅助站起：患者坐在床或椅子前缘，双足平放地上，膝位于足尖上方（屈膝＞90°）；护士面向患者站立，将患侧上肢放在自己肩上或用上肢托住，一手放在患侧肩胛骨处，一手放在健侧骨盆后缘，双膝夹住患膝两侧；站起时，患者身体前倾，重心转移双膝之间，双足不动，护士双手向前、向上引导，同时发出口令"起来"，顺势将患者托起；站起后，用自己的膝部稍顶住患膝，防止"打软"；调整好站立位姿势，保持抬头、挺胸、体重均匀分布在双侧下肢上；坐下时，身体前倾，臀部向后，缓慢移动重心，直到完全坐下。②独立站起：患者坐在床边或椅子前缘，双足平放地上，膝位于足尖上方，双手交叉相握，上肢向前、向上抬起；同时，身体前倾，当双肩向前超过双膝位置时，立即抬臀，伸展膝关节，站起。

（六）身体的转移

1.主动转移技术

（1）利用滑板转移：将轮椅与床边呈30°夹角，刹车制动，卸下靠床扶手，将滑板架在轮椅与床之间，患者做一系列支撑动作从轮椅向床上挪动。

（2）利用上方吊环转移：将轮椅与床边呈30°夹角，刹车制动，患者先将腿从轮椅上移到床上，再将右手伸入上方吊环，左手支撑床面。在左手用力撑起的同时，右手腕或前臂向下拉住吊环，臀部提起，向床上转移。

（3）直角转移：将轮椅与床呈直角，距离30 cm，刹车制动，患者用右侧前臂钩住轮椅把手，以保持平衡，将左手腕置于右膝下，通过屈肘动作将右下肢抬起放到床上，双手扶住扶手向上撑起，同时向前移动到床上。

（4）侧方转移（从左侧转移）：将轮椅与床呈30°夹角，刹车制动，患者左手支撑床面，右手支撑扶手，同时撑起躯干并向前及左侧方移动到床上。

（5）平行转移（左侧身体靠床）：将轮椅靠近床边，与床平行放置，刹车制动，卸下靠床扶手，将双腿抬上床（方法同直角转移），躯干倾向床侧，将右腿交叉置于左腿上，应用侧方支撑移动的方法将躯干移动到床上，一手支撑在床上，另一手支撑在轮椅扶手上，头和躯干前屈，双手向上支撑躯干，并向床侧移动。

2.被动转移技术

（1）一人转移法：社区康复护理人员用双脚和双膝抵住患者的双脚和双膝的外侧，双手抓住患者腰带或抱住其臀部，向上提起。如果患者的肱二头肌尚有神经支配，就让患者用手臂抱住护理人员的颈部；如果患者双臂均无力，则可将双臂置于膝上，护理人员身体向后倾倒，抵住双膝搬动患者，将其拉起呈站立位，然后向床边移动，护理人员一手仍扶住其臀部，另一手向后滑动到患者的肩部以稳定躯干，把患者的臀部轻轻放到座位上。

（2）两人转移法：将轮椅与床呈20°夹角，刹车制动；患者取坐位，躯干前倾，两臂交叉于肋下；一人站在患者身后，两腿夹住轮椅的一侧后轮，双手从患者的腋下穿过，抓住患者交叉的前臂，并夹紧其胸廓下部；另一人面向床，双脚前后站立，双臂托住患者的下肢，一手放在大腿部，一手放在小腿部，患者越重，手的位置越高；两人同时重心后移，抬起患者，再退一步将患者放在轮椅上。

三、助行器使用的护理

辅助人体稳定站立和行走的工具和设备称为助行器。根据其工作原理和功能大致分为3类：无动力式助行器、动力式助行器和功能性电刺激助行器。常用的为无动力式助行器，主要包括各种助行杖和助行架。助行杖分为手杖、腋杖（即拐杖）、前臂杖和平台杖4种基本类型。助行架分为步行式和轮式。

（一）选择适当的助行器

1. 身高、体重和年龄　决定了助行器的大小、规格和重量。

2. 握力和上肢的力量　评估患者抓握的方式、力量以及上肢的力量能否操纵和应用助行器。

3. 平衡能力　患者的平衡能力是否强到可以不用腋杖，是否仅用一根手杖已足够，还是需要向他提供高度的稳定性支持。

4. 下肢负重能力　患者下肢能否充分负重、部分负重，还是根本不能负重。

5. 步态　患者是否有能力用正常的足底或趾着地以及行走的步态。

6. 力量　患者需助行器提供多大的支持，是用辅助器来克服特别的身体困难，或仅用作支撑。

7. 社区环境　助行器在何种环境下应用，使用频率如何，是用来在狭窄的通道上行走还是用来上、下公共汽车或楼梯。

8. 生活方式　患者的活动性如何，是否将助行器或轮椅与汽车结合应用等。

9. 认知能力　患者是否具有正确使用助行器的能力，是否认识到在使用过程中可能遇到的危险，能否随环境做出相应的调节和应付。

（二）教会患者正确调节助行器的长度

为在使用助行器时能合理地用力，使助行器起到良好的支撑作用，必须要教会患者如何正确调节助行器的长度。

（三）训练患者行走的正确步态

1. 手杖步行　常用的有两点支持步行和两点一点交替支持步行。

（1）两点支持步行：步行的顺序是手杖→患腿→健腿。手杖一般放在健手，先伸手杖，后迈患腿，最后迈健腿。稳定性好，步行速度慢，多用于步态训练早期、长期卧床患者开始起床活动及老年患者。

（2）两点一点交替步行：手杖和患腿同时迈出，然后迈健腿。手杖和患腿始终共同支撑体重，减轻了患腿负重，且步行速度比较快，但需要持杖者有较好的平衡能力。

2. 腋杖步行　常用的有三点步行、四点步行、摆至步和摆过步。

（1）三点步行：患腿和两侧腋杖同时伸出→健腿迈出。根据患腿是否负重又分为完全不能负重和部分负重两种，前者步行时患腿悬空。这种步行方式适用于一侧下肢功能障碍，患腿不能负重或只能部分负重的患者，如一侧下肢截肢或骨折、急性踝扭伤等。

（2）四点步行和两点步行：四点步行的顺序为一侧腋杖→对侧腿→对侧腋杖→另一侧腿，这种步行方式接近自然步行，稳定性好，但步行速度稍慢，熟练后，可以将一侧下肢腋杖和对侧腿同时迈出，两侧交替前行，此为两点步行。

（3）摆至步和摆过步：摆至步的步行顺序为：两侧腋杖同时伸出→两腿同时摆动到腋杖附近，但不超过杖。熟练后，两腿同时摆动，超过腋杖，此为摆过步。摆过步在腋杖步行中速度最快，但有摔倒的危险。

3. 前臂杖步行　如为单杖，可参阅手杖步行；如为双杖，可参阅腋杖步行。

4. 助行架步行　步行顺序为：先提起助行架放在一臂处→患腿向前迈出→健腿迈出与患腿在同一水平。助行架的稳定性最大，适合于年老体弱、平衡能力较差的患者，因其步行速度较慢，一般多用于步态训练早期在室内行走。

5. 上下楼梯　只有单足手杖、腋杖和前臂杖适合于上下楼梯。

(1) 单杖上下楼梯：不论是上楼还是下楼，不论患腿是左侧还是右侧，都是杖在外侧，内侧手抓住楼梯扶手，外侧上肢要有一定的力量。单杖上楼的顺序：内侧手先向前抓住上一级台阶的扶手→健腿向上→提起杖放在上一级台阶→患腿向上。下楼的顺序：内侧手先向前抓住下一级台阶的扶手→提起杖放在下一级台阶上→患腿向下→健腿向下。

(2) 双杖上下楼：上楼时，健腿先向上→双杖和患腿同时向上。下楼时则相反，双杖和患腿同时向下→健腿向下。

四、轮椅使用的护理

(一) 轮椅的选择

在选择轮椅时要注意尺寸是否合适，避免皮肤磨损、擦伤及压疮。为了满足特殊患者需要而设计，如增加手柄摩擦面，车闸延伸，防滑装置，防震装置，扶手安装臂拖，轮椅桌方便患者吃饭、写字等。

1. 轮椅座位的标准宽度　患者坐上轮椅后，双大腿与扶手之间应有 2.5～4 cm 间隙，约 2 指宽。

2. 轮椅座位的标准长度　患者坐下后，坐垫的前缘离膝后 6.5 cm，约 4 指宽。

3. 靠背高度　一般轮椅靠背高度尽可能低，靠背的上缘应在腋下 10 cm 左右，约手掌宽；而四肢瘫患者仍需高靠背，即坐面至肩部或后枕部的实际高度。

4. 扶手高度　在双臂内收情况下，前臂放置在扶手背上，肘关节屈曲约 90° 为正常。

(二) 轮椅使用的训练

1. 轮椅的打开与收起　打开轮椅时，双手掌分别放在座位两边的横杆上（扶手下方），同时向下方用力即可打开。收起时，先将脚踏板翻起，然后，双手握住坐垫中央两端，同时向上提拉。

2. 自己操纵轮椅

(1) 向前推：操纵前先将刹车松开，身体向后坐下，眼看前方，双上肢后伸，稍屈肘，双手紧握轮环的后半部分。推动时，上身前倾，双上肢同时向前推并伸直肘关节，当肘完全伸直后，放开轮环，如此反复进行。对于一侧肢体功能正常，另一侧肢体功能障碍的患者（如偏瘫），或一侧上下肢骨折患者，利用健侧上下肢同时操纵轮椅方法如下：先将健侧脚踏板翻起，健足放在地上，健手握住手轮，推动时，健足在地上向前踏步，与健手配合，将轮椅向前移动。

(2) 上坡时保持上身前倾，重心前移。如果上坡时轮椅后倾，很容易发生轮椅后翻。

(3) 大轮平衡技术：是指在小轮悬空离地，大轮支持的情况下，保持轮椅平衡，不致摔倒的一种技术。这种技巧对越过环境障碍帮助极大，如上下台阶或人行道，分准备、起动、保持平衡 3 个步骤。①准备：患者端坐轮椅中，头稍后仰，上身挺起，双上肢后伸，肘稍屈，手紧握轮环，拇指放在轮胎上。②起动：先将轮环向后拉，随后快速向前推，此时小轮便会离地。③保持平衡：根据轮椅倾斜方向，调整身体和轮环，如果轮椅前倾，上身后仰，同时向前推轮环，如果轮椅后倾，上身前倾，同时向后拉轮环。

3. 推轮椅技巧

（1）后倾轮椅：推者双手握住推柄，一只脚放在后倾杆上，后倾时双手向下按压，同时脚向下踏。在后倾的过程中，双手承受的重量逐渐减少，当轮椅后倾斜越 30°时候，双手负重最小，这个位置称为平衡点。

（2）上下台阶：①推上台阶：先把轮椅推到台阶旁，正对台阶，后倾轮椅至平衡点；把脚放回地上，向前推轮椅至大轮接触台阶，用脚控制后倾杆，使方向轮轻落到台阶上；推者双手用力将轮椅拉起并滚上台阶。②推下台阶：与推上台阶正好相反。

（3）上下楼梯：推轮椅上下楼梯至少需要 2 人帮助才能完成。一般强壮有力者在轮椅后，手握推柄；另一人在轮椅前，面向患者。如果脚踏板是固定的，手可以握住脚踏板；如果脚踏板是活动的，可以一手握住支架的横梁，一手握住直柱。不可抓捏活动的扶手或脚踏板，以免在抬轮椅上、下楼的过程中扶手或脚踏板突然松开，出现意外。

五、矫形器、假肢使用的护理

（一）矫形器及其使用的护理

1. 矫形器的分类　矫形器是用于人体四肢、躯干和其他部位，通过力的作用以预防、矫正畸形，增强其正常支持能力，治疗骨关节、肌肉及神经疾患，并代偿其功能的一类支具、器械的总称。分为上肢矫形器、下肢矫形器和脊柱矫形器 3 大类。

2. 使用前指导及护理

（1）核对矫形器处方：根据医嘱开出的矫形器处方，核对使用的目的、要求、品种、材料、固定范围、体位、作用力的分布、使用时间等项目。

（2）心理护理：护士必须首先接受患者的残障，并了解患者对残障的心理反应，以真诚关心的态度来面对他，使之感受到他是全然被接受的个体，学习如何与残障共生，充分调动其积极性，主动配合功能训练。

（3）做好矫形器使用前的肢体功能锻炼的准备工作：矫形器使用前一定要增强肌力训练，改善关节活动范围和功能协调、消除水肿的锻炼，为使用矫形器创造较好的条件。

（4）配合矫形器的设计、测量、取模、制造等。

3. 使用时指导及护理

（1）矫形器正式使用前，要进行试穿（初检），了解矫形器是否达到处方要求及对线是否正确、动力装置是否可靠，并进行相应的调整。

（2）教会患者穿脱矫形器及穿上矫形器后如何进行一些功能活动。

（3）训练后，再由专业人员负责检查矫形器的装置是否符合生物力学原理，是否达到预期的目的和效果，了解患者使用矫形器后的感觉和反应，这一过程称为终检。终检合格后方可交代患者正式使用。

（4）预防压疮：在佩戴过程中注意观察局部皮肤有无发红、疼痛、破损等，发现异常及时处理，必要时请矫形师调整，每日清洁局部皮肤并保持干燥。

（5）对需长期使用的患者，应每 3 个月或半年随访 1 次，以了解矫形器的使用效果及病情变化，必要时进行修改和调整。

（二）假肢及其使用的护理

假肢是为截肢者恢复原有的肢体形态和功能，弥补肢体缺陷，代偿丧失的肢体部分功能而制造装配的人工肢体。按安装时间分为临时假肢和正式假肢。

1. 正确穿戴假肢　先在残肢上套 1 层光滑的尼龙袜，然后套上 1～2 层棉线袜套，用来吸汗和填补残肢与接受腔之间的空隙，再套上内衬套，最后穿入接受腔内。

2. 穿戴临时假肢训练指导

(1)穿戴假肢方法的训练：一般术后 3 周即可指导患者穿戴临时假肢。若为小腿假肢，残肢要穿袜套。当残肢萎缩，接受腔变松时，需要增加袜套的层数(一般不超过 3 层)。大腿假肢的穿戴方法是利用一块绸子将残肢包裹，残肢插入接受腔后，绸子的尾端通过接受腔底部的气孔，牵拉绸子使残肢完全进入接受腔底部，最后将绸子拉出。

(2)站立位平衡训练：开始在平衡杠内进行训练，先是双下肢站立平衡训练，然后进行健肢侧单腿站立平衡训练，再进行假肢侧单腿站立平衡训练。只有当假肢侧单腿站立平衡良好时才能进行迈步训练，要求假肢侧单腿站立能保持一定的时间，1 次以 5 ~ 10 s 为标准。

(3)迈步训练：开始在平衡杠内进行，双足间隔保持在 10 cm 左右，从假肢侧迈步，过渡到假肢侧站立，然后到健肢的迈步训练。由双手扶杆到单手扶杆，由双杠内到双杠外。

(4)步行训练：在完成迈步训练以后，在平衡杠内进行交替迈步训练，由平衡杠内到杠外，由单手扶杠到完全单独步行训练，还要进行转弯、上下阶梯及过障碍物的训练。也可用拐杖或步行器辅助步行。应该坚持每日 5 ~ 6 h 的各种训练。

3. 穿戴永久性假肢的训练指导　当经过穿戴临时假肢后的各种康复训练已达到基本目的和要求，如上肢能完成 ADL 的基本动作项目，下肢具备基本的行走功能，不但要能向前行走，而且还能向后退及向两侧横行，会左右转变等。此外，还要纠正各种异常步态。

(1)穿戴永久假肢的条件：残肢成熟定型是最基本的条件；同时经过临时假肢的应用，残肢弹力绷带的缠绕，残肢已不肿胀，皮下脂肪减少，残肢肌肉不再继续萎缩，连续应用临时假肢 2 周以上残肢无变化，接受腔适配良好不需要再修改接受腔。

(2)上肢假肢的训练：①前臂假肢训练内容包括：穿脱假肢、前臂伸屈、肌电手开关、腕关节被动伸屈和旋前旋后等。②上臂假肢训练：除了完成前臂操纵训练内容外，再加上肘关节的铰链的伸屈和开锁训练。首先从熟悉假肢和控制系统开始，然后训练手部开闭动作和抓握不同形状和大小的物体。对单侧截肢者，先要进行利手交换训练，使原来不是利手的健肢变成功能性更强的利手，而假手主要是起辅助手的作用；对双侧上肢截肢，假肢的功能训练就要更加困难和复杂，训练要求所达到的标准也相对高得多。

(3)下肢假肢的训练：下肢训练的主要目的是负重和改善步态，其训练内容有：穿脱假肢、平衡站立、单侧支撑、关节活动度、平地行走、上下楼梯或台阶、在斜坡和崎岖不平的路上行走、从地上拾物、灵活性训练、倒地后站起、搬动物体、对突然意外做出快速反应等能力的训练。让截肢者面对镜子观看自己用假肢行走的步态，强调对各种异常步态的矫正，如：侧倾步态、外展步态、步幅不均、划弧步态等。

4. 假肢的保养和维护　包括接受腔、结构件的维护。

(1)接受腔维护：①保持接受腔内面的清洁。应每日晚上睡前将接受腔内面擦拭干净，可用手巾浸湿肥皂水擦拭，然后自然晾干。②接受腔内的衬套、衬垫等应经常用毛巾浸药皂擦洗、晾干。③如果接受腔某处压痛残肢时，可采用挖空压痛部位的衬垫或用毛毡填起压痛部位周围的办法解决。④当感到接受腔松弛时先采用增加残肢袜套(最多不超过 3 层)的方法解决，如仍过松，可在接受腔四壁粘贴一层毛毡解决。必要时，更换新的接受腔。⑤每日可用布沾上中性洗涤剂或水擦拭接受腔内部，使之清洁干燥，接受腔内套也应每日清洗交替使用；使用皮革接受腔不宜放置在潮湿的地方。

(2)结构件的维护：①经常检查膝、踝轴螺丝及皮带的固定螺丝、铆钉，及时紧固。②金属轴不灵活或发生响声时，要及时加注润滑油。受潮后应及时干燥，并注油防锈。③壳式上肢假肢的日常维护只需擦拭表面，骨骼式的在使用松动时应找专业人员维修。④索控式、电动上肢假手、假肢的维护：如出现操作障碍时应向专业人员寻找原因，更换部件和维修。电池电压不应低于额定电压。

第四节　常见病、伤、残者的社区康复护理

一、脑卒中患者的社区康复护理

(一)概述

1. 定义　脑卒中(cerebral apoplexy, stroke)又称脑血管意外，是指脑血管痉挛、闭塞或破裂，造成急性发展的脑局部循环障碍和以偏瘫为主的肢体功能损害。

2. 分类　包括脑梗死、脑出血和蛛网膜下隙出血。脑梗死包括脑血栓形成、脑栓塞和有神经系统定位症状体征的腔隙性脑梗死。

3. 主要功能障碍

(1)运动功能障碍：最常见、最严重的功能障碍，由锥体系统受损引起，是致残的重要原因。运动功能障碍多表现为一侧肢体不同程度的瘫痪或无力，即偏瘫。

(2)言语-语言障碍：发病率高达40%~50%。脑卒中后言语-语言障碍包括失语症和构音障碍2个方面。①失语症：主要表现为对语言表达和理解能力障碍；对文字阅读和书写能力障碍；高级信号活动的障碍(如计算困难、乐谱阅读困难等)。②构音障碍：呼吸运动、发声运动和调音运动出现障碍而表现出的发音困难，发音不准，吐字不清，声响、音调、速度及节律异常，鼻音过重等言语特征改变。

(3)吞咽障碍：最常见的并发症之一。脑卒中后吞咽障碍一般为口腔准备期、口腔期、咽期单独或同时发生的障碍。

(4)感觉障碍：约65%的患者有不同程度和不同类型的感觉障碍。感觉障碍主要表现为痛温觉、触觉、运动觉、位置觉、实体觉和图形觉减退或丧失。

(5)认知障碍：包括意识障碍、注意力障碍、记忆力障碍、推理/判断问题障碍、失认症和失用症。

(6)心理障碍：脑卒中患者常见的心理障碍为抑郁、焦虑和情感障碍。

(7)日常生活活动能力障碍：脑卒中患者由于运动功能、言语功能、摄食和吞咽功能、感觉功能、认知功能等多种功能障碍并存，导致日常生活活动能力严重障碍。

(二)社区康复护理

1. 软瘫期　指发病1~3周内(脑出血2~3周，脑梗死1周左右)，患者意识清楚或轻度意识障碍，生命体征平稳，在不影响临床抢救、不造成病情恶化前提下，康复护理措施应早期介入。

(1)体位摆放：一般每2h更换1次体位以防产生压疮、肺部感染以及痉挛。

(2)被动运动：主要目的是预防关节活动受限，促进肢体血液循环和增强感觉输入。患者病后3~4日病情较稳定后，对患肢所有的关节都做全范围的关节被动运动，先从健侧开始，然后参照健侧关节活动范围再做患侧。

(3)主动活动：软瘫期的所有主动训练都是在床上进行的，主要原则是利用躯干肌的活动以及各种手段，促使肩胛带和骨盆带的功能训练。包括翻身训练和桥式运动。

2. 痉挛期　一般肢体的痉挛出现在软瘫期2~3周并逐渐加重，持续3个月左右。此期康

复护理的目标是通过抗痉挛的姿势体位来预防痉挛模式和控制异常的运动模式,促进分离运动的出现。

(1)抗痉挛训练:大多数患者患侧上肢以屈肌痉挛占优势,下肢以伸肌痉挛占优势。①采取 Bobath 式握手上举上肢,使患侧肩胛骨向前,患肘伸直。仰卧位时双腿屈曲,Bobath 式握手抱住双膝,将头抬起,前后摆动使下肢更加屈曲。此外,还可以进行桥式运动,也有利于抑制下肢伸肌痉挛。②髋、膝屈曲动作训练:患者仰卧位,护士用手握住其患足,使之背屈旋外,腿屈曲,并保持髋关节不外展、外旋。待对此动作阻力消失后再指导患者缓慢地伸展下肢,伸腿时应防止内收、内旋。以后可将患肢摆放成屈髋、屈膝、足支撑在床上,并让患者保持这一体位。③踝背屈训练:当患者可以控制一定角度的屈膝动作后,以脚踏住支撑面,进行踝背屈训练。护士握住患者的踝部,自足跟向后、向下加压,另一只手抬起脚趾使之背屈且保持足外翻位,当被动踝背屈抵抗逐渐消失后,要求患者主动保持该姿势。随后指导患者进行主动踝背屈练习。

(2)坐位及坐位平衡训练:只要病情允许,应尽早采取床上坐位训练。首先进行坐位耐力训练。可先取30°、45°、60°、90°依次过渡。如直立位已能坐位 30 min,则可以进行从床边坐起训练。

3. **恢复期** 应先进行平衡训练,然后再进行步行训练。

(1)平衡训练:顺序:静态平衡→自动动态平衡→他动动态平衡;坐位平衡训练→站立平衡训练。注意站位时不能有膝过伸。

(2)步行训练:患者达到自动动态平衡后,患腿持重达体重的一半以上,且可向前迈步时才可开始步行训练。包括步行前准备→扶持步行→复杂步态训练→上下楼梯训练。

(3)上肢控制能力训练:①前臂的旋前、旋后训练:指导患者坐于桌前,用患手翻动桌上的扑克牌。亦可在任何体位让患者转动手中的一件小物件;②肘的控制训练:重点在于伸展动作上。患者仰卧,患臂上举,尽量伸直肘关节,然后缓慢屈肘,用手触摸自己的口、对侧耳和肩;③腕指伸展训练:双手交叉,手掌朝前,手背朝胸,然后伸肘,举手过头,掌面向上,返回胸前,再向左、右各方向伸肘。

(4)改善手功能训练:患手反复进行放开、抓物和取物品训练,纠正错误运动模式。

4. **后遗症期** 一般病程经过大约 1 年左右,患者经过治疗或未经积极康复,会留有不同程度的后遗症,主要表现为肢体痉挛、关节挛缩畸形、运动姿势异常等。康复护理措施包括:①进行维持功能的各项训练;②加强健侧的训练;③指导正确使用辅助器,以补偿患肢的功能;④改善步态训练,提高步行效率;⑤对家庭环境做必要的改造。

5. **言语-语言障碍** 言语和语言是交流沟通的重要手段,发病后尽早进行言语-语言训练。

6. **吞咽障碍** 宜尽早开始康复,进食体位取坐位或半卧位,进食后应保持原体位 30 min 以上。食物选择的顺序:糊状食物→碎状食物加浓液→正常食物与稀液。

7. **认知功能障碍** 训练要与患者的功能活动和解决实际问题的能力紧密配合。

8. **心理和情感障碍** 做好护患、患者与家属的沟通,必要时可予以认知行为干预。

9. **ADL 训练** 早期即可开始,持之以恒,争取能让患者自理生活,从而提高其生活质量。训练内容包括进食方法、个人卫生、穿脱衣裤鞋袜、床椅转移、洗澡等。

二、帕金森病患者的社区康复护理

(一)概述

1. 定义　帕金森病(Parkinson disease，PD)又称震颤麻痹，是椎体外系统疾病中主要疾病，也是中老年常见的神经系统变性疾病，以静止性震颤、运动徐缓、肌强直和姿势反射异常为临床特征，主要病理改变是黑质多巴胺(DA)能神经元变性和路易小体形成。

2. 主要功能障碍　主要表现为进行性运动徐缓、肌肉强直、震颤及姿势反射障碍。

(二)社区康复护理

1. 步态训练　步行时让患者思想放松，尽量迈大步。向前走时让患者抬高脚，脚跟着地，尽可能两脚分开，背部挺直，让患者交替摆动双臂，目视前方，并让患者抬高膝部跨过想象中的障碍物。有冻足现象时，可用视觉暗示来促进运动程序。

2. 平衡训练　先进行从坐位到立位的重心移动训练和平衡训练，在关节活动范围内让患者移动重心引起体位反应和防御反应。

3. 松弛训练　缓慢的前庭刺激，如柔顺地来回摇动和有节奏的技术可使全身肌肉松弛。本体感觉神经肌肉促进法技术，从被动到主动运动，从小范围运动到全运动范围。

4. 言语－语言功能训练　对着镜子做闭眼、竖眉、交替瞬眼运动等面部训练；也可对镜子大声反复练发音和有节奏的发音及读句。

5. 心理护理　细心观察和倾听患者的心理反应，鼓励患者表达心理感受，与患者讨论身体状况改变所造成的影响及不利因素，及时给予正确的信息和引导。鼓励患者尽量维持过去的兴趣和爱好，多与他人交往；指导家属关心体贴患者，为患者创造良好的亲情氛围，减轻他们的心理压力。

三、小儿脑性瘫痪的社区康复护理

(一)概述

1. 定义　脑性瘫痪(cerebral palsy，CP)又称脑瘫，是指从小儿出生前至出生后1个月内因各种原因所致的一种非进行性的脑损伤综合征，其主要表现为中枢性运动障碍及姿势异常，同时常伴有智力、语言、视听觉等多种障碍，是严重影响儿童生长发育及功能活动的疾患。

2. 分类

脑瘫严重程度的分级见表10-1。

表10-1　脑瘫严重程度地分级

	粗大运动	精细运动	智商	言语	整体
轻	独立行走	不受限	>70	>2字	独立
中	爬或支撑行走	受限	50~70	单字	需帮助
重	无活动能力	无	<50	严重受损	需完全照顾

3. 主要功能障碍　主要为运动障碍，可伴有视力障碍、听觉障碍、触觉障碍、言语障碍、癫痫发作、学习困难、情绪障碍等。

(二)社区康复护理

1. 运动疗法　包括头部控制能力训练、翻身训练、坐位训练、爬行训练、膝立位训练、行走训练，以及上肢和手部训练。按照小儿运动发展规律，自上而下，由近到远，从简单到复杂，逐项训练，循序渐进。

2.作业疗法 脑瘫患儿日常生活活动能力训练是康复治疗中重要的组成部分。包括进食训练、穿脱衣服训练、如厕训练、卫生梳洗习惯等。

3.言语－语言障碍的矫治 首先保持正确的姿势，维持患儿头的正中位置，面对患儿眼睛的高度与其交谈。同时给予表扬和鼓励，需极大耐心并持之以恒。

4.辅助器具 脑瘫患儿可根据需求配备坐姿矫正系统、立位辅助器具、移动用辅助器具。

5.矫形器 矫形器可以预防或矫正畸形，增加关节稳定性；辅助与促进治疗效果；抑制肌肉痉挛和不随意运动，促进正常运动发育；支持体重；代偿丧失功能，改善整体活动能力。踝足矫形器在纠正脑瘫患儿尖足、提高下肢运动功能方面起到积极的作用。髋关节旋转矫正带配合踝足矫形器使脑瘫患儿步态有较大改善。

6.患儿良肢位

(1)患儿在椅子上的正确坐位：脊柱与头颈成一直线，头略向前，背伸直，不向一侧倾斜，臀部靠近椅背，髋膝关节屈曲，膝超出足前，双腿轻分开，全足底着地。

(2)患儿睡眠良肢位：脑瘫患儿最佳睡眠体位是侧卧位，这样患儿容易将双手放在身体面前，利于伸展肘关节和促进上肢运动发展，并抑制角弓反张及头部、躯干和四肢非对称姿势。

(3)翻身活动训练：让患儿俯卧，用玩具在其前方吸引注意力，慢慢将玩具移至侧方，鼓励患儿侧向伸手拿玩具；此时再慢慢将玩具抬高，吸引患儿转身侧卧，甚至仰卧。

7.脑瘫患儿的被抱姿势

(1)痉挛型患儿：应先把患儿屈曲，即把患儿双腿先分开，再弯起来，或者双手分开，头略微下垂，也可让患儿把头枕于抱者肩上。

(2)手足徐动型患儿：当将患儿抱起时，患儿双手不再是分开而是合在一起，双侧腿靠拢，关节屈曲后，尽量接近胸脯，维系好这一姿势后，将患儿抱于胸前，也可抱在身体一侧。

(3)共济失调型脑瘫患儿：在临床上合并有痉挛型或手足徐动型症状，对患儿抱法基本与前面一致。

8.情感和心理支持 偏瘫患儿普遍存在胆小、固执、任性、不合作、适应能力差等特点，容易产生自卑、嫉妒、不平衡心理等。应给予患儿更多爱心，对其运动、语言、智力等方面的功能障碍不得歧视、不嘲讽，对患儿态度和蔼，亲切，耐心细致地照顾患儿，让其感受温暖和关爱。

四、腰椎间盘突出症患者的社区康复护理

(一)概述

1.定义 腰椎间盘突出症(lumbar disc herniation，LDH)，又称腰椎纤维环破裂症，指由于椎间盘变性、纤维环破裂、髓核组织突出刺激和压迫马尾神经或神经根所引起的一系列症状和体征，是腰腿痛最常见的原因之一。

2.分类 病理上分为退变型、膨出型、突出型、脱出后纵韧带下型、脱出后纵韧带后型和游离型。

3.主要功能障碍 依据突出程度、方向的不同可有较大差异，典型症状是腰痛，常发生于腿痛之前，一侧下肢放射性疼痛或麻木。还有腰部活动障碍，脊柱侧弯，异常温度感等。

(二)社区康复护理

1.休息与活动

(1)制动及卧床休息：剧烈疼痛时应卧硬板床休息，做好日常生活护理。

（2）背部支架（腰围）佩戴：根据腰背肌力缩短佩戴腰围时间，卧床时取下腰围。

（3）正确的上下床姿势：仰卧位，先将身体小心地向健侧侧卧，两侧膝关节取半屈曲位，用位于上位的手抵住床板，同时用下方的肘关节将半屈的上身支起，以这两个支点用力坐起，然后再手撑于床板，用臂力使身体离床，同时半屈髋、膝关节移至床边，然后再用拐杖等或是在家属帮助下站立。

（4）正确下蹲拾物方法：先靠近物体，患腿在前、健腿在后，健腿微屈身体重心下移，腰部保持直立蹲下拾物。

（5）正确提物姿势：由地面提起重物，应当像举重运动员提起杠铃时一样，先下蹲，腰部保持直立位，然后双臂握紧重物后起立。转身时，以脚为轴，身体和物体一起转动，不可旋转腰部，移动双腿搬运到指定地点，再保持腰部直立蹲下放物。

2. 运动疗法　应在疼痛得到初步缓解的基础上进行，以不明显增加疼痛为参考。主要包括伸肌训练、屈肌训练和悬吊训练。一般 2～3 组/日，10～20 次/组，开始时动作幅度应小，次数可逐渐增加。

3. 牵引　通常有骨盆牵引、自身体重悬挂牵伸等方法。牵引中及牵引后应注意预防牵引反应。

4. 手法按摩　主要是恢复脊柱的力学平衡。特别适用于腰椎间盘突出症等。

5. 理疗　腰椎间盘突出症急性期可选用局部冰敷消肿止痛。亚急性期可用温热疗促进局部血液循环，消除无菌性炎症，消除局部水肿；直流药物离子导入疗法消除局部粘连、消除水肿等；低中频电疗消除局部肌痉挛等；高频电疗（短波等）、治疗性超声、生物反馈等均可酌情选用。

五、颈椎病患者的社区康复护理

（一）概述

1. 定义　颈椎病（cervical spondylosis）是指颈椎、椎间盘、韧带退行性改变及其继发病理改变累及神经根、脊髓、椎动脉、交感神经等周围组织结构，并出现相应的临床表现。

2. 分类　分为神经根型、脊髓型、交感型、椎动脉型和混合型。

3. 主要功能障碍　颈、肩、背、上肢疼痛，甚至四肢麻木，可伴有头痛头晕、耳鸣耳聋、视物不清等。

（二）社区康复护理

1. 颈部制动　在颈椎病急性期或慢性康复期，根据患者病情佩戴颈托对疾病治疗和康复都是非常有利的。但佩戴时间不宜过久，在症状减轻后及时去除。

2. 卧硬板床休息　急性期卧硬板床休息，保持颈椎生理曲度。

3. 睡枕合理　合理的枕头必须具备科学的高度和舒适的硬度。一般以仰卧时头枕于枕上，枕中央在受压状态下高度 8～15 cm 为宜。侧卧时，枕头高度以患者肩峰至同侧颈部的距离为宜，置于肩上，使头部与床平行，颈椎保持中立位，这样可保持颈部肌肉平衡。

4. 纠正不良姿势　纠正生活、工作中的不良姿势，防止慢性损伤，对颈椎病的防治显得尤为重要。

5. 颈椎操　颈椎操包括仙鹤点头、犀牛望月、金龟摆头、金龙回首 4 个动作，主要是练习颈部伸屈与侧弯功能，每个动作可做 2 个 8 拍，1～2 次/日。

6. 按摩　通常在颈椎牵引后进行按摩较合适，一般在患者坐位下进行，按摩范围应包括整个颈部及病侧肩背部、足底，神经根型还应包括患侧上肢。按摩方法是用拇指指尖或指腹，也可用第2指或第3指关节，以数毫米幅度移动。力度最初较轻，渐渐增强，以稍有痛感为宜，每日早晚各1次，10~30 min/次。

7.颈椎牵引护理 颈椎牵引是目前颈椎病最常用且有效的方法，目前最常用枕颌带牵引法，可采用坐位或卧位。

六、肩关节周围炎患者的社区康复护理

(一)概述

1.定义 肩关节周围炎(periarthritis of shoulder)简称肩周炎，是肩关节周围软组织病变而引起的肩关节疼痛和运动功能障碍综合征。

2.主要功能障碍 分为3个阶段：第Ⅰ期(肩周炎急性发病阶段)、第Ⅱ期(肩周炎急性发病过程迁延至慢性发病阶段)和第Ⅲ期(炎症过程自行消退)。以疼痛和肩关节功能障碍为主。

(二)社区康复护理

1.生活护理 工作要劳逸结合，注意局部保暖，特别应注意在空调房中时，不要坐在冷风口前，保护肩关节不受风寒，夏季夜晚不要在窗口、屋顶睡觉，防止肩关节长时间地受冷风吹袭。

2.良肢位 枕头的高度应为患者一侧肩膀的高度或拳头高度，保证仰卧和侧卧时颈部的正常生理弯曲，高度一般为10~12 cm。同时患者应避免患侧卧位和俯卧位，以减少对患肩挤压和影响肩部平衡。仰卧位时头部应保持自然颈伸位，腰和胸自然屈曲，双髋和双膝略成屈曲状，患肩下垫一软枕使肩关节成水平位，以放松肩关节的肌肉和韧带。健侧卧位时将患肢放于胸前，并垫一软枕。

3.缓解疼痛 可选用非甾体类药、中药、物理治疗和推拿、针灸等康复治疗。

4.运动治疗 医疗体育锻炼是肩周炎康复的基础，只有依靠行之有效的锻炼，才有可能较快、较理想地恢复肩关节功能。急性期指导患者行握拳、伸指、分合手指、腕屈伸环绕、前臂旋转、肘屈伸、耸肩和肩带后伸的主动练习。

(1)Condman钟摆运动：本项运动适用于第Ⅰ、Ⅲ期的患者，既可通过运动改善关节腔内滑液流动，改善关节活动范围，减轻疼痛，又可预防肩周炎后期的粘连。运动方法是身体前屈90°，健肢支撑于桌子上，患肢下垂向前后、内外、划圈摆动，幅度由小到大，手握重物，逐步加负重(1-3-5 kg)。每次20~30 min，每日1~2次。

(2)体操棒练习：预备姿势：患者持体操棒于体前，两手抓握棒的距离尽可能大些，分腿直立。方法：①前臂上举，以健臂带动患臂，缓慢作前上举，重复15~30次；②患侧上举，以健臂带动患臂缓慢作患侧的侧上举，重复15~30次；③作前上举后将棒置于颈后部，并还原放下，重复15~30次；④两臂持棒前平举，作绕圈运动，正反绕圈各重复15~30次；⑤将棒置于体后，两手分别抓握棒两端，以健臂带动患臂作侧上举，重复15~30次；⑥将棒斜置于体后，先患侧手抓上端，健侧手抓下端，以健臂带动患臂向下作患肩外旋动作，重复15~30次，然后换臂，健侧手抓上端，患侧手抓下端，健侧臂上提作患肩内旋动作，重复15~30次。

5.关节松动术 对于关节疼痛明显的急性期患者采用Ⅰ级手法，即在肩关节活动的起始端小范围的松动，以1~2次/秒，持续45~60秒。既有关节疼痛又有活动受限的缓解期患者可采用Ⅱ、Ⅲ级手法，即在肩关节活动范围内大幅度的松动，二者以是否接触关节活动的终末端来区别，时间为60~90秒。而关节僵硬或挛缩但疼痛不显著者，则采用Ⅳ级手法。

七、骨折患者的社区康复护理

(一)概述

1.定义　骨折(fracture)是指骨或骨小梁完整性和连续性发生断离。造成骨折的因素有许多,外力造成的骨折较为多见,往往伴有肌肉、肌腱、神经、韧带的损伤。

2.主要功能障碍

(1)锁骨骨折:典型体征是患肩不敢活动,骨折部位压痛,患者贴胸扶住患侧上肢。

(2)肱骨干骨折:指肱骨外科颈以下 1~2 cm 至肱骨髁上 2 cm 之间的一段管状骨的骨折。多见于成年人,骨折好发于骨干的中段,其次为下段,中下 1/3 交界处骨折易并发桡神经损伤。骨折后上臂可有缩短、成角畸形、异常活动和骨擦感。合并桡神经损伤,可出现"垂指、垂腕"征,腕关节、各手指掌指关节不能背伸,伸拇指障碍、前臂旋后障碍,手背桡侧伴皮肤感觉减退,特别是虎口区感觉减退或消失。肱骨中、下段骨折应注意桡神经合并伤。

(3)肱骨外科颈骨折:受伤后表现为肩部疼痛、肿胀、瘀斑、上肢活动障碍,肱骨近端明显压痛。

(4)肱骨髁上骨折:常发生于儿童,常有肘部疼痛、肿胀、皮肤瘀斑或张力性水泡,肘部向后凸成半屈位,局部压痛明显,手触之有骨擦音及骨折端严重的屈曲型骨折,折端可能穿透皮肤,外磨形成开放性骨折,常容易合并血管神经及肘内翻畸形。

(5)前臂双骨折:可因直接暴力或间接暴力所致,青少年多见。伤后前臂肿胀、疼痛,活动明显受限,严重的前臂畸形,局部压痛,可触及骨擦感及骨折端,拍 X 线片可以明确骨折部位、类型及移位程度。

(6)髋部骨折与脱位:伤后患者出现髋部疼痛、不能站立、肢体活动困难、患肢呈内收、外旋(45°~60°)短缩畸形。伴有腹股沟中点处压痛、下肢纵向叩击痛。

(7)股骨干骨折:具有一般骨折的共性表现,包括疼痛、局部肿胀、成角畸形、异常活动、肢体功能受限及纵向叩击痛或骨擦音。如合并有神经、血管损伤,足背动脉可无搏动或搏动轻微,伤肢有循环异常表现,也可有浅感觉异常或远端被支配肌肉肌力异常。

(8)髌骨骨折:是膝部最常见骨折,髌骨骨折最大影响是膝关节伸膝装置失去连续性和髌骨关节动作不协调。

(9)胫骨平台骨折:常见症状是患膝疼痛、肿胀,膝关节保持在屈曲位,任何伸膝动作均可导致剧痛。患者常不能用患肢行走,体检可发现有张力性关节腔积血,并有明显活动受限。

(10)胫腓骨骨折:胫骨位置浅表,伤后局部症状明显,包括伤肢疼痛伴肿胀,活动受限,小腿畸形等。

(11)踝部骨折:局部肿胀、压痛和功能障碍是踝关节骨折主要临床表现。

(12)跟骨骨折:足在伤后数小时内迅速肿胀,皮肤可出现水泡或血泡、疼痛。

(二)社区康复护理

1.锁骨骨折

(1)体位护理:局部固定后,宜睡硬板床,取半卧位或平卧位,避免侧卧位,以防外固定松动。平卧时不用枕头,可在两肩胛间垫一窄枕使两肩后伸外展;在患侧胸壁侧方垫枕,以免悬吊患肢肘部及上臂下坠。离床活动时用三角巾或前臂吊带将患肢悬吊于胸前,双手叉腰,保持挺胸、提肩姿势,可缓解对腋下神经、血管的压迫。

(2)患肢观察:观察上肢皮肤颜色是否发白或青紫,温度是否降低,感觉是否麻木,如有上述现象,可能系"8"字绷带包扎过紧所致。应指导患者双手叉腰,尽量使双肩外展后伸,如症状仍不缓解，应报告医生适当调整绷带，直至症状消失。"8"字绷带包扎时禁忌做肩关节前屈、内收动作，以免腋部血管神经受压。

（3）功能锻炼：第1周：做伤肢近端与远端未被固定的关节所有轴位上的运动，如握拳、伸指、分指、屈伸、腕绕环、肘屈伸、前臂旋前、旋后等主动练习，幅度尽量大，逐渐增大力度。第2周：增加肌肉的收缩练习，如捏小球、抗阻腕屈伸运动。第3周：增加抗阻的肘屈伸与前臂旋前、旋后运动。外固定物去除后第1~2日：患肢用三角巾或前臂吊带悬挂胸前站立位，身体向患侧侧屈，做肩前后摆动；身体向患侧侧屈并略向前倾，做肩内外摆动。应努力增大外展与后伸的运动幅度。外固定物去除后第3~7日：开始做肩关节各方向和各轴位的主动运动、助力运动和肩带肌的抗阻练习，如双手握体操棒或小哑铃，左右上肢互助做肩的前上举、侧后举和体后上举，每个动作5~20次。外固定物去除后第2周：增加肩外展和后伸主动牵伸：双手持棒上举，将棍棒放颈后，使肩外展、外旋，避免做大幅度和用大力的肩内收与前屈练习。外固定物去除后第3周：增加肩前屈主动牵伸，肩内外旋牵伸，双手持棒体后下垂将棍棒向上提，使肩内旋。

2. 肱骨外科颈骨折

（1）体位护理：维持患肢于外展位，避免患肢前屈或后伸，仰卧位时，要将患肢垫高使患侧肩与躯干平行以保持该体位。无论是三角巾悬吊或手法复位后外展架固定，只要患者全身情况允许，日间均应下床活动。

（2）功能锻炼：当日即可在前臂吊带内进行手指的握拳、伸指及腕关节屈曲和背伸练习。伤后2~3周，当疼痛、肿胀减轻后，练习肩部前屈后伸动作，还可用健肢托住患肢前臂做耸肩、肩关节外旋与内旋练习。活动范围以无患肩疼痛为限。外展型骨折禁忌患肩外展；内收型骨折禁忌患肩内收。4~6周后解除外固定，可全面练习肩关节的活动，徒手练习以下动作：①肩关节的环转运动：患者弯腰90°，患肢自然下垂，以肩为顶点做圆锥形旋转运动，顺时针和逆时针在水平面上划圆圈，开始范围小，逐渐扩大划圈范围。②肩内旋运动：将患侧手置于背后，用健侧手托扶患侧手去触摸健侧肩胛骨。③肩内收、外旋运动：患侧手横过面部去触摸健侧耳朵。④肩外展、外旋运动：用患侧手触摸头顶后逐渐向对侧移动，患侧手越过头顶触到对侧耳朵及枕部。⑤肩外展、内旋、后伸运动：反臂摸腰，用患侧手指背侧触摸腰部。⑥肩外展、上举运动：患者正面或侧身对墙而立，患手摸墙，用手指交替沿墙上爬直到肩关节上举完全正常。⑦肩上举、外展、内旋运动：利用滑轮，用健肢帮助患侧肩作上举、外展、内旋活动。⑧肩上举、外展、前屈及后伸运动：利用木棒，使健肢帮患侧完成肩关节运动。

3. 肱骨干骨折

（1）体位护理：U形石膏托固定时可平卧，患侧肢体以上肢抬高垫垫高，肘部屈曲90°，前臂稍旋前，保持复位的骨折不移动。悬垂石膏固定2周内只能取坐位或半卧位，以维持其下垂牵引作用。但下垂位或过度牵引，易引起骨折端分离，特别是中、下1/3处横行骨折，其骨折远端血供差，可致骨折延迟愈合或不愈合，需予以注意。

（2）患肢观察：夹板或石膏固定者，观察伤口及患肢血运情况，如有无患肢青紫、肿胀、剧痛等。伴有桡神经损伤者，应观察其感觉和运动功能恢复情况。如骨折远端皮肤苍白、皮温低，且摸不到动脉搏动，在排除夹板、石膏固定过紧因素外，应考虑有肱动脉损伤可能。如前臂肿胀严重，皮肤发绀、湿冷，则可能有肱静脉损伤。

（3）功能锻炼

1）早、中期：骨折固定后立即进行上臂肌肉早期舒缩活动，可加强两骨折端在纵轴上的压力，以利于愈合。握拳、腕屈伸及主动耸肩等动作，每日3次，并根据骨折部位，选择相应的锻炼方法。①肱骨干上 1/3 段骨折：骨折远端向外上移位，第 8 日站立位，上身向健侧侧屈并前倾 30°，患肢在三角巾或前臂吊带支持下，自由下垂 10～20 秒，做 5～10 次；第 15 日增加肩前后摆动 8～20 次，做伸肘的静力性收缩练习 5～10 次，抗阻肌力练习，指屈伸、握拳和腕屈伸练习，前臂旋前、旋后运动；第 22 日增加患肢在三角巾或吊带支持下左右摆动 8～20 次。②肱骨干中 1/3 段骨折：骨折远端向上、向内移位，第 8 日站立位上身向患侧侧屈并前倾约 30°，患肢在三角巾或前臂吊带支持下，自由下垂 10～20 秒，做 5～10 次；第 15 日增加肩前后摆动练习，做屈伸肘的静力性收缩练习 5～10 次。伴有桡神经损伤者，用弹性牵引装置固定腕关节功能位，用橡皮筋将掌指关节牵拉，进行手指的主动屈曲运动。在健肢的帮助下进行肩、肘关节运动，健手握住患侧腕部，使患肢向前伸展，再屈肘后伸上臂。③肱骨干下 1/3 段骨折：此型骨折易造成骨折不愈合，更应重视早期锻炼。第 3 日患肢三角巾胸前悬吊位，上身向患侧侧屈并前倾约 30°，做患肢前后、左右摆动各 8～20 次；第 15 日增加旋转肩关节运动，即身体向患侧倾斜，屈肘 90°，使上臂与地面垂直，以健手握患侧腕部，作划圆圈动作。双臂上举运动，即两手置于胸前，十指相扣，屈肘 45° 用健肢带动患肢，先使肘屈曲 120°，双上臂同时上举，再缓慢放回原处。

2）晚期：去除固定后第 1 周可进行肩摆动练习，站立位上身向患侧侧屈并略前倾，患肢做前后、左右摆动，垂直轴做绕环运动。第 2 周用体操棒协助进行肩前屈、后伸、内收、外展、内旋、外旋练习，并做手爬墙练习，用拉橡皮带做肩屈、伸、内收、外展及肘屈等练习，以充分恢复肩带肌力。

4. 肱骨髁上骨折

（1）体位护理：患肢采用石膏托于肘关节屈曲位固定，于患肢下垫枕，使其高于心脏水平，减轻肿胀。行尺骨鹰嘴持续骨牵引治疗时，取平卧位。

（2）肢体观察：有正中神经损伤时，注意观察神经功能恢复情况，并给予相应护理。警惕前臂骨筋膜室综合征，由于肱动脉受压或损伤，或严重的软组织肿胀可引起前臂骨筋膜室综合征，如不及时处理，可引起前臂缺血性肌挛缩。当患儿啼哭时，应密切观察是否有"5P"征象：①剧烈疼痛（pain）：一般止痛剂不能缓解，晚期严重缺血后神经麻痹即转为无痛；②患肢苍白（pallor）或发绀；③肌肉麻痹（paralysis）：患肢进行性肿胀，肌腹处发硬，压痛明显，手指处于屈曲位，主动或被动牵伸手指时，疼痛加剧；④感觉异常（paresthesia）：患肢出现套状感觉减退或消失；⑤无脉（pulselessness）：桡动脉搏动减弱或消失。如出现上述表现，应立即松开所有包扎的石膏、绷带和敷料，并立即报告医生，紧急手术切开减压。

（3）功能锻炼

1）早、中期：复位及固定后当日开始做握拳、伸指练习；第 2 日增加腕关节屈伸练习。患肢三角巾或前臂吊带胸前悬挂位，做肩前后、左右摆动练习；1 周后增加肩部主动练习，包括肩屈、伸、内收、外展与耸肩，并逐渐增加其运动幅度。

2）晚期：骨折固定去除后增加关节活动范围的主动练习，包括肘关节屈、伸、前臂旋前和旋后。恢复肘关节活动度的练习，伸展型骨折着重恢复屈曲活动度，屈曲型骨折则增加伸展活动度。应以主动锻炼为主，被动活动应轻柔，以不引起剧烈疼痛为度，禁止被动反复粗暴屈伸肘关节，以免引起再度损伤或发生骨化性肌炎，加重肘关节僵硬。

5. 前臂双骨折

（1）体位护理：患肢维持肘关节屈曲 90°，前臂中立位。适当抬高患肢，以促进静脉回流，减轻肿胀。

（2）肢体观察：由于前臂高度肿胀或外固定包扎过紧，或组织肿胀加剧以后造成相对过紧导致骨筋膜室综合征。如果患者出现"5P"症状,应立即拆除一切外固定,以免出现前臂缺血性肌挛缩等更严重的并发症。

(3)功能锻炼

1)早、中期:从复位固定后开始。2周内可进行前臂和上臂肌肉收缩活动。第1日用力握拳,充分屈伸拇指,对指、对掌。站立位前臂用三角巾或前臂吊带悬吊胸前,做肩前、后、左、右摆动及水平方向的绕圈运动;第4日开始用健肢帮助患肢做肩前上举、侧上举及后伸动作;第7日增加患肢肩部主动屈、伸、内收、外展运动。手指抗阻练习,可以捏橡皮泥、拉橡皮筋或弹簧等;第15日增加肱二头肌等长收缩练习。用橡皮筋带做抗阻及肩前屈、后伸、外展、内收运动。3周内禁忌做前臂旋转活动,以免干扰骨折固定,影响骨折愈合;第30日增加肱三头肌等长收缩练习,做用手推墙动作,使两骨折端之间产生纵轴向挤压力。

2)晚期:从骨折基本愈合,外固定除去后开始。第1日做肩、肘、腕与指关节的主动运动。用橡皮筋做阻力的肩屈、伸、外展、内收运动,阻力置于肘以上部位。手指的抗阻练习有捏握力器、挑橡皮筋等。第4日增加肱二头肌抗阻肌力及等长、等张、等速收缩练习。第8日增加前臂旋前、旋后主动练习,助力练习,肱三头肌与腕屈伸肌群的抗阻肌力练习。有肩关节功能障碍时,做肩关节外旋与内旋牵引,腕关节屈与伸的牵引。第12日增加前臂旋前、旋后的肌力练习,可用等长、等张、等速收缩练习等方法做前臂旋前、旋后的牵引。还可增加作业练习,如玩橡皮泥、玩积木、洗漱、进餐、穿脱衣服、如厕、沐浴等,以训练手的灵活性和协调性。

6.桡骨远端骨折

(1)体位护理:予患肢前臂石膏托固定,平卧时以枕垫起;离床活动时用三角巾或前臂吊带悬挂于胸前。

(2)肢体观察:

1)维持有效固定:夹板和石膏固定松紧应适宜,特别是肿胀高峰期和消退后,应随时加以调整。过紧将影响患肢血液循环;过松则达不到固定作用。维持远端骨折段掌屈尺偏位,患肢抬高,减轻肿胀。

2)预防急性骨萎缩:急性骨萎缩的典型症状是疼痛和血管舒缩紊乱所致的皮肤改变,晚期可致手指肿胀、关节僵硬。一旦发生,治疗十分困难,应以预防为主。骨折后,早期应抬高患肢,加强功能锻炼。当出现疼痛、皮温升高或降低,多汗或脱毛等症状时,可进行对症处理,同时加强皮肤护理,防止溃疡形成。还可做理疗,必要时进行交感神经封闭。

(3)功能锻炼

1)复位固定:早期即应进行手指屈伸和握拳活动,以及肩、肘关节活动。由于远端骨折端常向背侧和桡侧移位,因此,2周内禁忌做腕背伸和桡侧偏斜活动,以防复位的骨折端再移位。2~3周行功能位固定后,进行腕关节背伸和桡侧偏斜及前臂旋转活动。4~6周全部固定解除后,可做腕关节屈、伸、旋转及尺、桡侧偏斜活动。

2)术后:①早、中期:手术当日或手术后次日,做肩部悬吊位摆动练习。术后2~3日后做肩、肘关节主动运动,手指屈伸,对指、对掌主动练习,逐日增加动作幅度及强度。术后第2周,做手握拳屈腕肌静力收缩练习。术后第3周增加屈指、对指、对掌抗阻练习,捏橡皮泥或拉橡皮筋。②晚期:开始腕部屈、伸主动练习,腕屈曲抗阻练习。3~4日后增加前臂旋前、旋后练习,两手相对进行腕关节屈伸练习,手掌平放于桌面向下用力,做腕关节背伸抗阻练习。1周后增加前臂旋转抗阻练习和腕背伸牵引。10日后增加前臂旋前牵引,2周后增加前臂旋后牵引。

7.股骨颈骨折

(1)体位护理:指导与协助维持患肢于外展中立位:患肢置于软枕或布朗架上,行牵引维持肢体位，并穿防旋鞋；忌外旋、内收，以免重复受伤加重骨折移位；不侧卧；尽量避免搬动髋部，如若搬动，需平托髋部与肢体；在调整牵引、松开牵引套检查足跟及内外踝等部位有无压力性损伤时，均应妥善牵拉以固定肢体。并维持有效牵引效能，不能随意增减牵引重量。

（2）功能锻炼：骨折复位后，即可进行股四头肌收缩和足趾及踝关节屈伸等功能锻炼。3～4周骨折稳定后可在床上逐渐练习髋、膝关节屈伸活动。解除固定后扶拐不负重下床活动直至骨折愈合。

8. 股骨干骨折

（1）体位护理：抬高患肢。

（2）肢体观察：观察患肢末梢血液循环、感觉和运动情况，尤其对于股骨下1/3骨折患者，应注意有无刺伤或压迫腘动脉、静脉和神经征象。不能随意增、减牵引重量，以免过度牵引或达不到牵引效果。小儿悬吊牵引时，牵引重量以能使臀部稍稍悬离床面为宜，且应适当约束躯干，防止牵引装置滑脱至膝下而压迫腓总神经，保持有效牵引。

（3）功能锻炼：股骨干骨折内固定手术后，当日或第2日即可开始肌肉等长练习，以及踝及足部运动练习，并尽早理疗，以帮助消肿、减少肌肉的纤维化和粘连，为以后良好功能恢复创造条件。术后第3日以后，疼痛反应消退，可开始在床上活动膝、髋关节，做髌骨上下、左右被动活动，可在膝关节下方加用枕垫，在增加膝屈曲度的体位下做伸膝练习，同时要定时取出枕垫，以防止枕垫时间过长髋关节屈曲挛缩。锻炼时可做髋、膝关节屈曲90°，肌肉练习以等张收缩为主，辅以等长收缩，其中，股四头肌等长和等张收缩极为重要。根据患者全身情况，伴随损伤和依从性，术后5～6日时可开始扶双腋拐或支架行走，合作性较好的患者都可部分负重，并于2～3周内逐渐增加负重量，在2个月左右开展至单手杖完全负重行走。

9. 髌骨骨折

（1）体位护理：抬高患肢稍高于心脏水平，以促进静脉回流，减轻肿胀。

（2）肢体观察：由于骨折后局部肿胀、关节腔内积液积血、外固定物包扎过紧等致疼痛厉害，表现为受压组织处或肢体远端剧烈疼痛，并伴有皮肤苍白、麻木、温度降低，严重时出现被动伸趾时疼痛加剧。处理：早期冷敷，加压包扎以减少局部出血，减轻肿胀；若为外固定包扎过紧，则松解外固定物，必要时，遵医嘱予以止痛剂。

（3）功能锻炼：伤后疼痛稍减轻后，即应开始练习股四头肌等长收缩，每小时不少于100次，以防股四头肌粘连、萎缩、伸膝无力，为下地行走打好基础。如无禁忌，应随时左右推动髌骨，防止髌骨与关节面粘连。练习踝关节和足部关节活动。膝部软组织修复愈合后，练习抬腿。伤口拆线后，如局部不肿胀、无积液，可带着石膏托扶双拐下地，患肢不负重。4～6周后，去除外固定，练习膝关节屈伸活动，如屈伸有困难时应辅以外力锻炼，主要的方法有弓步压腿；扶床下蹲；负重伸膝等。一般来说，由于较长时间固定，膝关节存在不同程度的功能障碍，应采取多种形式方法进行锻炼，如主动和被动、床上和床下、器械和非器械等锻炼方法相结合。

10. 胫骨平台骨折

（1）体位护理：抬高患肢，预防肢体外旋，以免损伤腓总神经。如为内侧平台骨折，尽量使膝关节轻度外翻；外侧平台骨折，尽量使膝关节轻度内翻。腘动脉损伤血管吻合术后给予屈膝位，以防血管再破裂。

（2）肢体观察：密切观察患肢末梢血液循环情况，警惕并发腘动脉损伤。一旦出现肢体苍白、皮温降低、足背动脉扪不到时，应立即报告医生，紧急处理。

（3）功能锻炼：原则是早锻炼、晚负重，以免因重力压迫使骨折再移位。术后第2日开始，做股四头肌收缩和踝关节屈伸的锻炼，4～6周后逐步做膝关节屈伸锻炼，骨折愈合后才开始负重行走。

11.胫腓骨干骨折

(1)体位护理：抬高患肢，保持外固定松紧适度，防止因伤后肢体肿胀使外固定过紧，造成压迫而引起血液循环障碍。

(2)肢体观察：警惕小腿骨筋膜室综合征，神经损伤胫骨上段骨折患者若出现下述情况，则提示有腓总神经损伤：垂足畸形；踝不能背伸，不能伸趾；足背感觉消失。

(3)功能锻炼：术后当日开始练习足、踝和髋的主动活动度，做股四头肌、胫前肌、腓肠肌的等长练习。膝关节保持伸直中立位，防止旋转。避免平卧位练习直腿抬高，或屈膝位练习主动伸膝。

12.踝部骨折

(1)体位护理：因踝部骨折肿胀较明显，应抬患侧小腿略高于心脏位置，以利肿胀消退。

(2)功能锻炼：经整复固定后，适当活动足趾并进行背伸运动。双踝骨折患者从固定第2周起，即可加大踝关节主动活动范围，但应禁止做旋转及内外翻运动。3周后可让患者扶双拐负重活动。4~5周后解除固定，改为扶单拐，逐渐增加负重量。骨折临床愈合后，应进行患肢负重下的各种功能活动，包括踝关节的内外翻运动和旋转运动，以尽快恢复踝关节功能。

13.跟骨骨折

(1)体位护理：抬高患肢，促进血液回流，减轻肢体肿胀。

(2)功能锻炼：24 h后开始主动活动踝关节，以预防关节僵硬及创伤性关节炎的发生。

八、截肢患者的社区康复护理

(一)概述

1.定义　截肢(amputation)是指将坏死的、损毁的、患有严重疾病危及患者生命的、完全废用而有功能障碍肢体的部分或完全截除的治疗措施。

2.主要功能障碍

(1)感觉及运动功能障碍：截肢后相应关节活动度下降，局部肿胀、疼痛、肌力下降、残肢畸形、肌肉挛缩。

(2)平衡能力下降：主要是下肢截肢后，重心不稳，站立与步态行走均有不同程度下降。

(3)生活自理和社会参与能力下降：术后因肢体缺如导致生活自理能力下降，如穿衣、洗漱、如厕、行走、吃饭、上下楼梯、大小便控制、轮椅转移等，不能参加正常的社交活动。

(4)心理障碍：截肢后会带来不同程度的躯体残疾和缺陷，影响行走能力及形象，同时截肢后疼痛都会给患者带来焦虑和恐惧心理。

(二)社区康复护理

1.保持正确残肢体位　为防止关节挛缩对使用假肢的影响，残肢必须保持对抗挛缩体位。理想的大腿截肢后功能位是仰卧时髋关节保持伸展、中立位；侧卧时采取以患侧在上的卧位，使髋关节内收为宜，还可俯卧位。小腿的正确肢体位置应当保持膝关节伸直位。

2.残肢皮肤护理　截肢术后创面大，血液循环差，再加上弹力绷带缠绕，残肢皮肤通透性差，易出现水泡、汗疹、皮肤擦伤、细菌或真菌感染。一旦发生，将影响肢体的功能训练及假肢穿戴。因此，要保持残肢皮肤清洁、干燥。具体做法：每日睡前清洗残肢，用干毛巾擦干；残肢套应保持清洁、干燥，每日至少更换1次，如出汗多或有其他问题，应增加更换次数；穿戴残肢套时一定要注意防止出现皱褶；一旦残肢出现水泡、汗疹等应及时采取积极措施，局部外用药涂抹，暂时不穿戴假肢。

3.残肢末端承重及角化训练　为了加强术后残肢末端承重能力,用手掌进行拍打残肢和残肢末端;部分感觉过敏残肢进行脱敏治疗;用细粗布摩擦残端,待皮肤适应时,进一步采用沙袋与残肢皮肤相触撞、承重,逐步增加承重重量。

4.残肢功能训练

(1)关节活动度训练:尽早开始关节活动训练是避免关节发生挛缩畸形最行之有效的办法。关节活动度训练包括主动训练、主动–辅助训练、被动训练。运动量从小到大,每日1~2次。训练时以主动功能训练为主,对不能进行主动活动的关节或关节本身已有挛缩发生时,被动关节活动训练非常重要。①上臂截肢:早期训练肩关节外展功能;②前臂截肢:加强肩、肘关节活动;③大腿截肢:容易发生髋关节屈曲外展畸形,短残肢畸形,早期强调髋关节的内收和后伸运动;④小腿截肢:进行膝关节屈伸运动,尤其是伸直运动训练,一旦发生膝关节屈曲畸形,将严重影响假肢的穿戴。

(2)肌力训练:具有良好的肌力,残肢才会有很好的制动和控制假肢的能力。肌力训练时间应从术后3~4日即可开始,每日训练2~3次,时间以患者能耐受为止。①上臂截肢:训练双肩关节周围的肌力,做抗阻力的外展、前屈、后伸抬高肩胛的活动。②前臂截肢:做抗阻力的肘关节屈伸活动来增强肘关节屈伸肌力,进行幻手(手已截除)用力握拳和伸直手指的活动。③大腿截肢:训练髋关节的外展、后伸、内收肌群肌力。髋部肌群(臀肌)可以做伸髋、髋内收、髋旋前、髋外展、屈髋抗阻训练等。④小腿截肢:训练股四头肌,做抗阻力的伸膝和屈膝活动,同时训练小腿残留的肌肉,进行幻足的屈伸活动训练,以避免残肢肌肉萎缩。⑤躯干肌训练:进行腹背部肌肉肌力训练,并辅以躯干回旋、侧向移动和骨盆提起等动作。⑥健侧下肢训练:下肢截肢后,其残肢侧的骨盆大多向下倾斜,致使脊柱侧弯,患者初装假肢时往往感觉假肢侧较长,因此应尽早进行站立训练、连续单腿跳及站立位的膝关节屈伸运动。

5.假肢训练　大腿假肢生态训练要遵循的要点如下:

(1)大腿假肢是用来负荷体重的。为此调整大腿假肢对线时,特别要注意如何使假肢足部正常迈出。

(2)大腿假肢步行要先迈出健侧腿。

(3)健侧腿迈出即使向前推近骨盆。

(4)向前推进的骨盆是要让假腿成15°的伸展角度。此时,足的踵步抬起足趾负荷。

(5)大腿假肢不是用来迈步的,它比健侧腿的步幅要小,足底拍打地面。

6.截肢残端塑形护理　为了预防残肢水肿,减轻伤口疼痛,使残肢端尽早定形,以便日后适合装置假肢,截肢后越早进行残端弹力绷带塑形越好。

(1)上肢截肢包扎方法:①垂直绕过残肢前方1~2次;②轻轻绕过残肢2圈;③以"8"字缠绕法绕过上肢部分2~3圈;④绕过残肢末端时稍微用力,靠近腋下时稍放松;⑤上肢用力伸直,绷带于腋下绕2圈后于肩峰下方固定。

(2)小腿截肢包扎方法:①垂直绕过残肢前方1~2次;②轻轻绕过膝盖2圈;③以"8"字缠绕法绕过膝下部分2~3圈;④绕过膝盖末端时稍微用力,靠近膝盖时稍放松;⑤膝盖用力伸直,绷带于膝上绕2圈后于膝盖下方固定。

(3)大腿截肢包扎方法:绕过残肢前方1~2次,斜向轻绕过大腿根部,以"8"字缠绕法自远端绕过大腿直至缠绕完全,绕过肢体末端时稍微用力,靠近大腿根部时稍放松,大腿绷直,绷带于腰部绕一圈后再于大腿部分固定。

7.潜在并发症护理

(1)残端出血与血肿:出血会造成患者失血,血肿会延迟残端伤口愈合,也容易继发感染。

为防止出血及血肿，术后应及时在患者床旁备止血带，以备大出血时及时止血。在临床上对于反复出血或血肿的患者，则需手术探查止血。

（2）残肢皮肤破溃、窦道、瘢痕、角化：常见原因有假肢接受腔的压迫、摩擦、尤其是残端皮肤瘢痕更容易破溃。治疗方法：①修整接受腔；②换药；③对久治不愈的窦道需进行手术扩创；④紫外线、超短波、磁疗等配合抗生素药物治疗，效果更好；⑤可使用硅橡胶制成的软袜套套在残肢上，减少和避免皮肤瘢痕受压或摩擦。

（3）残肢皮肤病：多由于细菌感染引起毛囊炎或由各种霉菌引起皮癣。应以预防为主，做好残肢、残肢袜、接受腔清洁工作。如发现皮肤病需停用假肢，及时就诊。

（4）残肢肿胀：这种肿胀是暂时性的，待残肢循环建立后可消肿，一般需 3~6 个月，但使用弹性绷带、正确体位和包扎残肢可以减轻水肿，促进截肢残端定型。

（5）残肢畸形、挛缩：应尽早进行残端包扎。如发生膝关节屈曲挛缩畸形，应及时做膝关节的被动伸直训练，并可以用砂袋 5~10 kg 压在膝关节上面，每日 3 次，每次 30~60 min。如屈曲挛缩畸形发生在髋关节，应使用被动牵引，方法是患者仰卧，患肢悬于床尾外，用 5~10 kg 的砂袋压在残肢大腿中部，每日 3 次，每次 30 min。也可用砂袋压迫法，患者仰卧位用砂袋压在臀部。

（6）残肢痛、残端痛：一般较轻的残肢痛通过脱敏治疗，如患者自己经常拍打、按摩残肢，疼痛可逐渐消失。因炎症所致疼痛应给予抗感染治疗；因瘢痕粘连所致疼痛应用音频电疗以消炎镇痛、软化瘢痕、松解粘连；因神经粘连所致疼痛应给予音频治疗或神经松解术；残端缺血伴慢性炎症所致疼痛给予磁疗效果明显。

（7）幻肢痛：首先注意纠正患者心理状况，消除其紧张、焦虑心理，可适当给予镇静剂；其次用各种物理疗法（如音频电疗、低频电疗、磁疗等）。残端的功能训练也是必要的治疗方法，此外，及时安装假肢也是防治幻肢痛的方法之一。

8. 心理康复　截肢对患者来说是一个巨大的心理打击，其心理变化一般经过震惊、回避、承认和适应 4 个阶段。在前 2 个阶段中，患者表现出悲观、沮丧、自我孤立于社会的态度，在家族、婚姻、工作、生活等问题上忧心忡忡。康复护士应帮助患者迅速度过前 2 个阶段，认识自我价值，重新树立自尊、自信、自强、自立，对现实采取承认态度，积极投入恢复训练中去。

九、脊髓损伤患者的社区康复护理

（一）概述

1. 定义　脊髓损伤（spinal cord injury，SCI）是指由外伤或疾病等因素引起的脊髓结构、功能的损害，导致损伤水平以下运动、感觉、自主神经功能障碍，是一种严重的致残性疾病。

2. 分类　脊髓损伤分为外伤性和非外伤性。

3. 主要功能障碍　脊髓损伤后由于失去高级中枢的控制，在短时间内脊髓功能完全消失，包括损伤平面以下的迟缓性瘫痪，运动、反射和括约肌功能丧失，感觉平面丧失和大小便失控。2~4 周后，才出现痉挛性瘫痪，表现为肌张力增高、腱反射亢进和出现病理性锥体束征等。

（二）社区康复护理

1. 心理护理　脊髓损伤患者不能接受现实，出现沮丧、悲观和抑郁情绪时，应及时进行心理疏导，保持乐观向上的精神。当患者及家属逐渐适应"失能"，应帮助患者调整损伤前所承担的角色和责任，主动进行康复训练，尽快独立生活，以减轻家庭成员的心理压力和经济负担。

2. 功能性训练的护理

（1）床边训练：①卧床时予以脊髓损伤良肢位的摆放，每 2 h 翻身 1 次。②进行关节被动运动，每一关节在各轴向活动 20 次，1~2 次/日。③脊柱稳定性良好者伤后或术后 1 周可开始坐位训练，从床头摇高 30°依次增加到 90°。④当患者躯干有一定的控制能力或肌力，双下肢各关节活动范围尤其是髋关节活动范围接近正常时，可在垫上或床上进行坐位练习，包括膝关节伸直的长坐位和膝关节屈曲 90°的端坐位，并从静态平衡训练→动态平衡训练。只有能长时间保持坐位后才可进行穿裤、鞋和袜的训练。⑤斜床站立训练：坐起训练后，无直立性低血压等不良反应可进行站立训练。保持脊柱的稳定性，站立床的角度从倾斜 20°开始，逐渐增加到 90°。直立性低血压者可佩戴腰围进行起立和站立活动训练，以增加腹压，也可用弹力绷带包扎下肢，促进静脉回流，增加回心血量。

（2）肌力训练：目标是达到 3 级以上。肌力 1 级时，肌肉进行功能性电刺激训练；肌力 2 级时，肌肉进行助力运动和主动运动训练；肌力 3 级时，肌肉进行主动运动训练。

（3）垫上训练：训练四肢和躯干的灵活性和力量。包括翻身训练、牵伸训练、垫上移动训练。

（4）转移训练：包括床与轮椅之间的转移、轮椅与坐便器之间的转移、轮椅与汽车之间的转移以及轮椅与地之间的转移等。在转移时可借助一些辅助器具，如滑板、拐杖、悬吊或床边支撑物等。

（5）步行训练：伤后 3~5 个月，已完成上述训练，可佩戴矫行器完成步行训练。尽早开始步行训练可防止下肢关节挛缩，减少骨质疏松，促进血液循环。先在平行杠内站立，再在平行杠内行走训练。可采用迈至步、迈越步、四点步、二点步等方法训练，平稳后移至杠外训练，用双拐来代替平行杠，方法相同。

（6）轮椅训练：伤后 2~3 个月患者脊柱稳定性良好，坐位训练已完成，可独立坐 15 min 以上才可进行轮椅训练。轮椅训练中，每坐 30 min，必须练习用双上肢支撑起躯干，使臀部离开椅面减轻压力；或一侧倾斜躯干让对侧臀部离开椅面，然后再向另一侧倾斜，预防坐骨结节压疮。

（7）日常生活活动能力训练：指导和协助患者床上活动、就餐、洗漱，更衣、排泄、移动、使用家庭用具等，训练前应协助患者排空大小便。适应性装置，如护腕、长把手海绵、洗澡椅、穿衣棍等可补偿功能和运动缺陷。

3. 防治并发症的社区康复护理

（1）疼痛的康复护理：脊髓损伤后损伤平面以下弥漫性感觉迟钝的中枢性疼痛，常被称为"脊髓痛"。予以放松疗法、热敷、超声波、中频点治疗、改变不良姿势和肌肉的不平衡运动等。

（2）痉挛的康复护理：将肢体放于舒适、不受压和方便活动的正确姿势是预防痉挛的基础，定时翻身，对痉挛的肢体进行牵拉和斜床站立训练等。

（3）压疮的康复护理：保持正确的体位，每 2 h 翻身一次，检查骨隆突处皮肤，如有异常，采取有效措施预防。

（4）直立性低血压的康复护理：常见于损伤后刚开始恢复活动时。主要预防措施：可以逐步抬高床头，并逐步延长坐的时间；腹部可以采用弹力腹带，减少腹腔血液淤滞；采用起立床逐步训练直立体位；避免焦虑情绪；在轮椅坐位时，腰前倾有助于缓解直立性低血压；必要时采用药物保持心脏收缩力和血管张力，如多巴胺等，防止低血压。

（5）呼吸系统并发症康复护理：对颈髓损伤呼吸肌麻痹的患者应进行腹式呼吸、缩唇呼吸、有效咳嗽、体位排痰训练，以预防肺不张、肺感染和呼吸肌麻痹导致的呼吸衰竭。

（6）泌尿系并发症的康复护理：脊髓损伤后 1~2 周内多采用留置导尿或耻骨上造瘘的方法。保证每日摄水量在 2000 mL 以上，引流袋低于膀胱水平以下，且翻身、转移时需卡住尿管，防止尿液反流，预防尿路感染。待病情稳定后，尽早拔除尿管，行尿流动力学检查或简易膀胱容量－压力测定，必要时实行间歇导尿术、生物反馈电刺激、膀胱再训练。间歇导尿期间应注意饮水计划，坚持排尿日记，达到低膀胱内压储尿，规律排尿，促进膀胱恢复，保护肾脏的目的。当残余尿量＜100 mL，或残余尿:自解尿＝1:3，并达1周左右时间时，可停止间歇导尿。

（7）神经源性肠道功能紊乱的康复护理：指导患者养成定时排便的习惯，如早餐后半小时，顺时针腹部按摩，配合饮水计划，适当摄入膳食纤维，必要时可予以开塞露等辅助解大便。

（8）下肢深静脉血栓的康复护理：进行下肢主动和被动活动促进血液循环，电刺激小腿肌肉，降低血栓形成的机会。出现血栓时应遵医嘱抬高、制动、使用抗凝药等处理，密切关注病情，防治血栓脱落。

（9）体温调节障碍的康复护理：脊髓损伤后体温调节中枢对于体温的调节作用失去控制，因而可以出现变温血症，即体温受环境温度的影响而变化。患者可出现体温过低或过高。预防及治疗措施为：①注意在气温变化时患者适当增减衣裳。患者外出时尤其要注意保暖。②保持皮肤干燥，防止受凉。麻痹肢体由于散热障碍，所以会出现麻痹平面以上出汗，而平面以下受寒的情况。③过度出汗：交感神经神经系统过度兴奋，要注意是否发生自主神经反射障碍，最常见的诱因是膀胱或直肠充盈。④天气炎热时要注意散热。高热时药疗效果不佳，一般以物理降温为主。⑤原因不明的发热首先要考虑是否发生感染。患者由于感觉障碍，所以发热常常是感染最早或唯一的表现。此时应该针对感染进行治疗。

4. 家庭和社区环境的康复护理　评估患者居住的生活和社区环境，对不适宜的地方进行改造。

第五节　精神分裂症患者的社区康复护理

一、概述

1. 定义　精神分裂症（schizophrenia）是一组病因未明的最常见的持续、慢性、严重的精神疾病，具有思维、情感、行为等多方面的障碍，以精神活动与周围环境不协调，自身知、情、意不协调和人格解体等"分裂"症状为主要特征，故称分裂症。常影响行为及情感，多见于青壮年。

2. 分型　分为偏执型、青春型、单纯型、紧张型和未分化型5种。

3. 主要功能障碍

（1）前驱阶段：性格改变、类神经症症状、语言和行为的改变。

（2）发展阶段：思维障碍（包括思维联想障碍、思维逻辑障碍、思维内容障碍、被动体验）、情感障碍（包括情感淡漠、情感不协调）、意志与行为障碍（意志活动减少或缺乏、意向倒错、违拗、刻板动作、模仿等）和人格解体等。

（3）后期阶段：临床痊愈、残留类似神经症症状、发作性或衰退。

二、社区康复护理措施

1. 实施心理干预　精神分裂症患者容易受到幻听的困扰，一旦出现，社区护士可握住患者的手表示理解其感受，并保证他不会受到伤害，同时设法分散其注意力，如嘱患者大声歌唱、朗读或看电视等。当患者症状控制、自知力恢复时，要教会其如何调整心态、应付生活和工作压力、控制情绪、友好的与人交往的方法，以促进其社会功能的恢复。

2. 保证安全管理　精神分裂症患者在幻觉、妄想的支配下，可能出现攻击他人、毁物等行为；有些患者因抑郁或深感疾病的痛苦可能出现自杀行为；有些患者不承认患病而不愿住院或留在家里，常伺机外走。需指导家属注意：

(1)患者管理：当患者病情不稳定阶段时，要有专人看护，尤其是有严重自杀企图和外走念头的患者。注意观察患者的情绪变化及异常行为。

(2)危险物品管理：一切对患者生命有威胁的物品不能带入患者的房间或活动场所，如金属类的小刀、剪刀、铁丝、各种玻璃制品、绳带、药物等；患者不能蒙头睡觉；上厕所超过 5 min 要注意查看。

(3)周围环境管理：门窗保持完好，若患者表现异常困扰，不能自控，对自己或他人构成威胁时，要进行控制和约束。

3. 注意用药指导　用药的护理是精神分裂症患者康复治疗中的一个关键问题，也是预防疾病复发的重要措施。

(1)急性发作期的服药指导：患者无自知力，大都不愿服药，需耐心劝说，可让患者最信任或最有权威的人劝说，避免"你有精神分裂症应该服药"之类的话，或带他到平时诊治的医院看病开药后，悄悄将药调换给其服用。

(2)恢复期的服药指导：重点在于不间断加强患者对坚持服药重要性的认识，告知维持服药的目的在于治疗疾病、预防和减少疾病的复发。一般来说，患者病情稳定后需要坚持服药 2 ~ 3 年。很多患者出院后服药一段时间就自行停止，认为自己的病已经好了；也有家属对坚持服药的重要性缺乏明确的认识，擅自同意患者停药；有些患者因服药后的不良反应而不愿服药。因此，患者的药物应该由亲属保管，服药有专人督促检查，家属在给患者喂药时，应看着患者把药服下去方可离开，必要时还要检查患者的口腔，以防患者将药物藏起来，储积后顿服自杀。

(3)药物不良反应的观察和护理：使家属了解服药后出现嗜睡、动作呆板、便秘、流涎、肥胖是轻微的不良反应，无需特殊处理。如出现头颈歪斜、坐立不安、四肢颤抖这些症状则是较重的不良反应，这时，必须在医生的指导下调整服药剂量。要定期到门诊检查，按医嘱服药并根据病情调整药物剂量，使药物作用"恰到好处"，不良反应也减少到最低限度，使患者乐于坚持服药。

4. 提高睡眠质量　为患者创造舒适、安静的睡眠环境，制定适宜的作息时间，睡前忌服兴奋性饮料，如酒、浓茶、咖啡，尽量少抽或不抽烟，睡前督促患者解小便。注意观察有无失眠现象，若出现失眠，需及时予以干预，必要时到门诊随访治疗，以利于及时控制病情，防止复发。待睡眠好转，需渐渐停用促睡眠的药物。

5. 注意病情观察　家属应细心观察病情，及时发现疾病复发的早期征象和治疗变化，及早到医院复诊。

6. 指导能力训练，促进回归社会

(1)生活技能训练：家属协同患者制定自我照顾计划和活动内容，培养有规律的生活习惯。安排有益身心的活动，如听音乐、体育活动，以增强生活兴趣，提高生活能力。同时加强饮食、个人卫生等方面的基本护理，预防并发症。

(2)社会适应能力训练：家属为患者创造机会，鼓励其参加适当的社会活动，克服行为退缩、依赖、让患者走出家门，上街购物，与别人谈心，从事力所能及的劳动等，提高社会适应能力；循循善诱地指导患者怎样去做，必要时还应该陪着患者一同去做；应以宽容的态度善待患者，耐心予以引导和帮助，增强患者回归社会的信心。

(3)职业技能训练：通过家庭护理和能力的训练，使患者尽可能恢复病前的职业技能，发展兴趣,甚至培养有专长的新技能以适应职业需要。

7.随访护理 每年至少随访4次,每次随访应对患者进行危险性评估,包括感觉、知觉、思维、情感和意志行为、自知力等;询问患者躯体疾病、社会功能情况、服药情况及各项实验室检查结果等。并根据患者的危险性分级、精神症状是否消失、自知力是否完全恢复,工作、社会功能是否恢复,以及患者是否存在药物不良反应或躯体疾病情况对患者进行分类干预。

(熊雪红)

【思考题】

1.患者,男,28岁,办公室工作,颈肩酸痛、头晕头胀伴左手麻木1年余。长期从事科室工作,一边打字一边左颈肩夹电话筒,久而久之引发上述症状,并日益严重,终于无法坚持工作,左手麻木放射至左面部,头胀头晕头痛使记忆力减退,思维不能集中。颈椎摄片:C4~C7轻度退行性改变。CT:C5~C6椎间盘向后均匀膨出,硬膜囊前面脂肪间隙消失。经过多方保守治疗无效。检查:颈棘突旁肌痉挛、压痛明显,左侧神经牵拉试验(+),压头试验(±)。诊断:颈椎病。

(1)目前患者有哪些功能障碍?

(2)应该采取哪些社区康复护理措施?

2.患者,男,30岁,建筑工人,因工作不慎从高处坠落3h,以脊髓损伤收入院。经保守治疗3周,病情基本稳定,患者现意识清楚,语言流利,查体:T4平面以下感觉缺失、双下肢运动不能、肌张力低、腱反射消失、排尿、排便障碍,MRI结果为T4水平异常信号。

(1)简述该患者在急性期康复护理时,体位变换要点。

(2)结合该病例的排尿障碍,提出相应的康复护理措施。

第十一章　社区突发公共卫生事件的预防与护理

学习目标

识记：
1. 能掌握突发公共卫生事件的概念与分类分级，预检分诊和救护。
2. 能熟悉突发公共卫生事件的预警响应、报告制度。

理解：
1. 能了解突发公共卫生事件的现场管理。
2. 能快速、正确应用 START 流程对突发公共卫生事件受灾者进行预检分诊，施行救助。

运用：
具备突发公共卫生事件的预防观念，以及快速反应、救助的素质。

近年来，伴随经济社会快速发展、世界经济一体化进程加快、全球气候变暖等诸多因素影响，世界各地区自然灾害、事故灾难、社会安全事件和社区公共卫生事件等突发事件，呈现出频次高、规模大、影响广泛、损失严重等特点。我国人口众多、地形地貌复杂、气候多变、地区间发展不平衡、居民个人防护意识不强、城镇化进程迅速导致人口密集程度大幅上升等因素，均是导致社区突发性公共卫生事件频发的重要原因。社区突发性公共卫生事件的紧急性和不可预测性也同样影响着人们的健康生活，直接关系到人民的生命健康、经济的稳步增长和社会的繁荣稳定。自 2003 年以来，我国先后暴发了传染性非典型性肺炎（SARS）、致病性禽流感、流行性脑脊髓膜炎、人猪链球菌的疫情、流行性感冒和 2016 年始发于加拿大、美国并向全球蔓延的甲型 H1N1，以及自 2013 年起中国报告出现已逾 1000 例的季节性人感染 H7N9 禽流感病例等突发公共卫生事件，对社会稳定、公众健康及经济发展构成了很大的威胁。因此，学习社区突发公共卫生事件的预防和控制知识，对有效防控、处理和应对社区突发公共卫生事件、建设和谐社会（社区）意义深远。

第一节　概　述

社区突发公共卫生事件是一项重大的社会问题，直接影响社区公众健康、经济发展和社会安定，也是当今社会普遍关注的热点问题。根据《突发公共卫生事件应急条例》，社区突发公共卫生事件（public emergency health events）是指突然发生，造成或者可能造成社会公众健康严重损害的重大传染疫情、群体性不明原因疾病、重大食物和食品安全危害等严重影响公众健康的事件。在社区，经常会发生各种突发公共卫生事件，这些公共卫生事件，使社区人群的健康、生命和财产受到严重的威胁。社区因此而产生的大量特殊需要，必须得到政府各机构、医疗各部门和社区医疗护理服务的支持，才能减轻其所受的破坏，并从灾害和特殊事件中得到恢复和重建。由此可见，社区突发公共卫生事件的预防与护理是社区卫生服务实践中的一个重要组成部分。

一、社区突发公共卫生事件的基础知识

(一)社区突发公共卫生事件的分级和特征

1.社区突发公共卫生事件的分级　根据突发公共卫生事件的性质、严重程度、可控性和影响范围等因素,可将其分为一般、较大、重大、特别重大四级(图 11 - 1),其划分标准如下(表 11 - 1)。

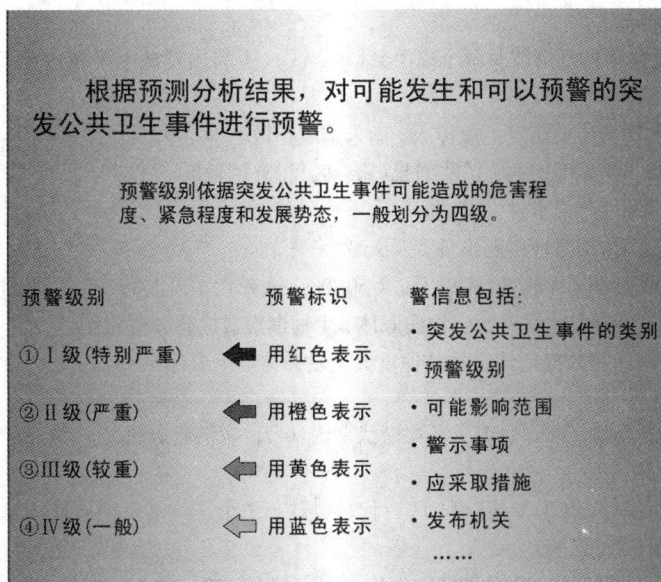

根据预测分析结果,对可能发生和可以预警的突发公共卫生事件进行预警。

预警级别依据突发公共卫生事件可能造成的危害程度、紧急程度和发展势态,一般划分为四级。

预警级别	预警标识	警信息包括:
① Ⅰ级(特别严重)	◀ 用红色表示	· 突发公共卫生事件的类别
② Ⅱ级(严重)	◀ 用橙色表示	· 预警级别
③ Ⅲ级(较重)	◀ 用黄色表示	· 可能影响范围
④ Ⅳ级(一般)	◀ 用蓝色表示	· 警示事项
		· 应采取措施
		· 发布机关
		……

图 11 - 1　突发公共卫生事件的分级

表 11 - 1　突发公共卫生事件分级标准

特别 重大 (Ⅰ级)	1. 发生肺鼠疫、肺炭疽疫情并有扩散趋势;或肺鼠疫、肺炭疽疫情波及两个以上省份,并有进一步扩散趋势。 2. 发生传染性非典型肺炎、人感染高致病性禽流感病例,并有扩散趋势。 3. 发生群体性不明原因疾病,涉及多个省份,并有扩散趋势。 4. 发生新传染病或我国尚未发现的传染病发生或传入,并有扩散趋势,或发现我国已消灭的传染病重新流行。 5. 发生烈性病菌株、毒株、致病因子等丢失事件。 6. 周边以及与我国通航的国家和地区发生特大传染病疫情,并出现输入性病例,严重危及我区公共卫生安全的事件。 7. 国务院卫生行政部门认定的其他特别重大的突发公共卫生事件

续表 11-1

重大 (Ⅱ级)	1. 在 1 个县(市、区)行政区域内，1 个平均潜伏期内(6 天)发生 5 例以上肺鼠疫、肺炭疽病例，或相关联的疫情波及两个以上的县(市、区)。 2. 发生传染性非典型肺炎、人感染高致病性禽流感疑似病例。 3. 腺鼠疫发生流行，在 1 个地级以上市行政区域内，1 个平均潜伏期内多点连续发病 20 例以上，或流行范围波及包括两个以上地级以上市。 4. 霍乱在 1 个地级以上市行政区域内流行，1 周内发病 30 例以上，或波及包括两个以上地级以上市，有扩散趋势。 5. 乙类、丙类传染病疫情波及两个以上县(市、区)，1 周内发病水平超过前 5 年同期平均发病水平两倍以上。 6. 我国尚未发现的传染病发生或传入，尚未造成扩散。 7. 发生群体性不明原因疾病，扩散到县(市、区)以外的地区。 8. 发生重大医源性感染事件。 9. 预防接种或群体预防性用药出现人员死亡。 10. 一次发生急性职业中毒 50 人以上(含 50 例)，或死亡 5 人以上。 11. 境内外隐匿运输、邮寄烈性生物病原体、生物毒素造成感染或死亡的。 12. 省级以上卫生行政部门认定的其他重大突发公共卫生事件
较大 (Ⅲ级)	1. 发生肺鼠疫、肺炭疽病例，1 个平均潜伏期内(6 天)病例数未超过 5 例，流行范围在 1 个县(市、区)行政区域内。 2. 腺鼠疫发生流行，在 1 个县(市、区)行政区域内，1 个平均潜伏期内连续发病 10 例以上，或波及两个以上县(市、区)。 3. 霍乱在 1 个县(市、区)行政区域内发生，1 周内发病 10~29 例，或波及两个以上县(市、区)，或地级以上市城区首次发生。 4. 1 周内在 1 个县(市、区)行政区域内，乙、丙类传染病发病水平超过前 5 年同期平均发病水平 1 倍以上。 5. 在 1 个县(市、区)范围内发现群体性不明原因疾病。 6. 预防接种或群体预防性服药出现群体心因性反应或不良反应。 7. 一次发生急性职业中毒 10~49 人，或死亡 4 人以下。 8. 地级以上卫生行政部门认定的其他较大突发公共卫生事件
一般 (Ⅳ级)	1. 腺鼠疫在 1 个县(市、区)行政区域内发生，1 个平均潜伏期内病例数未超过 10 例。 2. 霍乱在 1 个县(市、区)行政区域内发生，1 周内发病 9 例以下(含 9 例)。 3. 1 次发生急性职业中毒 9 人以下(含 9 例)，未出现死亡病例。 4. 县级以上卫生行政部门认定的其他一般突发公共卫生事件

2. 社区突发公共卫生事件的特征

(1)突发性和意外性：社区突发公共卫生事件有高度的不确定性，是不可预测的，不以人的意志为转移。虽然存在发生征兆和预警的可能，但往往难以准确地把握和预测事件的起因、规模、事态的变化、发展趋势及影响的深度和广度。但这不是绝对的，若监测系统敏感、健全，则有可能预警，并及时有效地部署和应对。

(2)群体性和公共性：社区突发公共卫生事件常常同时波及到多人甚至整个工作或生活的群体，在事件影响范围内的人都有可能受到伤害。尤其对社区儿童、老人、妇女和体弱多病者等特殊人群的影响更为突出，具有公共卫生属性。

(3)广泛性和严重性：社区突发公共卫生事件由于发生突然、波及面广、损害面宽，具有极其广泛性。其对公众健康和生命安全、社会经济发展、生态环境等造成了不同程度的危害，这种危害既可以是对社会造成的即时性严重损害，也可以是对社会长远发展造成严重影响的事件。

(4)复杂性和综合性：许多社区突发公共卫生事件不仅仅是公共卫生问题，还是社会问题，需要各有关部门共同努力，甚至全社会动员参与这项工作甚至动员全社会参与这项工作。突发公共卫生事件的处理涉及多系统、多部门。因此，必须在政府领导下，才能最终恰当应对，将危害降到最低。

(5)国际性和透明性：在经济全球化高度发展的今天，国际交往的不断加强可导致跨地区和跨国界传播、国际互动性越来越强。社区公共卫生事件一旦发生，将很快成为媒体及公众关注的焦点，并且整个事件的应急反应和处置都是透明的。

(6)可控性和责任性：社区突发公共卫生事件发生突然，较难预测。一般情况下，要坚持科学原则，应对措施得当，遵守操作规程和规章制度，可及时发现并有效处置。反之，由于违法违规、责任心不强等渎职行为，容易导致严重后果者，需追究相应法律责任。

（二）社区突发公共卫生事件的分期

1.间期(interphase) 指突发事件发生前的平常期。此期应积极制定预案，建立健全各种突发事件的预防策略和措施，同时建立与维护预警系统和紧急处理系统，为应对突发事件做好充足的准备。

2.前期(prophase) 指事件的酝酿期和前兆期。此期应立刻采取紧急应变措施，将可能受到影响的居民疏散到安全地方，保护即将受到波及的设施，动员紧急救援人员待命，并实施发布预警信息，协助社区居民做好应对准备。

3.打击期(outbreak) 指事件的作用期和危害期。不同性质的突发事件，其打击期长短不一，如地震和建筑物爆炸可能只有数秒，旋风和球场暴乱最长会持续几个小时，而传染病暴发和洪涝灾害则能连续达数月之久。

4.处理期(treatment) 指灾害救援或暴发控制期。此期的主要任务包括：救治伤患者员，展开紧急公共卫生监测；封锁疫源地，进行消毒，紧急展开疫苗接种和个人防护；调查事故原因，终止危害的扩大，清除环境中残存的隐患，稳定社会情绪等。

5.恢复期(convalescence) 指事件平息期。此期主要是尽快让事发或受灾地区恢复正常秩序，主要包括搞好受害人群躯体伤害的康复工作，评估受害人群的心理健康状况；针对可能产生的"创伤后应激障碍"进行预防和处理；修建和复原卫生设施，提供正常的卫生医疗服务。

（三）社区突发公共卫生事件的分类

社区突发公共卫生事件的分类有多种方法，目前普遍采用按照事件的原因进行分类。

1.重大传染病疫情(major infectious disease outbreak) 是由各种病原体引起的能在人与人、动物与动物或人与动物之间相互传播的一类疾病。主要包括传染病(包括人畜共患传染病)、寄生虫病以及地方病区域性流行、暴发流行或出现死亡、预防接种或服药后出现群体性异常反应、群体性医院感染等。其特点是在短时间内发生，波及范围广泛，出现大量的患者或死亡病例，其发病率远远超过常年的发病水平。

2.群体性不明原因的疾病 该类疾病是指在一定时间内(通常2周内)的某个相对集中的区域(如同一个医疗机构、自然村、社区、建筑工地、学校等集体单位)同时或者相继出现3例及以上有相同临床表现，经县级及以上医院组织专家会诊，不能诊断或解释病因，有重症病例或死亡病例发生的疾病。群体性不明原因疾病具有临床表现相似性、发患者群聚集性、流行病学关联性、健康损害严重等特点。这类疾病可能是传染病(包括新发传染病)、中毒或其他未知因素引起的疾病,其危害程度较前几类要严重得多。

3. 食品安全和职业危害(food safety and occupational hazard) 食品安全和职业危害问题已经成为21世纪人们面临的首要问题。食品安全是指食品无毒、无害,符合应当有的营养要求,对人体健康不造成任何急性、亚急性或者慢性危害。根据世界卫生组织(WHO)的定义,食品安全是"食物中有毒、有害物质对人体健康影响的公共卫生问题"。食品安全要求食品对人体健康造成急性或慢性损害的所有危险都不存在,是一个绝对概念。食品安全问题主要集中在以下几个方面:微生物性危害、化学性危害、生物毒素、食品掺假和基因工程食品的安全性问题。20世纪80年代以来,由于一系列食品原料的化学污染、疯牛病的暴发、口蹄疫疾病的出现和自然毒素(食品相关产品的致病性微生物、农药残留、兽药残留、重金属、污染物质)的影响以及畜牧业中抗生素的应用、基因工程技术的应用,使食品安全成为全世界关注的问题。

职业危害是指从业人员在劳动过程中因接触有毒有害物品和遇到各种不安全因素而出现的有损于健康的危害。职业危害因素包括职业活动中存在的各种有害的化学、物理、生物因素以及在作业过程中产生的其他职业性有害因素。

4. 新发传染性疾病 狭义指全球首次发现的传染病;广义指一个国家或地区新发生的、新变异的或新传入的传染病。世界上新发现的32种新传染病中,有半数左右已在我国出现,新出现的肠道传染病对人类健康构成的潜在危险十分严重,处理的难度及复杂程度进一步加大。

5. 群体性预防接种反应和群体性药物反应 指在实施疾病预防控制时,出现疫苗接种人群或预防性服药人群的异常反应。这类反应原因较为复杂,可以是心因性的,也可以是其他异常反应。

6. 重大环境污染事故 指在化学品的生产、运输、储存、使用和废弃处置过程中,由于各种原因引起化学品从其包装容器、运送管道、生产和使用环节中泄漏,造成空气、水源和土壤等周围环境的污染,严重危害或影响社区公众健康的事件。

7. 核事故和放射事故 指由于放射性物质或其他放射源造成或可能造成公众健康严重损害的突发事件。如1992年山西沂州钴-60放射源丢失,不仅造成3人死亡,还造成百余人受到过量辐射的影响。如2011年日本福岛发生近百年来最大的一次地震,并引发了核电站爆炸,造成放射性物质外泄,已确认遭核辐射的人数上升至22人,日本政府已把福岛第一、第二核电站人员疏散范围,由原来的方圆10公里上调至方圆20公里。12万避难者进行全体核辐射状况的检查。

8. 自然灾害(natural disaster) 是由不可抗拒的自然因素、人为破坏而形成的环境失衡,它超出特定条件下社会和人类的承受能力而产生消极作用。受地震、台风、洪水、山体滑坡等与气象、海洋、地质因素等自然灾害有关事件的突然袭击,易引起种种社会问题、公共卫生问题,危及众多生命和造成财产损失,导致传染病的发生和流行。

(四)社区护士在突发公共卫生事件中的作用

当前,全球突发公共卫生事件的频率和危害程度日益增加,社区护士在社区急性事件、自然灾害和突发公共卫生事件的预防、应对与急救中起着越来越重要的作用。社区医护人员只有通过系统的专门培训,提高综合素质,才能以最快的速度、最有效的应对措施控制突发公共卫生事件的进一步发展,为后续抢救打下良好的基础。社区护士在突发公共卫生事件中的作用,主要体现在以下几个方面:

1. 良好的应急、协调和现场掌控 社区出现的突发公共卫生事件往往种类多、范围广、情况急、影响面大。社区护士在突发公共卫生事件中,通过独立或与其他医务工作者合作,进行急症处理、现场急救和情绪自控、人际沟通等技巧掌控现场。此外，在社区急性事件的处理中，社区护士介于政府机构与社区居民之间，与其他团体合作协调以保证信息畅通，紧急救援时能够及时寻求援助、控制现场局面，在迅速建立院前院内急救一体化程序方面发挥积极的桥梁作用。

2. 妥善处理突发事件

(1)及时报告：社区护士对早期发现的潜在隐患以及可能发生的突发公共卫生事件，依照条例规定的报告程序和时限及时报告。认真履行社区护士的护理职责，对公众提出早期警告信号，提供及时准确、真实的信息，使社区居民对突发公共卫生事件持较为现实的预测和采取理性行为。

(2)有效进行现场救援：对受害者进行持续性评估、计划、实施和评价，预防并发症，保护社区易感人群，如老、幼、病、残者，防止急性传染病疫情暴发。

(3)消除社区居民的恐惧心理：社区护士协助政府部门，能够及时通告疫情的真实信息，及时辟谣，培养和提高居民对突发事件的心理承受力，提高对相关信息的基本辨析和科学辨别能力，明确自我以及对他人和社会的职责，避免产生焦虑和恐慌心理，并对需要者提供适当和及时的心理干预。

(4)帮助恢复社区居民的相关活动：突发公共卫生事件发生后，相关的部门、行业以及个人受到较大的冲击和损失，社区护士能够提供积极援助，帮助社区居民从突发公共卫生事件中恢复，如为社区居民提供心理支持等，帮助人们重新恢复正常的生活和生产秩序，逐渐得到身心康复。

3. 培养社区人员的安全防范意识 参与社区开展的突发公共卫生事件的日常监测，确保监测与预警系统的正常运行。及时、准确地评估突发公共卫生事件造成的损失和人员伤亡情况。社区护士运用预防在先原则，充分了解社区环境和社区人群特点，能够预见性地发现社区危险因素，积极预防和减少社区急性事件的发生。

4. 胜任健康教育职能 充分利用社区人群的力量，采用多种形式开展防病治病知识的宣教，向社区居民宣传有关传染病的知识和相应法律责任；建立热线咨询和咨询站，与居民保持有效的信息沟通，及时提供突发公共卫生事件相关知识以及专业帮助；将安全防护知识、现场急救基本知识和紧急避险知识、灾难逃生技能普及到每个家庭和社区居民，以提高公众的初步急救技能，提高自救互救的能力和效果。

二、社区突发公共卫生事件的法律法规和应急预案

(一)社区突发公共卫生事件的法律法规

2003 年，国务院颁布了《突发公共卫生事件应急条例》，2004 年，对《中华人民共和国传染病防治法》进行了修订。新防治法和应急条例的颁布和实施，标志着我国应对突发公共卫生事件进一步纳入法制化管理的轨道，也标志着我国突发公共卫生事件应急机制进一步完善。

颁布的与突发公共卫生事件应急有关的法律法规还有《中华人民共和国职业病防治法》《中华人民共和国食品卫生法》《中华人民共和国执业医师法》《使用有毒物品作业场所劳动保护条例》《危险化学品安全管理条例》《放射事故管理条例》《核事故医学应急管理规定》《突发公共卫生事件与传染病疫情监测信息报告管理办法》《食物中毒事故处理办法》等，这些法律法规对保障突发公共卫生事件应急处理起到了重要作用。

1.《突发公共卫生事件应急条例》规定 将突发公共卫生事件中政府领导和指挥突发公共卫生事件应急处理工作作为政府的法定责任。同时，还确定县级以上人民政府作为突发公共卫

生事件的法定报告人。应急工作的责任也定位在政府，包括制定突发公共卫生事件应急预案、应急储备、采取行政控制措施等。

2.《中华人民共和国传染病防治法》规定　在中华人民共和国领域内的一切单位和个人，必须接受疾病预防控制机构、医疗机构有关传染病的调查、检验、采集标本、隔离治疗等预防、控制措施，如实提供有关情况。《突发公共卫生事件应急条例》中也规定了公民配合的义务。

3.《中华人民共和国执业医师法》规定　遇有自然灾害、传染病流行、突发重大伤亡事故及其他严重威胁人民生命健康的紧急情况时，医师应当服从县级以上各级人民政府卫生行政部门的调遣。

（二）突发公共卫生事件的应急预案

1.《全国破坏性地震医疗救护卫生防疫防病应急预案（试行）》　该预案于 2000 年 8 月 4 日由卫生部下发，旨在积极做好地震灾害前的医学准备，保证地震灾害发生后各项医疗救护与卫生防疫防病应急工作高效、有序地进行，保护人民生命安全，预防和控制传染病的暴发、流行，确保大灾之后无大疫。

2.《应对流感大流行准备计划与应急预案（试行）》　该预案于 2005 年 9 月 28 日由卫生部应急办公室颁布，旨在认真做好应对流感大流行监测、疫苗、药物和公共卫生干预等准备工作，有序高效地落实流感大流行发生时的应急处理工作，最大限度地减少流感大流行对公众健康和社会造成的危害，保障公众身心健康和生命安全，维护社会稳定和经济发展。

3.《国家突发公共事件总体应急预案》　该预案于 2006 年 1 月 8 日由国务院发布，旨在提高政府保障公共安全和处置突发公共事件的能力，最大程度地预防和减少突发公共事件及其造成的损害，保障公众的生命和财产安全，维护国家安全和社会稳定，促进经济社会全面、协调、可持续发展。在总体预案中，明确提出了应对各类突发公共事件的六条工作原则：以人为本，减少危害；居安思危，预防为主；统一领导，分级负责；依法规范，加强管理；快速反应，协同应对；依靠科技，提高素质。

4.《国家突发重大动物疫情应急预案》　该预案于 2006 年 2 月 27 日由国务院发布，预案适用于突然发生、造成或者可能造成畜牧业生产严重损失和社会公众健康严重损害的重大动物疫情的应急处理工作。

5.《非职业性一氧化碳中毒事件应急预案》　该预案于 2006 年 8 月 30 日由卫生部、中宣部、教育部、公安部、民政部、建设部、信息产业部、国家环境保护总局、中国气象局和国务院新闻办公室共同制定，旨在有效预防和及时控制非职业性一氧化碳中毒事件，指导和规范非职业性一氧化碳中毒事件的应急处理工作，最大限度地减少中毒事件的发生和造成的危害，保障公众身体健康与生命安全，维护社会稳定。

6.《高温中暑事件卫生应急预案》　该预案于 2007 年 8 月 13 日由卫生部发布，旨在及时有效地预防和处置由高温气象条件引发的中暑事件，指导和规范高温中暑事件的卫生应急工作，保障社会公众的身体健康和生命安全，维护正常社会秩序。

7.《国家鼠疫控制应急预案》　该预案于 2007 年 9 月 6 日由卫生部颁布，旨在有效预防和快速应对、及时控制鼠疫疫情的暴发和流行，最大限度地减轻鼠疫造成的危害，保障公众身体健康与生命安全，维护社会稳定。

8.《国家自然灾害救助应急预案》　该预案于 2011 年 10 月 16 日由国务院发布，旨在建立健全应对突发重大自然灾害紧急救助体系和运行机制，规范紧急救助行为，提高紧急救助能力，迅速、有序、高效地实施紧急救助，最大限度地减少人民群众的生命和财产损失，维护灾区社会稳定。

三、社区突发公共卫生事件的相关研究

当前，从全球看，社区公共卫生的形势是严峻的。这些突发公共卫生事件不仅造成了重大人员死亡，而且减缓了经济发展，影响了社会秩序稳定。因此。社区突发公共卫生事件的相关研究也在积极开展，取得了一定的进展。

目前，社区突发公共卫生事件的研究主要集中在以下两方面：

第一，社区医护人员的应对能力的培训。社区医护人员是社区突发公共卫生事件的第一接触人，在应对突发公共卫生事件时，他们最了解情况，能很快投入现场进行处理。因此，社区医护人员在应对突发公共卫生事件中具有重要作用。国内的相关研究表明，定期对社区医护人员进行应急反应能力的培训是非常重要的，并强调社区卫生服务机构应加强对社区医护人员进行灾害应对能力培训；台湾地区对社区突发卫生事件应对的管理是通过现场模拟和演练对社区医护人员分析、解决问题并组织实施的实际能力开展培训，从而达到提升社区医护人员应急反应技能的目的。但还未形成完整的社区医务人员突发公共卫生事件培训体系。

第二，社区突发公共卫生事件应急预案的建设等领域。有效的应急预案对整个社区突发公共卫生事件的进展、影响和后果至关重要。相关研究表明，社区在应对突发公共卫生事件过程中与医院的合作将存在极大风险；社区应急预案建设、计划、反应、实施等方面需要医院的参与。

由于我国社区卫生事业起步晚，尚处于探索阶段，也存在着不足和局限。我国目前尚缺乏针对社区突发公共卫生事件应对的干预策略和体系。因此有必要开发具有普遍适用性的研究工具，对我国社区医护人员的应急核心能力进行调研，进行有针对性地干预，并及时评价干预效果，提升我国社区医护人员的应急核心能力。

第二节　社区突发公共卫生事件的预防

社区突发公共卫生事件是一项不可忽视的社会问题，事件的发生直接影响公众的健康、经济发展和社会安定，影响到社区人群整体健康水平和生活质量，现已成为社会普遍关注的热点问题。社区突发公共卫生事件的预防应贯彻统一领导、分级负责、快速有效、减少损失、依靠科学、加强合作的原则，采取边调查、边处理、边抢救、边核实的方式，以有效应对措施，控制社区突发公共卫生事件事态的发展。

一、社区突发公共卫生事件的预防

社区突发公共卫生事件带有不可避免的紧急性、突发性和不可预测性，包括水灾、重大火灾、地震、煤矿或工程的大型爆炸、毒物泄漏、大型交通事故等造成的重大人身伤亡和重大事故等，涉及的范围十分广泛。社区突发公共卫生事件的共同特点是发生急、伤亡人数多、打乱人们正常生活和工作。这一本质特性决定了承担疾病预防、控制和治疗救护任务的医疗卫生机构，在突发公共卫生事件的应急反应体系中应当发挥重要的、主导的、决定性的作用。对社区突发公共卫生事件的预防包括：

1. 评估社区不安全因素　评估社区环境卫生、安全隐患及易感人群，确定可能存在的危害，如抵抗力低的居民、社区污水排放等。在灾害或突发公共卫生事件发生前，采取有效行动，从而大大减少其破坏和损失。

2. 制订突发公共卫生事件的应急预案　各级人民政府负责突发公共卫生事件应急处理必须

统一领导和指挥，各有关部门应按照预案规定，在各自的职责范围内做好突发公共卫生事件应急处理的有关工作。

3.增强突发公共卫生事件的防范意识和应对能力　对公众开展突发公共卫生事件应急知识的教育，落实各项防范措施，各有关部门和单位要通力合作、资源共享，广泛组织、动员公众参与突发公共卫生事件的应急处理，有效应对突发公共卫生事件。

4.加强突发事件应急处理相关知识、技能的培训及突发事件应急演练　对专业技术人员开展处理突发公共卫生事件能力的培训和日常演练，打造一支适应新形势下的突发公共卫生事件应急队伍。

5.做好应对突发公共卫生事件的物资储备　社区护士应根据突发事件应急预案的要求，积极投入到应急设施、设备、救治药品和医疗器械等物资储备工作中，以备不时之需。

二、社区突发公共卫生事件的报告

任何单位和个人都有权向国务院卫生行政部门和地方各级人民政府及其有关部门报告突发公共卫生事件及其隐患，也有权向上级政府部门举报不履行或者不按照规定履行突发公共卫生事件应急处理职责的部门、单位及个人。

1.社区突发公共卫生事件的报告规范(表11-2)　为进一步加强对突发公共卫生事件相关信息报告的管理，依照国务院卫生行政主管部门制订的突发公共卫生事件应急报告规范，各地区有关部门建立紧急事件报告系统，将紧急情况报告电话公布于众，通过社区宣传、广告等形式做到人人皆知。

表11-2　突发公共卫生事件的报告范围、时限、标准

报告范围	标准
甲类传染病和乙类按甲类传染病管理的疾病报告时限(城市2 h内，农村6 h内)	
鼠疫(甲类)	发现1例及以上鼠疫病例
霍乱(甲类)	发现1例及以上霍乱病例
脊髓灰质炎	发现1例及以上脊髓灰质炎病例
传染性非典型肺炎	发现1例及以上传染性非典型肺炎病例患者或疑似患者
人感染高致病性禽流感	发现1例及以上人感染高致病性禽流感病例
炭疽	发生1例及以上肺炭疽病例；或1周内，同一学校、幼儿园、自然村寨、社区、建筑工地等集体单位发生3例及以上皮肤炭疽或肠炭疽病例；或1例及以上职业性炭疽病例
乙类传染病报告时限(城市6 h内，农村12 h内)	
甲肝/戊肝	1周内，同一学校、幼儿园、自然村寨、社区、建筑工地等集体单位发生5例及以上甲肝/戊肝病例
输血性乙肝、丙肝、HIV	医疗机构、采供血机构发生3例及以上输血性乙肝、丙肝病例或疑似病例或HIV感染
伤寒(副伤寒)	1周内，同一学校、幼儿园、自然村寨、社区、建筑工地等集体单位发生5例及以上伤寒(副伤寒)病例，或出现2例及以上死亡

续表 11 - 2

报告范围	标准
细菌性和阿米巴性痢疾	3 天内，同一学校、幼儿园、自然村寨、社区、建筑工地等集体单位发生 10 例及以上细菌性和阿米巴性痢疾病例，或出现 2 例及以上死亡
麻疹	1 周内，同一学校、幼儿园、自然村寨、社区、建筑工地等集体单位发生 10 例及以上麻疹病例
流行性脑脊髓膜炎	3 天内，同一学校、幼儿园、自然村寨、社区、建筑工地等集体单位发生 3 例及以上流脑病例，或者有 2 例及以上死亡
猩红热	1 周内，同一学校、幼儿园等集体单位，发生 10 例及以上猩红热病例
流行性乙型脑炎	1 周内，同一乡镇、街道等发生 5 例及以上乙脑病例，或者死亡 1 例及以上
流行性出血热	1 周内，同一自然村寨、社区、建筑工地、学校等集体单位发生 5 例(高发地区 10 例)及以上流行性出血热病例，或者死亡 1 例及以上
钩端螺旋体病	1 周内，同一自然村寨、建筑工地等集体单位发生 5 例及以上钩端螺旋体病病例，或者死亡 1 例及以上
疟疾	以行政村为单位，1 个月内，发现 5 例(高发地区 10 例)及以上当地感染的病例；或在近 3 年内无当地感染病例报告的乡镇，以行政村为单位，1 个月内发现 5 例及以上当地感染的病例；在恶性疟疾流行地区，以乡(镇)为单位，1 个月内发现 2 例及以上恶性疟疾死亡病例；在非恶性疟疾流行地区，出现输入性恶性疟疾继发感染病例
登革热	1 周内，一个县(市、区)发生 5 例及以上登革热病例；或首次发现病例
血吸虫病	在未控制地区，以行政村为单位，2 周内发生急性血吸虫病病例 10 例及以上，或在同一感染地点 1 周内连续发生急性血吸虫病病例 5 例及以上；在传播控制地区，以行政村为单位，2 周内发生急性血吸虫病 5 例及以上，或在同一感染地点 1 周内连续发生急性血吸虫病病例 3 例及以上；在传播阻断地区或非流行区，发现当地感染的患者、病牛或感染性钉螺

丙类传染病报告时限(24 h 内)

流行性感冒	1 周内，在同一学校、幼儿园或其他集体单位发生 30 例及以上流感样病例，或 5 例及以上因流感样症状住院病例，或发生 1 例及以上流感样病例死亡
流行性腮腺炎	1 周内，同一学校、幼儿园等集体单位发生 10 例及以上流行性腮腺炎病例
水痘	1 周内，同一学校、幼儿园等集体单位，发生 10 例及以上水痘病例
风疹	1 周内，同一学校、幼儿园、自然村寨、社区等集体单位发生 10 例及以上风疹病例
感染性腹泻(除霍乱、痢疾、伤寒和副伤寒以外)	1 周内，同一学校、幼儿园、自然村寨、社区、建筑工地等集体单位中发生 20 例及以上感染性腹泻病例或死亡 1 例及以上
新发或再发传染病	发现本县(区)从未发生过的传染病或发生本县近 5 年从未报告的或国家宣布已消灭的传染病
不明原因肺炎	发现不明原因肺炎病例

续表 11-2

报告范围	标准
食物中毒	一次食物中毒人数 30 人及以上或死亡 1 人及以上；学校、幼儿园、建筑工地等集体单位发生食物中毒，一次中毒人数 5 人及以上或死亡 1 人及以上；地区性或全国性重要活动期间发生食物中毒，一次中毒人数 5 人及以上或死亡 1 人及以上
职业中毒	发生急性职业中毒 10 人及以上或者死亡 1 人及以上
其他中毒	出现食物中毒、职业中毒以外的急性中毒病例 3 例及以上的事件
环境因素事件	发生环境因素改变所致的急性病例 3 例及以上
意外辐射照射事件	出现意外辐射照射人员 1 例及以上
传染病菌、毒种丢失	发生鼠疫、炭疽、非典、艾滋病、霍乱、脊髓灰质炎等菌、毒种丢失事件
预防接种和预防服药群体性不良反应	
群体性预防接种反应	一个预防接种单位一次预防接种活动中出现群体性疑似异常反应；或发生死亡
群体预防性服药反应	一个预防服药点一次预防服药活动中出现不良反应(或心因性反应)10 例及以上；或死亡 1 例及以上
医源性感染事件	医源性、实验室和医院感染暴发
群体性不明原因疾病	2 周内，一个医疗机构或同一自然村寨、社区、建筑工地、学校等集体单位发生有相同临床症状的不明原因疾病 3 例及以上
各级人民政府卫生行政部门认定的其他突发公共卫生事件	

2. 报告内容　包括突发公共事件发生、发展和控制过程，应遵循及时报告、快速审核和立即处置的原则上报。报告内容分为初次报告、进程报告、结案报告。

(1)初次报告：必须报告的信息有事件名称、发生地点、发生时间、涉及的地域范围、人群和潜在的威胁和影响、报告单位、报告人员和通信方式、填写报告卡(图 11-2)等。

(2)进程报告：报告事件的发展与变化、处置进程、事件的诊断和原因或可能因素，同时对初次报告的《突发公共卫生事件相关信息报告卡》进行补充和修正。

(3)结案报告：突发公共事件结束后，在确认事件终止后 2 周内，对事件的发生和处理情况进行总结，分析其原因和影响因素，并提出对今后类似事件的防范和处理建议。

3. 报告方式和程序　获得突发公共卫生事件相关信息的社区卫生服务站和责任报告人，具备网络直报条件的机构，在 2 h 内进行突发公共卫生事件相关信息的网络直报；不具备网络直报条件的，按相关要求通过电话、传真等方式按照报告程序进行报告(图 11-3)。

□ 初步报告　　□ 进程报告(　次)□ 结案报告

```
填报单位(盖章)：_____    填报日期：_____年____月____日
报告人：_____联系电话：_____
事件名称：_____
```

信息类别：1.传染病；2.食物中毒；4.其他中毒事件；5.环境卫生；6.免疫接种；7.群体性不明原因疾
　　　　病；8.医疗机构内感染；9.放射性卫生；10.其他公共卫生

突发事件等级；1.特别重大；2.重大；3.较大；4.一般；5.未分级；6.非突发事件

```
初步诊断：_____    初步诊断时间：_____年____月____日
订正诊断：_____    订正诊断时间：_____年____月____日
确认分级时间：_____年___月___日    订正分级时间：_____年____月____日
报告地区：_____省_____市_____县(区)
发生地区：_____省_____市_____县(区)_____乡(镇)
详细地点：_____
```

事件发生场所：1.学校；2.医疗卫生机构；3.家庭；4.宾馆饭店写字楼；5.餐饮服务单位；6.交通运输
　　　　工具；7.菜场、商场或超市；8.车站、码头号或机场；9.党政机关办公场所；10.企事业
　　　　单位办公场所；11.大型厂矿企业生产场所；12.中小型厂矿企业生产场所；13.城市信
　　　　宅小区；14.城市其他公共场所；15.农村村庄；16.农村家田野外；17.其他重要公共场
　　　　所；18.如是医疗机构，则：(1)类别：①公办医疗机构；②疾病预防控制机构；③采供
　　　　血机构；④检验检疫机构；⑤其他及私立机构；(2)感染部门：①病房；②手术室；③
　　　　门诊；④化验室；⑤药房；⑥办公室；⑦治疗室；⑧特殊检查室；⑨其他场所；19.如是
　　　　学校，则类别：(1)托幼机构；(2)小学；(3)中学；(4)大、中专院校；(5)综合类学校；
　　　　(6)其他

事件信息来源：1.属地医疗机构；2.外地医疗机构；3.报纸；4.电视；5.特服号电话95120；6.互联网；
　　　　7.市民电话报告；8.上门直接报告；9.本系统自动预警产生；10.广播；11.填报单位人
　　　　员目睹；12.其他

```
事件信息来源详细：_____
事件波及的地域范围：_____
新报千病例数：_____新报千死亡数：_____排除病例数：_____
累计报告病例数：_____累计报告死亡数：_____
事件发生时间：_____年___月___日___时___分
接到报告时间：_____年___月___日___时___分
首例患者发病时间：_____年___月___日___时___分
末例患者发病时间：_____年___月___日___时___分
```

主要症状：1.呼吸道症状；2.胃肠道症状；3.神经系统症状；4.皮肤黏膜症状；5.精神症状；6.其他(对
　　　　症状的详细描述可在附表中详填)

主要体征：(对体征的详细描述可附表中详填)

主要措施与效果：(见附表中的选项)

图 11－2　突发公共卫生事件报告卡

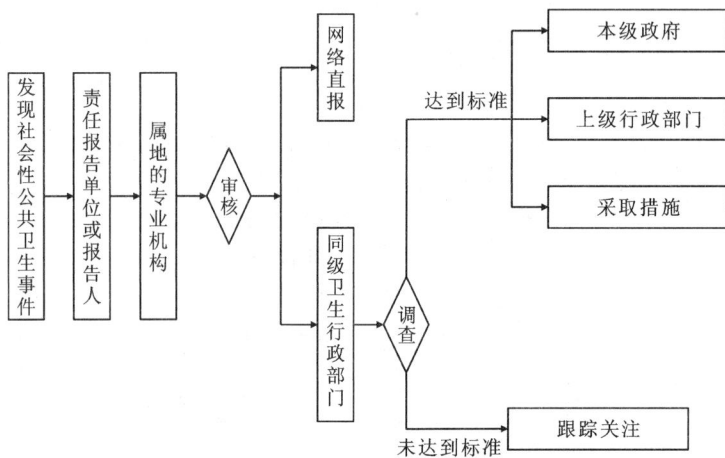

图 11-3　突发公共卫生事件的报告的程序

三、社区突发公共卫生事件的处理程序

1. 启动突发公共卫生事件应急预案，设立应急处理指挥部。

2. 应急报告制度与信息发布　按照《突发公共卫生事件应急条例》，国务院卫生行政主管部门制订了突发公共卫生事件应急报告规范，建立重大、紧急疫情信息报告系统。卫生部要求，发现突发公共卫生事件后，应以最快方式报告并在 6 h 内完成初次报告，任何单位和个人都有权利通过电话报告疫情。对突发公共卫生事件的信息举报制度和信息发布制度也作了相应的规定。

3. 进行突发公共卫生事件的监测　突发性公共卫生事件一般是不确定的，须投入大量人力、物力和财力设立监测点，进行常规监测。如果疾病监测点同时或短时间内出现大量相同或相似症状的患者，提示有疾病暴发或中毒等事件发生的可能，要采取必要干预措施加以控制。如果由于居民的忽视或无知所导致的不配合甚至拒绝调查、采样、技术分析和检验以及抗拒必要的隔离治疗和医学观察等措施，则可能造成疾病传播或对社区人群健康造成其他严重后果。因此，需广泛开展突发性公共卫生事件的监测，商店、街道、交警及社区所有公民都是监测的直接参与者和突发事件的报告者，都应掌握报告途径，以确保在第一时间积极开展救援和应急处理工作。

4. 控制突发公共卫生事件的扩散蔓延　包括处置伤病员、公共卫生管理、稳定群众情绪。

5. 寻求援助与合作　当本地力量和技术有限时，积极争取周边地区和国家的援助是十分必要的。

6. 社区突发公共卫生事件平息后的工作　迅速恢复和重建遭受破坏的卫生设施，提供正常的卫生医疗服务；搞好受害人群躯体伤害的康复工作，预防和处理受害人群的心理疾患等；各级医疗卫生单位、科研单位和高等院校应联合进行科学研究，确定事件的成因和危险因素，制定有效的控制措施，为日后类似突发公共卫生事件的控制提供科学依据和技术保障。

第三节　社区突发公共卫生事件的应急处理

针对突发公共卫生事件突发性、意外性、群体性和社会危害的严重性等特点，建立统一、高效、反应灵敏的应急组织体系和运行机制，规范突发公共卫生事件应急处理规程，确保信息通畅、反应迅速、处理科学，及时处置各种突发公共卫生事件，对保护公众的身体健康、保障经济建设和社会稳定具有重要的意义。

一、重大传染病疫情的应急处理

(一)性传播疾病的应急处理

性传播疾病(sexually transmitted disease，STD)，简称性病，是危害人类最严重、发病最广泛的一种传染病。性病可由病毒、细菌和寄生虫引起。由病毒引起的性病有生殖器疣、乙型肝炎和生殖器疱疹等；由细菌引起的性病有淋病和梅毒等；疥疮、滴虫病和阴虱是由寄生虫引起的性病。

1.性病的感染途径　主要有以下三种途径：

(1)直接接触传染：直接性接触是性病传染的主要途径，占性病感染率的95%左右。

(2)间接接触传染：指接触性病患者穿过或用过的衣物、用具、便盆、浴池、游泳池、纸币及注射器等后被传染。这些传播途径最易被人们忽视，也是儿童患性病的主要渠道，多由于父母患了性病，通过生活中的密切接触感染，如共同浴盆、毛巾和被褥等。

(3)母婴垂直传染：患有性病的妇女在妊娠或分娩过程中将性病病原体传给胎儿，造成宫内感染，传给新生儿并使新生儿患淋病或衣原体性结膜炎、疱疹、艾滋病等，影响了新生儿的发育、成长。

2.常见性病的临床表现

(1)淋菌性尿道炎(gonococcal urethritis)：旧称"淋病"，以尿道口流脓性分泌物为主要症状，伴有刺痛感。由于淋病奈瑟菌为急性化脓性球菌，因此发病时间较短，一般在不洁性接触后3~5天发病。

(2)非淋菌性尿道炎(nongonococcal urethritis，NGU)：主要为支原体、衣原体感染，以尿频、尿急、尿痛、有少量分泌物为主要症状。有些患者可没有临床症状。

(3)包皮龟头炎(balanoposthitis)：最为常见，包皮龟头上有分泌物，有的有小水疱，自觉瘙痒。

(4)生殖器疱疹(herpes progenitalis)：生殖器部位出现早期为丘疹，后形成小水疱、脓疱、破溃、浅溃疡、自觉痛，容易反复发作。

(5)梅毒(syphilis)：临床表现多样，有些可呈潜伏状态，因个人体质而异。①一期梅毒：最常见，主要症状为硬下疳；②二期梅毒：梅毒的泛发期，除引起皮肤损害外，尚可侵犯内脏及神经系统；③三期梅毒(晚期梅毒)：早期梅毒未经治疗或治疗不充分，经一定潜伏期，通常为2~4年后，约有1/3患者发生三期梅毒。除皮肤、黏膜、骨骼出现梅毒损害外，尚可侵犯内脏，特别是心血管及中枢神经系统等重要器官，危及生命。

(6)尖锐湿疣(condyloma acuminatum)：生殖器部位发生米粒样、鸡冠样的赘生物，容易反复发作。

3.防护措施　为社区居民进行健康教育和咨询是预防和控制性病的主要策略。美国疾病控制与预防中心公布了评估影响性病健康的5个关键因素，分别为性伴侣、避孕、预防性传播疾病、实践、性传播疾病的既往病史。社区医务人员应全面评估患者个体的危险因素和治疗目标。同时，向患者强调影响性健康的关键因素，为其提供咨询和教育服务。在与患者面对面交谈的过程中，积极询问其具体生活行为，可降低其患病的危险因素。

(二)肺结核的应急处理

肺结核(pulmonary tuberculosis)是由结核分枝杆菌引起的慢性呼吸道传染病。人体感染结核菌后不一定发病，仅于抵抗力低落时发病。病理特点是结核结节和干酪样坏死，易形成空洞，临床上多呈慢性过程。医学上对结核病的治疗早已取得实质性的进展，治愈并不困难，但因抗结核药的滥用，耐药型结核杆菌的出现，该病的流行又呈现上升趋势。因此，肺结核仍然属于流行病预防和治疗的重要疾病，仍是目前传染病防治需要面临和解决的一项重要课题。

1. 感染途径 结核菌主要通过呼吸道传播。传染源主要是排菌的肺结核患者(尤其是痰涂片阳性、未经治疗者)的痰。健康人吸入患者咳嗽、打喷嚏时喷出的带菌飞沫，可引起肺部结核菌感染。传染的次要途径是经消化道进入体内。其他感染途径如通过皮肤、泌尿生殖道，则很少见。

2. 临床表现 主要有全身疲乏、失眠、盗汗、午后潮热、咳嗽、咳痰、咯血、胸痛及呼吸困难等。

3. 治疗处理 治疗原则是"早期、联合、适量、规律和全程"。

(1)早期：及时发现、及时治疗。

(2)联合：根据患者情况，按照药物作用特点，同时吃2种或2种以上抗结核药物，防止结核分枝杆菌对一种药物产生耐药。

(3)适量：使患者服药剂量既保证达到最佳治疗效果，又要使不良反应发生率降到最低。

(4)规律：定期、定时、定量服药，是治疗成败的关键。

(5)全程：按照医嘱，完成抗结核治疗的整个疗程，是获得治疗成功的有效保证。

4. 防护措施 对于结核病的预防，可从以下三方面入手：

(1)防范意识：要加强对其防治的宣传工作，定期组织、开展相关活动，提高社区居民的防范意识，才能推进相关任务的有效开展，为相关治疗工作奠定基础。对于宣传方式，应选择广大居民容易接受的方式，除传统媒介外，还应多利用网络等新媒介。

(2)定期体检：督促治愈患者进行定期体检，做好健康人群的体检工作，尤其是对肺部的检查，这是预防工作最为关键的环节，有助于及早发现病患，给予合理治疗，在允许的情况下，以一年一次体检最为适宜。

(3)预防接种：做好免疫预防工作，及时进行接种，这是预防最有效的方法。目前常用的免疫接种为小儿卡介苗，该类药物对结核性脑膜炎和粟粒性结核病具有很好的效果，尤其要做好儿童的接种工作。

(三)病毒性肝炎的应急处理

病毒性肝炎(viral hepatitis)是由各种肝炎病毒引起的、以肝脏损害为主的全身性传染病，具有传染性强、传播途径复杂、流行面广泛、发病率较高等特点。包括甲、乙、丙、丁、戊五型肝炎，其中甲、戊型肝炎主要由消化道传播，通过日常生活接触的水、食物传播；乙、丙、丁型肝炎主要通过血液、母婴和性接触传播。

1. 临床表现

(1)急性肝炎：①急性黄疸型肝炎：甲、戊型肝炎多见。黄疸前期(1~21天)：乏力、食欲减退、厌油、恶心、呕吐、腹胀、肝区胀痛，可有腹泻或便秘，尿色逐渐加深至浓茶色，脾大。黄疸期(2~6周)：尿色加深，巩膜、皮肤发黄，有些患者可有大便颜色变浅、皮肤瘙痒等表现。

恢复期(2~16周):黄褪、症状消失、肝脾缩至正常。②急性无黄疸型肝炎:较常见,起病缓,不出现黄疸,仅表现为消化道症状。急性肝炎患者大多在6个月内恢复;乙型、丙型和丁型肝炎易变为慢性,少数可发展为肝硬化。

(2)慢性肝炎:急性肝炎病程超过6个月,出现乏力、食欲缺乏、腹胀、肝区疼痛、蜘蛛痣、肝掌、肝脾大,则为慢性肝炎。

2. 治疗处理

(1)密切观察生命体征:注意患者的意识改变、肝臭、尿量、出血倾向、瞳孔改变,并记录出、入水量;及时发现和消除诱因,特别是消化道出血和感染;对兴奋、躁动患者,应加床档、约束带等安全防范措施,预防患者坠床,必要时给予镇静处理。

(2)预防皮肤黏膜及消化道出血:观察出血部位有无出血量增加,注意血压变化;告知患者不要用手挖鼻孔或用牙签剔牙,用软毛牙刷刷牙,注射部位至少压迫10~15 min,以免出血。

(3)合理用药:遵医嘱使用护肝药、抗病毒和免疫调节三大类药物,禁用损害肝脏的药物。

(4)休息和活动:肝炎急性期与慢性肝炎活动期,特别是黄疸出现、血清转氨酶升高时(细胞肿胀坏死关键时期),嘱患者除饮食、洗漱、大小便外均应卧床休息,减少机体能量消耗。病况改善后,活动应逐步增加,以增强体力,需注意劳逸结合。

3. 防护措施 应采取以切断传播途径为重点的综合性预防措施,抓好水源保护、饮水消毒、食品卫生、粪便管理等,对切断急性肝炎的传播有重要意义。

(1)甲型、戊型肝炎预防措施:①饮用水管理:自来水要按规程消毒,井水也要定期消毒,不喝不符合卫生标准的饮用水;②粪便管理:甲肝患者的粪便用一份20%的漂白粉澄清液与一份粪便拌匀进行消毒,便器用3%~5%的漂白粉澄清液浸泡60 min;③饮食卫生:养成饭前便后洗手的卫生习惯,提倡分餐制,共用餐具要消毒,不要生食贝壳类水产;④疫苗接种:对易感人群接种甲型肝炎疫苗有很好的免疫预防效果。目前尚无戊型肝炎特效预防疫苗。

(2)乙型、丙型、丁型肝炎预防措施:①防止血源传播:严格筛选献血员,保证血液和血制品质量,不输入未经严格检验的血液和血制品,不去街头拔牙、耳垂穿孔、纹身等。医生护士打针要求一人一管一消毒;②防止性传播,采用适当的防护措施;③防止生活接触传播:最好在集体聚餐实行分餐制,不与他人共用牙刷、剃须刀、水杯和理发器具;④疫苗预防:接种乙肝疫苗是预防乙型肝炎最有效的措施。凡是没有感染过乙肝病毒的人,尤其是家中或周围密切接触的人中有乙肝患者或乙肝病毒携带者的人群均应接种乙肝疫苗。

(四)医源性感染的应急处理

1. 医源性感染的定义 广义:任何人员在医疗活动期间或接触了医疗废弃物后,遭受病原体侵袭而引起的任何诊断明确的感染或疾病,均称为医源性感染;狭义:患者在接触、检查或治疗前不存在,也不处于潜伏期,在接触、检查或治疗后遭受病原体侵袭,引起的任何诊断明确的新的感染或疾病,均称为医源性感染。

2. 社区医源性感染的特点及预防

(1)社区医源性感染的特点:常见的医源性感染多发生在医疗机构中,尤其是在有创性医疗检查和治疗过程中,因病原体传播引起感染,包括手术、注射、换药、给氧、插管、各种介入性检查和治疗等。具有发病率高、病情复杂、不易治疗的特点。

(2)社区医源性感染的预防:①对医务人员进行专业培训,使其正确掌握预防的方法;②制定并严格执行相关的规章制度;③医疗用物严格按规定进行消毒灭菌,一次性医疗用物的购置符合国家有关规定;④保持环境卫生,定期对医疗机构的环境进行消毒;⑤在实施各种治疗前,认真检查无菌物品的有效期等质量情况;治疗过程中,严格执行无菌操作;治疗后,按规定处理用物；⑥严格按国家有关规定处理医疗废弃物；⑦对社区居民进行医源性感染预防的相关教育；⑧加强自我防护教育，对医源性感染的自我防护是所有医务人员必须严格履行的工作职责。

（3）社区医源性感染暴发的控制原则：一旦出现社区医源性感染，应立即进行流行病学调查，尽快查清引起医源性感染流行的环节，及时采样进行病原学检查，同时积极采取以下措施：①隔离患者：立即隔离已发生医源性感染的患者，病原学检查确认其无传染性后，方可解除隔离；②现场检疫及消毒：已发生医源性感染的社区医疗机构及患者家庭等进行终末消毒处理，直至超过该病最长潜伏期为止，对接触者应进行医学观察；③检查病原携带者：医源性感染发生后，若经流行病调查仍未能查出传染源，考虑是否有病原携带者的存在，应检对象包括患者、社区卫生机构工作人员及患者家属；④健康宣教：感染暴发时，及时张贴有关感染预防的宣传栏或海报，对社区居民进行相关知识的教育。同时，注意用词，避免因宣传不当而引起社区居民不必要的恐慌。

3. 医源性感染的管理　针对在医疗、护理活动过程中不断出现的感染问题，运用相关的理论和方法，研究医源性感染发生的规律，并为减少医源性感染而进行有组织、有计划的控制活动过程。

医源性感染以往泛指医院内感染，随着卫生服务进入社区、家庭，发生医源性感染的机会大大增加。为确保有效控制社区医源性感染的发生，必须发挥社区卫生服务中心的作用，提高医务人员预防医源性感染的意识。在医疗实践中严格执行各种规章制度，降低医源性感染的发生，以保障社区人民健康，减少不必要的医疗负担，节约卫生经费，提高医疗质量，促进医学的发展。

4. 消毒灭菌的有效管理　在进行临床护理工作时，必须严格遵守消毒灭菌的原则：

（1）医务人员必须遵守消毒灭菌原则，进入人体组织或无菌器官的医疗用品必须灭菌，接触皮肤黏膜的器具和用品必须消毒。

（2）用过的医疗器材和物品，应先去除污物，彻底清洗干净，再消毒或灭菌；感染患者用过的医疗器材和物品，应先消毒，彻底清洗干净，再消毒或灭菌。所有医疗器械在检修前应先经消毒或灭菌处理。

（3）根据物品的性能选择物理或化学方法进行消毒灭菌。耐热、耐湿物品灭菌首选物理灭菌法；手术器具及物品、各种穿刺针、注射器等首选高压蒸汽灭菌；油、粉、膏等首选干热灭菌。不耐热物品如各种导管、精密仪器、人工移植物等，可选用化学灭菌法如环氧乙烷灭菌等，内镜可选用环氧乙烷灭菌或2%戊二醛浸泡灭菌。

（4）化学灭菌或消毒：可根据不同情况分别选择高效、中效、低效消毒剂。使用化学消毒剂必须了解消毒剂的性能、作用、使用方法、影响灭菌或消毒效果的因素等，配制时注意有效浓度，并按规定定期监测。更换灭菌剂时，必须对用于浸泡灭菌物品的容器进行灭菌处理。

（5）连续使用的氧气湿化瓶、雾化器、呼吸机的管道、早产儿暖箱的湿化器等器材，必须每日消毒一次，用毕终末消毒，干燥保存。湿化液应用灭菌水。

5. 隔离技术的管理　临床上常见的隔离方法：呼吸道隔离、消化道隔离、血液（体液）隔离、接触性隔离、严密隔离和保护性隔离等方法。在临床护理工作中，必须注重其注意事项，主要包括：

（1）使用口罩、帽子的注意事项：①戴、脱口罩前应先洗手，戴上口罩后，不可用已污染的手触摸口罩，不用时不宜挂在胸前，口罩应4~8 h更换一次；②工作帽大小要适宜，要勤换洗，保持清洁，每周更换2次，手术室或严密隔离单位应每次工作结束后更换。

（2）穿、脱隔离衣的注意事项：①保持隔离衣里面及领部清洁，系领带（或领扣）时勿使衣袖及袖带触及面部、衣领、工作帽等。隔离衣须全部覆盖工作衣，有破洞或潮湿时，应即更换；②穿隔离衣时避免接触清洁物；③穿隔离衣后，只限在规定区域内进行工作，不允许进入清洁区及走廊；隔离衣每日更换一次，接触不同病种患者时更换隔离衣。

二、群体性不明原因疾病的应急处理

（一）传染性非典型肺炎的应急处理

传染性非典型肺炎是一种急性的呼吸系统感染，由一种新的冠状病毒（SARS 相关冠状病毒）引起的急性呼吸系统疾病，又称为严重急性呼吸综合征（severe acute respiratory syndrome，SARS）。主要通过短距离飞沫、接触患者呼吸道分泌物及密切接触传播。临床上以发热、头痛、肌肉酸痛、乏力、干咳、少痰为特征，严重者出现气促或呼吸窘迫。本病是一种新的呼吸道疾病，其临床表现与其他非典型肺炎相类似，但具有传染性强的特点，故命名为传染性非典型肺炎。

2002 年 11 月，我国广东省发现并报告首例非典型肺炎（atypical pneumonia，AP），并迅速向北京、中国香港及其他地区传播。2003 年 3 月 12 日，WHO 发布全球警告，认为同样的疾病在中国香港和越南出现，并根据其临床症状特点将这种具有极强的呼吸道传染性疾病命名为SARS。

1. **传播途径** 主要有飞沫传播和接触传播，部分研究发现也可通过消化道和空气进行传播。

2. **临床表现** 潜伏期 2～10 天：起病急骤，多以发热为首发症状，体温常 >38℃，伴有寒战，肌肉酸痛、干咳少痰，少数严重患者有痰中带血、呼吸困难等症状。除呼吸道症状外还出现腹泻、心肌炎、肝炎等多脏器受损。肺部可闻及湿啰音，X 光可见双肺浸润病变。并发症：休克、心律失常或心功能不全、肾功能损害、肝功能损害、DIC、败血症、消化道出血等。

3. **治疗处理**

（1）一般治疗与病情监测：卧床休息，维持水电解质平衡，避免用力和剧烈咳嗽。早期给予持续鼻导管吸氧（吸氧浓度一般为 1～3L/min），持续监测血氧饱和度（SpO_2）。定期复查血常规、尿常规、血液电解质、肝肾功能、心肌酶谱、T 淋巴细胞亚群（有条件时）和 X 线胸片等。

（2）对症治疗：①发热 >38.5℃或全身酸痛明显者，使用解热镇痛药。高热者采用冰敷、乙醇擦浴、降温毯等物理降温措施；②咳嗽、咳痰者，可给予镇咳、祛痰药；③心、肝、肾等器官功能损害者，应采取相应治疗；④腹泻患者，注意补液及纠正水、电解质失衡。

（3）使用糖皮质激素：重症患者酌情使用糖皮质激素，抑制异常的免疫病理反应，减轻全身炎症反应状态，改善机体状况。具体剂量及疗程根据病情而定，并密切注意糖皮质激素的不良反应和 SARS 的并发症。

（4）抗病毒治疗：早期推荐使用利巴韦林，但其疗效仍有争议。

（5）免疫治疗：重症患者可用增强免疫功能的药物，丙种球蛋白对继发感染者有一定功效。胸腺素和干扰素等药，其疗效与风险需进一步评估。

（6）使用抗菌药物：诊断不清时可选用新喹诺酮类或 β - 内酰胺类联合大环内酯类药物试验治疗。继发感染的致病原包括革兰阴性杆菌、耐药革兰阳性球菌、真菌及结核分枝杆菌，应有针对性地选用适当的抗菌药物。

（7）心理治疗：疑似病例，应合理安排收住条件，减少患者担心院内交叉感染的压力；确诊病例，应加强关心与解释，引导患者加深对本病的自限性和可治愈的认识。

4.防护措施　①培养良好的个人卫生习惯：勤洗手，打喷嚏、咳嗽和清洁鼻子后最好洗手，洗手后用清洁的毛巾或纸巾擦干，不要共用毛巾。②保持通风：公共场所进行通风换气。③加强防护：对地面、墙壁、电梯等表面定期消毒；卫生间、厨房和居住的房间经常打扫，卫生洁具用有效含氯消毒剂浸泡、擦拭。④早发现、早就诊、早隔离、早治疗：一旦患者家属、同事或参加诊治患者中出现发热、头痛、干咳等呼吸道类似症状，应及早到附近医院就医。

（二）人感染高致病性禽流感的应急处理

人感染高致病性禽流感（human infection by highly - pathogenic avian influenza）是由甲型流行性感冒（流感）病毒引起的一种人、禽、畜共患的急性传染病。人感染后以流感样症状、结膜炎、肺炎甚至败血症休克为主要表现，潜伏期短、传染性强、传播迅速。由于人类缺乏对禽流感的免疫力，严重者可致死，病死率较高。

1.原因　由 A 型流感病毒引起的一种禽类（家禽和野禽）传染病，可通过消化道、呼吸道、皮肤损伤和眼结膜等多种途径传播。禽流感病毒迄今只能通过禽类传染给人，不能通过人传染给人。

2.传播途径　主要经呼吸道传播，也可经过消化道和皮肤伤口而传染。人类因接触病禽或带病禽类分泌物与排泄物污染的空气、水和食物而被感染。

3.临床表现　潜伏期一般在 7 天内。临床主要以急性起病，初期有发热，体温一般在 39℃以上，伴有全身酸痛、鼻塞、流涕、咽痛、咳嗽等上感样症状。约半数病例出现肺部感染，少数患者病情进展迅速，导致肺出血、呼吸窘迫综合征、呼吸衰竭、心力衰竭、肾衰竭等，最终因出现全身多脏器功能衰竭而死亡。

4.治疗处理　①隔离治疗：疑似病例、临床诊断病例和确诊病例应进行隔离治疗。②对症治疗：应用解热药、缓解鼻黏膜充血药、止咳祛痰药等。儿童忌用阿司匹林或含阿司匹林以及其他水杨酸制剂的药物，避免引起儿童瑞氏综合征。③抗病毒治疗：发热48 h 内使用抗流感病毒药物。④加强支持治疗和预防并发症：注意休息、多饮水、增加营养，给予易于消化的饮食。密切观察病情变化，预防并发症。⑤重症患者的治疗：重症患者应转入 ICU 进行救治。严重呼吸衰竭的患者按照 ARDS 的治疗原则进行机械通气治疗，加强呼吸道管理和患者的基础护理。

5.防护措施　①管理传染源：严格封锁疫区，疫点周围 3 公里内捕杀病禽，焚烧和掩埋病禽尸体及其污染物，疫点周围 5 公里内对禽类进行强制性免疫接种，彻底消毒污染的禽舍及其周围环境，严禁活禽流通。②切断传播途径：发生疫情时，应尽量减少与禽类接触，接触病禽时应戴口罩、穿工作服、严格做好相应的个人防护。③加强禽类疾病的监测：动物防疫部门一旦发现疑似禽流感疫情，应立即通报当地疾病预防控制机构，指导职业暴露人员做好防护工作，保护易感人群。④注意饮食卫生：不喝生水，不吃未熟的肉类及蛋类等食品；勤洗手，养成良好的个人卫生习惯。⑤早报告：我国《传染病防治法》规定，人感染高致病性禽流感是乙类传染病，可采取甲类传染病的预防、控制措施，即按照甲类传染病进行管理。社区医护人员是责任报告人，发现患者或疑似患者后需及时上报当地所属区县疾病预防控制机构。

（三）流行性腮腺炎的应急处理

流行性腮腺炎（epidemic parotitis, mumps），简称流腮，属于呼吸道疾病，主要是由腮腺炎病毒引起的，儿童和青少年为主要的发病群体。一般来说，发热是该疾病的主要临床表现症状，其伴随的并发症包括有脑膜炎、心肌炎、肝、肾、关节等器官。

1.流行病学　传染源：主要为早期患者和隐性感染者。传播途径：本病毒在唾液中通过飞沫传播（污染的衣服亦可传染），其传染力较麻疹、水痘为弱。孕妇感染本病可通过胎盘传染胎儿，而导致胎儿畸形或死亡，同时也增加了流产的发生率。易感性：普遍易感，其易感性随年龄的增加而下降。青春期后发病男性多于女性，病后可有持久免疫力。

2. 临床表现

(1)潜伏期8~30天，平均18天。起病大多较急，无前驱症状。发热、畏寒、头痛、咽痛、食欲不佳、恶心、呕吐、全身疼痛等，数小时腮腺肿痛逐渐明显，体温可达39℃以上，成年患者症状一般较严重。

(2)腮腺肿胀的特征：主要表现为一侧或两侧耳垂下肿大，肿大的腮腺常呈半球形，以耳垂为中心，边缘不清，表面发热有触痛，张口或咀嚼时局部感到疼痛。

3. 治疗处理

(1)一般护理：卧床休息，直至腮腺肿胀完全消退。注意口腔清洁，饮食以流质或软食为宜，避免酸性食物，保证液体摄入量。

(2)对症治疗：①散风解表，清热解毒。必要时口服索米痛片、阿司匹林等解热镇痛药；②重症并发脑膜脑炎、严重睾丸炎、心肌炎时，可短期使用肾上腺皮质激素；③睾丸炎治疗：成年患者在本病早期应用己烯雌酚，有减轻肿痛之效；④脑膜脑炎治疗：可按乙型脑炎疗法处理。高热、头痛、呕吐时给予适量利尿药脱水。

4. 防护措施

(1)提高防护意识：加大教育宣传力度，可通过开展讲座、印发宣传手册、广播、公众板报等方式来刊登各种关于预防流行性腮腺炎疾病的措施，也可借助互联网优势，采用微博、腾讯新闻、微信公众平台等方式来加大宣传力度，全方位提高公众对于该疾病特点、预防措施等相关知识的了解度。

(2)早隔离、早诊治：一旦发现患有该疾病，应该立即采取隔离措施进行隔离，防止感染扩散，有效控制感染源。对于有过亲密接触的人也应该及时检查，及时治疗。

(3)强身健体：保持室内空气高度流通，定时开窗通风，定时消毒，保持清洁卫生。定时洗手，多饮水，适当锻炼增强自身抵抗力。在患病期间尽量减少到公众场所，以免造成更多不必要的感染。

(四)感染性腹泻的应急处理

腹泻属于临床中较为多见的消化系统疾病，导致腹泻的因素多种多样。感染性腹泻主要是由于感染细菌、病毒等所致。

1. 原因　病原体刺激肠上皮细胞，引起肠液分泌增多和(或)吸收障碍而导致的腹泻。引起腹泻的病因比较复杂，除细菌、病毒、寄生虫等病原体可引起感染性腹泻外，其他因素(如化学药品等)也可引起非感染性腹泻。

2. 传播途径　感染性腹泻主要的传染源为受病原体感染的人畜，具体包括患者、患者携带者和患病动物或携带者。感染性腹泻的传播方式为粪—口传播。其传播媒介主要是水、食物、昆虫等，生活接触也可引起疾病的传播。

3. 临床表现　腹泻，大便每日≥3次，粪便的性状异常，可为稀便、水样便，亦可为黏液便、脓血便。可伴腹痛、呕吐、发热及全身不适等。病情严重者，大量丢失水分引起脱水、电解质紊乱甚至休克。

(1)分泌性腹泻：病原体或其产物作用于肠上皮细胞，引起肠液分泌增多和(或)吸收障碍而导致的腹泻。患者多不伴发热，粪便多为稀便或水样便，显微镜检查多无细胞，或可见少许红、白细胞。此类腹泻除霍乱外，还有肠产毒性大肠杆菌肠炎、致泻性弧菌肠炎及常以食物中毒形式出现的蜡样芽孢埃希菌腹泻等。

(2)炎症性腹泻：病原体侵袭上皮细胞，引起炎症而致的腹泻。常伴发热，粪便多为黏液便或黏液血便,显微镜检查见有较多的红、白细胞。此类感染性腹泻除细菌性痢疾外,还有侵袭性大肠埃希菌肠炎、肠出血性大肠埃希菌肠炎等。

4.治疗处理

(1)一般及对症治疗:积极补液,对症支持,注意改善中毒症状及纠正水、电解质的平衡失调。

(2)病原治疗:针对引起腹泻的病原体,给予相应的病原治疗。

5.防护措施

(1)进行卫生知识宣传:在日常的工作生活中注意手卫生,并远离不洁食物等,保持良好的卫生习惯。

(2)切断传播途径:加快城乡自来水建设及自来水卫生监督管理,保护水源,改善饮用水卫生。

(3)隔离传染源:积极主动做好社区医院的防治工作,相关医护人员必须了解传染病的特征、预防以及相关诊断标准,尽早发现,避免疾病的发展。

(4)增强个人体质:在日常工作生活过程中,每天坚持锻炼身体,同时做到劳逸结合,增强自身抗病力,保证睡眠充足。

（五）鼠疫的应急处理

鼠疫(plague)是由鼠疫杆菌引起的自然疫源性烈性传染病,也称黑死病。临床上表现为发热、淋巴结肿痛、出血倾向、肺部特殊炎症等。在我国被列为法定传染病之首。

1.流行病学 传染源:鼠疫是由鼠疫耶尔森菌引起的疾病。最先流行于鼠类,鼠间鼠疫传染源(储存宿主)有野鼠、地鼠、狐、狼、猫、豹等,家鼠中的黄胸鼠、褐家鼠和黑家鼠是人间鼠疫的重要传染源。传播途径:动物和人间鼠疫的传播主要以鼠蚤为媒介。人群易感性:人群对鼠疫普遍易感,无性别年龄差别。病后可获持久免疫力,预防接种可获一定免疫力。流行特征:与季节性、鼠类活动和鼠蚤繁殖情况有关,人间鼠疫多在6~9月,肺鼠疫多在10月以后流行。

2.临床表现 鼠疫作为一种烈性传染病。临床上以发病急剧、进展迅速、疼痛显著、病死率高为其特点。主要表现为严重的感染性中毒症状,而各种体征并不明显。具体表现为突然发病,恶寒战栗,体温迅速升高至38℃以上,剧烈头痛,全身疼痛,恶心呕吐,呼吸急促,心率增快。重症患者早期即出现表情淡漠、意识模糊、狂躁谵妄、步态蹒跚如酒醉样甚至昏迷等神经系统症状。患者颜面潮红或苍白,有时发绀,表情痛苦,惊恐不安,结膜充血,出现所谓"鼠疫颜貌"。根据发病的部位将鼠疫分为腺鼠疫、肺鼠疫、败血型鼠疫、皮肤型鼠疫、肠鼠疫、眼鼠疫、脑膜炎型鼠疫、扁桃体鼠疫等8种。其中最常见的是腺鼠疫,其次是肺鼠疫。

3.治疗处理

(1)一般治疗:患者应进行严格隔离,病区内必须无鼠无蚤。对患者做好卫生处理(更衣、灭蚤及消毒)。病区、室内定期进行消毒,患者排泄物和分泌物用含氯石灰或甲酚皂彻底消毒。工作人员在护理和诊治患者时应穿连衣裤的"五紧"防护服、戴棉质纱布口罩、穿高筒胶鞋、戴薄胶手套及防护眼镜。

(2)饮食与补液:急性期应给患者流质饮食,给予葡萄糖、生理盐水静脉滴注,以利毒素排泄。

(3)病原治疗:治疗原则是早期、联合、足量应用敏感的抗菌药物,首选链霉素,辅助治疗及预防用药包括庆大霉素、四环素、氯霉素、磺胺嘧啶等。

(4)对症治疗:烦躁不安或疼痛者用镇静止痛药。注意保护心肺功能,有心衰或休克者,及时予强心和抗休克治疗；有 DIC 者，采用肝素抗凝疗法；中毒症状严重者，可适当使用肾上腺皮质激素。对腺鼠疫淋巴结肿，可用湿热敷或红外线照射，未化脓切勿切开，以免引起全身播散。结膜炎可用 0.25% 氯霉素滴眼，一天数次。

4. **防护措施**

(1) 严格控制传染源：①管理患者：发现疑似或确诊患者，立即按紧急疫情上报，同时严密隔离患者，禁止探视及患者互相往来。患者排泄物应彻底消毒。接触者应检疫 9 天，对曾接受预防接种者，检疫期应延至 12 天。②消灭动物传染源：对自然疫源地进行疫情监测，控制鼠间鼠疫。③切断传播途径：彻底灭蚤，对猫、狗、家畜喷药；加强交通及国境检疫，对来自疫源地的车辆、飞机等均应进行严格的国境卫生检疫，实施灭鼠、灭蚤消毒，对乘客进行隔离留检。

(2) 保护易感者：①预防接种：自鼠间开始流行时，对疫区及其周围的居民、进入疫区的工作人员，均应进行预防接种；②个人防护：进入疫区的医务人员，必须接种菌苗 2 周后方能进入疫区。工作时着防护服、戴口罩、帽子、手套、眼镜，穿胶鞋及隔离衣。接触患者后可服四环素、磺胺嘧啶或链霉素等药物预防。

(六) 霍乱的应急处理

霍乱(cholera)是感染霍乱弧菌引起的急性肠道传染病，由不洁的海鲜食品等引起，病发高峰期在夏季，能在数小时内造成腹泻脱水甚至死亡。具有发病急、传播快、波及面广的特点。霍乱弧菌存在于水中，最常见的感染原因是食用被患者粪便污染过的水。

1. **流行病学** 传染源：霍乱患者或带菌者是霍乱的传染源。传播途径：霍乱通过饮用未煮沸的水、进食生的或未煮熟的食物以及生熟食品共用同一砧板、餐具等引起交叉污染；接触霍乱患者、带菌者排泄物等进行传播。流行特征：霍乱在我国以夏秋为主要流行季节。通常情况下，在 4 月最早发病，最迟可到 12 月，高峰期为 7~9 月。地理分布上多为沿江沿海地区。

2. **临床表现** 霍乱的临床表现可分为四个阶段——潜伏期、呕泻期、脱水期和恢复期。

(1) 潜伏期：霍乱潜伏期短的仅数小时，一般为 1~3 天。多数患者起病急骤，有头昏、乏力或轻度腹泻等症状，一般不太会引起注意。

(2) 呕泻期：以剧烈的腹泻开始，继而出现呕吐，大多数情况下，霍乱患者在此病程中，会因为剧烈的腹泻和呕吐而意识到问题的严重性，此时，应尽早去医院寻求治疗。霍乱最明显的症状为腹泻、呕吐和脱水，不同于一般痢疾和肠炎等。

(3) 脱水期：由于剧烈的呕吐与腹泻，患者体内会有大量水分和电解质丧失，出现脱水、电解质紊乱等状况，严重者还会出现循环衰竭。本期病程长短，主要决定于治疗及时和准确与否，所以持续时间为几小时或 2~3 天不等。

(4) 恢复期：经过治疗补液及辅助用药后，腹泻、呕吐停止，脱水症状也会逐渐消失，有的患者可能还会伴有轻微发热，若还有其他并发症状存在，辅以对应治疗。

3. **治疗处理**

(1) 一般治疗：①按消化道传染病严密隔离：隔离至症状消失 6 天后，粪便弧菌连续 3 次阴性为止，方可解除隔离。患者用物及排泄物需严格消毒，用加倍量的 20% 含氯石灰乳剂或 2%~3% 来苏儿、0.5% 氯胺、"84"消毒液消毒，病区工作人员须严格遵守消毒隔离制度，以防交叉感染。②休息：重型患者绝对卧床休息至症状好转。③饮食：剧烈泻吐暂停饮食，待呕吐停止、腹泻缓解，可给流质饮食。在患者可耐受的情况下缓慢增加饮食。④液体补充(霍乱基础治疗)：轻型患者可口服补液，重型患者需静脉补液，待症状好转后改为口服补液。⑤标本采集：患者入院后立即采集呕吐物、粪便标本，送常规检查及细菌培养，注意标本采集后要立即送检。⑥密切观察病情变化：每 4 h 测生命体征 1 次，准确记录出入量，注明大小便次数、量和性状。

（2）对症治疗：①频繁呕吐者可给予阿托品；②剧烈腹泻者可酌情使用肾上腺皮质激素；③肌肉痉挛时可静脉缓注 10% 葡萄糖酸钙、热敷、按摩；④周围循环衰竭者，在大量补液纠正酸中毒后血压仍不回升时，可用间羟胺或多巴胺药物；⑤尿毒症者应严格控制液体入量，禁止蛋白质饮食，加强口腔及皮肤护理，必要时协助医师做透析疗法。

（3）抗菌治疗：此种方式仅作为液体疗法的辅助治疗。应用抗菌药物控制病原菌后能缩短病程，减少腹泻次数和迅速从粪便中清除病原菌。近年来已发现四环素的耐药菌株，但对多西环素仍敏感。

4. 防护措施

（1）管理传染源：设置肠道门诊，及时发现、隔离患者，做到早诊断、早隔离、早治疗、早报告。对接触者需留观 5 天，待连续 3 次大便阴性方可解除隔离。

（2）切断传播途径：加强卫生宣传，积极开展群众性的爱国卫生运动，管理好水源、饮食，处理好粪便，消灭苍蝇，养成良好的卫生习惯。

（3）保护易感人群：积极锻炼身体，提高抗病能力，可进行霍乱疫苗预防接种。

三、常见中毒的应急处理

（一）一氧化碳中毒的应急处理

一氧化碳（carbon monoxide，CO）俗称煤气，为无色、无臭、无味的气体，是含碳物质燃烧不全的产物。其中毒是指人体短期内吸入过量一氧化碳所造成的脑及全身组织缺氧性疾病，最终导致脑水肿和中毒性脑病。

1. 原因　生活用煤气外漏或冬季用煤气炉取暖时门窗紧闭，空气不流通导致一氧化碳积聚、一氧化碳中毒，使血红蛋白失去携氧能力，造成重要器官与组织缺氧、神经细胞水肿、变性、坏死等损害。

2. 临床表现　分为轻、中、重度中毒。轻度中毒，头痛、头晕、四肢乏力、恶心、呕吐、心悸、感觉迟钝、表情淡漠、嗜睡及意识模糊等症状。中度中毒，除上述症状加重外，出现浅昏迷、瞳孔对光反射迟钝；呼吸、脉搏增快；多汗、颜面潮红、口唇呈樱桃红色等一氧化碳中毒的特征性表现。重度中毒，患者迅速陷入深昏迷，各种反射消失，呼吸减弱、脉搏微弱、血压下降、四肢厥冷、大小便失禁甚至呼吸停止。

3. 紧急救护

（1）迅速脱离现场：一氧化碳比空气轻，救护者应匍匐入室，立即打开门窗通风，并迅速将中毒者移至空气新鲜处，解开领口、裤带，注意保暖。

（2）保持呼吸道通畅：及时清除分泌物，轻度中毒者一般经吸入新鲜空气后即可好转。昏迷者取平卧位头偏向一侧。

（3）氧气疗法：中、重度中毒者，给予高流量持续吸氧及高压氧舱治疗。

（4）转院治疗：严重一氧化碳中毒患者，应及时转诊上级医院治疗。转院途中应高流量给氧，遵医嘱给予 20% 甘露醇快速静脉滴注，配合头部物理降温。

（5）观察病情：严密观察患者的体温、脉搏、呼吸、血压及心率变化。如有脑水肿、肺水肿、心力衰竭、休克等并发症应及时通知医师；心搏、呼吸骤停者立即行心肺复苏。

4. 防护措施　注意热水器或煤气正确的使用及保养方法，并注意是否呈完全燃烧状态。若产生红色火焰，则表示燃烧不完全，产生的一氧化碳较多；若产生蓝色火焰，则燃烧较完全，产生的一氧化碳则较少；使用热水器、煤气灶具前应先闻有无煤气味，确定是否漏气，切勿安装于密闭浴室或通风不良处；自动点火的煤气连续点火未燃烧时，应稍等片刻，让已流出的煤气放散后再点火；注意检查连接煤气灶具的橡皮管是否松脱、老化、破裂、虫咬，防止漏气；居室内用煤火炉，要安装烟道密闭完全的烟囱，用炭火盆取暖时要注意空气流通；不在门窗紧闭、开启空调的汽车内休息，空调车在未行驶时不可将车窗全部关闭。

（二）有机磷农药中毒的应急处理

有机磷农药中毒(organophosphorus pesticide)，指有机磷类农药进入人体，与体内胆碱酯酶结合，抑制胆碱酯酶活性，导致乙酰胆碱积聚而引起的以毒蕈碱样作用、烟碱样作用和中枢神经系统症状为主要表现的全身性疾病，严重者可因呼吸衰竭而死亡。

1. 原因　分为职业性中毒，因在生产、运输、使用过程中不遵守操作规程或不注意个人防护所致，导致有机磷农药经皮肤或呼吸道途径吸收中毒；生活性中毒，多为误服、自服或食用被农药污染的瓜果、蔬菜所致，常以口服中毒途径为主。

2. 临床表现　急性中毒发病时间与毒物侵入途径密切相关，经皮肤接触吸收中毒者，症状常在2~6 h内出现；经呼吸道吸入或口服者，可在数分钟或数10 min内出现。

（1）毒蕈碱样症状（M样症状）：表现为平滑肌痉挛和腺体分泌增加，如恶心、呕吐、腹痛、腹泻、多汗、流涎、支气管痉挛、呼吸道分泌物增多、呼吸困难，还可出现瞳孔缩小、心率减慢、血压下降等，严重者出现肺水肿。

（2）烟碱样症状（N样症状）：表现为全身骨骼肌痉挛性收缩所致的肌束颤动、牙关紧闭、抽搐、全身紧束感，而后发生肌力减退、呼吸肌麻痹，直至呼吸衰竭。

（3）中枢神经系统症状：头晕、头痛、乏力、共济失调、躁动不安、意识模糊、语言障碍、昏迷、呼吸抑制等。可嗅到大蒜样气味（敌百虫中毒除外）、全血胆碱酯酶活性测定是确诊有机磷农药中毒及观察疗效、判断预后的最重要指标。

3. 中毒程度　分为轻、中、重度中毒。轻度中毒，以M样症状为主，可有恶心、呕吐、出汗、流涎、瞳孔缩小及头晕、头痛等症状，血胆碱酯酶活力为50%~70%。中度中毒，除上述症状加重外，还伴有N样症状，出现肌纤维颤动、瞳孔明显缩小、轻度呼吸困难、大汗淋漓、意识清楚或轻度障碍，血胆碱酯酶活力为30%~50%。重度中毒，除上述症状加重外，患者还出现肺水肿、呼吸肌麻痹、脑水肿、昏迷等，血胆碱酯酶活力为30%以下。

4. 紧急救护

（1）脱离现场：迅速将患者脱离中毒现场，立即脱去被污染的衣服、鞋帽等。

（2）清理污物：用大量生理盐水、清水或肥皂水（敌百虫中毒者禁用）清洗被污染的头发、皮肤、手、脚等处。

（3）催吐、洗胃：口服中毒者应尽早催吐及洗胃，可用清水或1:5000高锰酸钾溶液（对硫磷中毒者禁用）或2%碳酸氢钠溶液（敌百虫中毒时禁用）洗胃。直至洗出液清晰无农药气味为止。如无洗胃设备而患者又处于清醒状态时，可帮助中毒患者饮服大量温水，同时刺激咽后壁催吐，如此反复多次进行，直至呕吐出的水达到要求为止。此法简便快速易行有效。

（4）保持呼吸道通畅：吸氧、应用人工呼吸器等；肺水肿者应用阿托品、脑水肿者应用脱水剂等。

5. 防护措施　加强农药的管理，宣传农药的知识。建立使用规章制度，专人保管。家中存放应妥善安置，教育家人（尤其是儿童）勿乱动；禁止用剧毒类农药灭虱、蚊、苍蝇，禁止向人体或衣物上喷洒。使用农药工作人员应穿长筒靴和长袖衣、戴帽子和口罩，用毕换去衣服，彻底清洗皮肤；哺乳期妇女不宜接触农药；禁用农药的包装袋放置粮食或衣物；禁食被农药毒死的牲畜及家禽；发现可疑患者应立即送往医院救治。

（三）安眠药中毒的应急处理

一次服用或静脉应用大量镇静安眠药物，可引起急性药物中毒，主要临床表现都以中枢神经系统抑制为主。

1.病因　大多数安眠药物中毒是由于自服、误服或他杀所致。

2.临床表现　根据中毒药物的名称、剂量、服药时间等情况的不同，患者出现不同程度的精神、意识状态改变。严重中毒者可致呼吸、循环、神经系统功能障碍，肌力改变甚至死亡。

3.紧急救护

（1）遵医嘱使用解毒、减少毒物吸收等药物：催吐，防止中毒药物的进一步吸收，有条件者可行洗胃；应用药用炭及导泻剂（如硫酸镁等）；利尿和（或）碱化尿液，加速已吸收药物的清除；应用中枢兴奋药，根据情况酌情使用贝美格、尼可刹米等。

（2）对症处理：保持呼吸道通畅，吸氧、吸痰，呼吸衰竭者行气管内插管，必要时协助行气管切开；保持循环系统稳定，立即静脉输液；心搏停止者立即行心肺复苏。

（3）血液净化治疗：对重度安眠药物中毒患者急救处理后应立即转院，进行血液净化治疗。

（四）酒精中毒的应急处理

急性酒精（乙醇）中毒，指饮酒所致的急性神经精神和躯体障碍。通常是指一次性饮大量乙醇类物质后对中枢神经系统的兴奋、抑制的状态。

1.病因　一次大量饮酒可产生醉酒状态，是常见的急性酒精中毒。长期大量饮酒可导致大脑皮层、小脑、桥脑和胼胝体变性，肝脏、心脏、内分泌腺损害，营养不良，酶和维生素缺乏等。

2.临床表现　分为四期，兴奋期，血乙醇浓度 >0.5 g/L，头昏、乏力、自控力丧失，自感欣快，语言增多，有时粗鲁无礼，易感情用事。颜面潮红或苍白；共济失调期，血乙醇浓度 >1.5 g/L，表情动作不协调、步态笨拙、语无伦次、眼球震颤、躁动、复视等；昏迷期。血乙醇浓度 >2.5 g/L，表现昏睡、颜面苍白、体温降低、皮肤湿冷、口唇微绀。严重者出现深昏迷甚至可因呼吸衰竭而死亡。

3.紧急救护　一般处理：迅速催吐，然后用1%碳酸氢钠溶液洗胃；保持呼吸道通畅，建立静脉通道，高流量吸氧，保持血氧饱和度95%以上；对症处理：昏迷或昏睡者，肌肉注射苯甲酸钠咖啡因；呼吸衰竭者，可肌肉注射拉明0.375 g或洛贝林9 mg；脑水肿者，给予脱水剂，并限制入液量；必要时透析治疗，迅速降低血中酒精浓度。

4.防护措施　宣传教育：开展反对酗酒的宣传教育，加强文娱体育活动；良好生活方式：饮酒时做到"饮酒而不醉"的良好习惯，切勿以酒当药，以解烦愁、寂寞、沮丧和工作压力等；饮食规律：饮酒时不应打乱饮食规律，切不可"以酒当饭"，以免造成营养不良；科学除瘾：一旦成瘾，应迅速戒酒，对戒断综合征应细心照料，重者必须入院治疗。可应用抗饮酒药物，如戒酒硫和痢特灵以中止饮酒，对酒产生厌恶感；健康生活：在酒精中毒性精神病患者戒酒及症状明显好转之后，应帮助他们解决人际关系问题等，并使他们取得社会性康复。

四、社区突发灾害的应急处理

我国属自然灾害多发国家，灾害多突然发生，造成破坏大、人员伤亡多，因此社区灾害救护工作具有突击性、复杂性、连续性等特点。社区救护护士应听从统一指挥，帮助居民尽快脱离危险区域。同时，注意与各个救援团体间的相互协调，严格遵守相关法规要求，并做好救护现场中的自身安全。此外，灾害的性质不同，受伤特点也不同。如台风、地震灾害多见的是头部、四肢伤、骨折和内脏损伤、挤压伤和烧伤。因此社区护理人员应根据不同创伤类型采取相应的急救护理措施。救治过程中应遵循的基本原则为：先排险后施救、先重伤后轻伤、先施救后运送、急救与呼救并重、转送与监护急救相接合。

(一)挤压伤的应急处理

挤压伤(crush syndrome),指四肢或躯干的肌肉丰富部位受到重物长时间挤压,造成肌肉组织缺血坏死,严重时出现肌红蛋白尿、代谢性酸中毒、高钾血症和氮质血症等,并以急性肾衰竭为特点的临床综合征。

1. 原因　交通及生产事故、自然灾害、战伤和医源性因素等都可导致挤压伤。

2. 临床表现

(1)局部表现:伤后肢体肿胀,受压部位有压痛,当外部压力解除后,看见局部有软组织压痕、挫伤和软组织肿胀,并迅速加重,一般持续4~5天。临床需要特别注意"5P"征象,即疼痛(pain)、感觉异常(paresthesia)、麻痹(paralyss)、无脉(pulselessness)、苍白(pallor)。

(2)全身表现:应激性体温升高、食欲缺乏、乏力、尿少等;重者可有创伤性休克、器官功能不全(如急性呼吸窘迫综合征、急性肾衰竭、应激性溃疡),甚至多系统器官衰竭。

3. 紧急救护

(1)祛除挤压:尽快解除事故现场中压迫的重物,解除压迫后,立即采取伤肢制动,以减少组织分解毒素的吸收及减轻疼痛。

(2)及时救治:进行生命体征的检查,以及检查有无开放性外伤,并应根据现场条件进行初步处理。同时,应寻求医疗帮助,并尽可能早地将患者转运至最近的医疗场所。

(3)保护伤部:要让伤肢尽量暴露在凉爽空气中,或用冷水或冰块冷敷受伤部位,以降低组织代谢,减少毒素吸收。

(4)处理伤口:对于被挤压的肢体有开放性伤口出血者,应进行止血,但禁忌加压包扎和使用止血带进行止血。

(5)观察病情:严密观察有无呼吸困难、脉搏细数、血压下降的病情变化,积极防治休克,及时送院救治。对于挤压伤的患者,应例行检查是否有小便排出,及早发现肌红蛋白尿(尿液呈茶褐色、红棕色)。凡受挤压超过1 h的伤员,一律要饮用碱性饮料,既可利尿,又可碱化尿液,避免肌红蛋白在肾小管中沉积。

(6)截肢处置:及时了解截肢适应证,给予相应处理。截肢适应证:一是适应于伤肢毁损严重,无血液循环或严重血运障碍,估计保留后无功能者。二是适应于全身中毒症状严重,经切开减张等处理,不见症状缓解,并危及生命者。三是适应于伤肢并发特异性感染,如气性坏疽等的伤者。

(7)透析治疗:对挤压综合征患者,一旦有肾功能衰竭的证据,应及早进行透析治疗。透析可以明显降低由于急性肾功能衰竭的高血钾症等造成的死亡。

4. 防护措施　增强伤员对创伤的预防观念,加强灾害等安全教育;做好组织和宣教工作,普及创伤的防护知识,一旦有创伤发生,能进行有效自救、互救和他救。

(二)烫伤和烧伤的应急处理

烫伤和烧伤是生活中最常见的损伤,儿童、老年人、孕妇及偏瘫患者等是平时发生烫伤、烧伤的高危人群。

1. 原因　烧(烫)伤在生活中比较常见,伤者多由热力烫伤,如开水、热粥、热汤、热油、热蒸气等。火焰、电力、化学烧伤也时有发生。

2. 临床表现　烧(烫)伤根据受伤严重的程度分为三度。Ⅰ度烧伤:局部红斑、疼痛,1周内可以痊愈,不留瘢痕;浅Ⅱ度烧伤:局部剧烈疼痛,感觉过敏,有水疱,基底红肿。经过治疗并无感染时,2周内可以痊愈,一般不留瘢痕;Ⅱ度烧伤:局部感觉迟钝,水疱可有可无,基底苍白，有猩红色斑点和水肿，干燥后可见网状栓塞血管。如治疗得当，1个月左右可痊愈，常留有瘢痕；Ⅲ度烧伤：可损伤皮肤、肌肉、骨骼，局部呈蜡白、焦黄色或炭化，感觉消失。焦痂一般2个月左右脱落，形成鲜嫩的肉芽组织创面。因皮肤及其附件已全部烧毁，无上皮再生来源，故必须靠植皮才能愈合。只有很局限的小面积Ⅲ度烧伤，才有可能靠周围健康皮肤的上皮爬行而收缩愈合。严重烧(烫)伤者除局部创面外，还可以发生休克。

3. 紧急救护

(1)迅速消除致病原因：被火焰烧伤者，迅速离开致伤现场，如衣服还在燃烧，可以令其就地卧倒翻滚，切勿呼喊、奔跑，以免助长燃烧引起呼吸道烧伤。被沸水、热蒸气、热油等烫伤，应立即将烫伤的肢体浸于清洁的冷水中或用自来水冲洗，以便迅速局部降温，减少和防止组织损伤。被化学物质烧伤时，强酸烧伤者用大量清水或3%～5%碳酸氢钠冲洗创面。强碱烧伤者用大量清水或1%～2%醋酸冲洗创面；生石灰烧伤者应先去净石灰粉粒后，再用大量清水冲洗。

(2)保护创面：剪除已粘连在创面上的衣服，再用无菌敷料或清洁的被单覆盖，尽快送医院救治。烧(烫)伤的伤面不可涂抹任何药物，更不可在伤处涂抹酱油、香灰等物，以免造成伤口的污染。

(3)保持呼吸道通畅：注意有无呼吸道烧伤，清除口、鼻腔分泌物和异物，呼吸困难者尽快去除原因、吸氧，必要时建立人工气道。

(4)预防休克：较大面积的烧(烫)伤，常伴有体液的大量丢失，应尽早补充液体，可口服饮料或静脉补液，并及时转送医院救治。

4. 防护措施　普及防火、灭火及自救、互救常识，积极预防烧(烫)伤事件的发生。鼓励康复期伤员参与一定的家庭、社会活动，指导其保护皮肤，防止紫外线、红外线的过度照射，瘢痕组织应避免持续机械刺激。

(三)多发伤的应急处理

多发伤(multiple injuries)，是指在同一伤因的打击下，人体同时或相继有两个或两个以上解剖部位的组织器官受到严重创伤，其中之一即使单独存在也可能危及生命。一般来说，对生命不构成严重威胁的伤情，如单纯的四肢骨折不伴休克或单纯的椎体压缩性骨折等不属多发伤范畴。

1. 原因　多发伤以交通事故、高空坠落、爆炸等多见。据美国一项调查显示，汽车相撞事故中多发伤占65%，爆炸事故中多发伤占72%。值得注意的是，一些重大灾害事故如地震引起的房屋倒塌、恐怖袭击引起的大爆炸等所造成的重大伤亡中，多发伤所占比例也很高。如在"5.12四川汶川特大地震"的救援中发现，多发伤高达70%以上。多发伤最常见的损伤部位是四肢和头部，其次为胸部及腹部。

2. 多发伤临床特点　应激反应严重：由于神经—内分泌反应，机体处于高代谢、高动力循环、高血糖、负氮平衡状态，内环境严重紊乱；休克发生率高：易发生低血容量性休克，尤其是胸腹联合伤。早期发生严重低氧血症：合并严重胸外伤者常见；感染发生率高：创伤应激激发SIRS(全身性炎症反应综合征)，导致机体免疫功能特别是细胞免疫功能受到抑制，机体易感性增高伤口污染严重，肠道细菌移位，以及侵入性导管的使用，易产生耐药菌和真菌的感染；易发生多器官功能衰竭：衰竭的脏器数越多，死亡率越高。

3. 紧急救护

(1)现场急救：关键是气道开放，心肺复苏，包扎、止血，抗休克，骨折固定及安全转送到医院。

（2）生命支持：在急诊抢救室对多发伤伤员进行生命支持，首先对伤员进行迅速全面的粗略检查，迅速判断伤员有无威胁生命的征象，注意伤员是否有呼吸道梗阻、休克、大出血等致命征象。心搏呼吸骤停者，应立即进行心肺复苏，神志昏迷者，应保持呼吸道通畅，并观察记录神志，瞳孔、呼吸、脉搏和血压的变化。

（3）再评估与处置：在伤员的致命征象窒息、休克及大出血得到初步控制后，就必须进行进一步检查与处理。重点查明腹膜后脏器损伤、继发颅内、胸腹内出血等。当伤员生命体征稳定或基本稳定后，应进一步处理各系统脏器的损伤。

（4）转送原则：①优先运送伤情严重但救治及时可以存活的病员；②运送途中应不间断地实施维持生命的救护；③运送伤员要注意正确体位；④保持创面清洁，尽量减少感染机会；⑤注意骨折的固定和伤肢的血运情况；⑥严密观察病情变化，随时做好医疗记录，并保管好医疗档案。

4. **防护措施**　平时注意工作和交通安全，发生意外情况时应尽快脱离危险环境；通过网络、书籍、刊物向社区人员进行教育，增强其安全意识；平时应熟悉常见创伤的急救方法。

（四）误吸的应急处理

误吸（aspiration）是指来自胃、食管、口腔或鼻的物质从咽进入气管的过程。这些物质可以是固体，如食物或异物，也可以是液体，如血液、唾液或胃肠内容物。

1. **原因**　呕吐或反流是胃内容物误吸的原因。异物吸入是儿童（1~3岁）和成人呼吸道梗阻的原因之一，儿童吸入的异物有食物（如坚果）和非食物物体（硬币、珠子），而成人吸入的异物主要为食物（肉、鱼刺）或胃内容物等。

2. **临床表现**　误吸主要导致急性呼吸道梗阻、吸入性肺不张、吸入性肺炎。

3. **紧急救护**

（1）气道通畅：迅速将患者头转向一侧，清理呼吸道内异物。施救者可从患者背后将双手交织于患者腹部前，突然用力将其腹部压向背部，使其腹内压增高，致膈肌上抬，增加肺内压，逼出异物。

（2）合适体位：若气道不完全阻塞，可立即将患者处于头低脚高位，用力猛拍其背部，使患者将阻塞物咳出。

（3）气管插管：上述处理无效，应立即行气管插管，吸出或取出阻塞物。

（4）环甲膜穿刺或切开：若为完全性喉部阻塞，应立即用粗针头在颈部正中环状软骨与甲状软骨间的三角间隙，行环甲膜穿刺术或环甲膜切开术，以便暂时部分缓解患者呼吸困难。

4. **防护措施**

（1）科学进食：及时评估患者的病情、体力、吞咽、咳嗽反射、咀嚼功能、意识状态等，根据病情选择进食途径，可选择经口进食或插胃管鼻饲进食。

（2）合理的饮食及卧位：提供给患者容易吞咽的食物，依据患者的咀嚼、吞咽功能和意识状态，食物选择应从全流食逐渐向半流食和普食过渡。进食时患者应端坐或半坐卧位，进食后采取右侧卧位。

（3）饮食指导：协助患者进食，掌握喂食技巧。每日量不宜太多，喂食期间指导患者细嚼慢咽，不催促患者，保证充足的时间咀嚼和吞咽食物。同时，观察食物是否被顺利咽下、患者是否出现呛咳。

（4）拔管护理：气管插管拔管后2h内不宜进食，拔管后根据病情留置胃管1~3天。拔胃管前饮水，观察吞咽功能恢复情况，有吞咽者才可拔除胃管，经口进食。（5）呼吸锻炼：鼓励患者咳嗽排痰及做呼吸锻炼，以利于保护性生理反射的恢复，协助排痰，保持呼吸道通畅，预防误吸的发生和减轻因误吸造成的不良后果。加强监护、抢救意识，随时做好抢救准备。

（刘喜文）

【思考题】

1. 2012 年 8 月 13 日晚上 23 时，家住某市城南区的李某出现发烧、腹痛、腹泻、恶心、呕吐等症状，随后被家人送往该社区服务中心进行就诊。检查发现：体温 39.5℃，腹部有压痛，大便为水样便，带有黏液。此后，不断有周围居民出现同样的症状。到 16 日夜间 12 时，同辖区内共有 59 户，117 人因相似的症状体征到医院或门诊观察治疗。

（1）作为一名社区值班护士，在治疗护理的过程中应该采取的紧急应对措施有哪些？

（2）根据此次事件的发生情况，如何向上级单位汇报？

2. 据统计，近十几年来，我国平均每年因自然灾害、事故灾难、社区突发公共卫生和社会安全事件造成的非正常死亡人数 >20 万人，伤残 >200 万人。社区公共卫生事件发生 25462 起，造成 385 人死亡、6.3 万人发病。社会安全事件发生 478.8 万起，造成 7.2 万人死亡，直接经济损失约 444.8 亿元。全年仅自然灾难、事故灾难和社会安全事件造成的直接经济损失就超过了 4552 亿元。请回答：

（1）突发公共卫生事件有哪些特点？

（2）我国的突发事件管理存在着哪些问题？

（3）如何降低突发公共卫生事件对社区居民生活的影响？

附　录

附录1　中国7岁以下儿童生长发育参照标准

附表1　7岁以下男童身高(长)标准值(cm)

年龄	月龄	-3SD	-2SD	-1SD	中位数	+1SD	+2SD	+3SD
出生	0	45.2	46.9	48.6	50.4	52.2	54.0	55.8
	1	48.7	50.7	52.7	54.8	56.9	59.0	61.2
	2	52.2	54.3	56.5	58.7	61.0	63.3	65.7
	3	55.3	57.5	59.7	62.0	64.3	66.6	69.0
	4	57.9	60.1	62.3	64.6	66.9	69.3	71.7
	5	59.9	62.1	64.4	66.7	69.1	71.5	73.9
	6	61.4	63.7	66.0	68.4	70.8	73.3	75.8
	7	62.7	65.0	67.4	69.8	72.3	74.8	77.4
	8	63.9	66.3	68.7	71.2	73.7	76.3	78.9
	9	65.2	67.6	70.1	72.6	75.2	77.8	80.5
	10	66.4	68.9	71.4	74.0	76.6	79.3	82.1
	11	67.5	70.1	72.7	75.3	78.0	80.8	83.6
1岁	12	68.6	71.2	73.8	76.5	79.3	82.1	85.0
	15	71.2	74.0	76.9	79.8	82.8	85.8	88.9
	18	73.6	76.6	79.6	82.7	85.8	89.1	92.4
	21	76.0	79.1	82.3	85.6	89.0	92.4	95.9
2岁	24	78.3	81.6	85.1	88.5	92.1	95.8	99.5
	27	80.5	83.9	87.5	91.1	94.8	98.6	102.5
	30	82.4	85.9	89.6	93.3	97.1	101.0	105.0
	33	84.4	88.0	91.6	95.4	99.3	103.2	107.2
3岁	36	86.3	90.0	93.7	97.5	101.4	105.3	109.4
	39	87.5	91.2	94.9	98.8	102.7	106.7	110.7
	42	89.3	93.0	96.7	100.6	104.5	108.6	112.7

续附表1

年龄	月龄	-3SD	-2SD	-1SD	中位数	+1SD	+2SD	+3SD
	45	90.9	94.6	98.5	102.4	106.4	110.4	114.6
4岁	48	92.5	96.3	100.2	104.1	108.2	112.3	116.5
	51	94.0	97.9	101.9	105.9	110.0	114.2	118.5
	54	95.6	99.5	103.6	107.7	111.9	116.2	120.6
	57	97.1	101.1	105.3	109.5	113.8	118.2	122.6
5岁	60	98.7	102.8	107.0	111.3	115.7	120.1	124.7
	63	100.2	104.4	108.7	113.0	117.5	122.0	126.7
	66	101.6	105.9	110.2	114.7	119.2	123.8	128.6
	69	103.0	107.3	111.7	116.3	120.9	125.6	130.4
6岁	72	104.1	108.6	113.1	117.7	122.4	127.2	132.1
	75	105.3	109.8	114.4	119.2	124.0	128.8	133.8
	78	106.5	111.1	115.8	120.7	125.6	130.5	135.6
	81	107.9	112.6	117.4	122.3	127.3	132.4	137.6

注：表中3岁前为身长，3岁及3岁后为身高。

附表2 7岁以下女童身高(长)标准值(cm)

年龄	月龄	-3SD	-2SD	-1SD	中位数	+1SD	+2SD	+3SD
出生	0	44.7	46.4	48.0	49.7	51.4	53.2	55.0
	1	47.9	49.8	51.7	53.7	55.7	57.8	59.9
	2	51.1	53.2	55.3	57.4	59.6	61.8	64.1
	3	54.2	56.3	58.4	60.6	62.8	65.1	67.5
	4	56.7	58.8	61.0	63.1	65.4	67.7	70.0
	5	58.6	60.8	62.9	65.2	67.4	69.8	72.1
	6	60.1	62.3	64.5	66.8	69.1	71.5	74.0
	7	61.3	63.6	65.9	68.2	70.6	73.1	75.6
	8	62.5	64.8	67.2	69.6	72.1	74.7	77.3
	9	63.7	66.1	68.5	71.0	73.6	76.2	78.9
	10	64.9	67.3	69.8	72.4	75.0	77.7	80.5
	11	66.1	68.6	71.1	73.7	76.4	79.2	82.0
1岁	12	67.2	69.7	72.3	75.0	77.7	80.5	83.4
	15	70.2	72.9	75.6	78.5	81.4	84.3	87.4

续附表 2

年龄	月龄	−3SD	−2SD	−1SD	中位数	+1SD	+2SD	+3SD
	18	72.8	75.6	78.5	81.5	84.6	87.7	91.0
	21	75.1	78.1	81.2	84.4	87.7	91.1	94.5
2 岁	24	77.3	80.5	83.8	87.2	90.7	94.3	98.0
	27	79.3	82.7	86.2	89.8	93.5	97.3	101.2
	30	81.4	84.8	88.4	92.1	95.9	99.8	103.8
	33	83.4	86.9	90.5	94.3	98.1	102.0	106.1
3 岁	36	85.4	88.9	92.5	96.3	100.1	104.1	108.1
	39	86.6	90.1	93.8	97.5	101.4	105.4	109.4
	42	88.4	91.9	95.6	99.4	103.3	107.2	111.3
	45	90.1	93.7	97.4	101.2	105.1	109.2	113.3
4 岁	48	91.7	95.4	99.2	103.1	107.0	111.1	115.3
	51	93.2	97.0	100.9	104.9	109.0	113.1	117.4
	54	94.8	98.7	102.7	106.7	110.9	115.2	119.5
	57	96.4	100.3	104.4	108.5	112.8	117.1	121.6
5 岁	60	97.8	101.8	106.0	110.2	114.5	118.9	123.4
	63	99.3	103.4	107.6	111.9	116.2	120.7	125.3
	66	100.7	104.9	109.2	113.5	118.0	122.6	127.2
	69	102.0	106.3	110.7	115.2	119.7	124.4	129.1
6 岁	72	103.2	107.6	112.0	116.6	121.2	126.0	130.8
	75	104.4	108.8	113.4	118.0	122.7	127.6	132.5
	78	105.5	110.1	114.7	119.4	124.3	129.2	134.2
	81	106.7	111.4	116.1	121.0	125.9	130.9	136.1

注：表中 3 岁前为身长，3 岁及 3 岁后为身高。

附表 3　7 岁以下男童体重标准值(kg)

年龄	月龄	−3SD	−2SD	−1SD	中位数	+1SD	+2SD	+3SD
出生	0	2.26	2.58	2.93	3.32	3.73	4.18	4.66
	1	3.09	3.52	3.99	4.51	5.07	5.67	6.33
	2	3.94	4.47	5.05	5.68	6.38	7.14	7.97
	3	4.69	5.29	5.97	6.70	7.51	8.40	9.37
	4	5.25	5.91	6.64	7.45	8.34	9.32	10.39
	5	5.66	6.36	7.14	8.00	8.95	9.99	11.15

续附表 3

年龄	月龄	-3SD	-2SD	-1SD	中位数	+1SD	+2SD	+3SD
	6	5.97	6.70	7.51	8.41	9.41	10.50	11.72
	7	6.24	6.99	7.83	8.76	9.79	10.93	12.20
	8	6.46	7.23	8.09	9.05	10.11	11.29	12.60
	9	6.67	7.46	8.35	9.33	10.42	11.64	12.99
	10	6.86	7.67	8.58	9.58	10.71	11.95	13.34
	11	7.04	7.87	8.80	9.83	10.98	12.26	13.68
1 岁	12	7.21	8.06	9.00	10.05	11.23	12.54	14.00
	15	7.68	8.57	9.57	10.68	11.93	13.32	14.88
	18	8.13	9.07	10.12	11.29	12.61	14.09	15.75
	21	8.61	9.59	10.69	11.93	13.33	14.90	16.66
2 岁	24	9.06	10.09	11.24	12.54	14.01	15.67	17.54
	27	9.47	10.54	11.75	13.11	14.64	16.38	18.36
	30	9.86	10.97	12.22	13.64	15.24	17.06	19.13
	33	10.24	11.39	12.68	14.15	15.82	17.72	19.89
3 岁	36	10.61	11.79	13.13	14.65	16.39	18.37	20.64
	39	10.97	12.19	13.57	15.15	16.95	19.02	21.39
	42	11.31	12.57	14.00	15.63	17.50	19.65	22.13
	45	11.66	12.96	14.44	16.13	18.07	20.32	22.91
4 岁	48	12.01	13.35	14.88	16.64	18.67	21.01	23.73
	51	12.37	13.76	15.35	17.18	19.30	21.76	24.63
	54	12.74	14.18	15.84	17.75	19.98	22.57	25.61
	57	13.12	14.61	16.34	18.35	20.69	23.43	26.68
5 岁	60	13.50	15.06	16.87	18.98	21.46	24.38	27.85
	63	13.86	15.48	17.38	19.60	22.21	25.32	29.04
	66	14.18	15.87	17.85	20.18	22.94	26.24	30.22
	69	14.48	16.24	18.31	20.75	23.66	27.17	31.43
6 岁	72	14.74	16.56	18.71	21.26	24.32	28.03	32.57
	75	15.01	16.90	19.14	21.82	25.06	29.01	33.89
	78	15.30	17.27	19.62	22.45	25.89	30.13	35.41
	81	15.66	17.73	20.22	23.24	26.95	31.56	37.39

附表4　7岁以下女童体重标准值(kg)

年龄	月龄	-3SD	-2SD	-1SD	中位数	+1SD	+2SD	+3SD
出生	0	2.26	2.54	2.85	3.21	3.63	4.10	4.65
	1	2.98	3.33	3.74	4.20	4.74	5.35	6.05
	2	3.72	4.15	4.65	5.21	5.86	6.60	7.46
	3	4.40	4.90	5.47	6.13	6.87	7.73	8.71
	4	4.93	5.48	6.11	6.83	7.65	8.59	9.66
	5	5.33	5.92	6.59	7.36	8.23	9.23	10.38
	6	5.64	6.26	6.96	7.77	8.68	9.73	10.93
	7	5.90	6.55	7.28	8.11	9.06	10.15	11.40
	8	6.13	6.79	7.55	8.41	9.39	10.51	11.80
	9	6.34	7.03	7.81	8.69	9.70	10.86	12.18
	10	6.53	7.23	8.03	8.94	9.98	11.16	12.52
	11	6.71	7.43	8.25	9.18	10.24	11.46	12.85
1岁	12	6.87	7.61	8.45	9.40	10.48	11.73	13.15
	15	7.34	8.12	9.01	10.02	11.18	12.50	14.02
	18	7.79	8.63	9.57	10.65	11.88	13.29	14.90
	21	8.26	9.15	10.15	11.30	12.61	14.12	15.85
2岁	24	8.70	9.64	10.70	11.92	13.31	14.92	16.77
	27	9.10	10.09	11.21	12.50	13.97	15.67	17.63
	30	9.48	10.52	11.70	13.05	14.60	16.39	18.47
	33	9.86	10.94	12.18	13.59	15.22	17.11	19.29
3岁	36	10.23	11.36	12.65	14.13	15.83	17.81	20.10
	39	10.60	11.77	13.11	14.65	16.43	18.50	20.90
	42	10.95	12.16	13.55	15.16	17.01	19.17	21.69
	45	11.29	12.55	14.00	15.67	17.60	19.85	22.49
4岁	48	11.62	12.93	14.44	16.17	18.19	20.54	23.30
	51	11.96	13.32	14.88	16.69	18.79	21.25	24.14
	54	12.30	13.71	15.33	17.22	19.42	22.00	25.04
	57	12.62	14.08	15.78	17.75	20.05	22.75	25.96
5岁	60	12.93	14.44	16.20	18.26	20.66	23.50	26.87
	63	13.23	14.80	16.64	18.78	21.30	24.28	27.84
	66	13.54	15.18	17.09	19.33	21.98	25.12	28.89
	69	13.84	15.54	17.53	19.88	22.65	25.96	29.95
6岁	72	14.11	15.87	17.94	20.37	23.27	26.74	30.94

续附表 4

年龄	月龄	−3SD	−2SD	−1SD	中位数	+1SD	+2SD	+3SD
	75	14.38	16.21	18.35	20.89	23.92	27.57	32.00
	78	14.66	16.55	18.78	21.44	24.61	28.46	33.14
	81	14.96	16.92	19.25	22.03	25.37	29.42	34.40

附表5　7岁以下男童头围标准值(cm)

年龄	月龄	−3SD	−2SD	−1SD	中位数	+1SD	+2SD	+3SD
出生	0	30.9	32.1	33.3	34.5	35.7	36.8	37.9
	1	33.3	34.5	35.7	36.9	38.2	39.4	40.7
	2	35.2	36.4	37.6	38.9	40.2	41.5	42.9
	3	36.7	37.9	39.2	40.5	41.8	43.2	44.6
	4	38.0	39.2	40.4	41.7	43.1	44.5	45.9
	5	39.0	40.2	41.5	42.7	44.1	45.5	46.9
	6	39.8	41.0	42.3	43.6	44.9	46.3	47.7
	7	40.4	41.7	42.9	44.2	45.5	46.9	48.4
	8	41.0	42.2	43.5	44.8	46.1	47.5	48.9
	9	41.5	42.7	44.0	45.3	46.6	48.0	49.4
	10	41.9	43.1	44.4	45.7	47.0	48.4	49.8
	11	42.3	43.5	44.8	46.1	47.4	48.8	50.2
1 岁	12	42.6	43.8	45.1	46.4	47.7	49.1	50.5
	15	43.2	44.5	45.7	47.0	48.4	49.7	51.1
	18	43.7	45.0	46.3	47.6	48.9	50.2	51.6
	21	44.2	45.5	46.7	48.0	49.4	50.7	52.1
2 岁	24	44.6	45.9	47.1	48.4	49.8	51.1	52.5
	27	45.0	46.2	47.5	48.8	50.1	51.4	52.8
	30	45.3	46.5	47.8	49.1	50.4	51.7	53.1
	33	45.5	46.8	48.0	49.3	50.6	52.0	53.3
3 岁	36	45.7	47.0	48.3	49.6	50.9	52.2	53.5
	42	46.2	47.4	48.7	49.9	51.3	52.6	53.9
4 岁	48	46.5	47.8	49.0	50.3	51.6	52.9	54.2
	54	46.9	48.1	49.4	50.6	51.9	53.2	54.6
5 岁	60	47.2	48.4	49.7	51.0	52.2	53.6	54.9
	66	47.5	48.7	50.0	51.3	52.5	53.8	55.2
6 岁	72	47.8	49.0	50.2	51.5	52.8	54.1	55.4

附表6　7岁以下女童头围标准值(cm)

年龄	月龄	−3SD	−2SD	−1SD	中位数	+1SD	+2SD	+3SD
出生	0	30.4	31.6	32.8	34.0	35.2	36.4	37.5
	1	32.6	33.8	35.0	36.2	37.4	38.6	39.9
	2	34.5	35.6	36.8	38.0	39.3	40.5	41.8
	3	36.0	37.1	38.3	39.5	40.8	42.1	43.4
	4	37.2	38.3	39.5	40.7	41.9	43.3	44.6
	5	38.1	39.2	40.4	41.6	42.9	44.3	45.7
	6	38.9	40.0	41.2	42.4	43.7	45.1	46.5
	7	39.5	40.7	41.8	43.1	44.4	45.7	47.2
	8	40.1	41.2	42.4	43.6	44.9	46.3	47.7
	9	40.5	41.7	42.9	44.1	45.4	46.8	48.2
	10	40.9	42.1	43.3	44.5	45.8	47.2	48.6
	11	41.3	42.4	43.6	44.9	46.2	47.5	49.0
1岁	12	41.5	42.7	43.9	45.1	46.5	47.8	49.3
	15	42.2	43.4	44.6	45.8	47.2	48.5	50.0
	18	42.8	43.9	45.1	46.4	47.7	49.1	50.5
	21	43.2	44.4	45.6	46.9	48.2	49.6	51.0
2岁	24	43.6	44.8	46.0	47.3	48.6	50.0	51.4
	27	44.0	45.2	46.4	47.7	49.0	50.3	51.7
	30	44.3	45.5	46.7	48.0	49.3	50.7	52.1
	33	44.6	45.8	47.0	48.3	49.6	50.9	52.3
3岁	36	44.8	46.0	47.3	48.5	49.8	51.2	52.6
	42	45.3	46.5	47.7	49.0	50.3	51.6	53.0
4岁	48	45.7	46.9	48.1	49.4	50.6	52.0	53.3
	54	46.0	47.2	48.4	49.7	51.0	52.3	53.7
5岁	60	46.3	47.5	48.7	50.0	51.3	52.6	53.9
	66	46.6	47.8	49.0	50.3	51.5	52.8	54.2
6岁	72	46.8	48.0	49.2	50.5	51.8	53.1	54.4

附表7　45～110 cm 身长的体重标准值(男)

身长 (cm)	体重(kg)						
	−3SD	−2SD	−1SD	中位数	+1SD	+2SD	+3SD
46	1.80	1.99	2.19	2.41	2.65	2.91	3.18
48	2.11	2.34	2.58	2.84	3.12	3.42	3.74
50	2.43	2.68	2.95	3.25	3.57	3.91	4.29
52	2.78	3.06	3.37	3.71	4.07	4.47	4.90
54	3.19	3.51	3.87	4.25	4.67	5.12	5.62
56	3.65	4.02	4.41	4.85	5.32	5.84	6.41
58	4.13	4.53	4.97	5.46	5.99	6.57	7.21
60	4.61	5.05	5.53	6.06	6.65	7.30	8.01
62	5.09	5.56	6.08	6.66	7.30	8.00	8.78
64	5.54	6.05	6.60	7.22	7.91	8.67	9.51
66	5.97	6.50	7.09	7.74	8.47	9.28	10.19
68	6.38	6.93	7.55	8.23	9.00	9.85	10.81
70	6.76	7.34	7.98	8.69	9.49	10.38	11.39
72	7.12	7.72	8.38	9.12	9.94	10.88	11.93
74	7.47	8.08	8.76	9.52	10.38	11.34	12.44
76	7.81	8.43	9.13	9.91	10.80	11.80	12.93
78	8.14	8.78	9.50	10.31	11.22	12.25	13.42
80	8.49	9.15	9.88	10.71	11.64	12.70	13.92
82	8.85	9.52	10.27	11.12	12.08	13.17	14.42
84	9.21	9.90	10.66	11.53	12.52	13.64	14.94
86	9.58	10.28	11.07	11.96	12.97	14.13	15.46
88	9.96	10.68	11.48	12.39	13.43	14.62	16.00
90	10.34	11.08	11.90	12.83	13.90	15.12	16.54
92	10.74	11.48	12.33	13.28	14.37	15.63	17.10
94	11.14	11.90	12.77	13.75	14.87	16.16	17.68
96	11.56	12.34	13.22	14.23	15.38	16.72	18.29
98	11.99	12.79	13.70	14.74	15.93	17.32	18.95
100	12.44	13.26	14.20	15.27	16.51	17.96	19.67
102	12.89	13.75	14.72	15.83	17.12	18.64	20.45
104	13.35	14.24	15.25	16.41	17.77	19.37	21.29
106	13.82	14.74	15.79	17.01	18.45	20.15	22.21
108	14.27	15.24	16.34	17.63	19.15	20.97	23.19
110	14.74	15.74	16.91	18.27	19.89	21.85	24.27

附表 8　80～140 cm 身高的体重标准值（男）

身长 （cm）	体重（kg）						
	−3SD	−2SD	−1SD	中位数	+1SD	+2SD	+3SD
80	8.61	9.27	10.02	10.85	11.79	12.87	14.09
82	8.97	9.65	10.41	11.26	12.23	13.34	14.60
84	9.34	10.03	10.81	11.68	12.68	13.81	15.12
86	9.71	10.42	11.21	12.11	13.13	14.30	15.65
88	10.09	10.81	11.63	12.54	13.59	14.79	16.19
90	10.48	11.22	12.05	12.99	14.06	15.30	16.73
92	10.88	11.63	12.48	13.44	14.54	15.82	17.30
94	11.29	12.05	12.92	13.91	15.05	16.36	17.89
96	11.71	12.50	13.39	14.40	15.57	16.93	18.51
98	12.15	12.95	13.87	14.92	16.13	17.54	19.19
100	12.60	13.43	14.38	15.46	16.72	18.19	19.93
102	13.05	13.92	14.90	16.03	17.35	18.89	20.74
104	13.52	14.41	15.44	16.62	18.00	19.64	21.61
106	13.98	14.91	15.98	17.23	18.69	20.43	22.54
108	14.44	15.41	16.54	17.85	19.41	21.27	23.56
110	14.90	15.92	17.11	18.50	20.16	22.18	24.67
112	15.37	16.45	17.70	19.19	20.97	23.15	25.90
114	15.85	16.99	18.32	19.90	21.83	24.21	27.25
116	16.33	17.54	18.95	20.66	22.74	25.36	28.76
118	16.83	18.10	19.62	21.45	23.72	26.62	30.45
120	17.34	18.69	20.31	22.30	24.78	27.99	32.34
122	17.87	19.31	21.05	23.19	25.91	29.50	34.48
124	18.41	19.95	21.81	24.14	27.14	31.15	36.87
126	18.97	20.61	22.62	25.15	28.45	32.96	39.56
128	19.56	21.31	23.47	26.22	29.85	34.92	42.55
130	20.18	22.05	24.37	27.35	31.34	37.01	45.80
132	20.84	22.83	25.32	28.55	32.91	39.21	49.23
134	21.53	23.65	26.32	29.80	34.55	41.48	52.72
136	22.25	24.51	27.36	31.09	36.23	43.78	56.20
138	23.00	25.40	28.44	32.44	37.95	46.11	59.62
140	23.79	26.33	29.57	33.82	39.71	48.46	62.96

附表9　45～110 cm 身长的体重标准值(女)

身长 (cm)	体重(kg)						
	−3SD	−2SD	−1SD	中位数	+1SD	+2SD	+3SD
46	1.89	2.07	2.28	2.52	2.79	3.09	3.43
48	2.18	2.39	2.63	2.90	3.20	3.54	3.93
50	2.48	2.72	2.99	3.29	3.63	4.01	4.44
52	2.84	3.11	3.41	3.75	4.13	4.56	5.05
54	3.26	3.56	3.89	4.27	4.70	5.18	5.73
56	3.69	4.02	4.39	4.81	5.29	5.82	6.43
58	4.14	4.50	4.91	5.37	5.88	6.47	7.13
60	4.59	4.99	5.43	5.93	6.49	7.13	7.85
62	5.05	5.48	5.95	6.49	7.09	7.77	8.54
64	5.48	5.94	6.44	7.01	7.65	8.38	9.21
66	5.89	6.37	6.91	7.51	8.18	8.95	9.82
68	6.28	6.78	7.34	7.97	8.68	9.49	10.40
70	6.64	7.16	7.75	8.41	9.15	9.99	10.95
72	6.98	7.52	8.13	8.82	9.59	10.46	11.46
74	7.30	7.87	8.49	9.20	10.00	10.91	11.95
76	7.62	8.20	8.85	9.58	10.40	11.34	12.41
78	7.93	8.53	9.20	9.95	10.80	11.77	12.88
80	8.26	8.88	9.57	10.34	11.22	12.22	13.37
82	8.60	9.23	9.94	10.74	11.65	12.69	13.87
84	8.95	9.60	10.33	11.16	12.10	13.16	14.39
86	9.30	9.98	10.73	11.58	12.55	13.66	14.93
88	9.67	10.37	11.15	12.03	13.03	14.18	15.50
90	10.06	10.78	11.58	12.50	13.54	14.73	16.11
92	10.46	11.20	12.04	12.98	14.06	15.31	16.75
94	10.88	11.64	12.51	13.49	14.62	15.91	17.41
96	11.30	12.10	12.99	14.02	15.19	16.54	18.11
98	11.73	12.55	13.49	14.55	15.77	17.19	18.84
100	12.16	13.01	13.98	15.09	16.37	17.86	19.61
102	12.58	13.47	14.48	15.64	16.98	18.55	20.39
104	13.00	13.93	14.98	16.20	17.61	19.26	21.22
106	13.43	14.39	15.49	16.77	18.25	20.00	22.09
108	13.86	14.86	16.02	17.36	18.92	20.78	23.02
110	14.29	15.34	16.55	17.96	19.62	21.60	24.00

附表 10　　80~140 cm 身高的体重标准值（女）

身长（cm）	体重（kg）						
	−3SD	−2SD	−1SD	中位数	+1SD	+2SD	+3SD
80	8.38	9.00	9.70	10.48	11.37	12.38	13.54
82	8.72	9.36	10.08	10.89	11.81	12.85	14.05
84	9.07	9.73	10.47	11.31	12.25	13.34	14.58
86	9.43	10.11	10.87	11.74	12.72	13.84	15.13
88	9.80	10.51	11.30	12.19	13.20	14.37	15.71
90	10.20	10.92	11.74	12.66	13.72	14.93	16.33
92	10.60	11.36	12.20	13.16	14.26	15.51	16.98
94	11.02	11.80	12.68	13.67	14.81	16.13	17.66
96	11.45	12.26	13.17	14.20	15.39	16.76	18.37
98	11.88	12.71	13.66	14.74	15.98	17.42	19.11
100	12.31	13.17	14.16	15.28	16.58	18.10	19.88
102	12.73	13.63	14.66	15.83	17.20	18.79	20.68
104	13.15	14.09	15.16	16.39	17.83	19.51	21.52
106	13.58	14.56	15.68	16.97	18.48	20.27	22.41
108	14.01	15.03	16.20	17.56	19.16	21.06	23.36
110	14.45	15.51	16.74	18.18	19.87	21.90	24.37
112	14.90	16.01	17.31	18.82	20.62	22.79	25.45
114	15.36	16.53	17.89	19.50	21.41	23.74	26.63
116	15.84	17.07	18.50	20.20	22.25	24.76	27.91
118	16.33	17.62	19.13	20.94	23.13	25.84	29.29
120	16.85	18.20	19.79	21.71	24.05	26.99	30.78
122	17.39	18.80	20.49	22.52	25.03	28.21	32.39
124	17.94	19.43	21.20	23.36	26.06	29.52	34.14
126	18.51	20.07	21.94	24.24	27.13	30.90	36.04
128	19.09	20.72	22.70	25.15	28.26	32.39	38.12
130	19.69	21.40	23.49	26.10	29.47	33.99	40.43
132	20.31	22.11	24.33	27.11	30.75	35.72	42.99
134	20.96	22.86	25.21	28.19	32.12	37.60	45.81
136	21.65	23.65	26.14	29.33	33.59	39.61	48.88
138	22.38	24.50	27.14	30.55	35.14	41.74	52.13
140	23.15	25.39	28.19	31.83	36.77	43.93	55.44

附录2　儿童生长曲线图

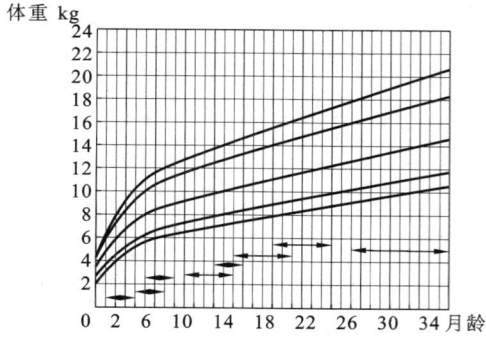

附图1　男童年龄别体重

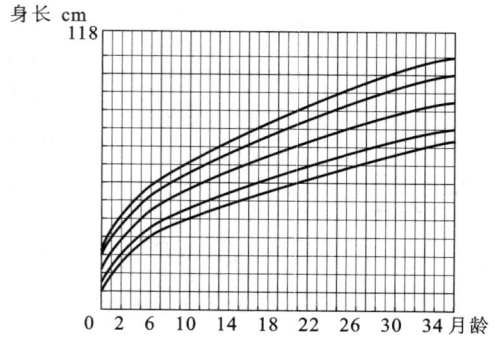

附图2　男童年龄别身长

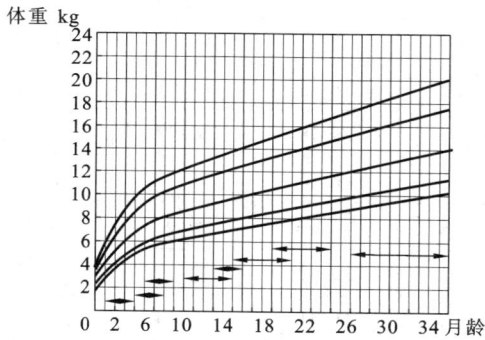

附图3　女童年龄别体重

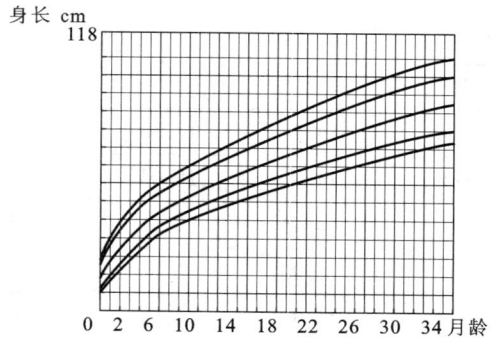

附图4　女童年龄别身长

图示说明：

在图上用点记录每月儿童的体重（身长），当点连成线后可以反映儿童的生长发育情况。线条平坦应引起警惕，线条向下倾斜说明儿童生长发育可能存在问题，建议转诊。

附录3　高血压患者随访服务记录表

姓名：　　　　　　　　　　　　　　　　　　　编号□□－□□□□□

随访日期		年　月　日		年　月　日		年　月　日		年　月　日	
随访方式		1 门诊　2 家庭 3 电话　□		1 门诊　2 家庭 3 电话　□		1 门诊　2 家庭 3 电话　□		1 门诊　2 家庭 3 电话　□	
症状	1. 无症状 2. 头痛头晕 3. 恶心呕吐 4. 眼花耳鸣 5. 呼吸困难 6. 心悸胸闷 7. 鼻衄出血不止 8. 四肢发麻 9. 下肢水肿	□/□/□/□/□/ □/□/□ 其他：		□/□/□/□/□/ □/□/□ 其他：		□/□/□/□/ □/□/□ 其他：		□/□/□/□/□/ □/□/□ 其他：	
体征	血压(mmHg)								
	体重(kg)	/		/		/		/	
	体质指数								
	心率	/		/		/		/	
	其他								
生活方式指导	日吸烟量(支)								
	日饮酒量(两)	/		/		/		/	
	运动	次/周分钟/次 次/周分钟/次		次/周分钟/次 次/周分钟/次		次/周分钟/次 次/周分钟/次		次/周分钟/次 次/周分钟/次	
	摄盐情况 (克/天)	/		/		/		/	
	心理调整	1 良好 2 一般 3 差	□	1 良好 2 一般 3 差	□	1 良好 2 一般 3 差	□	1 良好 2 一般 3 差	□
	遵医行为	1 良好 2 一般 3 差	□	1 良好 2 一般 3 差	□	1 良好 2 一般 3 差	□	1 良好 2 一般 3 差	□
辅助检查 *									
服药依从性		1 规律 2 间断 3 不服药	□	1 规律 2 间断 3 不服药	□	1 规律 2 间断 3 不服药	□	1 规律 2 间断 3 不服药	□
药物不良反应		1 无 2 有__	□	1 无 2 有__	□	1 无 2 有__	□	1 无 2 有__	□

续表

随访日期		年 月 日		年 月 日		年 月 日		年 月 日	
此次随访分类		1 控制满意 2 控制不满意 3 不良反应 4 并发症	□	1 控制满意 2 控制不满意 3 不良反应 4 并发症	□	1 控制满意 2 控制不满意 3 不良反应 4 并发症	□	1 控制满意 2 控制不满意 3 不良反应 4 并发症	□
用药情况	药物名称1								
	用法	每日 次 每次 mg		每日 次 每次 mg		每日 次 每次 mg		每日 次 每次 mg	
	药物名称2								
	用法	每日 次 每次 mg		每日 次 每次 mg		每日 次 每次 mg		每日 次 每次 mg	
	药物名称3								
	用法	每日 次 每次 mg		每日 次 每次 mg		每日 次 每次 mg		每日 次 每次 mg	
	其他药物								
	用法	每日 次 每次 mg		每日 次 每次 mg		每日 次 每次 mg		每日 次 每次 mg	
转诊	原因								
	机构及科别								
下次随访日期									
随访医生签名									

填表说明：

1.本表为高血压患者在接受随访服务时由医生填写。每年的综合评估后填写居民健康档案的健康体检表。

2.体征：体质指数＝体重(kg)/身高的平方(m^2)，如有其他阳性体征，请填写在"其他"一栏。体重和心率斜线前填写目前情况，斜线后下填写下次随访时应调整到的目标。

3.生活方式指导：在询问患者生活方式时，同时对患者进行生活方式指导，与患者共同制定下次随访目标。

日吸烟量：斜线前填写目前吸烟量，不吸烟填"0"，吸烟者写出每天的吸烟量"××支"，斜线后填写吸烟者下次随访目标吸烟量"××支"。

日饮酒量：斜线前填写目前饮酒量，不饮酒填"0"，饮酒者写出每天的饮酒量相当于白酒"××两"，斜线后填写饮酒者下次随访目标饮酒量相当于白酒"××两"。白酒1两相当于葡萄酒4两，黄酒半斤，啤酒1瓶，果酒4两。

运动：填写每周几次，每次多少分钟。即"××次/周，××分钟/次"。横线上填写目前情况，横线下填写下次随访时应达到的目标。

摄盐情况：斜线前填写目前摄盐量，根据患者的饮食情况计算出每天的摄盐量"×克/天"，斜线后填写患者下次随访目标摄盐量。

心理调整：根据医生印象选择对应的选项。

遵医行为：指患者是否遵照医生的指导去改善生活方式。

4.辅助检查：记录患者在上次随访到这次随访之间到各医疗机构进行的辅助检查结果。

5.服药依从性："规律"为按医嘱服药，"间断"为未按医嘱服药，频次或数量不足，"不服药"即为医生开了处方，但患者未使用此药。

6.药物不良反应：如果患者服用的降压药物有明显的药物不良反应，具体描述哪种药物，何种不良反应。

7.此次随访分类：根据此次随访时的分类结果，由责任医生在4种分类结果中选择一项在"□"中填上相应的数字。"控制满意"意为血压控制满意，无其他异常；"控制不满意"意为血压控制不满意，无其他异常；"不良反应"意为存在药物不良反应；"并发症"意为出现新的并发症或并发症出现异常。如果患者同时并存几种情况，填写最严重的一种情况，同时结合上次随访情况确定患者下次随访时间，并告知患者。

8.用药情况：根据患者整体情况，为患者开具处方，填写患者即将服用的降压药物名称，写明用法。

9.转诊：如果转诊要写明转诊的医疗机构及科室类别，如××市人民医院心内科，并在原因一栏写明转诊原因。

10.随访医生签名：随访完毕，核查无误后随访医生签署其姓名。

附录4　2型糖尿病患者随访服务记录表

姓名：　　　　　　　　　　　　　　　　　　　　　编号□□□－□□□□□

随访日期								
随访方式	1 门诊 2 家庭 3 电话	□	1 门诊 2 家庭 3 电话	□	1 门诊 2 家庭 3 电话	□	1 门诊 2 家庭 3 电话	□
症状	1 无症状 2 多饮 3 多食 4 多尿 5 视力模糊 6 感染 7 手脚麻木 8 下肢浮肿 9 体重明显下降	□/□/□/□/□/ □/□/□ 其他		□/□/□/□/□/ □/□/□ 其他		□/□/□/□/□/ □/□/□ 其他		□/□/□/□/□/ □/□/□ 其他	
体征	血压(mmHg)								
	体重(kg)	/		/		/		/	
	体质指数	/		/		/		/	
	足背动脉搏动	1 未触及 2 触及	□	1 未触及 2 触及	□	1 未触及 2 触及	□	1 未触及 2 触及	□
	其 他								

续表

生活方式指导	日吸烟量	/ 支	/ 支	/ 支	/ 支
	日饮酒量	/ 两	/ 两	/ 两	/ 两
	运 动	次/周 分钟/次 次/周 分钟/次	次/周 分钟/次 次/周 分钟/次	次/周 分钟/次 次/周 分钟/次	次/周 分钟/次 次/周 分钟/次
	主食(克/天)	/	/	/	/
	心理调整	1 良好 2 一般 3 差 □	1 良好 2 一般 3 差 □	1 良好 2 一般 3 差 □	1 良好 2 一般 3 差 □
	遵医行为	1 良好 2 一般 3 差 □	1 良好 2 一般 3 差 □	1 良好 2 一般 3 差 □	1 良好 2 一般 3 差 □
辅助检查	空腹血糖值	____mmol/L	____mmol/L	____mmol/L	____mmol/L
	其他检查	糖化血红蛋白__% 检查日期：月日 ____ ____ ____	糖化血红蛋白__% 检查日期：月日 ____ ____ ____	糖化血红蛋白__% 检查日期：月日 ____ ____ ____	糖化血红蛋白__% 检查日期：月日 ____ ____ ____
服药依从性		1 规律 2 间断 3 不服药 □	1 规律 2 间断 3 不服药 □	1 规律 2 间断 3 不服药 □	1 规律 2 间断 3 不服药 □
药物不良反应		1 无 2 有 □	1 无 2 有 □	1 无 2 有 □	1 无 2 有 □
低血糖反应		1 无 2 偶尔 3 频繁 □	1 无 2 偶尔 3 频繁 □	1 无 2 偶尔 3 频繁 □	1 无 2 偶尔 3 频繁 □
此次随访分类		1 控制满意 2 控制不满意 3 不良反应 4 并发症 □	1 控制满意 2 控制不满意 3 不良反应 4 并发症 □	1 控制满意 2 控制不满意 3 不良反应 4 并发症 □	1 控制满意 2 控制不满意 3 不良反应 4 并发症 □

续表

用药情况	药物名称1												
	用法用量	每日　　次	每次　　mg	每日　　次	每次　　mg	每日　　次	每次　　mg	每日　　次	每次　　mg				
	药物名称2												
	用法用量	每日　　次	每次　　mg	每日　　次	每次　　mg	每日　　次	每次　　mg	每日　　次	每次　　mg				
	药物名称3												
	用法用量	每日　　次	每次　　mg	每日　　次	每次　　mg	每日　　次	每次　　mg	每日　　次	每次　　mg				
	胰岛素	种类： 用法和用量：		种类： 用法和用量：		种类： 用法和用量：		种类： 用法和用量：					
转诊	原　因												
	机构及科别												
下次随访日期													
随访医生签名													

填表说明：

1. 本表为Ⅱ型糖尿病患者在接受随访服务时由医生填写。每年的健康体检填写健康体检表。若失访，在随访日期处写明失访原因；若死亡，写明死亡日期和死亡原因。

2. 体征：体质指数（BMI）＝体重（kg）/身高的平方（m^2），体重和体质指数斜线前填写目前情况，斜线后填写下次随访时应调整到的目标。如果是超重或是肥胖的患者，要求每次随访时测量体重并指导患者控制体重；正常体重人群可每年测量一次体重及体质指数。如有其他阳性体征，请填写在"其他"一栏。

3. 生活方式指导：在询问患者生活方式时，同时对患者进行生活方式指导，与患者共同制定下次随访目标。

日吸烟量：斜线前填写目前吸烟量，不吸烟填"0"，吸烟者写出每天的吸烟量"××支"，斜线后填写吸烟者下次随访目标吸烟量"××支"。

日饮酒量：斜线前填写目前饮酒量，不饮酒填"0"，饮酒者写出每天的饮酒量相当于白酒"××两"，斜线后填写饮酒者下次随访目标饮酒量相当于白酒"××两"。（啤酒/10＝白酒量，红酒/4＝白酒量，黄酒/5＝白酒量）。

运动：填写每周几次，每次多少分钟。即"××次/周，××分钟/次"。横线上填写目前情况，横线下填写下次随访时应达到的目标。

主食：根据患者的实际情况估算主食（米饭、面食、饼干等淀粉类食物）的摄入量。为每天各餐的合计量。

心理调整：根据医生印象选择对应的选项。遵医行为：指患者是否遵照医生的指导去改善生活方式。

4. 辅助检查：为患者进行空腹血糖检查，记录检查结果。若患者在上次随访到此次随访之间到各医疗机构进行过糖化血红蛋白（控制目标为7%，随着年龄的增长标准可适当放宽）或其他辅助检查，应如实记录。

5. 服药依从性："规律"为按医嘱服药，"间断"为未按医嘱服药，频次或数量不足，"不服药"即为医生开了处方，但患者未使用此药。

　　6.药物不良反应：如果患者服用的降糖药物有明显的药物不良反应，具体描述哪种药物，何种不良反应。

　　7.低血糖反应：根据上次随访到此次随访之间患者出现的低血糖反应情况。

　　8.此次随访分类：根据此次随访时的分类结果，由责任医生在4种分类结果中选择一项在"□"中填上相应的数字。"控制满意"是指血糖控制满意，无其他异常；"控制不满意"是指血糖控制不满意，无其他异常；"不良反应"是指存在药物不良反应；"并发症"是指出现新的并发症或并发症出现异常。如果患者同时并存几种情况，填写最严重的一种情况，同时结合上次随访情况确定患者下次随访时间，并告知患者。

　　9.用药情况：根据患者整体情况，为患者开具处方，并填写在表格中，写明用法、用量。同时记录其他医疗卫生机构为其开具的处方药。

　　10.转诊：如果转诊要写明转诊的医疗机构及科室类别，如"××市人民医院内分泌科"，并在原因一栏写明转诊原因。

　　11.下次随访日期：根据患者此次随访分类，确定下次随访日期，并告知患者。

　　12.随访医生签名：随访完毕，核查无误后随访医生签署其姓名。

参考文献

[1] 沈洪兵, 齐秀英. 流行病学[M]. 第8版. 北京: 人民卫生出版社, 2013.

[2] 蔡文智, 陈思婧. 神经源性膀胱护理指南(2011版)(一)[J]. 中华护理杂志, 2011, 46(1): 104-108.

[3] 蔡文智, 陈思婧. 神经源性膀胱护理指南(2011版)(二)[J]. 中华护理杂志, 2011, 46(2): 210-216.

[4] 陈燕. 实用社区护士手册[M]. 湖南: 湖南科学技术出版社, 2008.

[5] 陈佩云. 社区护理学[M]. 北京: 人民军医出版社, 2007.

[6] 陈雪萍, 缪利英. 养老护理基础. 杭州: 浙江大学出版社, 2015.

[7] 陈雪萍, 王花玲. 社区特殊人群护理. 杭州: 浙江大学出版社, 2016.

[8] 陈长香, 余昌妹. 老年护理学. 北京: 清华大学出版社, 2013.

[9] 李小妹. 社区护理. 护士进修杂志[J]. 2012, 9(18): 1635-1638

[10] 李凌江. 精神科护理学[M]. 北京: 人民卫生出版社, 2006.

[11] 李云, 杨鹏, 吴寿岭. 高血压危险因素研究进展[J]. 实用预防医学, 2014, (04): 511-513+442.

[12] 李春玉. 社区护理学[M]. 北京: 人民卫生出版社, 2012.

[13] 励建安. 康复医学[M]. 北京: 人民卫生出版社, 2014.

[14] 刘晓英. 社区护理学[M]: 武汉: 华中科技大学出版社, 2016.

[15] 詹思延. 流行病学[M]. 第7版. 北京: 人民卫生出版社, 2012.

[16] 何国平. 社区护理技能学[M]. 湖南: 中南大学出版社, 2010.

[17] 何路明, 张爱红. 社区护理[M]. 上海: 同济大学出版社, 2007.

[18] 何磊, 吴昊, 韦昱, 等. 中医健康状态辨识的研究分析[J]. 世界中医药, 2016, 11(11): 2444-2449.

[19] 何颖. 人与环境关系的内蕴原则[D]. 吉林大学, 2015.

[20] 王剑飞. 我国饮用水卫生标准的变化与发展探讨[J]. 四川环境, 2014, 33(06): 49-53.

[21] 席淑华, 卢根娣. 现代社区护理[M]. 上海: 第二军医大学出版社, 2010.

[22] 雷良蓉. 社区护理[M]. 北京: 人民卫生出版社, 2014.

[23] 宁国强. 社区护理[M]: 武汉: 华中科技大学出版社, 2014.

[24] 闫冬菊. 社区护理[M]: 南京: 江苏科技大学出版社, 2012.

[25] 中华人民共和国国家统计局. 2010年第六次全国人口普查主要数据公报(第1号). 中国计划生育学杂志, 2011, 19(8): 511-512

[26] 胡学军, 李静. 老年常见病与社区护理. 北京: 人民军医出版社, 2015.

[27] 燕铁斌. 康复护理学[M]. 北京: 人民卫生出版社, 2015.

[28] 罗治安, 张慧. 社区康复[M]. 北京: 人民卫生出版社, 2014.

[29] 刘纯艳. 社区康复护理[M]. 北京: 北京大学医学出版社, 2016.

[30] 王俊华, 周立峰. 康复治疗基础[M]. 北京: 人民卫生出版社, 2014.

[31] 马小琴, 王爱红. 社区护理学[M]. 北京: 中国中医药出版社, 2012.

[32] 唐丹, 刘小芳. 康复护理学[M]. 广东: 广东科技出版社, 2009.

[33] 廖利民, 吴娟, 鞠彦合, 等. 脊髓损伤患者泌尿系管理与临床康复指南[J]. 中国康复理论与实践, 2013, 19(4): 301-317.

[34] 那彦群, 叶章群, 孙颖浩. 中国泌尿外科疾病诊断治疗指南[M]//北京: 人民卫生出版社, 2011.

[35] 苏善英, 宋仕芬, 梁权, 等. 神经源性膀胱再训练的研究进展[J]. 护理实践与研究, 2012, 9

(5)：103－104.

[36] 蒋玮，李青，张欢欢，等.美国肠道管理指南在脊髓损伤神经源性肠道功能障碍患者中的应用研究[J].重庆医学，2016(34)：4877－4879.

[37] 徐青，高飞，王磊，等.脊髓损伤后肠道功能障碍：美国临床实践指南解读[J].中国康复理论与实践，2010(01)：83－86.

[38] 王玉明，冯雨桐，杨华东.脊髓损伤后神经源性肠道功能管理的研究进展[J].中国康复理论与实践，2016(03)：286－289.

[39] 翁建平.中国Ⅱ型糖尿病指南(2013年版).中华医学会糖尿病学分会.

[40] 国家卫生计生委关于印发《国家基本公共卫生服务规范(第三版)》的通知. http：//www. nhfpc. gov. cn/jws/s3578/201703/d20c37e23e1f4c7db7b8e25f34473e1b. shtml

[41] 国家卫生计生委，关于安宁疗护中心基本标准、管理规范及安宁疗护实践指南的解读 http：//www. nhfpc. gov. cn/yzygj/s3593/201702/f12b1c7868194dd0ba1c658b32f8b59f. shtml

[42] 国务院关于印发中国妇女发展纲要和中国儿童发展纲要的通知. http：//www. gov. cn/zwgk/2011－08/08/content_1920457. htm

[43] World Health Organization. definition of palliative care[EB/OB]. (2008－05－05)[2011－12－10]. http：//www. whl. int/cancer/ palliative/definition/n/

[44] Mark Woodward. Epidemiology：Study Design and Data Analysis[M]. The third edition. Florida，US：CRC Press.